灾害现场急救
——新理念新模式新疗法

主　编　岳茂兴

副主编　何忠杰　姚元章　周培根　冯　庚

　　　　李　瑛　王立祥　常李荣　梅　冰

人民卫生出版社

图书在版编目（CIP）数据

灾害现场急救：新理念新模式新疗法 / 岳茂兴主编
. —北京：人民卫生出版社，2018
ISBN 978－7－117－27582－8

Ⅰ.①灾… Ⅱ.①岳… Ⅲ.①灾害－急救 Ⅳ.
① R459.7

中国版本图书馆 CIP 数据核字（2018）第 236570 号

人卫智网	**www.ipmph.com**	医学教育、学术、考试、健康，
		购书智慧智能综合服务平台
人卫官网	**www.pmph.com**	人卫官方资讯发布平台

灾害现场急救
——新理念新模式新疗法

主　　编：岳茂兴
出版发行：人民卫生出版社（中继线 010-59780011）
地　　址：北京市朝阳区潘家园南里 19 号
邮　　编：100021
E - mail：pmph @ pmph.com
购书热线：010-59787592　010-59787584　010-65264830
印　　刷：三河市潮河印业有限公司
经　　销：新华书店
开　　本：787 × 1092　1/16　印张：30　插页：2
字　　数：711 千字
版　　次：2018 年 11 月第 1 版　2018 年 11 月第 1 版第 1 次印刷
标准书号：ISBN 978-7-117-27582-8
定　　价：156.00 元

编 者（以姓氏汉语拼音为序）

卞晓星　江苏大学附属武进医院
曹　佳　第三军医大学军事预防学院
常李荣　中国人民解放军第 306 医院
楚　鹰　江苏大学附属武进医院
董谢平　江西省人民医院
都定元　重庆市第四人民医院重庆市急救中心
冯　庚　北京急救中心
关竹颖　江苏大学附属武进医院
郝冬琳　江苏大学附属武进医院
何忠杰　解放军总医院第一附属医院
黄　晞　江苏大学附属武进医院
黄琴梅　江苏大学附属武进医院
李　瑛　江苏大学附属武进医院
李建忠　中国医药生物技术协会
李奇林　南方医科大学珠江医院
梁华平　第三军医大学野战外科研究所
梁立武　武警总医院后勤部卫生部
刘亚华　武警总医院急救医学中心
马立芝　武警总医院急救医学中心
梅　冰　苏州高新区人民医院
孟庆义　中国人民解放军总医院
牟小东　常州市武进中医院
史　宁　中国人民解放军第 306 医院药剂科
司少艳　中国人民解放军第 306 医院特种

医学中心
孙志辉　苏州高新区人民医院国际医学部
汪　茜　武警总医院急救医学中心
王东明　中国地震灾害防御中心
王立祥　武警总医院急救医学中心
徐冰心　中国人民解放军第 306 医院特种医学中心
徐君晨　江苏大学附属武进医院
杨长春　武警总医院干部病房
姚元章　第三军医大学第三附属医院急诊医学科
尹进南　江苏大学附属武进医院急诊医学科
余　涛　中山大学孙逸仙纪念医院急诊医学科
岳　慧　江苏大学附属武进医院
岳茂兴　中国人民解放军第 306 医院特种医学中心
　　　　江苏大学附属武进医院急诊医学科
张海涛　中国急救网
张苏立　江苏大学附属武进医院麻醉科
张元维　江西省人民医院骨科
赵晓成　江苏大学附属武进医院急诊医学科
郑琦函　江苏大学附属武进医院急诊医学科
周培根　江苏大学附属武进医院
朱晓飚　江苏大学附属武进医院

主编简介

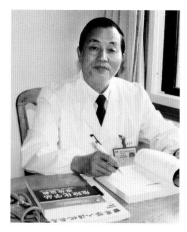

岳茂兴　教授

岳茂兴，教授，主任医师，首席专家。毕业于上海第二军医大学，国内著名特种医学、卫生应急及普通外科专家。北京解放军306医院专家组专家、江苏大学附属武进医院特聘专家。在北京协和医院外科师从著名朱预教授工作1.5年、ICU科师从我国重症医学奠基人陈德昌教授工作1.5年，留学美国纽约州立大学3年。对普通外科、ICU急救外科、卫生应急、特种医学及航天突发事故的紧急救治有专长。是我国狭窄空间医学与载人航天航天员医疗保障及救护项目奠基人。任中国中西医结合学会第七届理事会理事，中国中西医结合学会灾害医学分会名誉主任委员，中国研究型医院学会卫生应急学专业委员会主任委员，中华医学会《中华卫生应急电子杂志》总编辑，江苏省中西医结合学会灾害医学专业委员会主任委员，载人航天紧急救护专家组组长、神五飞船主着陆场区医疗救护队队长，现代灾害医学研究所所长，江苏省中西医结合学会灾害与救援医学协同创新研究中心首席专家、中国急救医学产业园研发中心首席专家，中国－瑞典国际渐冻人国际合作中心首席专家等。岳茂兴教授从医55载，首创"流动便携式ICU病房"及"流动便携式ICU"急救车，首创农村"信息化网络化整体化现场救治"新模式，独创"丰诺安联用大剂量维生素 B_6 新疗法"、"四大一支持"综合冲击疗法与肺水肿13步救治法。曾27次率领专家组执行重大突发事件紧急一线救治，先后荣立全军集体二等功1次、三等功2次，个人三等功4次。为全国各地以及英国、美国、俄罗斯、日本等众多患者做手术近万例均取得较好疗效。用中西医结合特色新疗法、新技术救治国内外创伤凝血病、脓毒症、濒死患者、严重中毒、渐冻人等数千名病患疗效明显，用《一种用于治疗运动神经元损伤疾病的新的药物组合物及应用》新疗法，研制成功"滋痿膏"、"滋痿丸"，已治疗802例运动神经元病（渐冻人），总体疗效较好。主持临床救治突发性群体性毒气中毒2369例入院治疗无死亡记录，其中最小者仅出生7天，最大者90岁，达国内领先水平。

能够对突发事件进行组织指挥及直接参加实际一线救治、又能进行手术治疗、还能针对难题进行科研的复合型专家。是我国特种医学及载人航天航天员医疗保障及救护项目的开拓者之一，圆满完成我国"神舟四、五、六号"航天员主着陆场区的医疗卫勤保障工作。已主持国家级及省市级重大课题及分课题25项，在国际上首次创制通过生物激波管及吸入中毒建立冲毒复合伤动物模型、在国内首先进行"太空质子辐照的生物损伤效应及防治研究"，首建创伤凝血病的大鼠动物模型。首先进行狭窄空间事故致伤基础研究与临床救治。主要研究：流动便携式ICU急救车、便携式乡村医师急救箱急救包、突发公共事件医疗卫生救援院前急救工作规范、武器装备科研试验和载人航天医疗救治规则、灾害事故现场救治规则、空降兵航天急救包、中药柴黄参祛毒固本新药、航天员着陆场营救护规程、液体火箭推进剂损伤诊断标准及处理原则等。发表学术论文473篇，SCI论文8篇。获得美国、欧盟、国家授权发明专利7项，已获科学技术进步奖、新技术引进奖总计62项，其中省部级二等奖14项。"液体火箭推进剂致伤基础与临床救治""腹部外科疾病并发MODS基础研究和临床救治""急性及迟发性化学性肺水肿临床救治""创伤脓毒症中西医结合临床救治与基础研究""农村突发事故医学应急救治平台关键技术应用"等获省部级科技成果二等奖。主编《MODS现代救治》《狭窄空间医学》《灾害事故现场急救》《航天员医疗保障及救护》等18

部著作,曾担任上海同济大学兼职教授、第四军医大学兼职教授、南京大学康达学院兼职教授、德国柏林教学医院客座教授、大连大学附属中山医院特聘教授等。 1997年被国防科工委批准为跨世纪重点学科技术带头人,进入"1162人才工程", 2000年被总装备部评为"优秀科技干部标兵",2002年荣获"中国航天基金奖",2005年荣获"总装备部优秀人才奖"。2010年被江苏省武进人民政府授予有"突出贡献科技人员"及"十一五创新武进十大功臣"荣誉称号,2011年获"十一五科技创新突出贡献奖""十一五灾害医学突出贡献奖", 2014年荣获"2004—2014年度灾害医学杰出贡献奖", 2015年荣获中国心肺复苏求实创新奖与中国卫生应急医学突出贡献奖,2016年获"十佳名医"称号、中国心肺复苏国际开拓奖,2017年获江苏大学附属武进医院"十大杰出专家"称号,2018年获中国中西医结合学会灾害医学专业委员会"创会会长卓越贡献奖"等。

前　言

　　当今全球灾害及突发事件频发，给灾害卫生应急医学带来了巨大的挑战，很多灾害过去很少遇到或者听说，如日本福岛核泄漏事故等。而我国是世界上灾害发生频率最高、灾害种类最多、灾害破坏最严重的国家之一。这对全国人民的身心健康和生命安全构成重大的威胁。应对灾害、减少威胁、降低损失是我们面临的共同挑战。目前灾害事故现场急救还存在一些问题，比如：在临床抢救和治疗环节尚不规范，在创伤现场急救、转运到医院、医院抢救和护理、手术方式、脑保护药物、神经康复等过程中存在较大的不合理性和盲目性。大家知道，时间是挽救重度创伤伤员的最关键因素。目前我国灾害急救网络还不十分健全，从打电话、发出呼救信号到伤员获得确定性救治的时间普遍较长，在一些农村地区，所需时间可能还要更长。灾害事故现场急救在国内有一些地区仍停留于抢了伤员就送入大医院的问题，大部分仅仅做到一个搬运伤员的作用。而从统计显示大约事故死亡伤员中有50%是死在受伤现场的，所以我国灾害事故现场急救的模式急需改进。《灾害事故现场急救——新理念新模式新疗法》一书的出版具有十分重要的现实意义。

　　本书注重实用性、创新性，内容丰富、技术可靠，力求简明扼要，紧密结合临床实践需要，可操作性强，是一本实用价值较高的灾害现场急救医学专著。本书的读者对象为医务人员、卫生应急人员、职业卫生管理人员、职业卫生专业人员、救援人员、救护员、各有关的卫勤指挥人员及保障人员、其他有关人员等。本书内容翔实，条目清晰，全面详细地阐述了灾害事故现场急救新理念、新模式、新疗法相关的多学科知识，为灾害事故现场的卫勤保障组织指挥、现场、后送和医院内医疗救护人员培训提供了一部系统的实用教材。有关内容还参阅了大量公开发表的资料，为本书的完成、普及及推广灾害事故现场急救新理念、新模式、新疗法知识做出了贡献，在此一并表示衷心感谢！

　　本书在编著过程中，得到了中国研究型医院学会卫生应急学专业委员会、中国中西医结合学会灾害医学专业委员会、江苏省中西医结合学会灾害医学专业委员会、江苏大学附属武进医院、重庆第三军医大学附属大坪医院、解放军第 306 医院、解放军总医院第一附属医院、武警总医院 、北京急救中心等单位的支持，在此表示衷心感谢！

　　由于时间仓促、编者水平有限，其中错误在所难免，恳请有关专家及读者给予批评指正。

编　者

2018 年 6 月

目 录

第一章
灾害事故现场急救概述

第一节　灾害现场急救概述

近几十年，世界上各类突发灾害事故不断发生，这使得突发事故伤害已成为"世界的第一公害"，全球每年伤死人数在数千万人以上。2004年12月26日印度洋大海啸导致22.5万人丧生，这是自然灾害再一次为我们敲响警钟并留下了沉重的思考。而震惊世界的"9·11"事件，这是人为灾害给人类带来的阴影。1984年，印度博帕尔市农药厂异氰酸甲酯储罐泄漏事件，瞬间造成当地居民大约20多万人中毒，其中2500多人因严重中毒而死亡，这是突发性群体性毒气泄漏事件所造成的极为惨痛教训。2008年四川汶川特大地震的受灾群众达4625万多人，造成69 227名同胞遇难、17 923名同胞失踪，需要紧急转移安置受灾群众1510万人，直接经济损失8451亿多元。很多灾害我们过去很少遇到或者听说，比如2011年日本福岛核泄漏事故等。所以回眸百年巨灾，瞩目未来安全十分重要。鉴于灾害事故的危害性、复杂性、特殊性和不可预测性，有可能造成的重大人员伤亡、财产损失、生态环境破坏和严重社会危害，一般处理困难。真如原联合国秘书长安南所说："我们的世界比任何时候更容易受到灾害的伤害"。

众所周知，在灾害、局部战争或意外发生时，一般总是伴随着批量伤员的发生，如地震、火灾、洪水、战争、恐怖事件、爆炸或建筑物的倒塌。从美国世贸大厦爆炸到墨西哥地震，从我国"98长江洪水"到科索沃战争，以及平时的高速公路撞车、飞机失事和火灾等，第一时间内现场死亡人数是最多的。所以对于灾害事故现场急救来说，时间就是生命。传统的急救观念使得处于生死之际的伤员丧失了最宝贵的几分钟、几十分钟"救命的黄金时间"，这就必须加强现场急救工作，广泛普及CPR现场抢救技术，提高全体人员自救、互救的知识和能力。而通讯、运输、医疗是院前的三大要素，必须充分发挥各个因素的功能与作用。重视伤后1小时内黄金抢救时间，10分钟的白金抢救时间，使伤员在尽可能短的时间内获得最确切的救治，因此提倡和实施灾害事故现场急救新理念、新模式、新装备、新疗法势在必行。

我国是世界上遭受自然灾害最严重的国家之一，灾害种类多，频度高，区域性、季节性强。中华人民共和国成立以来，我国有灾害据不完全统计，气象、洪水、海洋、地质、地震、农业、林业七类自然灾害造成直接经济损失约占国家财政收入的 1/6~1/4，因灾死亡人数年均 1 万 ~2 万人。特别是现代化建设进入新的阶段，改革和发展处于关键时期，工业化、城市化加速发展，新情况、新问题层出不穷，重大自然灾害、重大事故灾害、重大公共卫生事件和社会安全事件时有发生。应对灾害、减少威胁、降低损失是我们面临的共同挑战。

一、灾害事故现场急救的主要特点

（一）组织机构的临时性

由于灾难发生的突然性，不可能有全员完整的救灾医疗机构坐等任务。通常是灾难发生时才集中各方力量，组成高效率的临时机构，而且要在最短时间内开展工作。一般要求在 12 小时内到达指定地点，展开救治工作。灾后 2~4 天是最紧张的急救阶段，10 天内基本完成任务，接着开始恢复和重建工作。这就须有严密的组织措施，良好的协作精神才能做到。

（二）工作条件艰苦

救灾医疗救护工作须到现场进行。灾区生态环境遭到严重破坏，公共设施无法运行。缺电、少水、食物、药品不足，生活条件十分艰苦，医务人员在这种情况下执行繁重任务须有良好体力素质和高度人道主义精神。

（三）紧急赴救

灾后瞬间可能出现大批伤员，拯救生命，分秒必争。亚美尼亚地震时伤员救护工作表明，灾后 3 小时内得到救护的伤员 90% 存活；若 6 小时后，只能达到 50%。要求救灾医务人员平时训练有素，除有精湛医疗救护技术以外，还应懂得灾难医学知识，以便适应灾区的紧张工作。运输工具和专项医疗设备的准备程度是救灾医疗保障的关键问题。

（四）伤情复杂

因灾难的原因和受灾条件的不同，对人的伤害也不一样，通常多发伤较多见，例如地震伤员，平均每例有 3 处受伤。灾难伤员常因救治不及时，发生创伤感染，伤情变得更为复杂。在特殊情况下还可能出现一些特发病症，挤压综合征、急性肾衰竭、化学烧伤等。尤在化学和放射事故时，救护伤员除须有特殊技能外，还有自我防护的问题。这就要求救灾医务人员掌握多科知识，对危重伤员进行急救和复苏。

（五）大量伤员同时需要救治

灾难突然发生后，伤员同时大批出现，而且危重伤员居多；需要急救和复苏，按常规医疗办法，无法完成任务。这时可采用军事医学原则，根据伤情，对伤员进行鉴别分类，实行分级救治，后送医疗，紧急疏散灾区内的重伤员。

二、灾害及灾害医学的定义

（一）灾害的定义

客观条件的突变给人类社会造成人员伤亡、财产损失，生态破坏的现象为灾害。世界卫生组织对"灾害"的定义：任何能引起设施破坏，经济严重损失、人员伤亡、人的健康状况及社会卫生服务条件恶化的事件，当其破坏力超过了所发生地区的所能承受的程度而不得不向该地区以外的地区求援时，就可以认为灾害（或"灾难"）发生了。国际减灾委员会对灾害的定义：灾害是一种超过受影响地区现有资源承受能力的人类生态环境的破坏。

（二）灾害医学的定义

灾害医学是研究在各种自然灾害和人为事故所造成的灾害性损伤条件下实施紧急医学救治、疾病防治、和卫生保障的一门科学。是为受灾伤员提供预防、救治、康复等卫生服务的科学，是介于灾害学与医学之间的学科。需要多学科介入，需要相关学科在灾害医学方面的融合与应用。灾害医学由灾害卫勤组织指挥学、灾害流行病学、灾害救治医学、灾害医学管理、灾害康复医学、灾害心理医学、灾害基础医学多部分组成。灾害医学的整体防御可分预警、防范、检测、诊断、防护、消除污染、现场救治与后送、院内进一步救治、康复、心理、基础研究等方面。灾害医学由于它自身的特点，正在成为医学领域中的一门独立的新兴学科而崛起，越来越受到全世界各国的重视。

三、灾害事故的一般分类

目前人们一般将灾害分为自然灾害及人为灾害两大类。

（一）自然灾害

1. 天文灾害　陨石灾害、星球撞击、磁暴灾害、电离层扰动、极光灾害等。
2. 气象灾害　水灾、旱灾、台风、龙卷风、暴风、冻害、雹灾、雷电、沙尘暴等。
3. 地质灾害　地震、火山爆发等。
4. 地貌（表）灾害　滑坡、泥石流、崩塌等。
5. 水文灾害　海啸、厄尔尼诺现象等。
6. 生物灾害　病害、虫害、草害、鼠害等。
7. 环境灾害　水污染、大气污染、海洋污染、噪声污染、农药污染、其他污染等。

（二）人为灾害

1. 火灾　城市火灾、工矿火灾、农村火灾、森林火灾、其他火灾等。
2. 爆炸　锅炉爆炸、火药爆炸、石油化工制品爆炸、工业粉尘爆炸等。
3. 交通事故　公、铁路交通事故、民航事故、海事灾害等
4. 建筑物事故　房屋倒塌、桥梁断裂、隧道崩塌等。
5. 工伤事故　电伤、烧伤、跌伤、撞伤、伤害等20余种。
6. 卫生灾害　医疗事故、中毒事故、职业病、地方病、传染病、其他疫病（呼吸系统病等）。
7. 矿山灾害　矿井崩塌、瓦斯爆炸等。
8. 科技事故　航天事故、核事故、生物工程事故等。
9. 战争及恐怖爆炸等。

四、在灾害面前人类并非束手无策

运用人类现有的智慧、知识和科学技术，确实可以防范和减轻灾害的破坏和损失。更重要的是政府、社会、公众和科学家，如果在灾害发生之前采取了有效的对策，建立预警系统、制定应急预案、设置避难设施，进行安全评估，划定危险地段，完全有可能减少损失。我国海城地震的预报减少了人员伤亡；三峡地区滑坡预警，事先将居民疏散，使得有

灾无难；洪灾地区的"高脚楼"，在洪水突然来临时为人民提供了逃生的机会。所以如何最大限度地减少"围灾害期"的伤病损失及死亡？这一严峻而复杂的大课题迫切地摆在了世界医学面前。为此，近年来，各国政府非常重视灾害医学的发展，我国政府也于 2003 年 5 月 9 日由国务院总理温家宝亲自签署了国务院公布实施的《突发公共卫生事件应急条例》。鉴于上述背景，灾害医学在世界范围的发展非常迅速，在较短时间内就已形成了：第一，涉及医学预防、预警、急救、治疗、心理、康复、基础研究的顺序维度；第二，涉及各种灾害、事故、战争应急预案及救治方案方法的横向维度；第三，涉及不同类别医疗救援计划、组织、装备、实施的垂直维度。这三个维度共同组成了立体、完整的灾害医学体系。全球已进入"以人为本"的新世纪，我们就要认真地考虑灾害医学的大事，因为这件事直接关系到国家的发展、社会的进步、更关系到每一个人的生命安全。所以发展灾害医学（modern emergency and disaster medicine）已是刻不容缓。

第二节　国外灾害现场急救概述

一、国际主要救灾机构

灾害的救援工作也需要国际间相互支援与协作，利用国际救灾机构力量战胜和克服灾害。联合国组织是全世界最有权威性的国际救灾机构，它成立于 1945 年在人类历史上发生的最严重的一次人为灾害——第二次世界大战之后。1948 年成立了联合国所属机构——世界卫生组织（World Health Organization，WHO）。随着日益频繁发生的各种自然和人为灾害，国际性救灾组织机构也随之出现。1970 年，WHO 开始成立急济行动办公室（Office of Emergency Relief Operation，OERO）。接着，联合国又成立联合国救难救济组织（United Nations Disaster Relief Operation，UNDRO）。当时还有国际灾害互助组织（International Cooperation of Disaster Operation，ICDO）在活动。

1976 年 10 月 2 日，欧美医师组成一个最早的国际性灾害医学机构——梅因斯学社（Club of Mainz），后来这个组织发展成为急救与灾害医学世界联合会（World Association for Emergency and Disaster Medicine，WAEDM），以后又称国际院前与灾害医学协会（World Association for Prehospital/Disaster Medicine），并出版同名机构刊物。其宗旨为：①急救与生命支持技术的标准化；②该项技术在医务界及在一般民众中的传播；③急救与灾害医学在世界范围内的情况交流与合作。1983 年，在罗马组成灾害医学会（Society of Catastrophe Medicine）。在欧洲，灾害医学机构的发展与欧共体有联系。1970 年 10 月，在南欧意大利邻国圣马利诺召开国际会议，研究地中海区域自然灾害的社会预防问题，联合国及世界卫生组织代表皆认为有必要成立一个永久性机构，以承担此项任务。1982 年 3 月，WHO、伦敦大学及鲁汶大学（Catholic University of Louvain）均向欧共体议会（Council of Europe，CE）高等教育处建议，欲联合召开灾害医学教育科学工作会议，并成立了 CE 欧洲灾害医学教育中心。1983 年 3 月，在罗马召开的第三届国际急救与灾害医学会议上，关于成立灾害医学组织机构与教育问题，得到广泛支持。1984 年 10 月，WHO 在罗马召开的灾害医学教育年会上，WHO 与 CE 建议并接受圣马利诺共和国为欧洲灾害医学中心。1985 CE 在罗佛罗（Ravello）的第二次会议上，签署欧洲各国灾害医学协定，而后，于 1986 年 7 月

3 日，CE 第 38 届年会上，又签订"公开的部分协议"（open partial agreement），成立欧洲灾害医学中心，于 1986 年 11 月 27 日在圣马利诺正式宣告成立欧洲灾害医学中心（European Center for Disaster Medicine，CEMEC）。目前欧美等发达国家大多拥有紧急医疗救援服务体系（EMS），其紧急救护电话与警察、消防同为一个号码，实行联网互动，资源共享，都有由政府、各职能部门、医疗机构等组成的灾害处置体系。

二、国际主要救灾机构的活动

当今国际的救灾机构主要包括下列系统：联合国、国际红十字会以及各种人道主义救灾组织以内的三个庞大救灾系统网络，在救灾工作中相互协作。

（一）联合国系统

联合国是所有国家的最高组织形式，下设的救灾机构，在救灾工作中起着特殊的作用。当世界某地区农业遭受到严重自然灾害时，世界粮农组织（FAO）将给予紧急支援某些地区发生饥荒、粮食极度匮乏时，世界粮食计划组织（WFP）将提供救济；在任何地方出现大批难民时，联合国难民事务高级专员办事处（UNHCR）要负责管理和安置。当生态环境遭破坏，联合国环境规划署（UNEP）将出面干预与帮助恢复；某些国家或地区因灾害使儿童严重缺乏营养和疾病流行时，联合国儿童基金会（UNICEF）和世界卫生组织（WHO）将采取相应的救援措施。WHO 其总则是负责人类的健康问题。联合国系统内参加救灾的机构多，各机构各负其责，但又相互配合。联合国救灾组织（UNDRO）的主要任务是了解与传递灾情的讯息，并与 WHO 合作在受灾国家里协助制定救灾计划，组织救灾队伍，并依据有关专家的意见加强物资的准备与人员的组织，更有利于救灾工作的进行。联合国救灾组织（UNDRO）尚与联合际急救网络（UNIENT）很好地合作，其主要的作用是将最现代化的电子通信网络技术应用于救灾工作。

（二）国际红十字会组织

国际红十字组织包括 3 种机构，即国际红十字委员会、红十字协会和各国红十字会。红十字国际委员会（ICRC）是瑞士的一个非政府性团体，它按照日内瓦公约，对战争或国际冲突中的战俘和伤员履行人道主务。红十字协会国际联合会（IFRCS）是各国红十字和红新月协会的联合组织，1919 年成立，现有 132 个成员国，总部也设在瑞士日内瓦，是国际救灾的重要协调机构。它除在世界范围内开展大规模救灾活动外，还负责对因自然灾害外流的灾民提供救济。该协会在法国马赛、新加坡、智利圣地亚哥、巴拿马运河区设有物资仓库，以便在发生自然灾害时就近向灾区运送紧急救济品。

（三）非政府机构（NGOS）

这种机构多为社会慈善机构，全世界数以千计，较知名的有世界基督教协进会、国际慈善会、国际救援委员会、牛津救灾委员会和无国界医学会等。这些机构的救济内容各有特点，有的提供食品，有的提供衣物，有的供应药材，有的贡献技术。为使这些机构更有效地开展救灾工作，现已组织起自愿救灾机构国际理事会，协助和协调各慈善机构的救灾工作。

三、组织救灾的医疗网络现状

1. 突发性灾害随时可能发生，为做好灾后医疗卫生保障工作，必须预先做好组织工作。近些年来，一些国家在这方面都很重视，它们都根据本国情况，以已有急救医学体系为基础，组织救灾医学网络。例如，美国从 1985 年起把军民医院急救系统改为国家灾害医疗系统（NDMS），以军队医疗机构为骨干，在全国确定 15 所医疗机构为该系统中心，使各地分散的急救部门与驻军卫勤部门结合，形成全国性的救灾医疗网络。规定 500 床位以上的医院必须设置急诊科或加强治疗监护病房（ICU）。在国家发生重大灾祸或常规武装冲突时，为伤员及时提供医疗救护。苏联为加强对灾害的援救工作，于 1990 年成立了全国性特种医学系统。在卫生部领导下设立了 6 个紧急医疗救护中心。分片负责组织和实施救援工作，其中医学科学院维斯湟夫斯基外科研究所在紧急医疗救护中起统一协调作用。军队卫勤部门也积极参加灾害急救工作，以布尔坚科临床总医院为基地，建立全军紧急救护研究中心，负责组织和协调全军灾害急救工作。各军区卫勤部门组织快速医疗反应分队。

2. 法国急救医疗服务发展较早，1956 年就建立了急救服务部（SAMU）。按区划分工，在全国设了 97 个急救站，随时准备赴现场进行紧急救护，把危重伤员及时送到各医院急救科。法国还把救灾工作列为军队平时卫生勤务，法军于 1964 年专门成立了快速反应军医队（EMMIR），它实际上是一所可空运的野战医院，机动灵活，24 小时内可达到世界任何灾害现场。该军医队由法国政府直接派遣，常参加国外救灾和局部军事冲突的医疗急救活动。

3. 德国急救服务的组织装备比较先进，早在 1982 年已在西部设立了 31 个卫生直升机基地，覆盖 90% 以上国土，直升机最佳呼救半径为（21±14）km，医务人员于（12±7）分钟可抵达灾害或事故现场，（34±12）分钟内将伤员送到医院。

四、国外灾害救援进展

近年来国内外灾害救援都有明显发展，在许多发达国家，相继成立了地区性创伤救治中心、空运伤员、创伤医院、交通事故医院、急诊外科医院等专科医院，集中收治伤员。伤员相对集中，医护专业化，设备配置齐全，管理效率高，整体救治成功率高，创伤专业水平提高相对使急救快速。

（一）国际灾害救援的两大模式

目前在全球范围内存在着多种灾害救援模式，其中主要有两种模式，即英美模式和法德模式。

1. 英美模式或近似于英美模式　主要灾害救援方式是"把病人送到医院"，其观点是病人被送到以医院为基础的急诊科从而得到更好的医护。在这种模式中急诊医护开始于来医院之前，由有关专业人员如急诊技师和护士进行救护，到医院急诊后由急诊医生等相关人员进行急诊治疗。近些年来，西方发达国家的院外救援工作多以消防机构（fire department）中受过一定医学训练的消防救险人员组成，如急救医助（paramedic）、急救技士（EMT），他们既有医学知识又有救援本领，在意外伤害、灾害事故的现场救护中发挥很好的作用。急救通信指挥中心，星罗棋布的急救站、多点形成的急救网络，能使呼救信号及时受理、下达，迅速有效地执行救援任务。同时，平时在社会上应大力普及急救知识和技能，有更多的"第一目击者"（first responder）在紧急情况下发挥作用。急救中起着重要作用的救护车、直升机，已不仅仅是运输病人的工具，也是抢救病人的场所，即所谓

"流动的急诊室"。目前，采用美英灾害救援模式的国家和地区包括澳大利亚、加拿大、中国、爱尔兰、以色列、日本、新西兰、菲律宾、韩国等。

2. 法德模式或近似于法德模式　主要救援方式是"把医院带到病人家中"。其具体操作是医生及有关专业人员如技术人员或护理人员到某一个有关地点对患者实施急诊诊疗。医生大多是麻醉师，他们所采取的急救手段多为救生和止痛。这一模式存在一些问题，如医生没有受过很好的培训和监管，因此没有英美模式中的医生那样有质量保证；患者急诊治疗时间长、存活率低等。

（二）现代灾害救援的发展趋势

英美模式与法德模式都有其各自的特色和优点，但与"急救社会化，结构网络化，抢救现场化，知识普及化"的现代灾害救援最新的发展趋势有差距，需要在这些模式的基础上创建更好的新模式。

现代灾害救援就是要把灾害发生给人民群众造成的生命财产损失减少到最低限度，需要将处于世界科技前沿领域的现代灾害医学各板块整合起来，如灾害医学地理研究、慢性灾害致伤病研究和创伤流行病学研究，另外还要将国际上大量的有关灾害救援的基础与临床研究成果整合、提升为信息化、数字化系统，使之更适合于各国灾害救援的临床推广与应用。

1. 美国灾害救援医疗服务体系

（1）美国灾害救援医疗服务体系所包含的10种最基本要素：20世纪90年代，美国灾害救援医疗服务体系跨入了一个崭新的时代。医疗救护员（emergency medical technician，EMT）经过无数次的科学实践而被社会真正认可，近50%的美国公民接受过医疗救护员提供的医疗服务。随着医学工程技术的发展，一些高科技产品如自动体外除颤器（automated external defibrillation，AED）的相继问世，使得初级医疗救护员（emergency medical technician-basic，EMI-B）也能够完成一些较为复杂的高级生命支持（advanced life support，ALS）。进入21世纪，美国的灾害救援医疗服务体系日臻完善和科学。无论在偏僻的山区还是在中小城市或大都市，灾害救援医疗服务体系均包含有以下10种最基本的要素：①急救医疗服务顾问委员会；②急诊医师主导的医学控制及医疗救护员训练项目，包括继续教育项目；③师资人员的培训项目及公共资讯及教育项目；④先进的通信系统及指挥调度中心；⑤功能齐全、装备精良的急救车辆服务；⑥病案记录及档案管理；⑦医疗救护员与医院急诊科室人员之间的和谐和信任；⑧对整个体系包括质量保证、风险管理和成果研究等方面的持续性的评估机制；⑨应对灾害性突发事件的预案；⑩医院急诊容量的分类归档及基金。

（2）美国灾害救援医疗服务体系的运作流程：①公民（平民）反应（citi-zen response）：在灾害救援医疗服务体系中，第一个重要的环节是在现场的公民做出的反应。其必须首先识别发生了什么，然后快速拨打911急救电话或通知就近的第一反应者（first responder，FR）如警察、保安等，从而启动急救医疗服务体系。在等待专业人员到来之前，公民反应人员（citizen responder）可以为病人提供一些最基本的救护，公民反应人员在最初数分钟内提供的救护非常关键，因为这一时间段（数分钟至十几分钟）是"救命的黄金时刻"。②灾害救援医疗服务系统的快速启动（rapid activation of EMS）：灾害救援医疗服务体系指挥调度中心的调度人员接到现场求救电话后，迅速判断求救者需要何种救助，然后立即派遣适当的专业急救人员。③第一反应者提供的救护（first responder care）：第一个抵达现场且接受过一定的救护训练并获得培训相关证书的人员通常被称为"第一反应者"，传统意义上的第一反应者包括警察、消防队员、工业安全员、体育教练等，由于职业的特点，第一反应者距离现场最近而且携带有适当的救护设备。第一反应者提供的救护在公民提供的救护和更高级别的专业救护之间起到了极为关键的桥梁过渡作用。④高级院前救护（more advanced prehospital care）：医疗救护员抵达现场标志着较高级别的院前急救的开始。根据专业训练和资质的级别（初级、中级、高级），医疗救护员为病人提供较高级别的救护及生命支持。医疗救护员需要通过州立的医疗救护员训练且获得相关证书，在美国的绝大多数州，跟随救护车的医疗救护员必须至少获得初级医疗救护员的资格证书。Paramedics（EMT-ps）的英文含义有"伞降医生"、"空降医生"、"医务辅助人员"等，在急救医学领域是指专业的能够从事复杂的高级生命支持的医疗救护员，高级医疗救护员为病人提供了在院前急救过程中最高层次的医疗服务。总之，无论医疗救护员的级别高低，其角色就是评估病情、提供恰当的院前急救直到病人到达医院为止。⑤院内救护（hospital care）：病人被送到医院急诊科（中心）后，急诊科工作人员快速接管病人，开始进一步的诊断和治疗。在所有急诊科的业人员中，训练有素的急诊护士是最早接触病人的群体，他们以最快的速度评估病情，判断威胁病人生命的因素。在全美绝大多数医院的急诊科或急救中心均配备有专业的急诊医师，为病人或伤员提供进一步的稳定病情的服务。必要时，一些医院的急诊医师队伍中还有专科领域的专家，如心脏科医师、矫形外科医师、神经科医师和创伤外科医师等。除急诊护士和急诊医师外，美国的院内急诊救护队伍中还有联合健康人员（allied health personnel），如呼吸治疗师、放射线技士、实验室技术人员等。⑥康复（rehabilitation）：医疗服务体系的最后一个环节是康复。康复的目的是使病人的身心恢复到受伤前的状态，一旦病人的疾病状态得以纠正即可开始康复阶段的治疗。家庭医师、社会工作者、物理治疗师、心理治疗师等共同参与康复阶段的治疗。

（3）美国"9·11"事件的灾害救援：2001年9月11日，美国遭受恐怖分子的一系列袭击，短时间，世贸双塔轰然坍塌，数千生灵在顷刻间伤亡惨重。美国卫生和公众服务部（US Department of Health and Human Services，HHS）火速成立全国医疗紧急系统，组织了80多个医疗救援小组参加美国历史上规模最大的救援行动，大批医疗救护人员奋战在事发地点。大概早晨8时45分，接到世贸中心被撞通知，各医院立即制定灾害援救计划，急诊科即处于紧急戒备状态，很快就做好了接收伤员的准备。9时30分，St. Vincent医院急诊科收入第1批伤员，至午夜已收治了346例伤员，加上之后的5天内，总共处理了681例伤员，其中有4例伤员死亡，2例死于创伤后心脏停搏，1例死于烧伤，另1例是消防队员，来诊时胸腹部严重创伤，死在手术台上。医院在1小时内迅速做出反应，4~5小时后即为进一步治疗准备好了5个独立病区，病区分类便于伤员分诊，这些都是成功的经验。纽约有3家一流的创伤中心，足以容纳幸存的伤者，哪怕有再多的伤员，也能够收留。新泽西医科大学也有技术先进的创伤烧伤中心。"9·11"灾害恰在有多家大型医院和一流创伤中心的大都市纽约发生。

"9·11"事件伤员治疗中有一部分人出现了创伤后应激障碍（PTSD），值得重视，它不同于一般的应激反应。其临床表现有以下几点：①身体不适主诉：表现各异而无特异性，可以有疼痛，如头痛、腰背痛、腹痛、胸痛等；睡眠、食欲类型改变，易惊恐，免疫力下降。

②情绪反应：可表现出各种情绪障碍，如焦虑、烦躁不安、易怒、激动、多疑、易激惹和坐立不安，拒绝和麻木为突出特征，犯罪感也较明显，梦魇和幻觉重现可能是 PTSD 最早表现。③吸毒：新近开始吸毒或吸毒加剧可能是寻求调节。家庭活动和社会支持是稳定情绪的良方，情绪恢复是一个过程，也许需要数周、数月甚至更长的时间。临床医生应尽可能接受患者的情绪和行为，这一点相当重要。在职业团体内，情绪障碍者不仅可获得情感支持，还能与同类患者相互交流。当然药物治疗也是一种重要方法，具有明确疗效的药物有苯二氮䓬类、舍曲林和帕罗西汀等。

2. 目前英国的灾害救援医疗服务体系 英国的灾害救援医疗体系主要由地面紧急救助中心和空中紧急救护两部分组成，它与医院急诊科（中心）和 ICU 构成一个完善的立体的紧急救助服务网络。在英国，为所有人提供免费的紧急医疗救助服务。而且英国的院前急救网络体系在世界上是比较先进的和完善的。

（1）英国的院前紧急救助中心：英国的院前紧急救助服务体系的呼救电话是 999，但它是与报警、火灾与交通事故等联动的电话。伦敦紧急救助服务中心是世界上最大的免费紧急救助服务机构，由国家卫生服务局（National Health Service，NHS）管理，属于公立医疗服务机构。伦敦紧急救助服务中心服务范围为 620 平方英里（1605.8km²），共设立 70 个急救转运站，分布在伦敦市四面八方。一般在接电话后 8 分钟内就能到达指定的地点。英国院前紧急救助服务中心的功能有二，其一是接受各种求救电话，派出救护车到现场，将病人送到急诊室，为伤员提供优质高效急救服务；其二是管理与协调急诊病人或特殊病人的急诊病床，这是国家卫生服务局授予的权力。因为当病人需要急诊病床而求救时，急救服务中心的联网电脑系统就能查阅到所辖地各医院的急诊病床与 ICU 病床使用情况，因此急救服务中心能够合理安排病人的转运医院，对于某些特殊创伤或心肌梗死病人可以不遵守就近救治的原则，在确保病人生命安全的前提下，运送到技术和设备条件优越的医院抢救。

（2）英国院前空中急救中心：空中急救是社会不断地发展和进步的产物，也是地面救护向空中的扩展和延伸。在英国仅有 2 个空中急救中心，一个在伦敦，另外一个在英格兰的中部伯明翰。伦敦空中急救中心建立于 1990 年 9 月 30 日，拥有 2 架直升机。伦敦空中急救中心与地面急救中心形成一个现代化的立体救护网络体系。据有关资料报道，从伦敦空中急救中心建立到 2005 年底共出动直升机飞行救助者 160 000 次，仅 2005 年就出动直升机 4500 次。伦敦空中急救中心的主要任务是抢救意外群发事故所致各种严重的创伤病人和婴幼儿危重病人，包括：①工厂和建筑工地的意外事故，例如建筑物倒塌；②公共交通意外和灾害 如伦敦大爆炸，高速公路连环车祸；③高空坠落伤；④ 严重火灾事故导致的烧伤；⑤ 枪击伤，特别是造成严重的脑、胸、腹部伤。有资料证明，自从伦敦空中急救中心成立以来，伦敦创伤死亡率下降 50%。

（三）现代灾害救援需要做到"急救社会化，结构网络化，抢救现场化，知识普及化"

新世纪急救最新的发展趋势应是"急救社会化，结构网络化，抢救现场化，知识普及化"。如何将现代科技发展的新技术新设备应用到院前院内急救中来，这是一个值得重视的课题。院前急救作为现代急救网络中一个重要的组成部分，怎样合理使用院前急救现有的装备，提高院前急救的工作效率，缩短院前院内无缝衔接的时间，是提高院前急救效能，充分发挥院内急救资源，为危重伤员赢得抢救时间的关键。"信息化、网络化、整体化救治"

新模式能满足广大老百姓日益增长的对农村急诊救治及社区卫生服务的需求，为促进城乡居民健康水平的提高能提供科技支撑。

第三节　国内灾害现场急救进展

一、目前灾害事故现场急救存在的问题

灾害事故现场急救国内外近年都有发展，在许多发达国家，相继成立了地区性创伤救治中心、空运伤员、创伤医院、交通事故医院、急诊外科医院等专科医院，集中收治创员。伤员相对集中，医护专业化，设备配置齐全，管理效率高，整体救治成功率高，创伤专业水平提高相对使急救快速。我国的一些大城市也相继建立了急救医疗中心（站），大的综合性医院有的也设有外科急诊及创伤救治专业组，对于重症创伤救治水平有所提高，但临床抢救和治疗环节尚不规范，在创伤现场急救、转运到医院、医院抢救和护理、手术方式、脑保护药物、神经康复等过程中存在较大的不合理性和盲目性。

目前事故现场急救存在的问题：

1. 时间是挽救重度创员的最关键因素。目前我国的急救网络还不健全，从打电话、发出呼救信号到伤员获得确定性救治的时间普遍在 1.0~1.5 小时左右，在一些农村地区，时间还要更长。

2. 事故现场急救国内有一些地区仍停留于"抢了就送"入大医院的问题，使事故伤员获得确定性治疗的时隔延长。

3. 我国在现场急救技术的培训也很不普及。

4. 大部分做到一个搬运伤员的作用。而从统计显示大约事故死亡伤员中有 50% 是死在受伤现场的，所以我国事故现场急救的模式急需改进。

二、目前灾害医学主要的研究方向

公共卫生相关紧急突发事件的原因是多样的、危害是直接的、发生是隐蔽的、表现是突然的。这实际上就是灾害医学需要研究的课题，这必将进一步推动灾害医学事业的迅速发展。今后需要组织有关专家深入开展以下研究：

1. 深入探索各种灾害发生规律和损伤特点，从基础上开始对各种灾害进行科学、系统的研究，制定各种中西医结合的卫生应急保障方案。搞好各种灾害现场的卫生救护训练、优化卫生组织和完善各种灾害现场急救预案。

2. 研究、发展和引进有关预防各种灾害、减少伤员的数量、减轻损伤的严重程度、加快伤员后送速度和提高医疗能力等中西医结合方面的技术。

3. 研究伤员后送途中的医疗设备。要研究装备小型和高机动性的后送抢救工具、急救设备等。这些设备应具备最先进、重量轻、可在各种后送平台上展开、模块化、标准化等特点。标准化的目的是便于快速交换、快速补给、快速维修和共同训练等。

4. 研究和改进预测各种灾害伤员的类型、数量和分布的模型，为制定卫生计划提供依据，预测伤员治疗和后送需求，后勤保障需求，医疗救护队展开的范围、作业环境和地理位置等。

5. 重视和加强对各种灾害损伤的基础研究，基础研究方面应重点开展机体对创伤反应、各种灾害伤情严重度评估、MODS 的机制、防治，创伤的预防研究，创伤细胞分子生物学、创伤修复分子生物学机制及组织工程学的研究。创伤康复不注重机体功能的康复，更应注重心理创伤的康复，要不断开发、研制有利于功能恢复的器械、设备，加强各种灾害后的心理治疗，降低伤残率和伤残程度，提高社会生产力。

6. 迅速创建高效运行的信息化灾害医学网络体系。要保证医疗救护网络、通讯网络和交通网络的高效运行。提高在抗灾中医学科学技术能力的含量。

7. 建立和完善流动的便携式 ICU 病房，将救命性的处理前移到灾害事故现场。对降低重大灾害事故和局部战争中伤员的伤残率和死亡率也具有重要的现实意义。

8. 加强对灾害流行病学的研究。对灾害流行病学的研究必将有力地推动灾害医学不断地创新、发展与完善。

9. 灾害医学中的组织指挥是一个完整的系统工程，必须加强应急救援卫勤的组织指挥，建立强有力的指挥机关负责应急救援及抢救的总指挥，不断加强并完善医疗救护系统，这是保证抢救成功的关键措施。

10. 建立批量灾害员的分类系统。建立一支高素质的抢救队伍，训练一批自救互救骨干，加强现场救治，加快伤员后送，尽可能缩短伤后至手术的时间，强调提高基本治疗技术是提高批量灾害员救治的最重要的问题。

11. 医疗卫生部门及有关灾害医学部门应该在救治理论、组织、装备、人员等方面做好准备，随时准备应付突发事件中灾害员的救治，圆满完成卫勤保障任务。一是救治理论准备；二是组织准备；三是人才准备；四是装备准备。

12. 坚持科学的救治原则，迅速组织强有力的抢救组对灾害员进行抢救，加强治疗和护理。严重灾害员需要及时手术治疗，有条件的医院，严重灾害伤应在急诊科就地手术处理，急诊处理要突出"快、准、及时、高效"。

13. 注意公众的心理危害程度。突发灾害事件的强烈刺激使部分人精神难以适应，据统计约有 3/4 的人出现轻重不同的所谓恐怖综合征。有时失去常态，表现有恐惧感，很容易轻信谣言等，突发灾害事件给伤员造成的精神创伤是明显的。必须采取正确的应对策略。

14. 重视灾害事件致员的远期效应。1991 年的海湾战争以后，现在已经受到关注的海湾战争综合征也警示我们要重视这一问题，提示我们抢救治疗必须越快、越早、越好，同时应在整体治疗时，对灾害事件致员的可能出现的远期效应进行兼顾和并治，在可能的条件下进行预防。

15. 根据历次灾害事件中暴露出来的问题，对有关措施及内容加以改革和改组，更进一步提高对各种灾害及突发事件应急能力，保障在灾害条件下人民群众的身体健康和生命安全。大力开展对灾害的防治研究，努力降低灾害伤的发生率、伤残率和病死率，为广大人民造福。

三、灾害现场救治新技术新疗法应用

近几十年，世界上各类突发事故不断发生，这使得突发事故伤害已成为"世界的第一公害"，全球每年伤死人数在数千万人以上。众所周知，在灾害、局部战争或意外发生时，

第一时间内现场死亡人数是最多的。所以对于现场创伤急救来说，时间就是生命。传统的急救观念使得处于生死之际的伤员丧失了最宝贵的几分钟、几十分钟"救命的黄金时间"，因此提高灾害伤与成批伤伤员的现场救治水平是当务之急。所以提倡和实施现场急救新理念、新模式、新装备、新疗法势在必行。

（一）全球范围内存在着多种灾害伤与成批伤伤员现场急诊救治模式

对此国内外现场急诊救治近年都有发展，目前在全球范围内存在着多种急诊医护模式，其中主要的有两种模式，即英美模式和法德模式。

1. 英美模式　主要现场急诊方式是"把伤员快速送到医院"，其观点是伤员被送到以医院为基础的急诊科从而得到更好的医护，在这种模式中急诊医护开始于来医院之前，由有关专业人员如急诊技师和护士进行救护，到医院急诊后由急诊医生等相关人员进行急诊治疗。采用此模式的有澳大利亚、加拿大、中国、爱尔兰、以色列、日本、新西兰、菲律宾、韩国等。

2. 法德模式　主要现场急诊方式是"把医院带到伤员家中"。其具体操作是医生及有关技术人员或护理人员到某一个有关地点对患者实施急诊治疗。采取的急救手段多为救生和止痛，这一模式存在一些问题。如医生没有受过很好的培训和监管，因此没有英美模式中的医生那样有质量保证；患者急诊治疗时间长、存活率低等。采用此模式的有奥地利、比利时、芬兰、挪威、波兰、葡萄牙、俄罗斯、瑞士、瑞典等国家。目前国内外农村的院前急救是急救医疗服务体系的一个薄弱点。

（二）新世纪灾害伤与成批伤伤员现场急诊救治最新的发展趋势

国际上这两种对灾害伤与成批伤伤员急诊医护模式都有它的优点，但还有许多不足之处，还不能满足新世纪急救最新发展趋势的要求。新世纪急诊救治最新的发展趋势应是"急救社会化，结构网络化，抢救现场化，知识普及化"。

（三）目前我国灾害伤与成批伤伤员现场急救及服务体系建设方面存在的问题

1. 我国现场急诊救治是急救医疗服务体系中最薄弱的一个环节。

2. 国内有一些地区事故现场急救仍停留于"抢了就送入大医院"的问题，使事故伤员获得确定性治疗的时间间隔延长，而时间是挽救重度事故伤员的最关键因素。

3. 在一些农村地区，我国的急救网络还不健全，从打电话、发出呼救信号到伤员获得确定性救治的时间普遍比较长。

4. 现场急救技术的培训也很不普及。

5. 大部分仅仅做到一个搬运伤员的作用，而从统计显示大约事故死亡伤员中有 50% 是死在受伤现场的，所以我国急救适宜技术及服务体系建设方面的模式急需改进。

（四）灾害伤与成批伤伤员的现场应急救治关键新技术应用

灾害伤与成批伤伤员的早期复苏和有序、有效的救治可降低灾害对人的伤害的死亡率和伤残率。一旦灾害降临，为了达到最大的救灾效果，应调动现有的一切手段，采用合理而灵便的救灾措施。研究灾害伤与成批伤伤员的现场应急救治关键技术是摆在医务工作者面前的重大课题。

1. 灾害伤与成批伤伤员发生时快捷建立应急的急救绿色通道是降低死亡率和伤残率的中心环节。

（1）灾害伤与成批伤伤员救治需要迅速成立各级指挥部，形成责任明确的各级指挥员：

灾害伤往往来得突然，伤害的人群多，造成的损害重，必须在最短的时间内形成一条快捷应急的急救绿色通道，有利于受伤人员的抢救。能达到快捷的救命绿色通道不仅要有医疗单位医务工作者的应急响应，还须有消防、公安、武警尤其是政府职能部门的快速应急响应，这是十分重要的。一切工作都必须服从于抢救生命和局势的稳定，包括医疗队快速到达现场即时展开工作，道路、通信畅通，急救资源的快速整合等。

（2）灾害伤与成批伤现场应急救援的有效组织指挥是灾害伤救援有序有效的保证：灾害现场是混乱而危险的地方，未经训练或没有受到监控的人不应冒险进入。在这一秩序混乱的状况下，恢复秩序的目标是抢救生命，降低或消除危险，最终消除混乱。消防与救援紧急服务，警察和救护车服务应在各自的组织和行业范围内工作。灾害现场的最佳管理需要所有紧急服务部门在统一协调的现场救援指挥部的指挥下，紧张有序地做好各自的救援工作，这样才能发挥最佳的救援效果。现场医疗救援总指挥应该亲临一线现场，靠前指挥，减少中间环节，可以提高决策效率，加快抢救进程。此外，平时应对各级指挥员进行突发群体事件现场救援组织指挥培训，提高他们的组织指挥能力，真正做到有备无患。

（3）灾害伤与成批伤的现场快捷伤情评估与分类是灾害伤有效救援的前提：一般来说，灾害都可分成不同的阶段，而每一阶段都应有其特殊的处理方法。按时间的先后可分为五期：①灾后数秒到数分钟，对受难者进行最早的紧急处理，初步确定灾害的程度；②灾后数分钟到1小时，对灾害现场作出详细估计，组织救灾，进行复苏救治；③灾后4~6小时，进行决定性的伤口处理和血管外科处理，以保存肢体和组织并预防并发症；④灾后1~5天，精心处理的危重病人，根据病情发展，密切观察病情变化，及时处理早期并发症；⑤灾后2~7天及以后，查明灾害造成的公共卫生问题。现场急救前三期的伤情估计与分类，其目的是使医务人员到达现场能迅速明确哪些伤员的优先处理、次先处理、延期处理和濒死伤员的处理，使有限的医疗资源发挥最佳的紧急救护效能。应急医疗队进入灾害现场，面对成批伤员时要及时实行分区救援，根据现场救援需要将医疗救援区分为五个区，分别由相应救援小组负责。①初检分类区：主要进行检伤分类，一般可在灾害现场进行；②危重症伤员处理区：插红色彩旗显示，主要救治Ⅰ类伤员；③伤员后送区：插黄色彩旗显示，主要为Ⅱ类伤员后送等待转运和救护车待命的地点；④诊治接收区：插绿色彩旗显示，主要对Ⅲ类伤员进行诊治；⑤临时停尸站：插黑色旗显示，为Ⅳ类伤员善后地点。

（4）灾害伤与成批伤伤员分类的等级和处理原则

Ⅰ类：危重伤，需立即抢救，用红色标志带；包括严重头部伤，大出血，昏迷，各类休克，开放性或哆开性骨折，严重挤压伤，内脏损伤，大面积烧伤（30%以上），窒息性气胸、颈、上颌和面部伤，严重烟雾吸入（窒息）等。实践经验证明，休克、窒息、大出血和重要脏器损伤是伤员早期死亡的主要原因。要尽一切努力确保Ⅰ类伤得到优先抢救，待伤情稳定后优先由救护车送至相应医院。

Ⅱ类：中重伤，允许暂缓抢救，用黄色标志带；包括非窒息性胸腔创伤、长骨闭合性骨折、小面积烧伤（30%以下）、无昏迷或休克的头颅和软组织伤等。

Ⅲ类：轻伤，用绿色标志带。

Ⅳ类：致命伤（死亡），用黑色标志带，按规定程序对死者进行处理。在空难中幸存而又未受伤的人员中，他们已经受到瞬间生与死的考验，通常还有一部分人员精神受刺激，对这些人可不加标记，但也要注意监护，给予妥当安置。

医疗救援队分为五个组：一是检伤分类组，主要负责伤员的检伤分类；二是危重伤员救治组，主要负责Ⅰ类伤员的救护；三是伤员后送组，负责Ⅱ类伤员的后送工作；四是诊治组，负责Ⅲ类伤员的救护；五是善后组，负责Ⅳ类伤员的善后工作和其他后勤保障联络工作。

在检伤分类基础上，陆续到达现场参加抢救工作的医务人员按照"先救命、后治病、先重后轻、先急后缓"的原则，立即救治红色标志伤员，优先救治黄色标志伤员，然后治疗绿色标志伤员。危重症伤员必须在进行必要的现场处置后再转送医院。其他现场医疗队到达现场后服从"现场指挥医疗队"的指挥，首先处理危重症伤员，然后将现场处理后的伤员转送到医院救治，在回医院的路上将救护车上的伤员情况立即向 120 指挥中心报告，直接（或由 120 指挥中心）通知医院做好接受病人和再次出车的准备。及时将现场信息反馈给市急救医疗指挥部，待市急救医疗指挥中心或市卫计委领导到达后，"现场指挥医疗队"的医师向他们报告伤员的情况并移交指挥权。医疗卫生救援现场指挥所的职责是：组织医疗卫生救援队伍赴现场开展紧急救援工作；根据救援需要，调集后续救援力量；确定收治伤员的医疗机构，安排重症伤员的转送；做好现场信息收集，保证通信畅通，及时上报现场医疗卫生救援情况；协调相关部门做好医疗卫生救援保障工作。

（5）现场组成联合救险组及专家支援平台十分重要：突发群体事件的原因是各种各样的，并不限于疾病，因此 120 院前急救医生有时无法单独完成现场救援任务，此时各个部门的专家应该组成联合救援组，如根据不同情况可组成公安人员与急救医生、消防人员、化学专家与急救医生的救援组，共同进入事故现场，这样可以互利互乘，即保障自己安全，又提高救援效率。另外专家的知识、经验和智慧能够在突发群体事件现场救援中发挥非常重要的作用。因此，在特殊情况导致的突发群体事件的现场救援中，120 院前急救部门应能够想到求助于相关部门的专家，如气象专家、消防专家、传染病专家、相关化学品专家、放射性物质伤害专家等，充分利用和发挥专家的智慧、专长和作用。专家预案应提前制定，建立专门的专家库，其内容和对象应囊括所有与突发群体事件相关的重要领域的一流专家，提前与他们建立某种形式的关系，明确其责任和义务，保持和更新他们的联系方式和通讯方法，以便事件发生后能够及时得到这些智囊的帮助。

2. 灾害伤与成批伤伤员的现场应急救治关键新技术应用

（1）首创"流动便携式 ICU"急救车：我们研制了在"流动便携式 ICU"急救车上增加了救命性的手术功能及可移动的自动心肺复苏系统功能，即使在城市交通阻塞的情况下，伤员也能在车上得到有效的救治。我们研制的"流动便携式 ICU"急救车在多次突发性群体性事故中发挥了重要的作用，流动便携式 ICU 急救车能将救命性的处理等延伸到事故现场，这样可以明显降低灾害伤与成批伤伤员的死亡率及伤残率。

（2）首创"信息化、网络化、整体化现场救治"新模式：我们创建的信息化、网络化、整体化、相扣无缝隙连接的现场救治新模式，能整体提高地方政府应对突发事件的医学救援能力，缩短了伤员获得确定性治疗的时间，确保突发事件意外情况下群体伤员的安全。

（3）研制便携式乡村医师急救包、急救箱：我们研制的"便携式乡村医师急救包"采用防水拉链和防水迷彩布制作，外形呈长方体，正面有红十字标志。尺寸 33mm × 22mm × 12mm；重 4kg，内部有多个分袋；径向撕破强力达 60N，纬向撕破强力达 50N；内装急救器材和药品。药品用药盒固定，有标签。背带质量承受能力可靠，接口牢固，拉链搭扣等采用金属制作。漂浮 30 分钟内，内部无明显渗漏水。根据农村可能出现的各种危及生命的意外伤害，为现场急救研制成本包。包内配备了 50 类药品及 20 套器材，基本能满足急救应急的需要。本包有机动性强、速度快等优点，在草原、沙漠、复杂地形条件下都可实施救护。这对农村危重伤员实施快速医疗救护十分有利。

（4）瞬锋急救切割器在急救中的临床应用：研制"便携式瞬峰急救切割器"应用于狭窄空间事故医学救援，在 "4·20" 雅安大地震中大批伤员检伤验伤救治中得到实际验证并发挥了重要作用，效果良好，获国家实用专利号：ZL2011 2 0198164·1，已经获得国家医疗器械注册证，在救治灾害伤与成批伤伤员时发挥了很好的作用。

（5）柴黄参祛毒固本新药：配合柴黄参祛毒固本汤治疗，临床证实能够缩短灾害伤与成批伤伤员抗生素的使用时间及痊愈病程。它有表里双解、气血同治、清热解毒、扶正固本的双向调节作用，本方剂有表里双解、气血同治、清热解毒、扶正固本的双向调节作用，具有较强的抗菌、抗病毒等病原微生物作用，还具有较好的脏器保护作用。已获国家授权发明专利，专利号 20111067186·8。

（6）首创大剂量维生素 B_6 联用丰诺安新疗法：在综合治疗基础上采用"丰诺安联用大剂量维生素 B_6 新疗法"救治灾害伤与成批伤伤员效果明显，是一种简便、实用、经济、有效的国内外具有独创性及唯一性的治疗方案。具体实施方案：在综合治疗基础上，采用丰诺安（20AA 高支链肝病复方氨基酸注射液）联用大剂量维生素 B_6 新疗法。有一路静脉通路先输入丰诺安，再输入大剂量维生素 B_6。已获国家授权发明专利号：ZL2010 1 0248451·9。

1）丰诺安 500ml/d，静滴，1 次 / 日；0.9% NS 250ml + 维生素 B_6 5g + 维生素 C 2g，静滴，每日 2 次，连续使用直至病情控制。

2）中度灾害伤与成批伤伤员：丰诺安 500ml/d，静滴，1 次 / 日；0.9%NS 250ml + 维生素 B_6 5g + 维生素 C 2g，静滴，每日 1 次，连续使用直至病情控制。

3）轻度灾害伤与成批伤伤员：丰诺安 500ml/d，静滴，1 次 / 日；0.9%NS 250ml + 维生素 B_6 3g + 维生素 C 2g，静滴，每日 1 次，连续使用直至病情控制。

伤患伤情严重程度在急诊室以 ISS 评分进行评判：以 9~15 分，为轻度患者；16~25 分，为中度患者；大于 26 分，为重度患者。入院后再进行 APACHE 评分。

这种灾害伤与成批伤伤员的现场应急救治关键新技术应用从根本上打破了传统的现场急救模式，赢得了抢救伤员的黄金时间。缩短了伤员获得确定性治疗的时间，确保突发事件意外情况下伤员的安全。我们对从这项新技术初步建立及应用以来的伤患，特别是对特重型多发伤及复合伤患者的死亡率和治愈率进行统计，经比较发现，死亡率较前明显下降（下降了 28.4%），治愈率较前明显上升（上升了 18.6%）。

对于灾害伤与成批伤伤员现场急救来讲，创建安全有效的绿色抢救通道十分重要。广泛利用先进交通工具，信息化、网络化救治，迅速救援。保证医疗救护网络、通信网络和交通网络高效运行。流动便携式 ICU 病房能将救命性处理延伸到事故现场，能降低危重伤员的死亡率及伤残率，为灾害事故中伤员现场救治提供新模式和新理论。ZX120 急救信息预告知急诊室无线联网终端系统，可以进一步覆盖农村基层。真正实现了院前院内急救的无缝衔接，使得急诊绿色通道更加畅通，患者得到更加快速、有效地救治。做到了信息化、网络化救治。医院内采用急诊医学系统、损伤控制外科和整体监护治疗等对危重病伤员进行整体化治疗。院内整体化治疗模式将急救、手术、ICU 融合为一体，从接诊危重伤员即开始急救，同时予以监护和术前准备，快速进行有效复苏和检查，立即进行确定性手术，全程进行 ICU 监护治疗。特重症伤员全部救治过程在急救部完成，这是一种快速、高效、新颖的现场急救模式。

四、灾害现场卫生应急救援与处置

近些年来，面对各种灾害、公共卫生事件和社会暴恐事件层出不穷、愈演愈烈的严峻现实和发展趋势，催生了一门综合性新兴学科——卫生应急医学（emergency medical service，EMS）的诞生。这是一门跨学科、多领域的新型边缘学科，研究范畴包括原有的急诊医学、重症医学、战创伤医学、特种医学和紧急重大公共卫生服务的内容，还包括预防医学、社会学、统筹与管理医学，并且后者更为重要。卫生应急医学不仅是医疗业务的组合，更有其他医学救援相关能力（预防和应急机制、指挥和管理体系、后勤保障和资源配置、快速反应和多部门协作等能力）的组合，是一个复杂且独特的学科体系。我国的应急医学的发端与形成除应时亟须外，还得益于相关部门的重视和推动，一系列的法规与举措加速了它的形成与塑形。虽晚于西方，但发展迅速，并日趋完善和成熟。在历次减灾、救灾活动，维护社会稳定中所起的作用显著。

（一）卫生应急医学定义

定义：是指为了预防突发公共卫生事件的发生，控制、减轻和消除突发公共卫生事件和其他突发事件引起的危害，所采取的一切医学活动的总称。研究范畴包括原有的急诊医学、重症医学、战创伤医学、特种医学和紧急重大公共卫生服务的内容，还包括预防医学、社会学、统筹与管理医学，并且后者更为重要。

（二）卫生应急医学的性质

事实上，卫生应急医学的孕育很大程度是现实所迫。无论是各级政府还是政府卫生行政部门都相继成立了应急办来专司应急事务；而医疗卫生机构也在逐步建立健全相应的内设卫生应急科室，包括综合性医院的卫生应急医疗管理办公室和疾病预防控制中心的卫生应急办公室等。不仅如此，责任意识和责任追究使得政府和官员对突发事件或群体性意外伤害高度重视，有时甚至反应过度。这一切足以说明卫生应急工作的地位和重要性与日俱增，卫生应急医学的产生已具备了相应的基本条件和社会基础。

卫生应急医学工作性质要求其分工组织多样化，由政府一体化管制模式向多元化社会协同治理模式转变，形成应急工作网络化协作体系。目前，我国卫生应急的主体力量是卫生行政机构，如卫生计划生育委员会、政府行政机关、公立综合医院，以及卫生监督、疾病防控和检验检疫机构，而社会服务组织、新闻媒体机构、高校科研机构是从属力量、还有志愿服力量和模式。除此之外，还应开展国际交流合作、全员联防联控，广泛发动社会力量，形成卫生应急处置的合力。责权机构要树立公信形象，安抚民心、制止谣传、确保信息发布真实、公开和透明，在民众防病避险与自救互救方面扩大引导教育，对应急处置参与组织、团体进行约束或激励；加强预案、机制、法制和体制建设，促进卫生应急预防、处置和救援体系的整体性。随着卫生应急任务及时代使命逐渐清晰明确，法制、体制、机制、队伍、保障和预案建设也将在危机事件应对中渐趋成熟，外延体系将在实践或演练基础上不断完善。由于各类疫情处置及时、科学和高效，须总结有益对策并以法制规范，为应急处置机构及多方利益主体遵守，将经验教训经评估总结后纳入案例讨论或素材学习。卫生应急预案和机制分支体系内容应扩大实用性、有效性，关注应急管理或业务高素质人才培养，以统筹技术、装备、物资、政策等基础资源为保障，给予信息、决策、操作、执行和监督等多工种或类型人才引进及在岗训练，指引卫生应急工作进入常态化的新时期。

（三）我国卫生应急医学现状

1. 近些年我国卫生应急整体实力和能力上了一个大台阶 2003 年在战胜"非典"疫情过程中，我国突发公共卫生事件应急防控水平显著提高。事后初步构建起囊括各类突发事件应对和紧急医学救援的法规和预案体系，建立起 20 多个部门参加的联防联控工作机制，建成全球最大、最先进的传染病疫情和突发公共卫生事件网络直报系统，平均报告时间由 5 天缩短为 4 小时，具备 72 小时内检测 300 余种病原体的能力。2008 年，在汶川特大地震抗震救灾过程中，我国紧急医学救援体系发挥了重要作用。之后，建立了 37 支国家卫生应急队伍、2 万支地方卫生应急队伍，上海承建的国家紧急医学救援队成为首批通过世界卫生组织认证的国际应急医疗队之一。同时，建设卫生应急综合示范县（市、区）和核辐射损伤、化学中毒救治基地，完善应急物资储备机制，卫生应急基础条件、保障水平和科技含量明显提升。2014 年，西非部分国家暴发埃博拉出血热疫情。党中央、国务院作出加强国内疫情防控和援非抗疫的决策，我国卫生应急从被动防御迈向主动出击的新阶段。2015 年，尼泊尔大地震发生后不到 48 小时，中国 4 支医疗防疫队赶赴地震灾区，在医疗救治和卫生防疫中发挥了支撑作用。

2. 我国通过立法构建了应对突发事件卫生应急管理体系 2006 年 1 月国务院常务会议通过《国家突发公共事件总体应急预案》。2007 年 8 月第十届全国人大常委会通过了《中华人民共和国突发事件应对法》。通过法律定义了突发公共事件：自然灾害、事故灾难、公共卫生事件、社会安全事件。

3. 卫生应急体制基本建立 5 年多来的努力，全国分类管理、分级负责、条块结合、属地为主的卫生应急管理体制已基本形成。截至目前，全国已有 28 个省级卫生行政部门、69 个地（市）成立了独立建制的卫生应急办公室，部分省、地（市）的疾病预防控制机构也成立了应急办公室。2006 年，卫生部（现国家卫生健康委员会）成立了国家突发公共卫生事件专咨委员会，组建了专家库，成立了 32 支国家卫生应急专业队伍。各地结合实际也组建了相应的专家咨询委员会、专家库和各类卫生应急队伍。卫生应急工作初步实现了"五个转变"：组织管理体系从无到有；管理职能从分散到集中；管理方式从经验管理到依法科学管理；工作重点从重处置到预防与处置相结合；应急机制从单一部门应对到跨部门协调联动。

4. 面对新情况新要求，卫生应急工作仍面临一些问题 突发急性传染病威胁持续存在、远距离传播风险不断增加，突发事件关联性、衍生性、复合性和非常规性不断增强。国际上，疾病跨国传播风险提高，国际社会期待我国在全球公共卫生事件应急中发挥更大作用。面对新情况新要求，卫生应急工作仍面临一些问题。比如，观念上重事后处置、轻事前预防；实践中保障措施不完善，信息、资源共享不充分，基层应急能力薄弱，公众有序参与应急管理的程度低。

5. 卫生应急医学创新发展是必须要解决的问题 因为发展卫生应急医学不是从零起步，既有对传统医学的继承保留，也有对现代医学的发扬光大，更有超越自我的不断创新。

没有特点、没有独创，也就不可能有新生。卫生应急医学要在继承和发扬的基础上形成自有的突变基因，通过集成和创新成为医学领域里特色鲜明、不可缺少的重要组成部分。

6. 鉴于突发事件具有突发性、群体性、快速性和高度致命性的特点，需要认真汲取近年来在卫生应急救援中所获取的经验教训　联合卫生应急救援和综合救援是突发事件救援的主要形式，卫生应急与救援工作也就具有了不同于一般医疗工作的特殊性。区别于一般医疗过程，在处理卫生应急突发事件时，需要正确认识突发事件本身的特征并面对和克服更多问题，如突发事件危害极大、作用时间长，可能带来的心理恐惧大，工作环境艰苦，医疗物资、药品保障困难，疫情防治任务艰巨以及指挥保障协同困难等。因此，迫切需要我们认真地在学术上加以研究并在实践中正确应对。增强风险意识、风险防范和卫生应急的应对建设，正成为我国现代化建设面临的重要课题。

（四）卫生应急医学的主要发展方向

1. 高效的指挥机构　任何条件下的卫生应急救援，高效的指挥系统是前提。在应对任何重大灾害与突发事件情况下的卫生应急医学救援均应遵循几个"O +4C"的基本原则，即：组织（Organization）、指挥（Command）、掌控（Control）、沟通（Communication）和协调（Coordination between different agencies）。这些原则均意指卫生应急医学救援的指挥。现代卫生应急医学救援工作是一个完整的系统工程。需要一整套合理、高效、科学的管理方法和精干熟练的指挥管理人才。在组织指挥上，构建高层次的急救指挥机构格外重要。其重点是"三个结合"即：军民结合，注重开发军用民间的医疗机构和设施；防救结合，注重充分利用即设战场的大量城防工事，进行防护和隐蔽；点片结合，将军事医疗救治机构进行点状布势，尤其注重启用地方性医疗保障网。必须加强卫生应急救援卫勤的组织指挥，建立强有力的指挥机关负责应急救援及抢救的总指挥，这是保证抢救成功的关键措施。

2. 加强卫生应急体系和核心能力建设　加强卫生应急体系和核心能力建设。推进卫生应急决策指挥平台建设，建成以各级卫生计生行政部门应急指挥中心为枢纽，纵向覆盖各级疾病预防控制机构、医疗机构、院前急救机构和应急队伍等节点，横向与灾害灾难管理、口岸卫生检疫、气象等多部门协作联通的卫生应急决策指挥平台体系。加强部门间、跨区域的协调与配合，强化信息沟通与措施联动，健全突发公共卫生事件联防联控工作机制。加强卫生应急演练，提高人民群众在突发事件中自救互救的技能和素养。

3. 建立健全突发急性传染病防治体系　按照全要素、全覆盖理念，将应急准备、监测预警、疫情控制和病例救治有机结合，实现突发急性传染病防控的全程管理。一是加强预防预警措施。严格管理传染源，切断传播途径，保护易感人群；开发并强化综合性监测预警系统，提高早期发现和科学预警能力。二是提高快速反应能力。建设各级突发急性传染病防控队伍，完善国家级快速检测平台和高等级生物安全实验室网络功能，实现快速反应。三是确保事件有效处置。提高现场处置、患者安全转运和定点医院救治能力，全力防范疫情传播扩散。

4. 建设突发事件卫生应急医学救援网络体系　第一，全面提高院前急救、专科救治、康复治疗的全链条能力，加快构建陆海空立体化转运机制。集创伤专家、烧伤专家、生化专家、毒理专家、外科专家、内科专家、病毒专家、ICU 加强医疗专家、麻醉专家、预防专家、研究专家于救治网，有效地实施信息化、网络化救治，建立起现代卫生应急医学应急救援的数据库，以适应时代和未来的发展需要，在重视常规救治的基础上，努力把我国高技术条件下现代特种战伤的紧急救治提高到一个新水平。远程医学系统日趋完善，要充分发挥有关专家的业务咨询和技术指导作用。远程会诊，远程手术全面开展，已可用于伤员的救护（救治医疗专家系统），因此要善于应用这些先进手段，提高救治的成功率。第二，充实紧急医学救援力量。升级完善国家紧急医学救援指挥中心，建设 7 个国家级紧急医学救援综合基地和 25 个区域紧急医学救援中心，引导推进省、地（市）、县级紧急医学救援网点建设。建设专项医学救援力量，加强突发中毒事件和核辐射突发事件紧急医学救援力量建设，推进应急心理救援力量建设。第三，拓展国际卫生应急交流与合作。按照卫生应急为国内国际两个大局服务的总要求，妥善协调与世界卫生组织等国际组织的关系，积极开展国际合作，共同打造全球公共卫生安全屏障。

5. 卫生应急医学救援　在属地政府领导下，建立科学完善的紧急医学救援指挥系统和紧急救援网络，动员区域一切可以借助的卫生资源，实施紧急医疗救治、疾病预防、卫生保障。包括突发事件的预备预防、应急处置、善后三个阶段平急结合的紧急医疗卫生救援工作。可分为医疗救援和卫生救援两方面，包含三个阶段性任务：第一阶段准备与预防，建设紧急医学救援队伍、基地、中心、体系，做好准备、预测、预警、宣传教育等工作；第二阶段应急与处置，以救人救命为首要任务，降低死亡率和伤残率，深入开展疾病预防、卫生保障、心理危机干预；第三阶段恢复与重建，严密监控和预防传染病、常见病、多发病的发生，进而帮助灾区医疗卫生机构重建和卫生工作的开展。紧急医学救援体系的良好管理模式是依托现有医疗资源，以政府财政投入为主，接受同级卫生行政部门领导。以紧急医学救援基地为龙头，形成国家、省、市、县四级紧急医学救援网，实行科学化、标准化、规范化建设，采用平急结合的运作管理模式，从而提高紧急医学救援能力和水平，最大限度地减少突发事件造成的伤亡，提高抢救成功率降低死亡率和伤残率。

6. 创建一条安全有效的绿色抢救通道　创建安全有效的绿色抢救通道十分重要，或地下、或地面、或海上、或空中，广泛利用先进交通工具，建立有效抢救通道，迅速救援，包括医疗救护网络、通讯网络和交通网络，保证这个通道高效运行。自动化卫勤指挥和先进的通信保障是维护卫勤保障能力的生命线。建立快速灾害伤病致伤分类系统，建立一支高素质的抢救队伍，训练一批自救互救骨干，加强火线的抢救工作，加强一线救治研究，改进搬运和后送伤员的方法，建立快速灾害伤病致伤分类系统，加快伤员后送，尽可能缩短伤后至手术的时间，强调提高基本治疗技术是提高现代高技术伤病救治的最重要的问题。

7. 高技术医疗设备和器材及药材装备高效高机动性　未来灾难卫生应急救援的机动性和快速性等特点，将影响医疗救治机构的类型和设置。因此，医疗设备和器材要求轻便灵活、高度机动、功能多样。伤后 10 分钟就能得到初期救治，并在 1 小时内到达确定性的医疗机构。现场便携与创伤救治便携器能自动发射和接收存储各种有关信息，提供救治方案。应急方舱、移动外科医院和"创伤救生与运送系统"等，能提供快速有效的治疗。针对灾难伤病的致伤机制，研究出急救特效药。要充分利用高技术成果，研制小体积、多功能，有高效机动性，便于不同环境、不同救援条件下使用的医疗救护装备。

8. 重视伤后白金 10 分钟与黄金 1 小时抢救时间　现代灾难伤的伤员初期的现场急救十分重要，因此必须加强现场急救工作，广泛普及 CPR 现场抢救技术，提高全体人员自救、互救的知识和能力。而通信、运输、医疗是院前的三大要素，必须充分发挥各个因素的功能与作用。重视伤后白金 10 分钟与黄金 1 小时的抢救时间，使伤员在尽可能短的时间内获得最确切的救治，这样可提高抢救成功率。

9. 坚持科学的救治原则　对于灾难伤的特重症伤员，需对冲击波、烧伤和中毒等因素所致的多重损伤进行兼顾和并治。迅速组织强有力的抢救组进行抢救，加强治疗和护理。野外条件下必须遵循战伤救治原则，手术原则是简单、安全、快速、有效的前提下进行。立即开放二路静脉通道积极扩容抗休克，从速作好术前准备，抗休克的同时行紧急探查术，手术原则是"从简、从速、简单有效"，控制来势凶猛的部位伤、彻底清创，修补破裂的脏器或切除已完全失活的组织；早期控制感染等是治疗本病的关键性措施，以挽救生命作为主要目标，严防漏诊、误诊，千万不能满足于探查出的 1~2 处损伤，要高度警惕隐匿性损伤；术后须严密观察病情变化，做必要的 B 超、CT、腹部 X 线等辅助检查，以便及早发现合并症；特别防止手术探查术中的漏诊问题；配合山莨菪碱联用地塞米松为主的冲击疗法和 ICU 监测，能有效地防止现代灾难员术后 MODS 及 MOF 的发生；防治可能发生的并发症；现代特种战伤所致的冲烧毒复合伤在临床上病情发展迅猛，救治极为困难，死亡率极高，所以综合治疗是至关重要的，包括心肺复苏，抗泡剂，超声雾化吸入，抗过敏或碱性中和剂的应用，消除高铁血红蛋白血症，适当的体位，高流量吸氧，保证组织细胞供氧，维护重要脏器功能，纠正电解质紊乱，酸碱失衡等；积极促进机体的修复和愈合；作好后续治疗和康复治疗。

10. 特别要加强现代灾难伤救治人员培训与储备　未来灾难伤员的批量性和伤情、伤类的复杂性特别突出。建立灾难伤救治中心或培训基地，对人员进行"模型式"组合，开展医学模拟教学与培训特别重要，这是训练和储备灾难伤救治人员的途径。必须下大力加强现代灾难伤救治结合技术的研究与建设，认真总结经验，吸收国内外先进技术，努力把我国开展现代灾难伤的紧急救治研究提高到一个新水平。

11. 具备车载移动医院和移动帐篷医院两大支撑平台　所有的救援工作流程标准化、制度化。医疗队能在 6 小时内完成集结抵达机场，飞抵受援国。同时，要使救援装备轻型化、小型化、智能化，适合飞机运输，可长距离投放。紧急医学救援队接到指令后，由一个地区移动到另一地区的行动称机动。机动的基本形式分为行进与输送。行进的方式分为徒步或乘车。输送方式又分为铁路输送、水路输送和空中输送。陆路机动时要对车辆进行编队，并组织好物资装卸。

12. 加强卫生应急理论研究　全面推进学科建设近几年，卫生应急以突发公共卫生事件应急处理为核心开展一系列具体工作，使我国的卫生应急能力得到了明显提升，但由于缺少系统的理论指导，也制约了卫生应急的发展空间，加强卫生应急理论研究已经迫在眉睫。加强卫生应急学科建设，从长远的发展来看，除了在卫生行政部门和一些专业机构设立独立的办事机构外，还应在尽快建立专门的卫生应急教育培训基地，并在一些有条件的高校增设卫生应急专业，大力培养卫生应急专业技术和卫生应急管理人才。

13. 加大科学研究的投入　以科研成果来提卫生应急整体水平国家应建立卫生应急科研机制，有针对性地加大在卫生应急工作重点领域和难点问题的科研投入，并将研究成果及时应用到工作中，以进一步提高卫生应急整体水平。

14. 特别需要开展农村和城市社区卫生应急技术支撑保障体系建设　农村和城市社区现在是我国卫生应急工作的薄弱环节，但也是突发事件发生的危险因素和隐患最多的地方。需要逐步形成统一指挥、布局合理、反应灵敏、运转高效、保障有力的农村和城市社区卫生应急体系，充分发挥村医、校医、厂医、交警中队、公安机关、高速公路收费站、公共场所医务室等距离事故现场最近、分布最广、数量群最庞大的一批医护力量做早期快速反应和基础救治工作，乡镇卫生院做进一步有效救治和立体救护工作。在出现大批量伤员时，同样可根据检伤分类结果，对不同严重程度的伤员选择就近医疗场所和快速救治方案。当伤员数量超过基层医疗机构负荷，或伤员病情严重程度超过基层医疗救治能力时，及时将伤员转运到上级机构，必要时可联合市级、上级医疗机构进行协同救治。建立全覆盖农村区、乡、村三级农村新型卫生应急救援网络体系，将院前急救（流动便携式 ICU 病房）—急诊室救治—手术救命—ICU 救治形成一个完整体系。做好应急预案，设置卫生应急小仓库，加强农村各级医护、医技人员的应急技能培训及演练，实施联网及互通，建立规范及制度，做好大数据收集和处理工作。利用目前已相对成熟的医院与 120 急救系统共建的远端呼救系统，扩大覆盖范围延伸至基层，通过电话、手机 APP、电脑客户端等有限及无线网络信息终端和卫星，构建现代信息化网络化辅助决策系统和现代化数字集群通信系统，可实施患者既往病史、远程图像输送及专家决策会诊等。

15. 推广与实施现场卫生应急救援新理念、新模式、新装备、新疗法 "流动便携式 ICU 病房"及"流动便携式 ICU"急救车在现场卫生应急救援中的应用；推广腹部提压 CPR 的临床应用新方法；推广白金十分钟急救技术；推广丰诺安联用维生素 B_6 新疗法；推广狭窄空间医学的概念及医学应急救援原则；推广现场卫生应急救援新理念、新模式、新装备、新疗法。除了努力提高一线医护人员自身的医疗救护技术，还要普及卫生应急医学的科普知识，以充分发挥普通民众的自救、呼救能力，减少专业医护人员在突发卫生应急事件的工作压力，使有限的医护资源得到更充分、有效、合理的分配及利用。

16. 开展卫生应急医学的主要研究 深入探索各种灾害发生规律和损伤特点，从基础上开始对各种灾害进行科学、系统的研究，制定各种卫生应急保障方案；搞好各种灾害现场的卫生救护训练、优化卫生组织和完善各种灾害现场急救预案；研究、发展和引进有关预防各种灾害、减少伤员的数量、减轻损伤的严重程度、加快伤员后送速度和提高医疗能力等方面的技术；研究新的止血技术、止血剂、全血代用品和凝血剂，减少伤后器官损伤和改善预后。各种灾害现场伤员早期死亡中大约有 50% 是由失血造成的。所以研制新式止血绷带和单手操作止血带是十分有用的；是研究伤员后送途中的医疗设备。要研究装备小型和高机动性的后送抢救工具、急救设备等。这些设备应具备最先进、重量轻、可在各种后送平台上展开、模块化、标准化等特点。标准化的目的是便于快速交换、快速补给、快速维修和共同训练等；研究和改进预测各种灾害伤员的类型、数量和分布的模型，为制定卫生应急计划提供依据；重视和加强对各种灾害损伤的基础研究；在医疗救护中，能体现"立体救护、快速反应、有效救治"的救治原则，能善于应用现有的先进科技手段，这样可提高抢救成功率。

17. 开展卫生应急成果的推广和科普 卫生应急工作如此复杂又独成一体，不是既往单个学术组织或专家努力就能够把理论和实践成果传播向全社会。要把以应急思维和应急实践形成的新成果推广向以上的所有相关学科，让专家们自觉把原有专科成果运用到卫生应急学当中，才能形成卫生应急的创新理论成果，进而在实践上形成新的救援力量。卫生应急专家经过多年对白金 10 分钟自救互救规律的研究和教育推广实践，已经把这个医学领域的概念和成果宣传普及到了全社会，改变着急救和应急工作生态，取得良好社会效益。卫生应急针对的风险直接威胁的是广大人民群众，而人民大众又是卫生应急的第一反应群体。卫生应急成果的社会科普要针对最基层的民众，平时加强对他们的科普宣传，把应急意识和个体反应能力储存在民间才是正确的应急决策，这样既可以让民众知晓和自觉参与到政府和国家的应急流程和措施中，还可以唤醒和调动起人民大众的爱心，通过自救互救的方式最早启动卫生应急的大众力量，把握白金 10 分钟创造生命奇迹，既取得最佳的急救效果，又展示国民应对意外事件的文明光辉。

卫生应急医学是一门新兴的学科，需要我们不断去探索、不断去研究、不断去实践、不断去完善，需要发挥领导、专家、广大卫生应急工作者的重要作用。搭建好一个"政、产、学、研、用"一体化的灾害卫生应急学术与创新平台，汇集各领域的专家、学者共同探讨和制定了相应的专家共识和卫生应急救援标准。通过创新和转化用于突发事件预防、监测、预警、应急处置与救援的新技术、新疗法、新设备和新工具，从而建立一个更加规范化、标准化、科学化的卫生应急体系。这对有效控制和减少突发公共卫生事件的发生及危害，加快建立与国际接轨的现代灾害医学救援体系（EMS），提高我国卫生应急救援及危重病救治的整体水平具有十分重要的意义。

第二章
灾害事故现场的急救技术

第一节　灾害事故现场心、肺、脑复苏术

一、概述

事故现场心、肺、脑复苏术是指在因事故而引起患者发生心搏、呼吸骤停的现场，如火灾、地震、交通意外事故、建筑工地倒塌等场所，首先由最初目击者为心搏、呼吸骤停患者实施的心肺复苏技术（cardiopulmonary resuscitation，CPR），也称为基础生命支持（basic life support，BLS），即在没有任何医疗仪器、设备的情况下进行，最初目击者只能使用徒手心脏按压的方法，形成暂时的人工循环，以恢复患者心脏的自主搏动；用人工呼吸替代病人的自主呼吸。随着心肺复苏技术的普及和规范化，心肺复苏的成功率逐渐提高，但约有 20% 的幸存者出现不同程度的永久性脑损害。轻者记忆力丧失、痴呆、木僵，重者出现脑水肿、颅内高压甚至死亡，给家庭、社会带来巨大的负担和压力。因此，脑复苏的成功与否决定着心肺复苏成功患者的生存质量，故目前将心肺脑复苏术有机地联系起来，称为心肺脑复苏术（cardiopulmonary cerebral resuscitation，CPCR），强调在开始进行心肺复苏的同时，就不失时机地采取保护和恢复大脑功能的措施，使脑复苏贯穿于整个复苏过程，最终达到心脏呼吸骤停患者恢复有效血液循环、有效通气及恢复大脑功能。心肺脑复苏术的主要目的是救治无心脏病或有心脏病但未到终末期而突然发生的意外死亡患者，如突发事故导致的心搏、呼吸骤停，而不是延长无意义的生命。

血液循环和肺的气体交换功能是维持生命的基本条件。心搏停止后，通常在 15~20 秒可以出现呼吸停止；若先发生呼吸停止，则心搏可持续至 30 分钟。而大脑则在心搏、呼吸停止后 4~6 分钟，可出现不可逆性损害或脑死亡，而小脑在 10~15 分钟，延髓为 20~25 分钟，也可出现不可逆性损害，故对心搏、呼吸停止患者应争分夺秒地进行心肺脑复苏。

二、病因

1. 心搏骤停　指突然发生的心脏有效搏动停止，可表现为心室颤动、心室静止和心肌

电 – 机械分离，前者占全部心搏骤停的 2/3，后两者占 1/3。主要原因为急性心肌梗死，严重的心律失常如心室颤动，脑卒中，重型颅脑损伤，心脏或大血管破裂引起的大失血，药物或毒物中毒，严重的电解质紊乱如高钾血症或低钾血症，手术或治疗操作和麻醉意外，引起呼吸骤停的因素，婴儿猝死综合征。一般在原发性呼吸停止后 1 分钟，心脏也将停止搏动。

2. 呼吸骤停　可分为中枢性与周围性两类，前者指呼吸中枢和 / 或其传导系统的严重疾病和损害，而呼吸器官本身正常，如脑卒中、脑外伤、中毒和严重缺 O_2 等，后者主要为溺水、吸入烟雾、会厌炎、药物过量、电击伤、窒息、创伤、各种原因引起的昏迷和呼吸道异物阻塞或梗阻。当呼吸骤停或自主呼吸不足时，若在保证气道通畅的前提下，及时进行紧急人工通气，可防止心脏发生停搏。而在心脏骤停早期，也可出现无效的"叹息样"呼吸动作，但不能与有效的呼吸动作相混淆。

三、诊断

1. 突然意识丧失，患者在突发事故现场昏倒。

2. 大动脉（颈动脉、股动脉）搏动消失。

3. 呼吸停止，部分患者可有短暂而缓慢的抽气样或叹气样呼吸，随即全身肌肉松弛。

4. 双侧瞳孔散大，对光反射消失。

5. 听不到心音。

6. 心电图表现为心室颤动（扑动）、心室静止（为一直线或仅有心房波）或心肌电 – 机械分离（心电图虽有较宽大畸形、频率较高、较为完整的 QRS 波群，但不产生有效的心肌机械性收缩）。

只要符合上述 1、2 项即可做出早期诊断。

对于呼吸停止，常在心搏骤停后 15~20 秒甚至更长时间后才发生；瞳孔散大虽亦是重要体征，但常在停搏后数 10 秒才出现，1~2 分钟后才固定，因而亦不能作为早期诊断依据；至于听心音，常可受到抢救时外界环境的影响，故不如扪大动脉可靠。如果一个有心搏骤停前驱症状（如低血压、心动过速），甚至开始心室颤动的病人仍然有意识，可通过高频率或有节律的咳嗽（每 1~3 秒一次）逆转。

四、现场心、肺、脑复苏术

完整的心、肺、脑复苏术包括基础生命支持（BLS）、进一步生命支持（advanced cardiac life support，ACLS）和延续生命支持（prolonged life support，PLS）三部分。BLS 的主要目标是向心肌及全身重要器官供氧，包括开放气道（A）、人工通气（B）、胸外按压（C）和电击除颤（D）四个步骤；ACLS 主要为在 BLS 基础上应用辅助设备、特殊技术及药物等来保持自主呼吸和心搏；PLS 的重点是脑保护、脑复苏及其他复苏后并发症的防治。

（一）成人基础生命支持

BLS 又称初步生命急救或现场急救，是复苏的关键，复苏开始越早，存活率越高。但患者只有经准确的判断后，才能接受更进一步的心肺复苏（纠正体位、开放气道、人工通气或胸外按压）。判断时间要求非常短暂、迅速。大量实践表明：4 分钟内进行复苏者可能有一半人被救活，4~6分钟开始进行复苏者，10%可救活，超过6分钟存活率仅4%，10分钟以上开始复苏者，存活可能性更少，故抢救应争分夺秒。

1. 迅速判断是否心搏、呼吸骤停

（1）判断患者有无意识：方法：①摇动患者肩部，摇动时不可用力过重，以免加重骨折等损伤，并高声叫喊："喂！您怎么啦？"。②若认识患者，则可直接呼喊其姓名，如"张三，您怎么啦？"。③若目击者是非医务人员，则患者没有呼吸、不咳嗽、对刺激无任何反应（如眨眼或肢体移动等），即可判定呼吸、心搏停止，并立即开始CPR。

（2）呼救或启动急救医疗体系：方法：①高声疾呼："来人啊！救命啊！"②启动急救医疗体系：一旦确定患者为心搏或呼吸停止，如果有其他人在场，应立即招呼周围其他人前来协助抢救，并指定一人拨打"120"急救专线电话或救护站的电话，然后立即开始CPR。若仅有一人在场，则可在拨打急救电话后立即开始CPR。③对溺水、严重创伤、中毒者，应先行CPR，再拨打电话呼救，并由医生在电话里提供初步的救治指导，以取得帮助。

（3）患者体位

1）仰卧位：患者须仰卧于坚实的平（地）面上，头部不得高于胸部平面，并将患者的头、颈、肩和躯干摆放至平直无扭曲位，双上肢放置身体两侧。

若患者复苏前面部朝下或侧位、斜位等，则要将患者翻转。翻转时颈部应与躯干始终保持在同一个轴面上，如果患者有头颈部创伤或怀疑有颈部损伤，只有在绝对必要时才能移动患者，对有脊髓损伤的患者不适当的搬动可能造成截瘫。因此，须注意保护颈部，可以用一手托住颈部，另一手扶着肩部，使患者整体、同步翻转成仰卧位。

2）恢复体位者：昏迷患者有呼吸、心搏，但神志不清，其气道有被舌根堵塞和吸入黏液、呕吐物的危险，为避免其危险，并使口腔内黏液、分泌物、呕吐物等从口中流出。应尽量将患者置于真正侧卧的位置，头部下垂，体位应能保持稳定，应避免胸部的压力而影响呼吸。

将靠近抢救者一侧的腿弯曲，将靠近抢救者一侧的手臂至于臀部下方，然后轻柔地将患者转向抢救者；使患者头后仰，保持面部向下，位于其上方的手置于其脸颊下方，以维持头部后仰，并防止脸朝下，下方的手臂置于背后，以防止患者向后翻转。

2. 人工循环（circulation，C）　即用人工的方法建立血液循环，促进血液在血管内流动，并使人工呼吸后带有新鲜空气的血液从肺部血管流向心脏，再流经动脉，供应给全身各器官，以维持其功能。

（1）脉搏检查：患者心搏停止后，脉搏自然消失。由于颈动脉位置靠近心脏，能较好地反映心搏状态，且竟不暴露，便于迅速触摸，易于掌握。故一般以检查颈动脉搏来判断患者有无脉搏。自1968年复苏标准颁布以来，脉搏检查一直是判定心脏是否跳动的主要标准，但只有15%的人能在10秒内完成脉搏检查。如果把颈动脉检查作为一种诊断手段，其特异性只有90%，敏感性（准确认识有脉搏而没有心脏骤停的患者），只有55%，总的准确率只有65%，错误率35%。而对心室颤动（VF）患者而言，每延迟电除颤1分钟，除颤成功率将减少7%~10%。因此，《国际心肺复苏指南2015》建议：在行心肺复苏前不再要求非专业急救人员将检查颈动脉搏动作为一个诊断步骤，只检查循环体征。对于专业急救人员，也不再强调检查脉搏，而检查颈动脉所需时间应在 10 秒钟以内。

方法：在开放气道的体位下进行，一手置于患者前额，使头部保持后仰（存在或怀疑有颈椎损伤者不可采用此体位），用另一手在靠近抢救者的一侧触摸颈动脉；用示指和中指尖先触及气管正中部位，男性可先触及喉结，然后向旁滑移 2~3cm，在气管与颈侧肌肉之间的沟内触摸颈动脉搏动，切不可大力触摸，以免颈动脉受压，影响头部血液供应（图 2-1-1）。

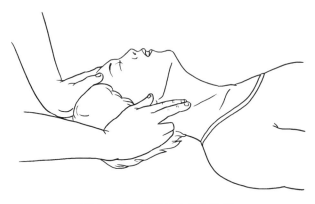

图 2-1-1 正确检查循环体征

（2）检查循环体征：检查循环体征是指评价患者的正常呼吸、咳嗽情况，以及对急救通气后的运动反应。非专业人员应通过看、听、感知患者呼吸以及其他机体运动功能，仔细鉴别正常呼吸和濒死呼吸。对专业急救人员，检查循环体征时，要一方面检查颈动脉搏动，一方面观察呼吸、咳嗽和运动情况。专业人员要能鉴别正常呼吸、濒死呼吸，以及心脏骤停时其他通气形式，评价时间不要超过 10 秒钟。如果不能肯定是否有循环，则应立即开始胸外按压。1 岁以上的患者，颈动脉比股动脉要易触及。

（3）胸外按压：心肺复苏时胸外按压是在胸骨下半部提供一系列压力，这种压力通过增加胸内压或直接挤压心脏产生血液流动，并辅以适当的人工呼吸，就可为脑和其他重要器官提供有氧血供，有利于电除颤。《国际心肺复苏指南 2015》推荐按压频率为大于 100 次 / 分且小于 120 次 / 分。单人复苏时，由于按压间隙要行人工通气，因此，按压的实际次数要略小于 100 次 / 分。基于这些原因，指南 2015 推荐，在气管插管之前，无论是单人还是双人心肺复苏，按压 / 通气比均为 30∶2（连续按压 30 次，然后吹气 2 次），气管插管以后，在进行双人心肺复苏时，以 8~10 次 / 分给予通气，并且无须与按压同步，在人工呼吸时，胸外按压不应中断。

方法：

1）体位：患者应仰卧于硬板床或平坦的地上，若为海绵床垫或弹簧床垫，则应在患者背部垫一硬板，但不可因寻找垫板而耽误按压时间。

2）按压位置：将双手放在胸骨下半部分。

3）按压：将另一手掌根部紧贴在示指的上方，放在按压区，再将原定位的手掌根部重叠放在另一只手背上，手指可伸直或交叉在一起，但都应抬起，离开胸壁，手指不能用力向下按压（图 2-1-2A、B）；按压时抢救者手掌根部长轴与胸骨长轴确保一致，保证手掌全力压在胸骨上，可避免发生肋折，不要按压剑突；双臂应绷直，肘关节伸直，上肢呈一直线，双肩正对双手，以保证每次按压的方向与胸骨垂直（图 2-1-2C），如果按压时用力方向左右摆动，可使部分按压力丧失，影响按压效果；按压时利用髋关节为支点，以肩、臂部力量向下按压。

4）按压深度：对正常形体的成人患者，按压幅度为大于 5cm 小于 6cm（图 2-1-2D~E），为达到有效的按压，可根据体形大小增加或减少按压幅度，最理想的按压效果是可触及颈或股动脉搏动。但按压力量以按压幅度为准，而不依靠触及到脉搏。

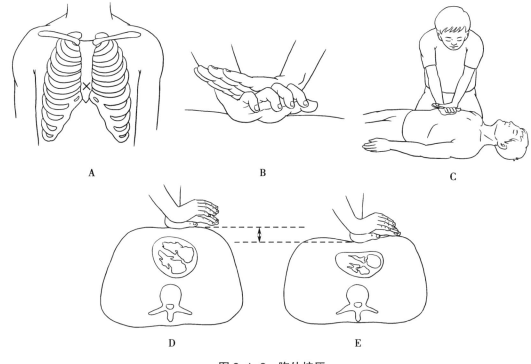

图 2-1-2　胸外按压

5）按压用力方式：每次按压后，双手放松使胸骨充分恢复到按压前的位置，血液在此期间可回流到胸腔，放松时双手不要离开胸壁，一方面使双手位置保持固定，另一方面，减少胸骨本身复位的冲击力，以免发生骨折；在一次按压周期内，按压与放松时间相等，此时可产生有效的脑和冠状动脉灌注压；按压应平稳、有规律进行，不能冲击式按压或中断按压；在 15 次按压周期内，保持双手位置固定，不要改变手的位置，也不要将手从胸壁上移开，每次按压后，让胸廓回复到原来的位置再进行下一次按压。

6）按压频率：成人患者大于 100 次 / 分且小于 120 次 / 分。胸外心脏按压的要点见图 2-1-3。

3. 开放气道（airway，A）（图 2-1-4）：舌根后坠是造成呼吸道阻塞最常见原因，因为舌附在下颌上，意识丧失的病人肌肉松弛使下颌及舌后坠，有自主呼吸的病人，吸气时气道内呈负压，也可将舌、会厌或两者同时吸附到咽后壁，产生气道阻塞。此时若将下颌上抬，舌离开咽喉部，气道即可打开。如无颈部创伤，可采用压额抬颏法开放气道，并清除患者口中的异物、义齿（假牙）和呕吐物。用指套或指缠纱布清除口腔中的液体分泌物；清除固体异物时，一手按压开下颌，另一手示指将固体异物钩出。

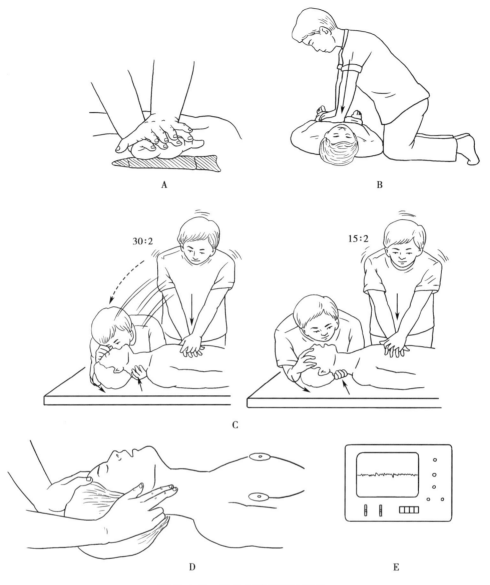

图 2-1-3 胸外心脏按压的要点

A. 按压的部位应该在胸骨的下半部分，将手掌大小鱼际部位压在此处，另一手重叠在手背上。注意手指切不可直触胸壁而应该伸直；B. 术者两肘关节不能屈曲，应该保持伸直位，就好像将整个术者的上半身都压在患者的胸骨上一样，否则按压是无效的。按压与放开的时间为 1：1，不过以按压时间略长一点为好；C. 施行人工呼吸和心脏按压时，应每按压 30 次，施行人工呼吸 2 次，即 80 次 / 分。按压频率为大于 100 次 / 分且小于 120 次 / 分。对于幼小儿，单人施救时心脏按压与人工呼吸的比例仍为 30：2；双人及以上施救时，心脏按压与人工呼吸的比例为 15：2，但每分钟按压次数仍大于 100 次且小于 120 次；只要心脏按压开始就不能中断，应由其他术者交替进行；D、E. 通过触摸颈总动脉以确认心脏按压效果，用心电确认是心搏停止还是心室颤动

（1）压额抬颏法：解除舌后坠阻塞效果最佳。为完成仰头动作，应把一只手放在患者前额，用手掌把额头用力向后推，使头部向后仰，另一只手的示指与中指放在下颌骨仅下

颏或下颌角处，向上抬颏，使牙关紧闭，下颏向上抬动。手指勿用力压迫患者颈前、颏下部软组织，否则有可能压迫气道而造成气道梗阻，避免用拇指抬下颌。

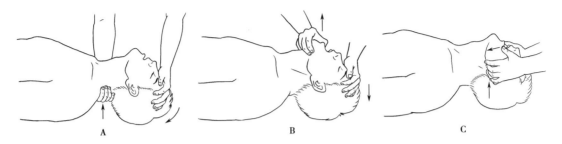

图 2-1-4 开放气道的方法
A.仰头 – 抬颈手法；B.压额抬颏法；C.托颌法

（2）托颌法：对疑有颈部外伤者，为避免损伤其脊椎，只采用托颌动作，而不配合使头后仰或转动的其他手法。把手放置在患者头部两侧，肘部支撑在患者躺的平面上，握紧下颌角，用力向上托下颌，如患者紧闭双唇，可用拇指把口唇分开。如果需要进行口对口呼吸，则将下颌持续上托，用面颊贴紧患者的鼻孔。

（3）仰头 – 抬颈手法：一手置于患者前额，向后压使头后仰，另一手放在其颈部，并上抬，禁用于头颈外伤者。

（4）舌 – 颌上举手法：抢救者将一只手的拇指插入患者口腔内，示指放在下颌骨的颏部，将舌及下颌一起握于手内，然后用力上抬，此法疏通气道效果极佳。

保持呼吸道通畅是心肺复苏的第一步抢救技术，具有托起下颌、通气道插入、气管内插管、环甲膜穿刺或切开等方法。托起下颌，意识障碍的患者，其上呼吸道梗阻的原因是形成咽喉前壁的舌根和咽喉盖下垂的结果。在仰卧位时，舌根和咽喉壁是处于由二腹肌、下颌舌骨肌、茎突舌骨肌、颏舌骨肌等肌群悬吊在下颌骨、舌骨、甲状软骨上的状态的。意识障碍时，这些支持肌群松弛，舌根下垂，使咽部闭塞，进而咽喉壁下垂，使咽喉部也闭塞（图 2-1-5）。因此，确保气道通畅的原理则应该是将支持舌根和咽喉壁的下颌骨拉向前方。对于尚能维持一定程度肌紧张度、是因舌根下沉而引起的气道闭塞，只将头部后仰使下颌相对地向前方移动则可保持气道通畅。如果肌紧张度完全丧失，舌根和咽喉壁同时下垂，则应积极地将下颌向前方推举才能保持气道通畅。实际操作要点如图2-1-6 所示。

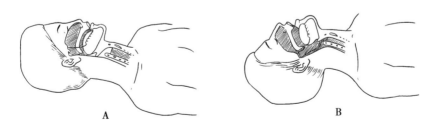

图 2-1-5 开放气道的原理
A.仰卧位时，舌根和咽后壁下垂，咽部被阻塞；B.使头部后屈，下颌则向前移，
舌根和咽后壁向下牵拉抬高，使上呼吸道开通

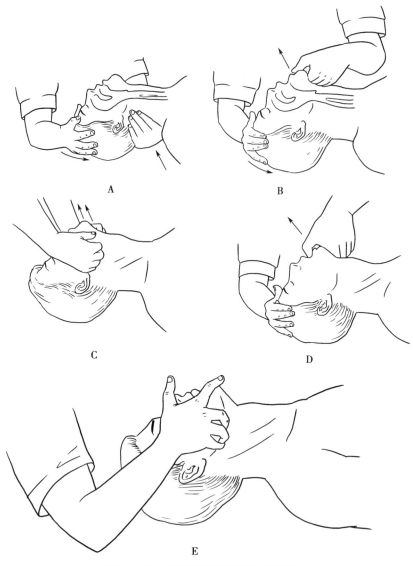

图 2-1-6　保持下颌前移的方法与要点
A.头部后屈，项部抬举；B.头部后屈，下颌抬举；C.两手将下颌向上抬举；
D.下颌牵引的方法；E.单手将头部后屈、下颌抬举的方法。在清除口腔和上
呼吸道呕吐物、异物的前提下，保持呼吸道通畅的要点是使甲状软骨和下颌的
距离增宽

（5）通气道的插入：通气道分为两种，一种是由口腔插到咽部的通气道（oropharyngeal airway），另一种是由鼻腔插入到鼻咽部的通气道（nasopharyngeal airway）。无论是哪一种都是在舌根与咽喉壁之间人工地建立一个间隙以确保上呼吸道的畅通。但值得注意的有两点：其一，由于是将通气道这种异物插入到咽喉部，对于残存着咽反射的患者来说，有可能引起呕吐或喉头痉挛；其二，如果插入方法不当或插入的通气道过粗，通气道则会夹在舌根与咽喉壁之间，有可能加重气道闭塞（图 2-1-7）。

1）口咽部通气道的插入法：现在通常使用的是 Berman 型和 Guedel 型的口咽部通气道，但 Berman 型较硬，缺乏柔软性，有损伤口腔或咽部的危险。而 Guedel 型则相对柔软，比较受推崇。

2）鼻咽部通气道的插入法：与口咽部通气道相比，具有引起咽反射少、固定性好、适用于口腔外伤、可以调节深度等优点。但不适用于有鼻出血或可疑有颅底骨折的伤员。如图 2-1-8 所示。

3）气管内插管：气管内插管是保持呼吸道畅通的最确切的方法，这是每一个临床医生都必须会的急救手技。外伤患者需要进行气管内插管的适应证包括需要进行人工呼吸时、有意识障碍时和有必要进行呼吸道保持时。当一时在难以确定是否需要呼吸道的保持时，首先应该施行插管。与麻醉插管不同，外伤患者的胃中有可能滞留着食物，事前很难对全身状况作出评价，多数情况下又是不能张口的。因此，应该根据不同的伤情状况选择经口或经鼻的插管方法。气管内插管的选择见表 2-1-1。

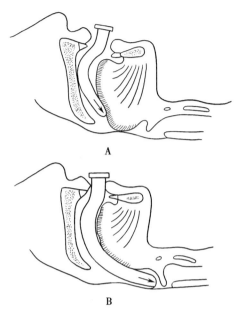

图 2-1-7 不正确的口腔通气道插入
A. 口腔通气道过短，压着舌根顶着咽后壁；
B. 口腔通气道过长，从后方压迫喉盖，使气道阻塞

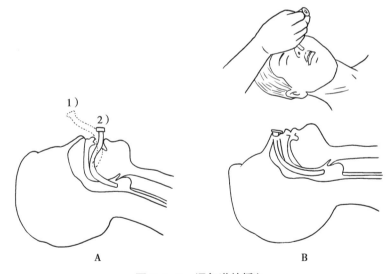

图 2-1-8 通气道的插入
A. 经口咽部通气道的插入法：首先在通气道表面涂以水或润滑剂，在越过舌根之前通气道的凹形是向着咽上臂插入的。头端越过舌根后，使通气道行 180°旋转，凹形弯曲沿舌根插入。B. 经鼻咽部通气道的插入法：如果没有鼻咽部通气道，使用短的气管插管也是可以的。先在通气道与鼻腔之间涂置润滑剂，然后沿着下鼻道插入，待听到呼吸音之后再固定

表2-1-1 气管内插管的选择

	内径（mm）	长度（cm）	固定位置（经口）
成人	女性：7~8	28~32	21~22cm，约舌骨至胸骨距离的 1/2
	男性：8~8.5	32~34	
儿童	年龄 ÷4 +4	26	约（内径 ×3）cm
	8 岁以下 <6.0		
新生儿	3.0		经鼻插管深度为经口插管深度 +3cm

经口气管内插管的顺序与要点：在插管操作中患者不能过度换气，还要考虑到患者的呕吐，因此插管的口腔内固定物也必须要粗一点，以便通过固定物吸引口腔和咽部的分泌物。具体的插管步骤与要点见图 2-1-9 所示。

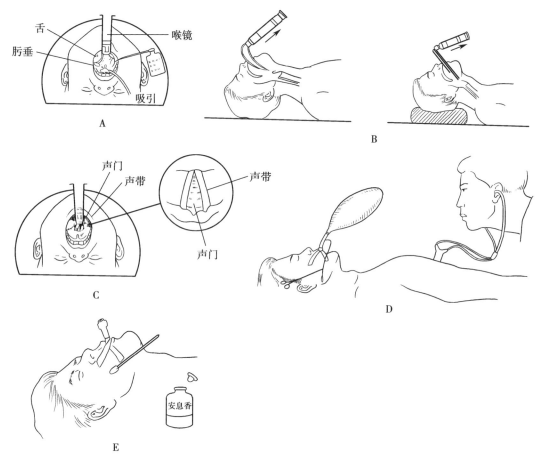

图 2-1-9 经口插管的要点

A. 如果有咽反射，首先将咽部舌根施行表面麻醉，然后用喉镜将舌压向左侧，进而推至舌根；B. 弯曲型喉镜金属柄之头端推进至舌根与咽喉壁之间，直型喉镜金属柄之头端推进至咽喉壁，将喉镜向上牵拉。同时将头后仰，下颌向前抬举更易显露声门；C. 确认呈 "八" 字形的声门后，将气管插管插入；D. 插管成功后置以牙垫，用呼吸气囊吹气，可闻双肺呼吸音以确认插管不在单侧支气管内；E. 将气管插管与牙垫一并用粘膏固定。如果颊部有污物，可用安息香酸酊涂擦，这样则可固定牢靠经鼻气管内插管的顺序与要点：对于外伤的患者来说，经鼻插管的优点很多：即使口腔内或下颌有损伤也可以插入，由于插管时不需要颈部过度活动，因此更适用于颈椎外伤的患者。另外固定牢固，可以进行长期的呼吸管理。盲目经鼻气管内插管法见图 2-1-10 所示。

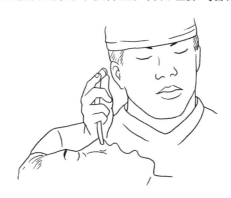

图 2-1-10　盲目的经鼻气管内插管要点

A. 要选择比经口插的管小好的，内径为 0.5mm，其头端用钢丝使其变弯；B. 选择容易插入的鼻腔，当可疑有颅底骨折、鼻出血的情况下，选择没有损伤一侧的鼻腔，喷以表面麻醉剂；C. 当插入到鼻咽部或咽部，听到最强的呼吸音时则暂时停止；D. 一边听着呼吸音一边随吸气同步插入，如果插管失败则将管退至可以听到呼吸音最强处再插，将颈部略前屈会容易插入；E 如果有自主呼吸反复插入是可以的，一旦插入时诱发了呕吐则应由插管将呕吐物吸出

4）环甲膜穿刺或切开：在颌面外伤、颈椎损伤或因异物、喉头水肿而导致上气道阻塞时，迅速而安全地确保呼吸道通畅的方法则是环甲膜穿刺或切开。通常也是在气管内插管不能或不适合的情况下所采取的方法。

环甲膜穿刺：这是一种于环状软骨和甲状软骨之间的膜部刺入一个粗针头或套管针进行换气的方法。尽管这种方法只能是临时的，而且不能取得充分的换气，但从可以维持氧气交换这一点来看，它的救命价值还是很高的。

环甲膜切开：要想经环甲膜穿刺得到充分的换气，成人需要插入内径为 5mm 以上的套管针。因此要想保持较长时间的持续性地换气，有必要施行环甲膜切开术。手法简单、操作时间短、合并症又少，因而在紧急状况下比气管切开要好。有人主张在环甲膜穿刺后，随即切开皮肤和气管，然后插入气管切开导管是可能的，但直接施行环甲膜切开需要时间会更短，数十秒即可做到确保气道的畅通（图 2-1-11）。

4. 呼吸（breathing，B）

（1）检查呼吸：在开放并维持气道通畅位置的前提下，抢救者先将耳朵贴近患者的口鼻附近，头部侧向患者胸部。面部感觉患者呼吸道有无气体排出，眼睛观察患者胸部有无起伏动作，耳朵仔细听患者呼吸道有无气流呼出的声音。或用少许棉花放在患者口鼻处，可清楚地观察到有无气流。若上述检查发现呼吸道无气体排出，可确定患者无呼吸。判断及评价时间不得超过 10 秒钟。大多数呼吸或心搏骤停患者均无呼吸，偶有患者出现异常或不规则呼吸，或有明显气道阻塞征的呼吸困难，这类患者开放气道后即可恢复有效呼吸。开放气道后发现无呼吸或呼吸异常，应立即实施人工通气，如果不能确定通气是否异常，也应立即进行人工通气。

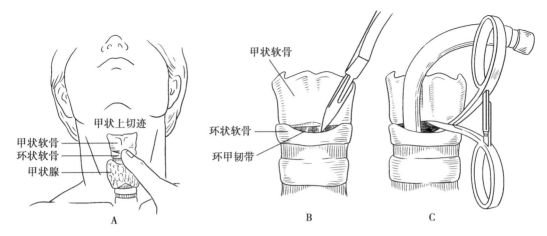

图 2-1-11 环甲膜切开术

A. 令患者仰卧位，两肩间垫以枕头使颈后伸。当颈部有损伤时，应将颈部沿脊柱的长轴方向牵引，切不可过伸；用示指触摸到甲状软骨，再沿着正中线向下摸到环状软骨隆起，于甲状软骨和环状软骨之间的凹陷处则为环状甲状韧带，在其表面皮肤上横切一 1~2cm 的小口；B. 钝性分离皮下组织显露环状甲状韧带。于环状软骨的上缘，用手术刀将环状甲状韧带横行切开 5mm；C. 用血管钳横向括开 5~6mm，然后插入气管插管；和气管切开一样，将切口包缚，再用带子环绕颈部固定

（2）人工呼吸

1）口对口呼吸：是一种快捷有效的通气方法，抢救者呼出的气体中含氧气为 16%~17%，足以满足患者需求。

方法：在开放并维持气道通畅、患者口部张开的位置下进行。抢救者用按于前额一手的拇指和示指捏紧患者双侧鼻翼的下端，以捏闭鼻孔防止吹气时漏气；抢救者先深吸一口气，张开口贴紧患者的嘴巴，并用口唇把患者的口部完全包住，呈密封状；然后向患者口内连续、缓慢吹气两口，以扩张萎陷的肺脏，并判断气道的阻力或气道开放的效果；每次吹气应持续 2 秒钟以上，确保吹气时胸廓隆起或上抬（图 2-1-12A）；为减少胃胀气的发生，对大多数成人在吹气持续 1 秒钟以上给予 10ml/kg 潮气量或 500~600ml 的潮气量；一次吹气完毕后，应立即与患者口部脱离，抬起头部，眼视患者胸部，吸入新鲜空气，以便行下一次人工呼吸，同时放松捏鼻的手（图 2-1-12B），以利患者胸廓借弹性回缩，使气流被动从口鼻排出；通气频率为 10~12 次 / 分。环状软骨加压可减少进入胃内的气体量（图 2-1-12C）。

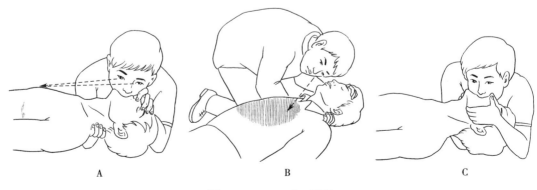

图 2-1-12 口对口呼吸

2）口对鼻呼吸：口对口呼吸难以实施时采用口对鼻呼吸，主要用于不能经口进行通气者，如患者牙关紧闭不能开口、口唇严重创伤或抢救者行口对口呼吸时不能将患者口部完全包住者。救治溺水者最好应用口对鼻呼吸方法，因为救治者双手要托住溺水者的头和肩膀，只要患者头一露出水面即可行口对鼻呼吸。

方法：一手按于前额，使患者头部后仰；另一手提起患者的下颌，并使口部闭住；抢救者先深吸一口气，张开口贴紧患者的鼻部，并用口唇把患者的鼻部完全包住，呈密封状；然后向患者鼻内连续、缓慢吹气；一次吹气完毕后，应立即与患者鼻部脱离，使气流从口鼻被动排出。有时因患者在被动呼气时可因鼻腔闭塞而影响排气，此时可间歇性开放患者的口部，或用拇指分开患者的嘴唇，以便患者被动呼气。其余同口对口呼吸。

3）口对面罩呼吸：用透明有单向阀门的面罩，抢救者可将呼出气吹入患者肺内，但能避免与患者口唇直接接触，有的面罩有氧气接口，以便在口对面罩呼吸的同时供给氧气，以提高人工呼吸的效果，有利于改善缺氧。

方法：用面罩通气时双手把面罩紧贴患者面部，加强其闭合性，可提高其通气效果。其余同口对口呼吸。

4）球囊面罩装置：使用球囊面罩可提供正压通气，一般球囊充气容量约为1000ml，每次挤压容积为1/2~2/3，足以使肺充分膨胀，但急救中挤压气囊难保不漏气，因此，单人复苏时易出现通气不足，双人复苏时效果较好。双人操作时，一人压紧面罩，一人挤压皮囊。这是一种用于急救车或医院内急救的方法，如果操作不当是没有效果的。其要点是正确地确保气道通畅和面罩与皮肤的紧密接触（图2-1-13）。

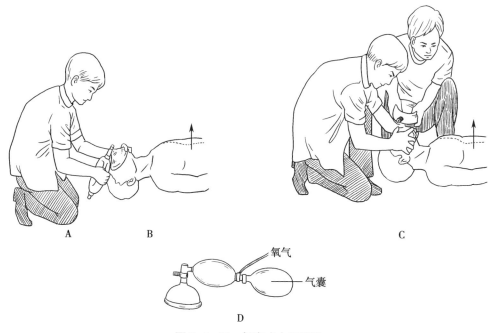

图 2-1-13 气囊式人工呼吸

A. 术者跪或立在患者的头侧，令患者的头后仰，术者用左手的第3、4、5指将下颌向前上方抬起，用开大的示指和拇指将面罩压在口鼻处使之密切接触；B. 术者右手持气囊，以12~15次/分，吸呼气时间比为1：2加压。如果患者气道通畅，加压应该无阻力，患者的胸廓在上下活动；C. 如果不能保持面罩与口鼻周围的皮肤密切接触，则一人用两手将下颌保持抬举位并保持面罩紧密接触，另一人有节律性地压迫气囊；D. 供给氧气和空气的流量应该是每分钟6L左右，即每次的换气量为500ml，12次/分

5. 单人心肺复苏　是指一个人单独进行心肺复苏操作。

方法：

（1）判断：确定患者是否无反应（拍或轻摇晃患者并大声呼唤）。

（2）启动急救医疗体系：根据现场的实际情况，及时启动急救医疗体系。

（3）体位：将患者安放在适当的体位（仰卧或恢复体位）。

（4）循环：检查患者的呼吸、咳嗽、有无活动，专业人员还应检查颈动脉搏动（不超过 10 秒钟），如无循环征象，立即开始胸外按压。

（5）开放气道：采用仰头抬颏法或托颌法开放气道。

（6）呼吸：确定是无呼吸还是通气不足。如患者无反应，但有呼吸，又无脊椎损伤时，将患者置于侧卧体位，保持气道通畅。如患者无反应，也无呼吸，将患者置于平躺仰卧位，即开始以 30∶2 的按压 / 通气比率进行人工呼吸及胸外按压。开放气道通气时，查找咽部是否有异物，如有异物立即清除。

（7）重新评价：行 5 个按压 / 通气周期后，再检查循环体征，如仍无循环体征，重新行心肺复苏。

6. 双人心肺复苏　是指两人同时进行心肺复苏的操作。

方法：

（1）判断：确定患者是否无反应（拍或轻摇晃患者并大声呼唤）。

（2）启动急救医疗体系：根据现场的实际情况，及时启动急救医疗体系。

（3）体位：将患者安放在适当的体位（仰卧或恢复体位）。

（4）循环：检查循环体征，检查患者的呼吸、咳嗽、有无活动，专业人员还应检查颈动脉搏动（不超过 10 秒钟），如无循环征象，立即开始胸外按压。

（5）开放气道：采用仰头抬颏法或托颌法开放气道。

（6）呼吸：确定是无呼吸还是通气不足。如患者无反应，但有呼吸，又无脊椎损伤时，将患者置于侧卧体位，保持气道通畅。如患者无反应，也无呼吸，将患者置于平躺仰卧位，即开始以 30∶2 的按压 / 通气比率进行人工呼吸及胸外按压。开放气道通气时，查找咽部是否有异物，如有异物立即清除。

（7）重新评价：行 5 个按压 / 通气周期后，再检查循环体征，如仍无循环体征，重新行心肺复苏。

双人心肺复苏时，一人位于患者身旁，按压胸部，按压频率为大于 100 次 / 分且小于 120 次 / 分；另一人仍位于患者头旁侧，保持气道通畅，监测颈动脉搏动，评价按压效果，并进行人工通气，按压 / 通气比率为 30∶2。当按压胸部者疲劳时，两人可相互对换位置继续双人心肺复苏。

7. 恢复体位（侧卧位）　对无反应，但已有呼吸和循环体征的患者，采取恢复体位，以预防患者的舌体、黏液、呕吐物等导致的气道梗阻。

（二）小儿基本生命支持（PBLS）

婴儿的呼吸、心搏极少突发骤停，而是心肺功能进行性恶化的结果。但婴儿一旦发生呼吸心搏骤停，则预后极差。在心肺复苏中，1 岁以内为婴儿，1~8 岁为儿童。

婴儿和儿童心肺复苏术：

1. 检查反应　应迅速判定患儿有无意识和有无创伤存在及其范围。用轻拍和大声呼唤患儿看其反应水平，但婴儿对言语若不能反应，可以用手拍击其足跟部或捏掐其合谷穴位，如能哭泣，则为有意识。对有头颈部创伤的小儿不要移动和搬动，以免加重脊髓损伤。若患儿无反应及无呼吸，应立即开始心肺复苏，并电话启动急救医疗体系（EMSS）。

2. 气道管理　小儿在丧失意识后，舌根后坠是导致气道阻塞的最常见原因。因此，一旦发现患儿意识丧失，应立即将患儿仰卧于坚硬平面上如桌面、楼板、地面，并采取适当方法使舌根离开咽后壁，保持气道通畅。只有在气道通畅的前提下，才能保证有效地吸入氧气和排出二氧化碳。由于婴儿韧带、肌肉松弛，头部不可过度后仰，否则可压迫气管，影响气道通畅。对于意识丧失但无外伤者，可采用仰头举颏法开放气道。对怀疑有气管异物者，可将舌及下颌提起，检查咽部有无异物，以便在直视下将异物去除。

3. 呼吸支持

（1）判断：在气道开放的前提下，可通过观察患儿胸腹的起伏、听口鼻呼吸声音及用面颊部感觉口鼻内有无气流而确定患儿有无呼吸。应注意识别无效呼吸、喘息及气道阻塞后呼吸，如不能确定呼吸是否有效，应立即施行人工呼吸。如果患儿自主呼吸有效，将患儿侧卧置于恢复体位，有助于保持气道通畅。需在10秒内完成判断。

（2）人工呼吸：在保持气道通畅的前提下进行。因婴儿口鼻开口均较小，位置又很靠近，故对1岁以下婴儿应采用口对口鼻法，即抢救者用口贴紧婴儿口鼻开口处，通过向婴儿口鼻吹气进行人工呼吸。若抢救者口较小，也可采用口对鼻法，向鼻吹气的同时，应抬起下颌使口闭合。对1~8岁小儿采用口对口法。开始人工呼吸时，抢救者应连续吹气2~5次，每次持续1~1.5秒，至少保证2次有效通气。由于患儿个体不同，肺顺应性不一样，因此难以统一吹气压力及吹气量，以吹气可使胸廓抬起但又不引起胃膨胀为原则。若吹气进入自由并且胸廓抬起，说明气道通畅、人工呼吸有效；若吹气不能自由进入或胸廓不能抬起，则可能是气道有阻塞、吹气的量或压力不够，需要重新调整体位，正确开放气道，若头的位置正确并用力吹气仍不能使患儿胸廓抬起，则应怀疑气道有异物阻塞，应排除异物。人工呼吸频率是依据不同年龄的正常呼吸频率，同时考虑与胸外按压相配合而确定的，根据年龄大小，一般为每分钟12~20次。

（3）循环支持：一旦气道通畅并提供2次有效人工呼吸，抢救者要决定是否实行胸外按压以提供循环支持。

1）检查脉搏：婴儿因颈部短而圆胖，颈动脉不易触及，很难迅速找到且有可能压迫气道，可检查肱动脉搏动。肱动脉位于上臂内侧、肘、肩之间，抢救者将大拇指放在上臂外侧，示指和中指压在内侧即可感觉到有无脉动。1岁以上小儿，检查颈动脉搏动。对非专业人员，不要求掌握检查肱动脉搏动方法。

2）胸外按压：对没有头颈外伤的婴儿，抢救者的手或前臂可作为坚硬的支撑平面。用前臂支持婴儿的躯干，用手托住婴儿的头和颈，使婴儿头部轻度后仰，以保持气道通畅；抢救者的另一只手施行胸外按压，按压后前臂托起婴儿口对口鼻人工呼吸。①婴儿胸外按压：有双指按压法和双手环抱按压法两种。按压频率大于100次/分且小于120次/分。a. 双指按压法适合于单人心肺复苏操作，一手施行胸外按压的同时，另一只手可用于固定头部，或放在胸后抬起胸廓，使头部处于自然位置。婴儿按压部位是两乳头连线与胸骨正中线交界点，按压深度至少为4cm。b. 双手环抱按压法适合于双人心肺复苏操作，抢救者双手围绕患儿胸部，以双侧拇指重叠或并列压迫胸骨下 1/3 处。②小儿胸外按压：单掌按压法，适用于 1~8 岁小儿。将一手的掌根部置于患儿胸骨下 1/2 处，手指抬起离开肋骨，仅手掌根保持和胸骨接触。手臂伸直，凭借体重，垂直下压，使胸骨下陷至胸廓前后径的 1/3~1/2，即至少 5cm。按压频率大于 100 次 / 分且小于 120 次 / 分。③8 岁以上小儿胸外按压：按压方法基本和成人相同，用双掌按压法。

（4）按压频率与人工呼吸比例：婴儿和 8 岁以下的小儿，胸外按压与人工呼吸比率为 30：2，对 8 岁以上的患儿，在气道通畅时其比率为 5：1。双人心肺复苏时，1 人进行胸外按压，1 人保持头位和人工呼吸，胸外按压与人工呼吸比率为 15：2，对气道通畅未得到保障者，进行人工呼吸时，需停止胸外按压；对气道通畅有保障者，进行人工呼吸时，保持进行胸外按压。

（5）重新评价：施行心肺复苏后约 1 分钟及每隔 1 分钟，应重新评价患儿的自主呼吸及循环状态。

新生儿心肺复苏术

1）保温：新生儿在院外需注意防止低体温。应迅速擦干体表的羊水、去除接触新生儿的湿敷料或将其摆放在预热的保温箱中。

2）检查心率：可用听诊器听心尖部心音、触摸肱动脉或股动脉、触摸脐带基地部的搏动。

3）复苏方法：新生儿对单一的复苏即有效。一般按压频率为 120 次 / 分（同时进行通气）、通气频率为 40~60 次 / 分（无胸外按压），按压通气比例为 3：1。胸外按压时采用双手环抱按压法，抢救者双手围绕患儿胸部，以双侧拇指重叠或并列按压胸骨下 1/3 处，按压深度 1~2cm。按压时应经常测心率，若超过 80 次 / 分，可停止按压。最好给予纯氧通气。

（三）合并症

如果心肺复苏措施得当，可为患者提供生命支持。可是即使正确实施心肺复苏，也可能出现合并症，但不能因为害怕出现合并症，而不尽最大努力去进行心肺复苏。

1. 人工呼吸的合并症　人工呼吸时，由于过度通气和过快的通气都易发生胃扩张，尤其是儿童更容易发生。通过维持气道通畅、限制和调节通气容量使胸廓起伏适度，就可能最大限度地降低胃扩张发生率。在呼气和吸气过程中，如能确保气道通畅，也可进一步减轻胃扩张。如果出现胃内容物反流，应将患者侧位安置，清除口内反流物后，再使患者平卧，继续心肺复苏。

2. 胸外按压的合并症　正确的心肺复苏技术可减少合并症，在成人患者，即使胸外按压动作得当，也可能造成肋折，但婴儿和儿童，却很少发生肋折。胸外按压的其他合并症包括：胸折、肋骨从胸骨分离、气胸、血胸、肺挫伤、肝脾撕裂伤和脂肪栓塞。按压过程中，手的位置要正确，用力要均匀有力，虽然有时可避免一些合并症，但不能完全避免合并症的发生。

（四）特殊情况下的复苏

特殊情况如卒中、低温、溺水、创伤、触电、雷击、妊娠等条件下出现的呼吸、心搏停止，需要复苏者调整方法进行复苏。

1. 卒中　由脑血管梗死和出血引起。脑血管梗死病人是由在血管内发生的或由远处转移来的栓子（如心脏）迁移到脑所引起的血管阻塞；出血性卒中是脑血管破裂进入脑室膜系统（蛛网膜下腔出血）或进入脑实质（脑内出血）所致。对于任何一个突发的有局灶性神经功能损伤或意识变化者都要考虑卒中的可能。如果出现昏迷状态，气道梗阻是急性卒中的最大问题，因为低氧和高碳酸血症可以加重卒中，因此，开放气道是最为关键的措施，必要时行气管内插管。同时要注意不适当的通气或误吸。

2. 低温　严重事故低温（体温 <30℃）有明显的脑血流、氧需下降，心输出量下降，动脉压下降，病人由于脑和血管功能抑制，表现为临床死亡，但完整的神经功能恢复是可能的。

（1）复温：抢救低温引起的心搏停止与常温下心脏骤停差异很大。低温心脏对药物、起搏刺激、除颤无反应，药物代谢减少。肾上腺素、利多卡因、普鲁卡因酰胺可以积蓄中毒。对无心搏或无意识而心率较慢的病人给予主动的中心复温是至关重要的首要措施。

（2）电除颤：如果病人无呼吸，首先开始通气，如果病人出现心室颤动，抢救人员要给予 3 次电除颤。如果心室颤动在除颤后仍存在，就不要再除颤了，除非体温达到 30℃以上。之后要立即进行心肺复苏和复温。因为在核心体温 <30℃时，电除颤无效。

3. 淹溺　最严重的后果就是低氧血症，缺氧时间的长短和严重程度是预后的关键。因此，救助者应尽快使患者脱离水中，尽可能迅速地开始复苏，恢复通气和血液灌注要尽快地同时完成。

（1）人工呼吸：可用口对口呼吸、口对鼻呼吸、使用潜水面罩行口对面罩呼吸，特殊训练的复苏者可在水中完成通气。

（2）胸外按压：水中不要进行胸外按压。出水后，要立即确定循环情况，因为溺水者外周血管收缩，心排血量降低，很难触及脉搏。无脉搏时，立即胸外按压。在对任何年龄的淹溺患者进行 CPR 时都应在启动 EMSS 前进行 5 个周期的心肺复苏（约 2 分钟）。

（3）立即给予进一步高级生命支持：在到医院路上心肺复苏不能中断，对冷水中溺水者同时要做好保温措施。

4. 创伤　受伤后病人发展到心搏、呼吸停止的治疗与原发心脏和 / 或呼吸骤停的治疗不同。

（1）在现场对明显严重致死性创伤、无生命体征、无光反射或不能除颤者，不要进行复苏抢救。

（2）对一个要进行复苏的病人，有准备地快速转送到有条件地区进行确定性创伤救治。创伤后无脉搏病人要立即使用简易导联的心电监测，并完成通气和呼吸评价。

（3）对创伤后发生心搏停止，胸外按压的价值仍不确定。

对无脉搏的创伤病人，胸外按压只有在除颤和气道控制之后才可进行。

在开放的胸部伤，如果呼吸音不对称或出现任何气道阻力增加时，要仔细检查和封闭任何形式的开放气胸，要监测和治疗张力性气胸。

如上述原因的创伤病人发展到心搏停止时，要立即开始确定性治疗。对心室颤动者即时除颤，必要时行气管插管或切开。

（4）当多人受伤时，急救人员要优先治疗危重创伤病人，当数量超过急救系统人员力量时，无脉搏者一般被放弃，允许在院前宣布死亡。

5. 电击　心搏停止是电击伤致死的首要原因，心室颤动和室性停搏可由电击直接造成。呼吸停止可继发于：①电流经过头部引起延髓呼吸中枢抑制；②触电时破伤风样膈肌和胸壁肌肉的强直性抽搐；③长时间的呼吸肌瘫痪。

触电后呼吸/循环立即衰竭。在电源被移去后，复苏者立即确定病人状态。如果无自主循环及呼吸，按心肺复苏方法开始抢救。如果电击发生在一个不易迅速接近的地点，尽快把触电者放到地面，心搏停止时要立即通气和胸外按压。燃烧的衣服、鞋、皮带要去除，避免进一步的烧伤。如果有任何的头颈部损伤，及时运送医院并立即给予进一步高级生命支持。

6. 雷击　雷击致死的基本原因是心脏停搏。雷电的作用为瞬时强大的直流电击，使心肌全部去极化，并引起心脏停搏。在许多情况下，心脏的自律性可恢复，同时窦性心律恢复。然而，伴随着胸部肌肉痉挛的呼吸停止和呼吸中枢抑制可在自主循环恢复后持续存在，如果不给予辅助通气支持，低氧可以再度引起心脏停搏。心搏停止的病人，要立即建立基本生命支持和进一步高级生命支持，直到心脏恢复跳动。呼吸停止的病人仅需要通气以避免继发低氧血症引起的心搏停止。

7. 妊娠　妊娠期妇女心搏停止的突发事件包括：肺栓塞、创伤、临产、出血导致的低血容量状态、羊水栓塞、先天性或获得性心脏病、产科治疗并发症如心律失常、充血性心力衰竭和心肌梗死等。当孕期妇女发生心脏停搏进行胸外按压时，为了减少妊娠子宫对静脉和心输出量的影响，可以将一个垫子如枕头放在右腹部侧方，臀部下面，把子宫移到左侧腹部后方实施心肺复苏。肾上腺素、去甲肾上腺素、多巴胺在临床有指征时应及时使用。如果胎儿有潜在成活的可能性，要考虑迅速完成产前专科手术。如果首先要心肺复苏，向左移动子宫恢复血容量，持续使用进一步高级生命支持程序。不能恢复有效循环时，应在4~5分钟内行紧急剖宫产术，以增大母亲和婴儿的生存机会。婴儿的娩出可以排除动脉压迫和允许静脉回流入心脏，有利于心肺复苏的成功（图2-1-14）。

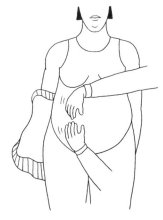

图2-1-14　孕妇复苏体位

（五）特殊场所的心肺复苏

1. 心肺复苏中更换场所　如果事发现场为失火、建筑工地等不安全场所，应立即将患者转移到安全区域并开始心肺复苏。此时不应把患者从拥挤或繁忙的区域向别处转移，只要有可能，就不能中断心肺复苏，直到患者恢复循环体征或其他急救人员赶到。

2. 转运途中　运输患者有时需上或下楼梯，最好在楼梯口进行心肺复苏，预先规定好转运时间，尽可能快地转至下一个地方，立即重新开始心肺复苏。心肺复苏中断时间应尽可能短，且尽可能避免中断，在将患者转至救护车或其他移动性救护设备途中，仍不要中断心肺复苏，如果担架较低，急救人员可随在担架旁边，继续实施胸外按压，如果担架或床较高，急救人员应跪在担架或床上，超过患者胸骨的高度，便于心肺复苏。一般情况下，只有专业人员气管插管，或自动体外除颤时，或转运途中出现问题时，才能中断心肺复苏。如果只有一个急救人员，有必要暂停心肺复苏去启动急救医疗体系。

（六）早期电击除颤

尽早快速电击除颤已作为基本生命支持中的一部分，要求第一个到达现场的急救人员应携带除颤器，抢救者除行基本生命支持外，同时还应实施自动体外除颤（automated external defibrillation，AED）。在有除颤器时，首先实施电除颤，以提高心脏骤停患者复苏的存活率。目前主张早期电击除颤，争取在心搏骤停发生后院前5分钟内完成电除颤。

1. 早期电击除颤理由

（1）心搏骤停的常见的原因为心室颤动，约占80%。

（2）电击除颤是治疗心室颤动最有效的方法。

（3）电击除颤成功率随时间的流逝而减少或消失，电击除颤每延迟1分钟，成功率将下降7%~10%。

（4）心室颤动可能在数分钟内转为心脏停止。

2. 电击除颤能量选择　除颤器释放的能量应是能够终止心室颤动的最低能量，能量和电流过低则无法终止心律失常，过高则会引起心肌损害。目前已推广使用携带式自动体外除颤器（AED）。

（1）单相波：《国际指南2015》推荐首次单相波除颤能量为360J，如首次除颤后室颤持续，则再次应用360J的能量除颤。

（2）双相波：双相波除颤是新近除颤器发展的主要趋势，并已显示了其市场前景和临床应用价值。1997年以来，应用固定低能量双相波除颤器对院外心脏性猝死救治疗效的回顾性总结发现：低能量双相波除颤器虽释放的能量无法递增，却能达到与可递增能量单相波除颤器相同的临床效果。使用150J可有效终止院前发生的心室颤动。

3. 除颤效果的评价　近来研究表明，电击后5秒钟心电显示心搏停止或非心室颤动无电活动可视为电除颤成功。这一时间的规定是根据电生理研究结果而定的，成功除颤后一般心脏停止的时间应为5秒钟，临床比较易于检测。第一次电除颤后，在给予药物和其他高级生命支持措施前，监测心律5秒钟，可对除颤效果提供最有价值的依据；监测电击后第1分钟内的心律可提供其他信息，如是否恢复规则的心律，包括室上性节律和室性自主节律，以及是否为再灌注心律。

（1）若第一次除颤后，患者的循环体征仍未恢复，抢救者应立即实施2分钟的心肺复苏术，若心律仍为心室颤动，则再行1次相同能量的电除颤（如一次除颤成功，不必再作第二次）、行5个循环（约2分钟）的心肺复苏术，并立即检查循环体征。若心电图示细颤波，则应在给予肾上腺素、胺碘酮或利多卡因、胸外按压一个循环后再除颤。若心电图示心室静止或电机械分离，原则上不能除颤，可以用电起搏，以经皮心内起搏效果较好。

（2）如果循环体征恢复，检查患者呼吸，如无自主呼吸，即给予人工通气，10~12次/分；若有呼吸，将患者置于恢复体位，除颤器应仍连接在患者身体上，如再出现心室颤动，AED仪会发出提示并自动充电，再行电击除颤。

4. 心前叩击　胸前叩击可使室性心动过速转为窦性心律，虽其有效性仅为11%~25%。极少数心室颤动可能被胸前重叩终止。由于胸前叩击简便快速，在发现病人心脏停搏、无脉搏，且无法获得除颤器进行除颤时可考虑使用。

（七）气道异物梗阻（FBAO）的识别和处理

气道完全梗阻是一种急症，如不及时治疗，数分钟内就可导致死亡。无反应的患者可因内在因素（舌、会厌）或外在因素（异物）导致气道梗阻。舌向后坠，堵塞气道开口，会厌也可阻塞气道开口，都会造成气道梗阻，这是意识丧失和心搏、呼吸停止时上呼吸道梗阻最常见的原因。头面部的损伤的患者，特别是意识丧失患者，血液和呕吐物都可堵塞气道，发生气道梗阻。

1. 气道异物梗阻的原因　任何患者突然呼吸骤停都应考虑到气道异物梗阻，尤其是年轻患者，呼吸突然停止，出现发绀及无任何原因的意识丧失。成人通常在进食时发生气道异物梗阻，肉类是造成梗阻最常见的原因，还有很多食物都可使成人或儿童发生呃噎，发生呃噎主要由试图吞咽大块难以咀嚼的食物引起。饮酒后致血中酒精浓度升高、有义齿和吞咽困难的老年患者，也易发生气道异物梗阻。

2. 识别气道异物梗阻　识别气道异物梗阻是抢救成功的关键。因此，与其他急症的鉴别非常重要，这些急症包括虚脱、卒中、心脏病发作、惊厥或抽搐、药物过量以及其他因素引起呼吸衰竭，其治疗原则不同。异物可造成呼吸道部分或完全梗阻。部分梗阻时，患者尚能有气体交换，如果气体交换良好，患者就能用力咳嗽，但在咳嗽停止时，出现喘息声。只要气体交换良好，就应鼓励患者继续咳嗽并自主呼吸。急救人员不宜干扰患者自行排除异物的努力，但应守护在患者身旁，并监护患者的情况，如果气道部分梗阻仍不能解除，就应启动急救医疗体系。

（1）气道异物梗阻患者可能一开始就表现为气体交换不良，也可能刚开始气体交换良好，但逐渐发生恶化，气体交换不良的体征包括：乏力而无效的咳嗽，吸气时出现高调噪声，呼吸困难加重，还可出现发绀，要像对待完全气道梗阻一样来治疗部分气道梗阻而伴气体交换不良患者，并且必须马上治疗。

（2）气道完全梗阻的患者，不能讲话，不能呼吸或咳嗽，可能用双手指抓住颈部，气体交换消失，故必须对此能明确识别。如患者出现气道完全梗阻的征象，且不能说话，说明存在气道完全梗阻，必须立即救治。气道完全梗阻时，由于气体不能进入肺内，患者的血氧饱和度很快下降，如果不能很快解除梗阻，患者将丧失意识，甚至很快死亡。

（3）解除气道异物梗阻方法

1）腹部冲击法（Heimlich 法）：腹部冲击法可使膈肌抬高，气道压力骤然升高，促使气体从肺内排出，这种压力足以产生人为咳嗽，把异物从气管内冲击出来。

方法：

腹部冲击法用于立位或坐位有意识的患者时，急救者站在患者身后，双臂环绕着患者腰部，一手握拳，握拳的拇指侧紧抵患者腹部，位置处于剑突下脐上腹中线部位，用另一手抓紧拳头，用力快速向内、向上冲击腹部，并反复多次，直到把异物从气道内排出来（图2-1-15）。如患者出现意识丧失，也不应停下来，每次冲击要干脆、明确，争取将异物排出来。当患者意识失去，应立即启动急救医疗体系，非专业急救人员应开始 CPR，专业救护人员要继续解除气道异物梗阻。

2）胸部冲击法：如果腹部冲击法无效，可采用胸部冲击法。对有意识孕妇尤其是妊娠终末期、过度肥胖者或救助者无法环抱其腹部者，应该采用胸部冲击法代替腹部冲击法。

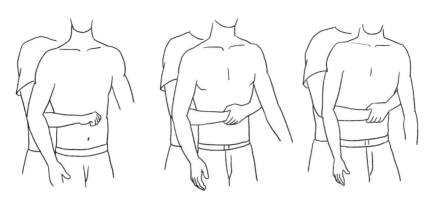

图 2-1-15　腹部冲击法（Heimlich 法）

方法：

站在患者身后，把上肢放在患者腋下，将胸部环绕起来。一只拳的拇指则放在胸骨中线，注意避开剑突和肋骨下缘，另一只手抓住拳头，向后冲击，把异物冲击出来或冲击至患者已失去意识。

3）对无意识气道异物梗阻患者的解除方法：如果成人气道梗阻，在解除气道异物梗阻期间发生意识丧失，单人非专业急救人员应启动急救医疗体系（或让其他人去启动急救医疗体系），并开始心肺复苏，每次通气时都应开放气道，顺便看咽后部是否存在梗阻异物，如看到异物，即将异物清除。事实上，胸部按压有助于无反应患者解除气道异物梗阻。

对气道异物梗阻出现意识丧失者，只有专业急救人员才能用手指法清除异物，如果患者仍有反应或正处于抽搐时，则不能用手指清除异物。

在患者面部朝上时，用托颌法可将舌从咽后壁及异物存留处拉开而解除气道梗阻。也可沿患者颊部内侧，一手示指在另一只手下面探入患者咽部，直达舌根，用示指把噎住的异物钩出来。有时无法直接将异物取出来，可先用示指把异物顶在咽侧壁，然后将异物挪动并取出来，取异物时避免用力过猛，以免将异物直接推入气道。

4）先有反应、后发展为无反应的气道异物梗阻患者的解除方法：如果你发现患者倒地，又识别是因气道异物梗阻引起的，建议采取下列方法：在 CPR 过程中，如有第 2 名急救人员在场，让其启动 EMS 系统，始终监护患者，确保患者平卧；用舌上颌上提法开放气道，并用手指清除口咽部异物；开放气道，并尝试通气，如通气时患者胸部无起伏，重新安置头部位置，再尝试通气；如果反复尝试后仍不能进行有效通气，则应考虑气道异物梗阻。此时，骑跨在患者膝部，实施腹部冲击法（可连续冲击 5 次）；在异物清除前，如果通气仍不能使胸廓起伏，则应行进一步抢救措施，如 Kelly 钳、Magilla 镊或环甲膜切开术等建立通畅的气道；如气道异物梗阻已解除，气道已清理干净，则应检查呼吸。

如果患者仍无呼吸，就先行缓慢的通气，再检查循环体征如检查脉搏及自主呼吸、咳嗽和运动，如果没有循环体征，即开始胸外按压。实施腹部冲击法时，急救人员必须骑跨在患者的膝部，把一只手掌根部顶在患者腹部，位置在剑突下与脐上之间，腹中线的位置，另一只手压在前只手背上，双手快速用力向内、向上冲击，如果位置正确，身体正好处于腹中部正上方，借助身体重量实施冲击。

在直视下能用 Kelly 钳或 Magill 镊子取异物，而专业医生还可以采取环甲膜切开术。

5）解除无反应气道异物梗阻患者：如果发现患者仍处于无反应状态，原因还不清楚，应采取如下措施：启动急救医疗体系，适时行心肺复苏，如有 2 名抢救人员，一人启动急救医疗体系，另一人留在患者身边，监护患者；开放气道，尝试人工呼吸，如果通气时胸廓无起伏，重新开放气道，再次尝试通气；重新开放气道后，仍不能成功地实施通气，则应骑跨在患者膝部，实施腹部冲击法；行 5 次腹部冲击后，用舌上颌上提法开放气道，用手指清除口咽部异物；反复尝试通气，腹部冲击法，舌上颌上提及手指清除异物法，直到把异物清除或换用更高级的方法如钳夹术或环甲膜切开术等，建立通畅的气道；如气道异物梗阻已解除，气道清理干净，便检查呼吸。患者仍无呼吸，即提供 2 次缓慢通气，然后检查循环体征如脉搏及呼吸、咳嗽或运动的征象，如果没有循环体征，开始胸部按压。

（八）药物治疗

1. 给药途径

（1）静脉：以静脉途径为主，且选择近心端的正中静脉、肘静脉、颈外静脉等。

（2）气管：若已完成气管插管，而未建立静脉通道，可采用气管内给药，如肾上腺素、利多卡因、阿托品，但需要剂量比静脉大 2~3 倍，可用 5ml 蒸馏水或生理盐水稀释后，迅速喷到气管内，以利其加速吸收。

（3）骨：若未建立静脉途径也可采用骨内给药，但所需药物剂量稍大，特别是肾上腺素，主要适用于新生儿及婴儿。

（4）心脏内：因需中止胸外按压和通气、增加冠状动脉损伤、导致心脏压塞和气胸的危险，故仅在开胸按压或其他途径无法建立时才使用。

2. 药物

（1）肾上腺素：仍然是心肺复苏期间最重要和首选的药物，特别是其 α 特性可增加主动脉舒张压及冠状动脉灌注压和外周血管阻力，这样增加了心肌和脑血流量，故肾上腺素被认为是影响复苏结果的最初决定者。虽其 β 受体效应可增加心肺复苏时心率、心肌的耗氧量，除低心内膜的灌注而加剧心肌坏死外，其总的效应是增加心内、外膜血流量、增粗心室颤动波。目前推荐用 1mg 静脉注射，每 3~5 分钟重复一次。

（2）纳洛酮：可特异性拮抗吗啡受体，能有效地逆转低血压并恢复意识状态。因为它可改善血流动力学，使平均动脉压升高、心输出量增加、心肌收缩力加强，并可减少血小板在肺内聚集、抑制多形梭白细胞（PMN）释放自由基、稳定溶酶体膜、抑制花生四烯酸的代谢。可予以 0.4~0.8mg 稀释后静脉注射，继以 0.8~1.2mg，加入 500ml 0.9% 氯化钠注射液（或 5% 葡萄糖注射液）中静脉滴注。

（3）可达龙：静脉使用胺碘酮的作用复杂，可作用于钠、钾和钙通道，并且对 α-受体和 β-受体有阻滞作用，可用于房性和室性心律失常。临床应用于：①对快速房性心律失常伴严重左心功能不全患者，在使用洋地黄无效时；②对心脏停搏患者，如是持续性心室颤动或室性心动过速者，在电除颤和使用肾上腺素后使用胺碘酮；③对控制血流动力学稳定的、多形性室性心动过速和不明起源的多种复杂心动过速有效；④可作为顽固性、阵发性室上性心动过速、房性心动过速电转复的辅助措施，以及心房颤动的药物转复；⑤可控制预激房性心律失常伴旁路传导的快速心室率。研究资料初步显示它比利多卡因能改善心肺脑复苏的成功率及提高病人的生存率。给药方法为先静脉注射 150mg/10min，后按 1mg/min 持续静滴 6 小时，再减量至 0.5mg/min。对再发或持续性心律失常，必要时可重复给药 150mg。心脏骤停患者如为心室颤动或无脉性室性心动过速，初始剂量为 300mg，溶于 20~30ml 生理盐水或葡萄糖液内快速静脉注射。对血流动力学不稳定的心室颤动及反复或顽固性心室颤动或室性心动过速，应增加剂量再快速静脉注射 150mg，随后按 1mg/min 的速度静滴 6 小时，再减至 0.5mg/min，每日最大剂量不超过 2g。

（4）利多卡因：可用于：①电击除颤和给予肾上腺素后，仍表现为心室颤动或无脉性室性心动过速；②控制已引起血流动力学改变的室性期前收缩；③血流动力学稳定的室性心动过速。给药方法：心脏骤停患者，起始剂量为静注 1.0~1.5mg/kg，快速达到并维持有效治疗浓度；对顽固性心室颤动或室性心动过速者，可酌情再给予 1 次 0.50~0.75mg/kg 的冲击量，3~5 分钟内给药完毕。总剂量不超过 3mg/kg（或 >200~300mg/h）。心室颤动或无脉性室性心动过速者在除颤和肾上腺素治疗无效时，可给予大剂量利多卡因（1.5mg/kg）。静脉滴注速度最初应为 1~4mg/min，若再次出现心律失常应小剂量冲击性给药（静注 0.5mg/kg），并加快静滴速度（最快为 4mg/min）。

（九）脑复苏

呼吸、心搏停止后，脑组织因低灌注、无再流现象、再灌注损伤、细胞内钙超载、酸中毒、线粒体功能抑制致 ATP 丧失、酶功能下降、氧自由基产生、毒性氨基酸释放、细胞毒性效应和膜的结构破坏等引起脑细胞水肿及损害。脑复苏是恢复呼吸、循环、代谢及内分泌功能的根本条件。脑，特别是大脑皮质的复苏可加速其他生命器官和系统的恢复，故在开始进行心肺复苏时，即应进行脑保护，且贯穿于整个复苏过程中。

1. 及时胸外按压和人工呼吸　脑对氧的消耗量极大，静息时占心输出量的 15%~20%。血液循环停止 10 秒钟可因大脑严重缺氧而出现神志不清，2~4 分钟后大脑储备的葡萄糖和糖原将被耗尽，4~5 分钟后 ATP 耗竭。当脑血流量低于正常的 15% 时，即可导致永久性损害。而有效的胸外按压和人工呼吸可以提供脑组织正常时 30% 的血流和血氧，足以保护脑功能，是最重要的现场脑复苏措施。

2. 体位　应将头部及躯干上部放高于 10°~30°，以增加脑的血液回流。保持证正常或轻度升高的平均动脉压水平可以保障脑灌注。

3. 低温　低温可降低脑代谢、减少耗氧，有利于保护脑细胞，但低温可致血管收缩、血液黏度增加、血流缓慢、心输出量下降，导致血栓的形成，脑血流进一步减少，且易致感染，故目前认为在现场 心肺脑复苏时，维持机体正常的体温，既可维持脑组织的氧供 / 需平衡又不至于加重组织缺血。

4. 脱水　20% 甘露醇快速滴注及利尿剂如速尿的使用，可减轻脑水肿，但要维持血压及水电解质的平衡。

（十）应用 Autopulse™ MODEL100 型自动心肺复苏系统抢救心搏、呼吸骤停患者效果良好

应用 Autopulse™ 100 型自动心肺复苏系统予自动心肺复苏的具体操作方法：将患者衣服全部剪去，平卧于自动心肺复苏系统板上，要求患者平卧在系统板中央，并且患者的腋窝对齐自动心肺复苏系统板的黄色定位线，患者体位正确后，把 LifeBand 胸外按压带将患者的胸腔围好，开启自动心肺复苏系统，系统将自动的根据患者的胸腔尺寸调整组件并给予合适的心脏按压。同时予气管插管呼吸机支持呼吸，肾上腺素静脉推注。自动心肺复苏系统按压频率 80 次 / 分，按压深度为胸廓厚度的 20%，一个按压周期平均分配为 50% 的

胸廓按压期和 50% 的胸廓舒张期。心搏恢复后使用抗心律失常药物，维持血压，维持电解质酸碱平衡内环境稳定，进一步进行心肺脑复苏。但有肋折患者不适合应用。

（十一）终止复苏指征

凡心脏骤停、呼吸停止，行心肺复苏已历时 30 分钟，且出现下列情形，可作为终止复苏的指征。

1. 瞳孔散大或固定。

2. 对光反射消失。

3. 呼吸仍未恢复。

4. 深反射活动消失。

5. 心电图呈一条直线。

第二节 灾害事故现场的急救基本技术

一、出血与止血

身体有自然的生理止血机制，对毛细血管、小血管破裂的出血是有效的，如皮肤、皮下软组织挫伤的出血，甚至内脏挫伤（如肝包膜下小挫裂伤）的出血均可在生理止血机制作用下停止出血。然而发生在以下情况时，单靠生理止血机制则不能有效止血，必须进行急救止血：①较大血管破裂，尤其是动脉破裂；②组织破损严重致广泛渗血；③特殊部位的出血，如头部硬膜外血肿致脑疝、心包腔出血致急性心脏压塞等，即使出血量不大也要急救止血，否则可带来严重后果甚至死亡；④某些血管外伤，虽无明显出血，但有可能出现严重不良后果，如原供血区的缺血、坏死、功能丧失、具有继发性大出血的潜在危险、后期形成假性动脉瘤或动、静脉瘘等，也要进行紧急处理。

（一）出血分类

1. 按出血部位分为

（1）外出血：血液从伤口流出，在体表可见到出血。

（2）内出血：血液流入体腔或组织间隙，在体表不能看见，如颅内出血、胸腔内出血、腹腔内出血、皮肤瘀斑等。

2. 按出血的时间分为

（1）原发性出血：伤后当时出血。

（2）继发性出血：在原发性出血停止后，经过一定时间，再发生出血。

3. 按出血的血管分为

（1）动脉出血：血液为鲜红色，自近心端喷射出来，随着脉搏而冲出。根据血管大小，虽可有不同的失血量，但一般失血量较大。

（2）静脉出血：暗红色，自远心端流出，呈持续性。

（3）毛细血管出血：浅红色，血液由创面渗出，看不清大的出血点。根据创面大小，失血量也有所不同。

（二）出血的临床表现

1. 局部表现 外出血容易发现，但在夜间或衣服过厚时易忽略。一般根据衣服、鞋、袜的浸湿程度，血在地面积集的情况和伤员全身情况来判断出血量。内出血除局部有外伤史外，在组织中可出现各种特有的症状。

2. 全身症状 因出血量、出血速度不同而有所不一。严重者可发生休克，表现为神志不清、颜面苍白、四肢厥冷、出冷汗、脉搏细速、血压下降、口渴、少尿，甚至死亡。

（三）止血方法

急救止血包括权宜性止血、确定性止血和药物止血。权宜性止血是应激方法，目的是暂时止血，但也可能达到最终止血目的。根据创伤出血情况，在现场一般可选用下述几种止血方法。

1. 指压止血法 于体表经皮肤指压动脉于邻近骨面上，以控制供血区域出血，是对动脉出血的一种临时止血方法。根据动脉的分布情况，可用手指、手掌或拳头在出血动脉的上部（近心端），用力将中等或较大的动脉压在骨上，以切断血流，达到临时止血的目的。指压动脉的止血方法也可为其他止血法的实施创造条件。

压迫点因不同出血部位而异（图 2-2-1）。如头、颈、面部出血可压迫颈总动脉，颈总动脉经过第六颈椎横突前方上行，故在环状软骨外侧（即胸锁乳突肌中点处），用力向后按压，即可将颈总动脉压向第六颈椎横突上，以达止血目的，但应注意，不能双侧同时压迫，避免阻断全部脑血流；头部或额部出血时，可在耳门前方、颧弓根部压迫颞动脉；面部出血可压下颌角前下凹内的颌下动脉，头后部出血压迫耳后动脉。若上臂出血，可在锁骨上摸到血管搏动处后，向后下方按压锁骨下动脉；在上臂上部以下的上臂出血，可以压迫腋动脉；前臂和手部外伤出血时，可在上臂的中部肱骨压迫肱动脉；手部出血，可在手腕两侧压迫桡动脉及尺动脉；手指出血可压掌动脉及指动脉。若大腿出血，可用两手拇指重叠在腹股沟韧带中点的稍下方，亦可用手掌根将股动脉压在耻骨上进行止血；小腿出血，在腘窝中部压迫腘动脉；足部出血，可在踝关节的前后方压迫胫前动脉及胫后动脉，若整个下肢大出血，则可在下腹正中，用力压迫腹主动脉。

2. 加压包扎止血 加压包扎止血是控制四肢、体表出血的最简便、有效的方法，应用最广。将无菌纱布（也可用干净毛巾、布料等代替），覆盖在伤口处，然后用绷带或布条适当加压包扎固定，即可止血。对肢体较大动脉出血若不能控制，可在包扎的近心侧使用止血带，或去除敷料，在满意的光照下，用止血钳将破裂动脉的近心端临时夹

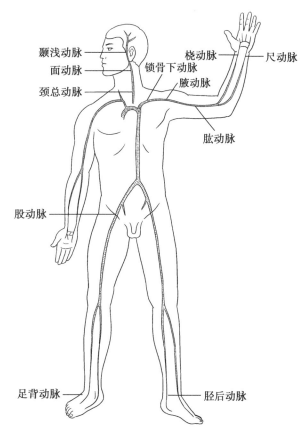

颞浅动脉
面动脉
颈总动脉
锁骨下动脉
桡动脉
尺动脉
腋动脉
肱动脉
股动脉
足背动脉
胫后动脉

图 2-2-1 不同出血部位的压迫点

闭。在钳夹时尽量多保留正常血管的长度，为后续将要进行的血管吻合提供条件。加压包扎止血不适用于有骨折或存在异物时的患者。

3. 止血带止血法　适用于四肢较大的动脉出血。用止血带在出血部位的近心端，将整个肢体用力环形绑扎，以完全阻断肢体血流，从而达到止血的目的。此法能引起或加重远心端缺血或坏死等并发症。因此，主要用于暂不能用其他方法控制的出血，一般仅用于院前急救、战地救护及伤员转运。使用止血带止血时，一定要注意下列事项：

（1）扎止血带的部位应在伤口的近心端，并应尽量靠近伤口。前臂和小腿不适于扎止血带，因前臂有尺、桡骨，小腿有胫、腓骨，其骨间可通血流，所以止血效果较差。上臂扎止血带时，不可扎在下 1/3 处，以防勒伤桡神经。

（2）止血带勿直接扎在皮肤上，必须先用三角巾、毛巾、布块等垫好，以免损伤皮肤。

（3）扎止血带时，不可过紧或过松，以远端动脉消失为宜。

（4）使用止血带的伤员，应有明显的标记，证明伤情和使用止血带的时间，并记录阻断血流时间，以便其他人了解情况，按时放松止血带，防止因肢体长时间阻断血流，而致缺血坏死。

（5）使用止血带的时间要尽量缩短，以 1 小时为宜，最长不得超过 2~3 小时。在使用止血带期间，应每隔半小时到 1 小时放松止血带一次。放松止血带时，可用指压法使动脉止血。放松止血带 1~2 分钟后，再在稍高的平面上扎回止血带，不可在同一部位反复缚扎。

（6）对使用止血带的伤员，应注意肢体保温，尤其在冬季，更应注意防寒。因伤肢使用止血带后，血液循环被阻断，肢体的血液供应暂时停止，导致抗寒能力低下，所以容易发生冻伤。

（7）取下止血带时不可过急、过快地松解，防止伤肢突然增加血流。如松解过快，不仅伤肢血管（尤其是毛细血管）容易受损，而且能够影响全身血液的重新分布，甚至引起血压下降。

（8）取下止血带后，由于血流阻断时间较长，伤员可感觉到伤肢麻木不适，可对伤肢进行按摩，使之能很快缓解。

4. 药物止血法　一般而言，局部应用止血药物较安全，将出血部位抬高，用凝血酶止血纱布、明胶海绵、纤维蛋白海绵、三七粉、云南白药等敷在出血处即可。对外伤病人经静脉药物止血，则有一定的限制，且盲目注射大量止血剂来临时止血是危险的。

二、包扎

（一）包扎的目的

包扎的目的是保护伤口，减少污染，固定敷料、药品和骨折位置，压迫止血及减轻疼痛。常用的材料是绷带、三角巾和多头带，抢救中也可用衣裤、毛巾、被单等进行包扎。

（二）绷带包扎

绷带包扎法的用途广泛，是包扎的基础。包扎的目的是限制活动、固定敷料、固定夹板、加压止血、促进组织液的吸收或防止组织液流失，支托下肢，以促进静脉回流。

1. 绷带包扎的原则　①包扎部位必须清洁干燥。皮肤皱褶处如腋下、乳下、腹股沟等，用棉垫纱布间隔，骨隆突处用棉垫保护。②包扎时，使伤员的位置舒适；需抬高肢体时，要给以适当的扶托物。包扎后，应保持于功能位置。③根据包扎部位，选用宽度适宜的绷带，避免用潮湿绷带，以免干后绷带收缩过紧，从而妨碍血运。潮湿绷带还能刺激皮肤生湿疹，适于细菌滋生而延误伤口愈合。④包扎方向一般从远心端向近心端包扎，以促进静脉血液回流。即绷带起端在伤口下部，自下而上地包扎，以免影响血液循环而发生充血、肿胀。包扎时，绷带须平贴包扎部位，而且要注意勿使绷带落地而被污染。⑤包扎开始，要先环形两周固定。以后每周压力要均匀，松紧要适当，如果太松则容易脱落，过紧则影响血运。指（趾）端最好露在外面，以便观察肢体血运情况，如皮肤发冷、发绀，感觉改变（麻木或感觉丧失）、有水肿、指甲床的再充血变化（用拇指与示指紧按伤员的指甲床，继而突然松开，观察指甲床颜色的恢复情况，正常时颜色应在 2 秒钟内恢复）及功能是否消失。⑥绷带每周应遮盖前周绷带宽度的 1/2，以充分固定。绷带的回返及交叉，应当为一直线，互相重叠，不要使皮肤露在外面。⑦包扎完毕，再环行绕两周，用胶布固定或撕开绷带尾打结固定。固定的打结处，应放在肢体的外侧面，忌固定在伤口上、骨隆处或易于受压部位。⑧解除绷带时，先解开固定结，取下胶布，然后以两手互相传递松解，勿使绷带脱落在地上。紧急时，或绷带已被伤口分泌物浸透干固时，可用剪刀剪开。

2. 基本包扎法 根据包扎部位的形状不同而采取以下几种基本方法进行包扎。

（1）环形包扎法：环形缠绕，下周将上周绷带完全遮盖，用于绷扎开始与结束时固定绷带端以及包扎额、颈、腕等处（图 2-2-2）。

（2）蛇形包扎法（斜绷法）：斜行延伸，各周互不遮盖，用于需由一处迅速伸至另一处时，或作简单的固定，见图 2-2-3。

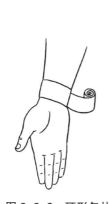 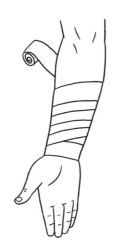

图 2-2-2 环形包扎法　　　　　图 2-2-3 蛇形包扎法

（3）螺旋形包扎法：以稍微倾斜螺旋向上缠绕，每周遮盖上周的 1/3~1/2。用于包扎身体直径基本相同的部位，如上臂、手指、躯干、大腿等，见图 2-2-4。

（4）螺旋回返包扎法（折转法）：每周均向下反折，遮盖其上周的 1/2，用于直径大小不等的部位，如前臂、小腿等，使绷带更加贴合。但不可在伤口上或骨隆突处回返，而且回返应呈一直线，见图 2-2-5。

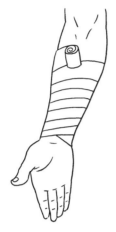

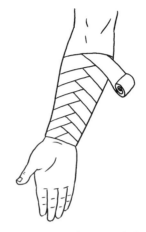

图 2-2-4 螺旋形包扎法　　　　　图 2-2-5 螺旋回返包扎法

（5）"8"字包扎法：是重复以"8"字形，在关节上下作倾斜旋转，每周遮盖上周的1/3~1/2，用于肢体直径不一致的部位，或屈曲的关节、如肩、髋、膝等部位，应用范围较广，见图 2-2-6。

（6）回返包扎法：大都用于包没顶端的部位，如指端、头部或截肢残端，见图 2-2-7。

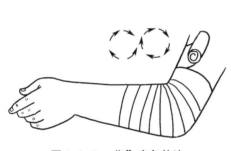

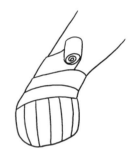

图 2-2-6 "8"字包扎法　　　　　图 2-2-7 回返包扎法

3. 各部位的包扎法　为各种基本包扎法的具体应用（图 2-2-8~图 2-2-20）。

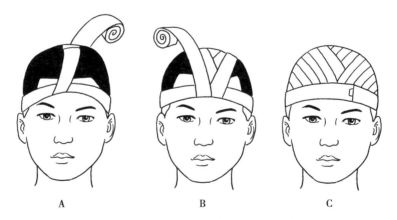

A　　　　　　　　B　　　　　　　　C

图 2-2-8 帽式包扎法：前面须与眉平，后面在枕骨下方

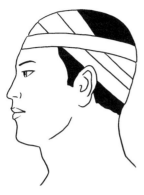

图 2-2-9 额枕部包扎法

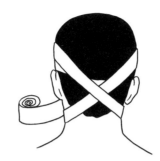

图 2-2-10 颈后"8"字包扎法

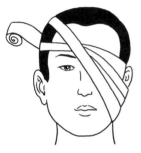 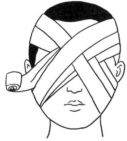

A. 单眼包扎法　　B. 双眼包扎法

图 2-2-11 眼的包扎法

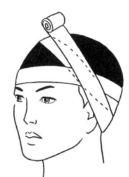 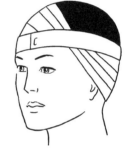

图 2-2-12 耳部包扎法

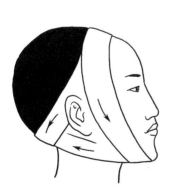

图 2-2-13 下颌包扎法

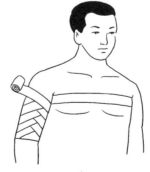 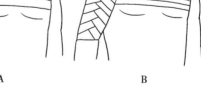

A　　　　　　　　B

图 2-2-14 肩部包扎法

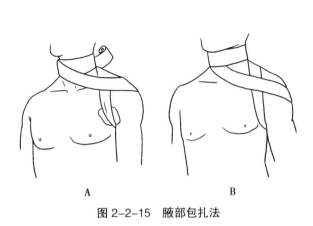

A　　　　　　　　　　B

图 2-2-15　腋部包扎法

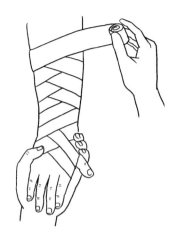

图 2-2-16　前臂包扎法

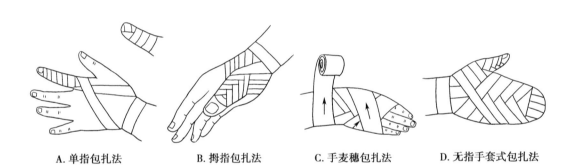

A. 单指包扎法　　　　B. 拇指包扎法　　　　C. 手麦穗包扎法　　　　D. 无指手套式包扎法

图 2-2-17　手包扎法

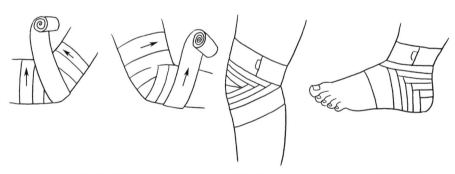

A. 肘关节包扎法　　　　B. 膝关节包扎法　　　　C. 足跟包扎法

图 2-2-18　关节包扎法

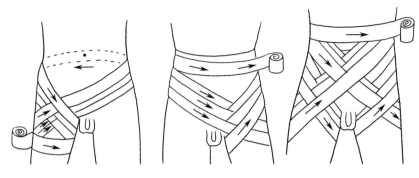

图 2-2-19　腹股沟包扎法

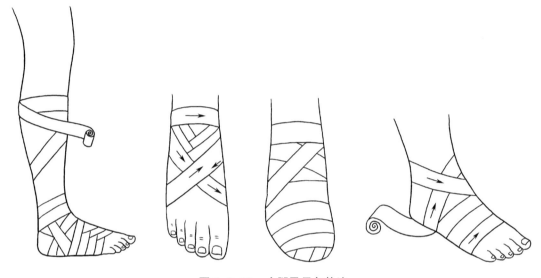

图 2-2-20　小腿及足包扎法

（三）三角巾包扎

三角巾包扎的优点较多，如制作方便，操作简捷，也能与各个部位相适应，适用于急救的包扎。

1. 三角巾的制法　用一块宽90cm的白布，裁成正方形，再对角剪开，就成了两条三角巾。其底边长约130cm，顶角到底边中点约65cm，顶角可根据具体情况固定带子一条（图2-2-21）。

2. 包扎原则　①包扎伤口时，不要触及伤口，以免加重伤员的疼痛、伤口出血及污染。要求包扎人员动作迅速、谨慎。②包扎时松紧度要适宜，以免影响血液循环，并须防止敷料脱落或移动。③注意包扎要妥帖、整齐，伤员舒适，并保持在功能位置。

3. 包扎方法

（1）头部包扎法

1）风帽式头部包扎法：将三角巾顶角和底边中点各打一结，将顶角结处放额部，底边中点结处放枕结节下方。两角向面部拉紧，并反折包绕下颌，两角交叉拉至枕后打结（图2-2-22A）。

2）帽式头部包扎法：将三角巾底边向上反折约3cm后，其中点部分放前额（平眉），顶角拉至头后，将两角在头后交叉，顶角与两角拉至前额打结（图2-2-22）。

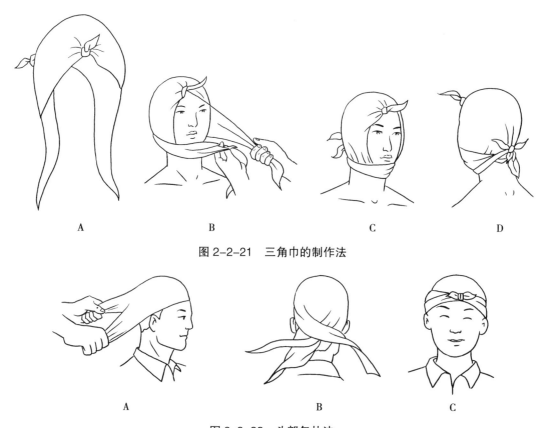

图 2-2-21 三角巾的制作法

图 2-2-22 头部包扎法

（2）面部包扎法

1）三角巾顶角打一结，放下颌处或将顶角结放头顶处。

2）将三角巾覆盖面部。

3）将底边两角拉向枕后交叉，然后在前额打结。

4）在覆盖面部的三角巾对应部位开洞，露出眼、鼻、口（图 2-2-23）。

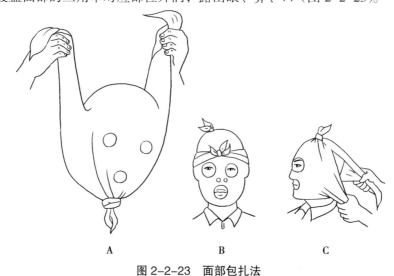

图 2-2-23 面部包扎法

（3）肩部包扎法：将三角巾一底角拉向健侧腋下（图2-2-24A）；顶角覆盖患肩并向后拉（图2-2-24B）；用顶角上带子，在上臂上1/3处缠绕（图2-2-24C）；再将底角从患侧腋后拉出，绕过肩胛与底角在健侧腋下打结（图2-2-24D）。

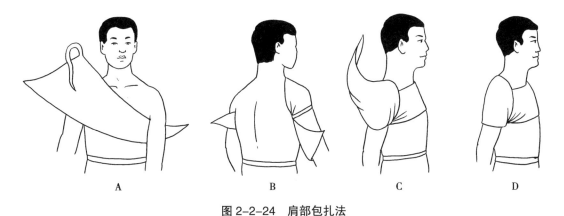

图2-2-24　肩部包扎法

（4）胸部包扎法

1）单胸包扎法：将三角巾底边横放在胸部，顶角超过伤肩，并垂向背部；两底角在背后打结，再将顶角带子与之相接。此法如包扎背部时，在胸部打结（图2-2-25）。

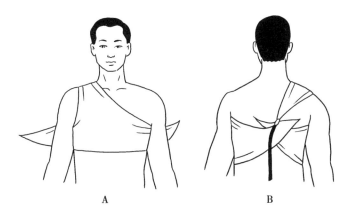

图2-2-25　单胸部包扎法

2）双胸包扎法：将三角巾打成燕尾状，两燕尾向上，平放于胸部；两燕尾在颈后打结；将顶角带子拉向对侧腋下打结。此法用于背部包扎时，将两燕尾拉向颈前打结（图2-2-26）。

（5）四肢三角巾包扎法

1）肢体包扎法：以三角巾底边为纵轴折叠成适当宽度（约4~8cm）的长条，放伤口处包绕肢体，在伤口旁打结。

2）肘、膝关节包扎法：根据伤情将三角巾折叠成适当宽度的长条，将中点部分斜放于关节上，两端分别向上、下缠绕关节上下各一周并打结（图2-2-27）。

3）手、足包扎法：将手（足）放在三角巾上，顶角从指（趾）端向上拉，覆盖手（足）背，再将底边缠绕腕（踝）部后，将两角在手腕（足踝）部打结。

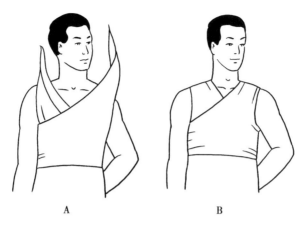

图 2-2-26 双胸部包扎法

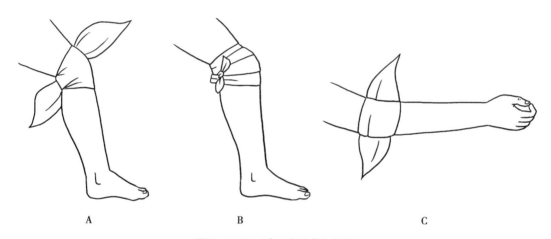

图 2-2-27 肘、膝关节包扎法

（四）多头带制备和应用

多头带也叫多尾带，常用的有四头带，丁字带、腹带、胸带等。多头带用于不规则部位的包扎，如下颌、鼻、肘、膝、会阴、肛门、乳房、胸腹部等处。

1. 四头带 是多头带中最方便的一种，制作简单，用一长方形布，剪开两端，大小按需要定，四头带用于下颌、额、眼、枕、肘、膝、足跟等部位的包扎（图 2-2-28）。

2. 腹带 用于腹部包扎，由中间宽 45cm，长 35cm 双层布制成，两端各有五对带子，每条宽 5cm，长 35cm，每条之间重叠 1/3。

操作方法：①伤员平卧，松开腰带，将衣、裤解开并暴露腹部，腹带放腰部，下缘应在髋上。②将腹带右边最上边带子拉平覆盖腹部，拉至对侧中线，将该带子剩余部分反折压在左边最上边带下，注意松紧度适宜。③将左边最上面带子拉平覆盖着上边带子的1/2~2/3，并将该带子剩余部分反折。④依次包扎各条带子，最后一对带子在无伤口侧打活结。

下腹部伤口应由下向上包扎。一次性腹带由布、松紧带及尼龙搭扣制成，使用方便，可用于各种腹部伤口（图 2-2-29）。

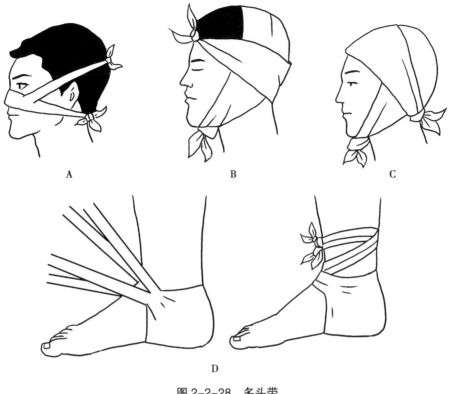

图 2-2-28 多头带

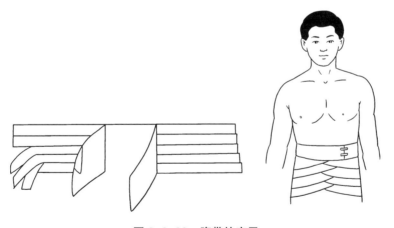

图 2-2-29 腹带的应用

3. 胸带 用于胸部包扎，其构造比腹带多两条肩带。

一次性胸带形同背心，方便适用。操作方法：平卧，脱去上衣，将胸带平放于背下；将肩带从背后越过肩部，平放于胸前；从上向下包扎每对带子（同腹带包扎）并压住肩带；最后一对带子在无伤口侧打活结（图 2-2-30）。

4. 丁字带 丁字带用于肛门，会阴部伤口包扎或术后阴囊肿胀等。有单丁字带及双丁字带两种，单丁字用于女性（图 2-2-31），双丁字用于男性（图 2-2-32）。

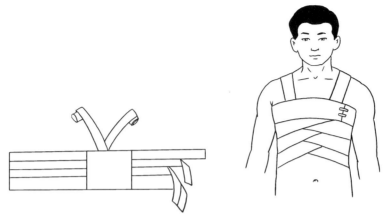

图 2-2-30 胸带的应用

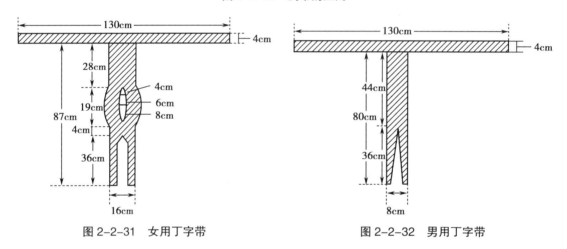

图 2-2-31 女用丁字带　　　　　　　　图 2-2-32 男用丁字带

三、固定

用于骨折或骨关节损伤，以减轻疼痛，避免骨折片损伤血管、神经等，并可防治休克，更便于伤员的转送。如有较重的软组织损伤，也宜将局部固定。

（一）固定注意事项

1. 如有伤口和出血，应先行止血，并包扎伤口，然后再固定骨折。如有休克，应首先进行抗休克处理。

2. 临时固定骨折，只是为了制止肢体活动。在处理开放性骨折时，不可把刺出的骨端送回伤口，以免造成感染。

3. 上夹板时，除固定骨折部位上、下两端外，还要固定上、下两关节。夹板的长度与宽度要与骨折的肢体相适应。其长度必须超过骨折部的上、下两个关节。

4. 夹板不可与皮肤直触，要用棉花或其他物品垫在夹板与皮肤之间，尤其是在夹板两端，骨突出部位和悬空部位，以防局部不固定与受压。

5. 固定应牢固可靠，且松紧适宜，以免影响血液循环。

6. 肢体骨折固定时，一定要将指（趾）端露出，以便随时观察血液循环情况，如发现指（趾）端苍白，发冷、麻木、疼痛、水肿或青紫时，表示血运不良，应松开重新固定。

（二）各部位骨折固定方法

1. 锁骨骨折及肩锁关节损伤

（1）单侧锁骨骨折：患者取坐位；将三角巾折成燕尾状，将两燕尾从胸前拉向颈后，并在颈一侧打结；伤侧上臂屈曲90°，三角巾兜起前臂，三角巾顶尖放肘后，再向前包住肘部并用安全别针固定。

（2）双侧锁骨骨折：背部放丁字形夹板，两腋窝放衬垫物，用绷带作"∞"字形包扎，其顺序为左肩上→横过胸部→右腋下→绕过右肩部→右肩上斜过前胸→左腋下→绕过左肩，依次缠绕数次，以固定牢固夹板为宜，腰部用绷带将夹板固定好（图2-2-33）。

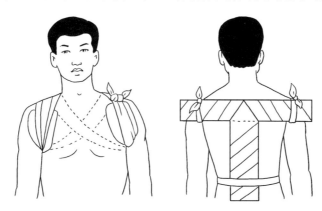

图 2-2-33 锁骨骨折固定

2. 前臂及肱骨骨折

（1）前臂骨折：患者取坐位，将两块夹板（长度超过患者前臂肘关节→腕关节）放好衬垫物，置前臂掌背侧；用带子或绷带将夹板与前臂上、下两端扎牢，再使肘关节屈曲90°；用悬臂带吊起夹板。

（2）肱骨骨折：患者取坐位；用2个夹板放上臂内、外侧，加衬垫后包扎固定；将患肢屈肘，用三角巾悬吊前臂，作贴胸固定；如无夹板，可用两条三角巾，一条中点放上臂越过胸部，在对侧腋下打结，另一条将前臂悬吊（图2-2-34）。

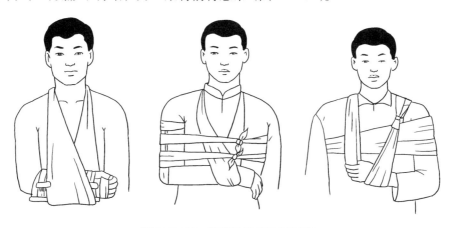

图 2-2-34 前臂及肱骨骨折固定

3. 踝、足部及小腿骨折　踝、足部骨折取坐位，将患肢呈中立位；踝周围及足底衬软垫，足底、足跟放夹板；用绷带沿小腿作环形包扎，踝部作"8"形包扎，足部作环形包扎固定。小腿骨折取卧位，伸直伤肢。用2块长夹板（从足跟到大腿），做好衬垫，尤其是腘窝处，将夹板分别置于伤腿的内、外侧，用绷带或带子在上、下端及小腿和腘窝处绑扎牢固。如现场无夹板，可将伤肢与健肢固定在一起，需注意在膝关节与小腿之间空隙处垫好软垫，以保持固定稳定（图2-2-35）。

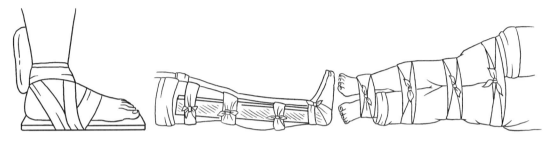

图2-2-35　踝、足部及小腿骨折固定

4. 大腿骨折　取平卧位；用长夹板一块（从患者腋下至足部），在腋下，髂嵴、髋部、膝、踝、足跟等处作好衬垫，将夹板置伤肢外侧，用绷带或宽带、三角巾分段绷扎固定（图2-2-36）。

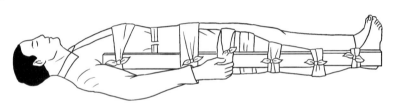

图2-2-36　大腿骨折固定

5. 脊柱骨折　平卧于担架上，用布带将头、胸、骨盆及下肢固定于担架上。

四、抗休克裤的使用

抗休克裤用来处理失血性休克及其他原因引起的休克及制止腹内和下肢活动性出血等方面，显示出它独特的功效，成为院前和医院急救复苏中不可缺少的装备，近20年来在世界范围得到了广泛应用，挽救了不少的严重低血容量休克的伤员。

（一）抗休克裤作用机制

1. 抗休克　伤员穿上抗休克裤充气后产生包绕性加压，使受压部位血管的系统静脉萎陷，动脉阻力增高，大约可以挤出750~1000ml血液回流到心脏，从而增加心输出量，血压上升，使供应心、肺、脑等重要脏器的血流量亦增多，从而促进了休克的复苏。因此，临床上常见处于严重休克昏迷的伤员，使用抗休克裤后血压上升，并很快清醒。

2. 止血　临床上可以观察到使用抗休克裤后，下消化道、肝、脾、腹膜后，子宫及下肢出血的速度变得缓慢或停止。这是由于外加压力作用于血管，降低血管内外压力的梯度，缩小血管直径及其撕裂面积的缘故，从而减慢了出血速度。如伤员凝血机制正常，便能有助于止血。

3. 骨折固定　抗休克裤对骨盆骨折及下肢骨折有良好的固定及止痛作用，这是由于包绕性坚硬气柱紧贴肢体起到制动的效果，同时由于充气时气囊向相反方向延伸，有助于骨折的牵引复位及固定。所以有不少的骨盆骨折或下肢骨折的伤员穿用抗休克裤后，在搬运中使疼痛减轻。

（二）适应证与禁忌证

1. 适应证　①收缩压低于 80mmHg 的低血容量休克、神经源性休克和过敏性休克；②感染，中毒性休克；③腹部及股部以下出血需直接加压止血者；④骨盆及双下肢骨折需要固定者。

2. 禁忌证　①心源性休克、肺水肿；②脑水肿或脑疝；③膈肌以上活动性出血者或膈肌破裂者；④孕妇仅可使用下肢部分。

（三）使用方法

1. 使用前记录伤员生命体征，开放两条大静脉通路；如使用担架，将抗休克裤展开平铺在担架上，接于足踏泵，并打开活塞阀门；将伤员面向上置于抗休克裤（仰卧）上，压力服上界恰位于肋缘下；以压力服的左腿裹围伤员左腿，并固定；以压力服的右腿包裹伤员右腿，并固定；然后将压力服的腹部裹围伤员腹部，固定；开动足踏泵使压力服充气，直至气体从放气阀释出和（或）伤员生命体征稳定，关闭活塞阀静脉通路，补充血容量；监护伤员的心率和心律。

2. 充气方法　①穿好抗休克裤后再一次检查和记录伤员生命体征；②下肢压力套先充气，最后腹部压力套充气；③根据观察伤员器官灌注状况，决定充气量。当伤员血压或灌注状况达到预期水平，血压为 100mmHg，即可停止充气；④当血压升至 90~100mmHg 后，关闭活塞阀可保持抗休克裤呈充气状态达 2 小时，如需要维持更长时间，则应在转送伤员中途交替地加压或减压；⑤持续监测伤员的血压和休克裤内压力，使其维持在最理想水平，如抗休克裤内压力达到顶点（100mmHg），压力保护阀则可自动打开放气，充气压即可下降。

3. 放气方法　需要放气时，在血压监护下缓慢进行，先从腹部压力套开始放气，如血压下降 5mmHg，则停止放。放气前补充血容量，待血压回升后再缓慢放气。

（四）注意事项

1. 穿着要正确，经常监测神志、血压、脉搏、呼吸、瞳孔的情况和囊内压的变化。

2. 穿着抗休克裤并不能代替扩容复苏，只要条件具备，即应迅速输液、输血，以补充血容量。

3. 解除抗休克裤时，应在加速输液、输血的条件下缓慢放气，一般 30 分钟为宜；如减压时血压突然下降 5mmHg，应停止放压，待加速输血、输液血压恢复正常后，再继续减压。减压的顺序先从腹部开始，然后再分别从双下肢减压。

4. 较长时间穿抗休克裤时，应适当降低气压，并适量输入 5% 碳酸氢钠以防酸中毒。

五、心脏穿刺技术

只限于在必要的情况下向胸腔内注射时才使用心脏穿刺的方法。在尚没有建立静脉通道而施行心肺复苏时，及早应用肾上腺素是非常必要的，如果经过向气管内滴入无效也可通过心脏穿刺注入。不过经皮心内注入的最大危险，也是最常见的合并症则是气胸，因为它是正压呼吸时致命的原因。只要能够正确地掌握穿刺要点合并症是会很少发生的（图 2-2-37）。

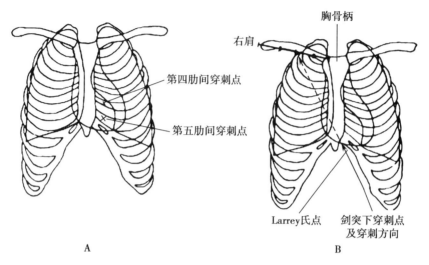

图 2-2-37 心脏穿刺的要点

A. 胸骨缘穿刺法：将带有 9cm 穿刺针的 2ml 注射器装满强心药，从第 4、5 肋间胸骨左缘旁 2 横指处，略斜向内侧边抽吸边刺入，确认有回血后方注入药物；B. 剑突下穿刺法：由剑突左缘与左肋弓交点处向着锁骨中线，与皮肤呈 30°~45° 的角度穿刺

六、静脉通道的建立

对于严重外伤和心肺复苏的患者，最少应该建立 2 个静脉通道，最好其中一个是中心静脉，另一个是末梢静脉，而且必须是 18G 的静脉套管针。静脉通道的建立和确保是分秒必争，所以通常是 2~3 个静脉同时穿刺。

（一）静脉穿刺

1. 末梢静脉穿刺 选择体表容易进行穿刺的末梢静脉（图 2-2-38）。原则上应该由末梢进行穿刺，且不能使用金属针，应使用可留置的套管针。当穿刺的时候，首先让四肢平放或下垂，然后上止血带，并拍击穿刺的部位使该静脉怒张，这样穿刺的成功率会高。值得注意的是，应该避开有损伤的肢体。如果可疑有骨盆骨折或腹腔内损伤，应从上肢建立静脉通道。当穿刺有困难的时候，应毫不犹豫地施行静脉切开术。

2. 大静脉穿刺 在休克的时候，由于末梢静脉萎陷，穿刺发生困难，因而有必要进行大静脉的穿刺以确保静脉通道。通常都爱选用锁骨下静脉穿刺，因为此静脉到达中心静脉的距离短，固定也牢靠。但锁骨下静脉穿刺的缺点在于有可能产生比较严重的合并症，必须由具有娴熟技术和自信心的医生去操作。对于外伤患者来说，更值得特别注意的是由于中心静脉为负压，所以一旦插入的套管开放极易有大量的空气吸入到血管中去（图 2-2-39）。

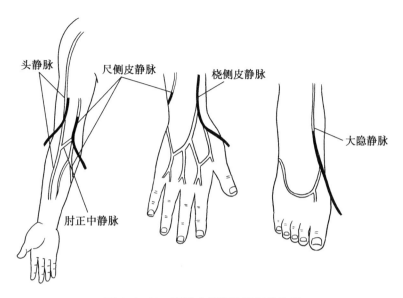

图 2-2-38 表浅末梢静脉穿刺的选择

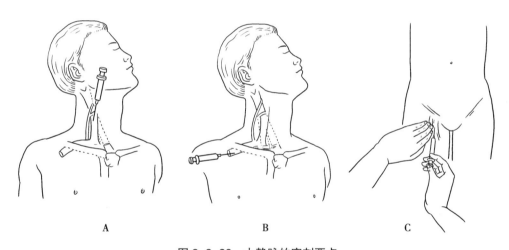

A   B   C

图 2-2-39 大静脉的穿刺要点

A. 颈内静脉穿刺法：由胸锁乳突肌的胸骨头和锁骨头所成三角之顶点作为穿刺点，朝向矢状面略外侧与皮肤呈 30° 角刺入。由穿刺部位至中心静脉距离为 10~15cm；B. 锁骨下静脉穿刺法：分锁骨上穿刺法和锁骨下穿刺法两种，但通常使用后者。穿刺点选择在锁骨中点的锁骨下缘，穿过锁骨的后面朝向胸骨切迹。由穿刺部位至中心静脉的距离为 10~20cm；C. 股静脉穿刺法：用左手的示指和中指将股动脉压向外侧，穿刺位于其内侧的股静脉。穿刺点选择在腹股沟韧带下外侧 1cm 处，以使皮下的路径长一些。由穿刺部位至中心静脉的距离为 45~55cm

（二）静脉切开

如果经皮静脉穿刺不能成功，应该争取时间施行静脉切开以确保静脉通道（图 2-2-40）。成人多选用位于内踝附近的大隐静脉。

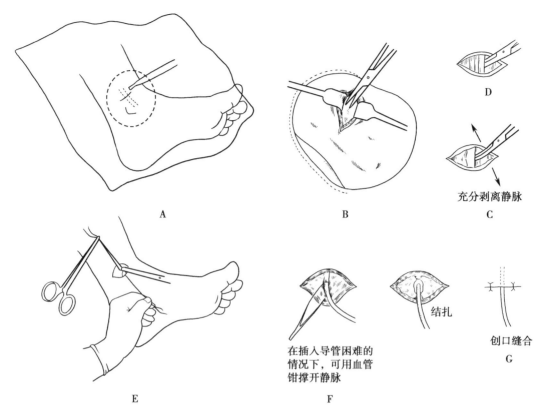

图 2-2-40　静脉切开术的要点

A. 首先将静脉切开部位消毒，铺设无菌巾，然后用 1% 利多卡因局部浸润麻醉；B. 与血管走行呈直角切开皮肤，用蚊式血管钳与血管走行平行钝性分离脂肪组织并寻找静脉。如果难以找到，则扩大切口用血管钳提起脂肪并切除之，再寻找静脉；C. 找到静脉后，用血管钳分离血管周围的组织，将 2 根 4# 丝线由血管下穿过，其中一根结扎静脉之远端；D. 将近端的牵引线和远端的结扎线向上提拉，于血管的中点略靠远侧用眼科剪呈 V 字形剪开静脉壁，肉眼可以看到血管腔内；E. 松弛牵引线，确定有静脉血液回流后，用蚊式钳撑开切开处的血管腔，将灌满生理盐水的静脉插管送入静脉；F. 确实证明导管插入静脉无误，推注生理盐水又没有阻力，则将近端之丝线结扎以固定导管，然后再次用远端之丝线固定导管；G. 缝合并消毒创口，用无菌敷料覆盖，用粘膏将导管固定在皮肤上，最后与输液器连接

七、急救的体腔穿刺

对于张力性气胸和血胸而施行的胸腔穿刺，对于心脏压塞而施行的心包穿刺都是救命的措施，既需要争分夺秒，又需要医生对外伤的处理有娴熟的技术。

胸腔穿刺和胸腔闭式引流

对于胸部外伤的患者来说，不仅始终要确保气道畅通、得以充分换气，而且当胸廓左右活动有差别的时候，还必须怀疑有气胸的存在。如果听诊未闻及肺泡音、叩之呈鼓音，基本可以诊断有气胸的存在，则可试穿。

张力性气胸进展非常迅速，如不能即使处理则可致命，因此不等 X 线摄影就应该用 18G 的胸腔穿刺针由第 4~5 肋间的腋中线刺入胸腔，暂时减压后再施行胸腔闭式引流。当然伴有外伤的血气胸多数也是需要胸腔闭式引流的，其操作技术见图 2-2-41。胸腔闭式引流后，应该严密观察，如果以 15~20cmH$_2$O 的负压吸引，在 15 分钟内持续性出血超过100ml 或大量的气体溢出，则应考虑手术治疗。胸腔闭式引流操作之要点见图 2-2-41。

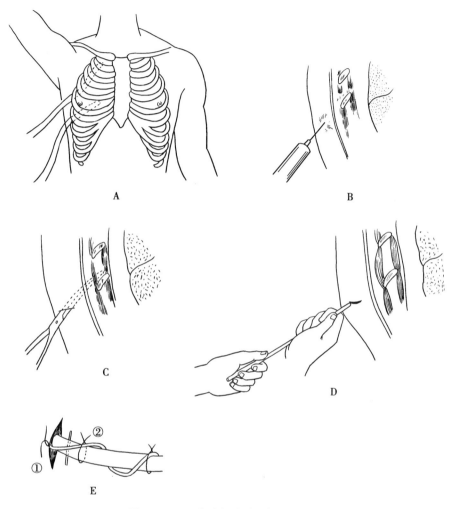

图 2-2-41　胸腔闭式引流操作之要点

A. 通常，排气是由第 2、3 肋间的锁骨中线朝向肺尖插入闭式引流管的；排血或其他液体是由第 4、5、6肋间腋前、中线朝向肺底插入的。但紧急情况下，由腋中线的第 5 肋间插入即可；B. 令患者取仰卧位或轻度侧卧位，用 7$^\#$ 针将皮肤、肋间筋膜、胸膜进行浸润麻醉，如果能到达胸膜腔，则抽吸以确认胸腔内容物；C. 选择预定穿刺引流的肋间，皮肤切口 1~2cm，用直钳子于肋骨上缘充离肋间肌；D. 用左手使劲捏住距引流管头端 2~3cm 的部位，沿肋骨上缘滑入胸膜腔，如果没有阻力，拔出内管 2~3cm 然后连同外管向要穿刺的方向插入；E. 缝合切口并固定穿刺管，然后与引流瓶连接

八、心包穿刺

在胸外伤患者没有明显的外出血，而又处于休克状态、脉压小、中心静脉压高的情况下，应高度怀疑有心脏压塞的存在。经 B 超检查确诊后立即施行心包穿刺（图 2-2-42）。

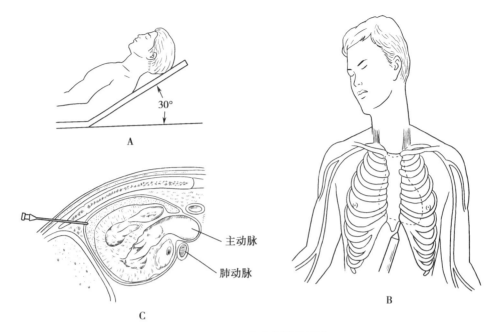

图 2-2-42　心包穿刺操作要点

A. 尽可能使患者取 30° 的半坐位，准备好除颤器和复苏的各种器具；B. 以剑突与左肋弓交点下 1~2cm 处作为穿刺点，以与皮肤向外呈 15°~35° 角穿刺；C. 用 7# 针将皮肤、皮下组织局部浸润麻醉，然后用 12# 穿刺针刺入进针 4~5cm 直达心包，通过心包时有阻抗。如果确认有心包液后用止血钳夹住固定之，然后接注射器抽吸

第三节　灾害事故现场的救命技术

一、概述

　　事故可能造成呼吸骤停，包括溺水、卒中、气道异物阻塞、吸入烟雾、会厌炎、药物过量、电击伤、窒息、创伤以及各种原因引起的昏迷。原发性呼吸停止后 1 分钟，心脏也将停止跳动，此时做胸外按压的数分钟内仍可得到已氧合的血液供应。当呼吸骤停或自主呼吸不足时，保证气道通畅，进行紧急人工通气非常重要，可防止心脏发生停搏。除了上述能引起呼吸骤停并进而引起心搏骤停的原因外，还包括重型颅脑损伤、心脏或大血管破裂引起的大失血、药物或毒物中毒等。心脏骤停时血液循环停止，各重要脏器失去氧供，如不能在数分钟恢复血供，大脑等生命重要器官将发生不可逆的损害。

　　为便于在现场进行大批伤员的救治，可以就地划分区域，但限于人力、物力、时间等客观条件，均难以进行确定性治疗。现场多数急救原则是救命，稳定病情及迅速转运。救治技术主要包括心肺复苏（CPR）、保证气道通畅，提供有效呼吸，维持循环功能，控制外出血，保护受伤的颈椎，固定骨折等。现在把医院内多种抢救措施应用到医院外，不仅有基本生命支持（basic life support，BLS）而且有高级生命支持（advanced life support，ALS）。院前救治技术上也不断增加，如胸穿、胸腔闭式引流、心包穿刺、环甲膜穿刺以及在直接喉镜下摘除异物等技术。

一般现场抢救要求在 10 分钟内完成，如事故现场距创伤救治中心或确定性治疗医院较近，应尽量缩短现场处理的时间，以快速转运为宜。以往将在现场 4 分钟内施行心肺复苏的基本生命支持称为初期处理，然后将伤员转送入医院（8~10 分钟内）施行心肺复苏的基本生命支持（ALS）称为二期处理。如现场在农村离创伤中心较远估计完成伤员转运需 20~30 分钟以上，则应在现场实施必要的救治，各项救治措施按 VIPCIT 程序化处理，能及时解除严重创伤对生命的威胁，获得并维持伤员生命体征稳定，快速安全转运，降低伤后早期死亡率和伤残率。

二、VIPCIT 救治程序

V：呼吸支持，维持通畅的呼吸道，充分给氧。

I：迅速建立有效静脉通道，扩充血容量，补充功能性细胞外液。

P：心脏循环功能支持。

C：控制出血。

I：可靠制动。

T：安全转运。

（一）呼吸支持（ventilation，V）

指保证气道通畅，保持正常通气和充分氧合作用。当务之急为清理上呼吸道，防止误吸。如病人呼吸已停止或自主呼吸无效，由现场专业或非专业人员进行徒手抢救，应安置病人于心脏复苏体位，开放气道和人工通气。

1. 抢救者的位置抢救者应在病员的一侧肩部位置，以便于依次同时人工呼吸和胸外按压而不需用移动体位。

2. 病人的卧位放置病人取仰卧位，以便进行心肺复苏，为此如见病人为俯卧位，应将病人放至正确的仰卧位，救助者须把病人作为一整体翻过来，使头肩和躯干保持在同一平面，将全身以脊柱为轴线作为一整体来转动，防止颈椎损伤加重，让病人仰卧在坚固的平面上（背部垫有硬板或置于坚硬的平地上）使头部稍低，两臂自然放在躯干两侧。

如病人呼吸存在，安置病人于昏迷体位，不用枕头，将病人转向侧卧位，下颌向前推出，肘和膝部微屈，躯干前倾，便于口腔异物流出，防止舌后坠窒息。

舌根后坠是造成呼吸道阻塞最常见原因，因为舌附在下颌上，意识丧失的病人肌肉松弛使下颌及舌后坠，有自主呼吸的病人，吸气时气道内呈负压，也可将舌、会厌或两者同时吸附到咽后壁，产生气道阻塞。此时将下颌上抬，舌离开咽喉部，气道即可打开。无颈部创伤，可采用仰头抬颏法开放气道，并清除患者口中的异物和呕吐物，用指套或指缠纱布清除口腔中的液体分泌物。清除固体异物时，一手按压开下颌，另手示指将固体异物钩出。

（1）仰头抬颏法：为完成仰头动作，应把一只手放在患者前额，用手掌把额头用力向后推，使头部向后仰，另一只手的手指放在下颌骨处，向上抬颏，使牙关紧闭，下颌向上抬动，勿用力压迫下颌部软组织，否则有可能造成气道梗阻，避免用拇指抬下颌。

（2）托颌法：把手放置在患者头部两侧，肘部支撑在患者躺的平面上，握紧下颌角，用力向上托下颌，如患者紧闭双唇，可用拇指把口唇分开。如果需要进行口对口呼吸，则将下颌持续上托，用面颊贴紧患者的鼻孔。

3. 昏迷有呼吸者的体位安置要点

（1）把靠近抢救者一侧的腿弯曲。

（2）把靠近抢救者一侧的手臂置于其臀部下方。

（3）轻柔将病人转向抢救者。

（4）使病人头后仰，保持脸面向下，位于其上方的手置于脸颊下方，以维持头后仰及防止脸朝下，下方的手臂置于背后，以防止病人向后翻转。

4. 气道异物阻塞的紧急处理可询问患者是否有憋气感。在部分气道异物阻塞而通气良好者，应鼓励其反复用力咳嗽，以排出异物。但是在气道完全阻塞时，患者表情痛苦而不能说话、呼吸、咳嗽并用手抓压颈部。这种紧急状态，要求有经验的急救人员推迟或取消非紧急的检查，立即施救。

5. 气道异物梗阻（FBAO）的识别和处理　气道完全梗阻是一种急症，如不及时治疗，数分钟内就可导致死亡。无反应的患者可因内在因素（舌、会厌）或外在因素（异物）导致气道梗阻。舌向后坠，堵塞气道开口，会厌也可阻塞气道开口，都会造成气道梗阻，这是意识丧失和心搏、呼吸停止时上呼吸道梗阻最常见的原因。头面部的损伤的患者，特别是意识丧失患者，血液和呕吐物都可堵塞气道，发生气道梗阻。

（1）FBAO的原因：任何患者突然呼吸骤停都应考虑到FBAO，尤其是年轻患者，呼吸突然停止，出现发绀及无任何原因的意识丧失。成人通常在进食时发生FBAO，肉类是造成梗阻最常见的原因，还有很多食物都可使成人或儿童发生呃噎，发生呃噎主要由试图吞咽大块难以咀嚼的食物引起。饮酒后致血中酒精浓度升高、有义齿（义齿）和吞咽困难的老年患者，也易发生FBAO。

（2）识别FBAO：识别FBAO是抢救成功的关键，因此，与其他急症的鉴别非常重要。这些急症包括虚脱、卒中、心脏病发作、惊厥或抽搐、药物过量以及其他因素引起呼吸衰竭等，其治疗原则各不相同。

异物可造成呼吸道部分或完全梗阻。部分梗阻时，患者尚能有气体交换，如果气体交换良好，患者就能用力咳嗽，但在咳嗽停止时，出现喘息声。只要气体交换良好，就应鼓励患者继续咳嗽并自主呼吸。急救人员不宜干扰患者自行排除异物的努力，但应守护在患者身旁，并监护患者的情况。如果气道部分梗阻仍不能解除，就应启动EMSS。

FBAO患者可能一开始就表现为气体交换不良，也可能刚开始气体交换良好，但逐渐发生恶化。气体交换不良的体征包括：乏力而无效的咳嗽，吸气时出现高调噪声，呼吸困难加重，还可出现发绀。对于气道部分梗阻而气体交换不良患者，要像对待完全气道梗阻一样来治疗，并且必须立即采取相应治疗措施。

气道完全梗阻的患者，不能讲话、呼吸或咳嗽，可能用双手指抓住颈部，气体交换完全消失，对此必须能明确识别。如患者出现气道完全梗阻的征象，且不能说话，说明存在气道完全梗阻，必须立即救治。气道完全梗阻时，由于气体不能进入肺内，患者的血氧饱和度很快下降，如果不能很快解除梗阻，患者将丧失意识，甚至很快死亡。

（3）解除FBAO：以往美国心脏协会（AHA）和美国红十字准则（1985年通过），要求拍背4次，再作4次腹部推压，再作口腔手指清扫，而Henry Heimlich本人只建议海氏手法（Heimlich maneuver）即腹部推压法，认为拍击背部可能将阻塞物驱至气道的更深部或使气道部分阻塞变为完全阻塞。1976年以后，有用"膈下腹部猛推法"和"腹部猛推法"

名称，实与"海氏手法"同意。

1）腹部推压法：腹部冲击法可使膈肌抬高，气道压力骤然升高，促使气体从肺内排出，这种压力足以产生人为咳嗽，把异物从气管内冲击出来。腹部冲击法用于立位或坐位有意识的患者时，急救者站在患者身后，双臂环绕着患者腰部，一手握拳，握拳的拇指侧紧抵患者腹部，位置处于剑突下脐上腹中线部位，用另一手抓紧拳头，用力快速向内、向上冲击腹部，并反复多次，直到把异物从气道内排出来。如患者出现意识丧失，也不应停下来，每次冲击要干脆、明确，争取将异物排出来。当患者意识失去，应立即启动 EMSS，非专业急救人员应开始 CPR，专业救护人员要继续解除 FBAO。

2）膈下腹部猛推：通过抬高膈肌而将空气从肺中压出。如此足以创造人工咳嗽，因此将阻塞气道的异物排出。实施每一次猛推都要有消除阻塞的意图。为了清除气道，可能有必要重复猛推多次，重要的顾虑是猛推期间可能并发内脏伤（如腹部或胸部脏器的破裂或撕裂）。为把此种可能性减至最小，抢救者的手绝不应放在患者胸部的剑突上或下肋缘。手应放在此以下，脐以上的中线部位。腹部猛推可引起胃内容物反流。

3）站位海氏手法：病人神志尚清醒，能站住，救助者站在患者后方，用双臂围抱患者腰，按以下姿势进行：救助者一手握拳，拇指一侧朝向病人腹中线（脐稍上剑突以下的中线部位），另一手抓住此拳头，并突然向上猛推压向病人腹部 6~10 次以上，直到病人气道异物被排出或病人变得无意识。实施每一次重做的猛推，应该是作不相连的清楚的动作，横膈上抬及肺部的残气冲出时，可带出异物。

4）对无意识 FBAO 患者的解除方法：如果成人发生气道梗阻，在解除 FBAO 期间发生意识丧失，非专业单人急救人员应启动 EMSS（或让某人去启动 EMSS），并开始 CPR。事实上，胸部按压有助于无反应患者解除 FBAO。

（二）迅速建立有效静脉通道，扩充血容量，补充功能性细胞外液（infusion，I）

指用输血、输液扩充血容量及功能性细胞外液，以防止休克发生和恶化。以下情况可使院前静脉输液有效：①现场距创伤中心或确定性治疗单位较远，估计转运时间超过 30 分钟；②早期出血速度在 25~100ml/min 之间；③输液速度与出血速度相当时。院前复苏液体的选择，输入速度，建立输液通道的时间以及现场救护人员的素质，均影响院前液体复苏的效果。据报道，多数现场救护人员建立一条静脉通道输液所需时间约为 11 分钟。有些技术熟练者可在现场 11 分钟完成气管插管、静脉输液和应用抗休克裤（AST），这对稳定伤员血流动力学，提高成活率有明显效果。

（三）心脏循环功能支持（pulsation，P）

是指心泵功能的维护与监测。伤员胸外伤，已被实施通畅气管，静脉输液扩充血容量，而突然出现皮色发绀、呼吸急促、血压不断下降、脉弱而不规则、颈静脉充盈、心音遥远或消失。表明心脏压塞，引起心源性休克。入院前救治的最佳措施是及早心包穿刺、输液、扩容和迅速转运。如发现张力性气胸，宜应胸穿抽气，否则也影响心泵功能。

（四）紧急控制出血（control bleeding，C）

现场控制外出血，紧急措施是加压于出血点、抬高受伤部位肢体，或在伤口处覆盖敷料加压包扎，常可起止血目的而很少使用止血带。对于骨盆骨折及下肢开放性骨折伴有出血性休克伤员，可在现场应用抗休克裤控制大出血改善全身情况并固定骨折。

对疑有胸、腹、腹膜后大出血，可行胸或腹腔穿刺等简易诊断方法，边抗休克，边转运。

（五）可靠制动（immobilization，I）

现场对骨折和关节严重损伤，进行临时固定，是控制休克，减少伤员痛苦、防止骨折断端移动造成继发性损伤、便于后送的一项重要措施。对于开放性骨折，应先止血包扎，然后固定。现场固定伤肢不同于医院内对骨折的整复固定，要求简单、快速、有效，多就地取材，如树枝、竹竿、木棍、简易夹板等，也可用枪支或健肢或将受伤上肢固定于胸前，固定时要包括伤口上下方关节。

（六）安全转运（T=translation）

搬动伤员是指将伤员从负伤地点或危险环境中解脱出来，防止再次受伤并立即转移到安全之处或向后转送的过程。现场搬运伤员的方法很多，有各种徒手搬运法和担架搬运法，无论采用何种方法，均应保证不加重伤员伤情和痛苦，同时在搬运中必须考虑伤员紧急治疗的需要及时给予心肺复苏（CPR）。

1. 单人搬运法　可分为拖运法、挽扶法、双肩抱持法、背负法、肩负法等，具体选择何种搬运法，要依伤情和伤员伤后体位等确定。①如伤员为司机，伤后神志不清，救援者位于伤员左侧，右腿跨进车内，左臂插至伤员左腋下，用手向上托住伤员下颌，另一臂从伤员右肩、腋下绕至伤员腹前，握住伤员前臂（伤员两臂弯曲放在腹前）。②救援者站在伤员背后，双手从伤员肩下，腋下环绕至伤员腹前，抓住伤员前臂，在地面上站立住拖住伤员向后平移，直至拖出危险区。

2. 双人徒手搬运法　可分为轿式、椅式运送等。双人搬运伤员急救时，两救援者均屈一膝跪地，一人托住伤员下半身，左膝支撑伤员双大腿，左手托伤员臀部，另一手托双踝；另一人托伤员上半身，左膝垫在伤员肩背部，有助于保持头后仰姿势，右手托伤员腰部、左肘部，另一手放在伤员前额上，手掌向下施力，使头后倾，气道开放，行口对口呼吸。该方法对许多伤员被认的是合适的。

3. 脊椎骨折伤员搬运法　搬运时应两人或三人用手分别托住伤员的头、肩、臀和下肢，动作一致将伤员搬起平放在硬板或担架上，搬运时注意病人神志、呼吸和心脏评估，在畅通呼吸道，判断伤员无呼吸时，即做口对口人工通气或面罩通气。如脊椎骨折伤员已处于昏迷状态时，伤员仰卧，舌易后缩阻塞咽喉，妨碍呼吸，应在抬起伤员时，平稳地向一侧转动，将伤员侧卧于硬板担架上。当伤员颈部、背部、骨盆或髋部受伤，抬上担架时，一般不必抬得很高，合适的高度以放上担架为宜。三人可直接把伤员抬上担架，如有第四人更好，一人指挥协调其他三人动作一致。如有三名救援者两人搬运伤员，第三人可给予伤员面罩通气。

用三名救援若搬运脊椎骨折昏迷伤员，以下步骤很重要：第一人位于伤员肩部，第二人在伤员髋部，第三人在伤员小腿部，动作开始，第三人将双手伸到伤员腿下，一只手放在膝下，另一只手放在踝下；第二人把双手放在伤员大腿和腰下；第一人将双手放在伤员颈肩部之下。指挥者下口令，三人同时用力，抬起伤员，同时给伤员翻身，使伤员侧卧于担架上。

4. 担架搬运法　用担架运送伤员是急救的重要环节，为减少运送过程中担架的更换，不增加伤员伤情，可选择以下新型担架。

（1）铲式担架：结构简单，由两块金属板构成，能拉拢或拆开。应用时将两块金属板从伤员背部两侧垫入，插入钢钎，固定妥当，即能搬运。对于头部和脊柱外员就可避免挪动之苦。

（2）包裹式真空固定担架：用牢固的橡胶膜制成，不透气，柔软可叠，夹层充有聚酯颗粒或絮片，封套有个通气阀与外界相通、内外气压一致，垫可随意或任何形状。安置伤员后，绳索紧裹伤员躯体和四肢，然后用泵抽出套内空气。真空使套内小颗粒彼此聚联、垫变、硬扎，且坚实地将伤员固定——犹如全身夹板。由于真空担架睡套贴体，伤员重量均匀地分布垫上，减轻了运送时震动对伤员的影响，垫本身已成石膏架，故不需用任何夹板再固定，还有利于压迫止血，而且这种担架能透过 X 线，伤员从现场到手术台，包括烦琐的诊断检查，都不必换担架，对休克的重伤员尤其有利。

（3）充气的固定担架：它是在标准担架上加一个衬垫，衬垫也是胶布垫套，内有弹性颗粒，两侧有固定宽带。使用时，将伤员置在垫中固定。这种担架能有效防止后送过程中的震动和机械冲击，还可在水上漂浮，作为落水人员救捞工具。

三、除颤与除颤方法

（一）电除颤

早期电除颤的理由：①引起心搏骤停最常见的致命心律失常是室颤，在发生心搏骤停的患者中约 80% 为室颤；②室颤最有效的治疗是电除颤；③除颤成功的可能性随着时间的流逝而减少或消失除颤每延迟 1 分钟成功率将下降 7%~10%；④室颤可能在数分钟内转为心脏停止。因此，尽早快速除颤是生存链中最关键的一环。

（1）除颤波形和能量水平：除颤器释放的能量应是能够终止室颤的最低能量。能量和电流过低则无法终止心律失常，能量和电流过高则会导致心肌损害。目前自动体外除颤仪（automated external defibrillators，AEDs）包括二类除颤波形：单相波和双相波，不同的波形对能量的需求有所不同。单相波形电除颤：《国际指南 2015》推荐首次电击能量 360J，首次除颤后如室颤继续存在则继续予 360J 除颤。双相波电除颤：早期临床试验表明，使用 150J 可有效终止院前发生的室颤。低能量的双相波电除颤是有效的，而且终止室颤的效果与高能量单相波除颤相似或更有效。

（2）除颤效果的评价：近来研究表明，电击后 5 秒钟心电显示心搏停止或非室颤无电活动均可视为电除颤成功。这一时间的规定是根据电生理研究结果而定的，成功除颤后一般心脏停止的时间应为 5 秒钟，临床比较易于检测。第一次电除颤后，在给予药物和其他高级生命支持措施前，监测心律 5 秒钟，可对除颤效果提供最有价值的依据；监测电击后第 1 分钟内的心律可提供其他信息，如是否恢复规则的心律，包括室上性节律和室性自主节律，以及是否为再灌注心律。

"除颤指征"：重新出现室颤，1 次除颤后，患者的循环体征仍未恢复，复苏者应立即实施 2 分钟的 CPR，若心律仍为室颤，则再行 1 次相同能量的电除颤，(注：如一次除颤成功，不必再做第二次）然后再行 2 分钟的 CPR，并立即检查循环体征，直至仪器出现"无除颤指征"信息或实行高级生命支持（ACLS）。

"无除颤指征"：①无循环体征：AED 仪提示"无除颤指征"信息，检查患者的循环体征，如循环未恢复，继续行 CPR，3 个"无除颤指征"信息提示成功除颤的可能性很小。因此，行 1~2 分钟的 CPR 后，需再次行心律分析，心律分析时，停止 CPR。②循环体征恢复：如果循环体征恢复，检查患者呼吸，如无自主呼吸，即给予人工通气，10~12 次 / 分；若有呼吸，将患者置于恢复体位，除颤器应仍连接在患者身体上，如再出现室颤，AED 仪会发出提示并自动充电，再行电除颤。

（3）心血管急救系统与AED（Automated External Defibrillation）：心血管急救（ECC）系统可用"生存链"概括，包括四个环节：①早期启动EMSS；②早期CPR；③早期电除颤；④早期高级生命支持。临床和流行病学研究证实，四个环节中早期电除颤是抢救患者生命最关键一环。早期电除颤的原则是要求第一个到达现场的急救人员应携带除颤器，并有义务实施CPR，急救人员都应接受正规培训，急救人员行BLS同时应实施AED，在有除颤器时，首先实施电除颤，这样心脏骤停患者复苏的存活率会较高。使用AED的优点，包括：人员培训简单，培训费用较低，而且使用时比传统除颤器快。早期电除颤应作为标准EMS的急救内容，争取在心搏骤停发生后院前5分钟内完成电除颤。

（4）心律转复：心房颤动转复的推荐能量为100~200J单相波除颤，房扑和阵发性室上速转复所需能量一般较低，首次电转复能量通常为50~100J单相波已足够，如除颤不成功，再逐渐增加能量。

室性心动过速转复能量的大小依赖于室速波形特征和心率快慢。单形性室性心动过速（其形态及节律规则）对首次100J单相波转复治疗反应良好。多形性室速（形态及节律均不规则）类似于室颤，首次应选择200J单相波行转复，如果首次未成功，再逐渐增加能量。对安置有永久性起搏器或ICDs的患者行电转复或除颤时，电极勿靠近起搏器，因为除颤会造成其功能障碍。

1）同步与非同步电复律：电复律时电流应与QRS波群相同步，从而减少诱发室颤的可能性，如果电复律时正好处在心动周期的相对不应期，则可能形成室颤。在转复一些血流动力学状态稳定的心动过速，如室上性心动过速、房颤和房扑时，同步除颤可避免这种并发症的发生。室颤则应用非同步模式，室速时患者如出现无脉搏、意识丧失、低血压或严重的肺水肿，则应立即行非同步电复律，在数秒钟内给予电除颤。为了应付随时可能发生的室颤，除颤器应随时处于备用状态。

2）"潜伏"室颤：对已经停搏的心脏行除颤并无好处，然而在少数患者，一些导联有粗大的室颤波形，而与其相对导联则仅有极微细的颤动，称为"潜伏"室颤，可能会出现一条直线类似于心脏停搏，在2个以上的导联检查心律有助于鉴别这种现象。

（二）自动体外除颤（automated external defibrillation，AED）

由于医院使用的除颤设备难以满足现场急救的要求，20世纪80年代后期出现自动体外心脏除颤仪为早期除颤提供了有利条件，AED使复苏成功率提高了2~3倍，对可能发生室颤危险的危重病人实行AED的监测，有助及早除颤复律（图2-3-1）。

自动体外电除颤仪包括：自动心脏节律分析和电击咨询系统，后者可建议实施电击，而由操作者按下"SHOCK"按钮，即可行电除颤。全自动体外除颤不需要按"SHOCK"按钮。AED只适用于无反应、无呼吸和无循环体征的患者。对于无循环体征的患者，无论是室上速、室速还是室

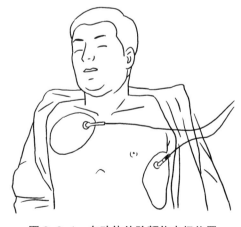

图2-3-1　自动体外除颤仪电极位置

颤都有除颤指征。

（三）公众启动除颤（public access defibrillation，PAD）

"公众启动除颤"（PAD）能提供这样的机会，即使是远离 EMS 急救系统的场所，也能在数分钟内对心搏骤停病人进行除颤。PAD 要求受过训练的急救人员（包括警察、消防员等），在 5 分钟内使用就近预先准备的 AED 仪对心搏骤停病人实施电击除颤。实施 PAD 的初步实践表明，心搏骤停院前急救生存率明显提高（49%）。

（四）心前叩击

胸前叩击可使室速转为窦律，其有效性报道在 11%~25% 之间。极少数室颤可能被胸前重叩终止。由于胸前叩击简便快速，在发现病人心脏停搏、无脉搏，且无法获得除颤器进行除颤时可考虑使用（图 2-3-2、图 2-3-3）。

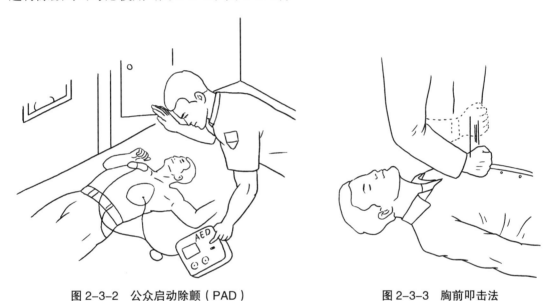

图 2-3-2　公众启动除颤（PAD）　　　　图 2-3-3　胸前叩击法

（五）盲目除颤

盲目除颤指缺乏心电图诊断而进行除颤，目前已很少需要，这是由于自动除颤器有自动心脏节律分析系统可做出心电诊断，而手持除颤器操作者可以通过电极的心电监测做判断。

四、氧疗与支持通气

如伤员经过 BLS 阶段，自主呼吸已恢复，可考虑使用常规给氧方法，如鼻导管、鼻塞等。在紧急情况下，可选择使用食管封闭套管，气管插管和机械通气等措施以支持有效呼吸。常用的通气方法有：

（一）气管插管

复苏时，如能尽快尽早给伤员插入气管插管，既可保障确切供氧，又有助于防止误吸，有利于气道吸引和使用多种通气方式及气管内给药。插管前，给予伤员充分氧供，操作要迅速，不要反复试插，中断通气时间最多不应超过 30 秒。气管内插管，导管一经插好，通气就不需再与胸部按压同步，通气频率为 12~15 次 / 分。

（二）环甲膜穿刺

当用各种方法都不能缓解气道阻塞，且又情况紧急时，可用粗针头经环甲膜穿刺后维持通气。主要用于院前急救。

第四节　灾害急救现场的检伤分类与后送要求

对于各种意外伤害、灾害所致批量伤员救治，要求快速、有效地展开对伤员的急救，各种救治工作必须前伸到事故现场，包括检伤分类、实施救命性医疗措施，以及通过灵敏通讯联络和高效的转运工具等，将危重伤员迅速运送至适当的治疗单位救治。根据国家卫生健康委员会《灾害事故医疗救援工作管理办法》要求，各地急救中心在当地灾害事故医疗领导小组的领导下，要加强灾害事故的医疗急救意识和建设，成为灾害医疗急救中的突击力量，进入灾害事故现场后，立即组织有经验的专家对所有伤员进行检伤分类。其目的是：①合理利用医疗资源，缓解救援中大量伤员与医疗资源有限的矛盾；②解决轻重伤员之间、个体伤员与群体伤员之间、特殊伤员与普通伤员之间的救治矛盾；③保证救援工作快速、紧张、有序进行，从而提高灾害救援效率，合理救治伤员；④使医务人员更好地把握救治的轻重缓急，措施更具有针对性。

一、检伤分类的概念

在处理大批量伤员时，可能医疗条件有限，不能同时满足给每个伤员最佳处理的需要，这时最重要的是要正确地分配医疗资源，不应把主要的力量定位于不可能存活的伤员，否则既浪费资源，又不能取得良好的救治效果。急救医务人员通过一系列检伤措施，来判断伤员损伤的严重程度、启动医疗处理、确定转送，使伤员得到最佳处理，这个过程称为"现场检伤分类"。换言之，灾害现场批量伤员急救时，要求按现场的条件决定什么伤员应立即处理或后送，什么伤员可以等待。

二、检伤分类的基本要求

1. 检伤分类医师　负责分类的医师应立即对伤员做出分类和分级救治的决定。如果分类得当，虽然不是专科的治疗措施，却能挽救大批伤员的生命，并能使这些伤员及时得到转送。有鉴于此，评价和选择伤员优先治疗和组织后送的任务就尤为重要。分类工作一般由记录员、护士、医师等人员组成，其核心力量是分类医师。负责分类的医师应具有丰富的临床经验，一般由长期从事急诊急救工作的医师担任，在检伤分类时，能够迅速判断伤员的伤情。

2. 检伤分类的范围　在发生批量伤员时，伤员的分类范围与平时完全不同，重伤员不再是无条件地比轻伤员优先处理，这完全取决于充分发挥现有的人力物力，抢救尽可能多的伤员这一原则。伤员的数量、伤情严重程度及创伤种类，决定了分类医师应该做些什么。分类医师不仅要识别伤情的轻、重程度，而且还要能判断损伤的种类和伤员生存的机会。

3. 检伤分类的前提　医疗救援队必须配备由熟练的医师、护士负责承担医疗检伤分类任务的检伤分类组，并为检伤分类准备相应的医药急救器材、设备和场地。

4. 检伤分类的内容　检伤分类按其功能的不同分为收容分类、救治分类和后送分类三种。收容分类是经过现场初步评估后，决定伤员去向的分类方法，如哪些伤员可收治入院，哪些伤员可经简单处理后归队或回家；救治分类就是将伤员分组，以便实施各种不同性质的医疗救护措施。后送分类是将伤员按一定标准分组，以便继续后送治疗，后送分类必须决定：①到哪里去，即医疗后送的目标；②按什么顺序，即是第一批后送还是第二批后送；③用什么运输工具；④后送伤员采取什么体位，即伤员是坐位还是必须卧位。

5. 检伤分类的任务　检伤分类的首要任务就是将危害环境里的伤员与其他伤员分开，如可能的传染病伤员或受过污染的伤员；第二个任务就是分别将轻、中、重伤员分开；第三个任务就是判定伤员耐受能力和后送的紧急性。分类时误判或错判，都会导致伤员的误诊，损害伤员的健康，耽误有效的医疗救治。

三、检伤分类的原则

检伤分类的原则是：快速、准确、有序、边分类边急救。

1. 快速　快速检伤，即要求分类医师在 2~5 分钟内完成检伤分类工作，然后迅速分送到其他组室或救治单位继续救治。

2. 准确　迅速掌握批量伤员的受伤人数、伤情、伤类及伤势等信息，搞清楚轻重伤员的具体人数，使重伤员优先得到救治，轻伤员得到留观治疗。

3. 有序　灾害救援现场，要保证检伤分类及后送场地秩序，是非常困难而又是必须要做的工作。批量伤员的涌现都是突然的，轻伤员总是最先到达，所以只有组织严密，才能有条不紊地完成有目分类工作。要防止伤员擅自进入抢救区，必须让他们集中在周围较宽阔的区域中，并在此分类。此时，需要武警、公安及现场指挥人员的统一协调指挥，需要所有伤员特别是轻伤员的配合。这样，才能做到救治流程清楚，有人指挥伤员流向，避免整个救治工作处于混乱状态。

4. 边分类边急救　对开放性损伤大出血未接受初期处理、气道梗阻、危重伤需心肺复苏伤员，可在检伤分类时，利用急救设备，施行必要的现场紧急措施后，再分类后送。

四、检伤分类人员构成

1. 人员构成　检伤分类的人员如何构成，需根据救援力量的多少和伤员的数量来决定。国家级医疗救援队检伤分类组人员定编 6 人，医师 4 名，护士 2 名。如遇大批量伤员同时需要检伤分类或伤员流不断时，可从其他组室临时抽调部分人员增援；也可以与其他救援力量协同、联动展开。

2. 展开工作　工作时，一名医师、一名护士为一组较为妥当，一人检伤一人记录，一人急救一人配合；多名伤员需要进行检伤分类时，可临时进行分工负责，相互密切配合完成。

3. 担架队　救援队至少需配备有 10 副担架，如自身力量不够，可配备一个担架队协同。

五、检伤分类功能区域划分及要求

检伤分类的场地选择应选择在整个医疗救援队最前方，与其他组室邻近，选择地势较为平坦、干燥地面。布局参考国家级医疗救援队检伤分类区域划分图。

1. 组成　检伤分类功能区域由六个部分组成（图2-4-1）：①帐篷；②检伤分类场；③分类哨；④后送场；⑤担架队；⑥机降场。

2. 帐篷　可由网架式帐篷或敞开式帐篷构成，作为伤员信息输入、物资存放、轻伤员处置、门诊伤员候诊、雨天检伤分类时用，占地面积40m²。

3. 检伤分类场　是检伤分类的主要工作场地，紧挨帐篷，占地60m²；场地上可放置红色、黄色、绿色分类毯，黑色分类毯单独放置在分类场旁边，每个分类毯20m²，在每块分类毯上可放置2副担架，场地边上可放置急救或检伤分类所需物资、器材，如急救背囊、检伤分类箱、分类牌等。

4. 分类哨　距检伤分类场15~20m，由1名医务人员或保卫人员负责，指挥伤员流向，并对车次及伤员数进行登记，占地5m²。

5. 后送场　距分类场200~300m，占地20m²，由1名后送医师及1~2台救护车组成，负责伤员的后送分类，决定伤员后送的优先顺序。

6. 担架队　距分类场10~20m，负责伤员的前接和分送。

7. 机降场　距检伤分类场500~1000m，可在整个医疗救援队之外选择，占地1000m²。

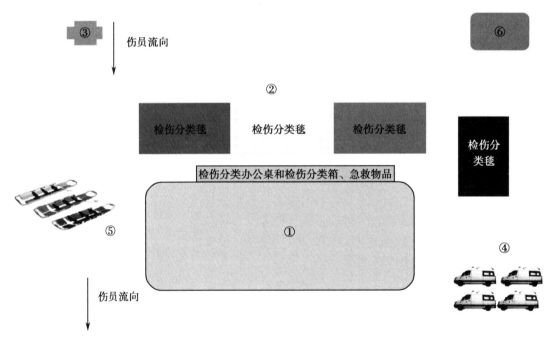

图2-4-1　检伤分类的功能区域划分

六、检伤分类流程

检伤分类流程见图 2-4-2。

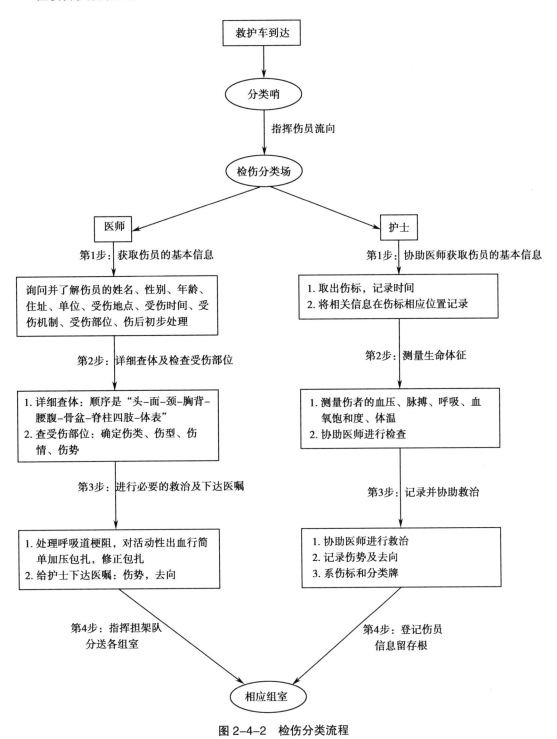

图 2-4-2　检伤分类流程

1. 前接 救护车到灾害现场接受伤员或伤员自行到达。

2. 指挥伤员流向 分类哨医师或保卫人员指导救护车或伤员流向，登记车次和伤员数量。

3. 搬运伤员 救护车调整好位置后，担架员迅速上前打开车门，迎接伤员，下车时伤员头在后，上车时伤员头在前，搬运时伤员头在后。

4. 伤员交接 如伤员是通过医师前接回来的，则检伤分类医师与前接医师进行简短的交接，并指挥担架队将伤员分送到不同的分类毯上。

5. 收集伤员的基本信息 医师通过直接询问伤员，了解伤员的基本伤情，如姓名、性别、年龄、住址、单位、受伤机制、受伤时间和部位、受伤后的初步处理；伤员意识不清时，可询问同车医师或查看伤票（或病历）获取。

6. 记录 护士记录时间，准备伤标和记录相关信息，并进行生命体征的监测和记录。

7. 检伤 医师开始详细检查伤员，查体顺序是：头－面－颈－胸背－腰腹－骨盆－脊柱四肢－体表；对受伤部位进行检查，确定伤部、伤类、伤型、伤势，并进行必要的救治。

8. 填写伤标 医师经检伤后，向护士叙述检查结果，包括伤情的轻、中、重，做出初步诊断和决定伤员的去向；检伤分类护士根据医师的检查结果与叙述，完善伤标上信息的填写。

9. 确定伤员去向 护士将伤标系于伤员的颈部，挂在前胸醒目的位置上，并按伤情的轻、中、重，将伤标上的不同颜色条撕下，留下最下方的颜色条与伤情一致，根据留治或送走与否，将伤标上方的三角形条码撕下，与伤员去向保持一致；护士将分类牌挂在伤员左前胸部；指挥担架队将伤员分送到相应组室。

七、检伤分类途径

检伤分类的途径一般通过以下四个方面来实现：

1. 测量生命体征 采用电子血压计、电子体温计配合物理检查，测量伤员的生命体征（血压、脉搏、呼吸、血氧饱和度、体温）。

2. 看伤员的反应 通过拍打伤员的双肩，呼唤伤员"同志，同志！您怎么了？"等看伤员有无反应，以此判断伤员的意识状况；通过看皮肤、巩膜的颜色，观察伤员的呼吸动度等，判断伤员有无贫血、有无胸部损伤存在。

3. 观察伤部情况 检查受伤部位及受伤范围、有无感觉减退或消失、有无活动性出血等。

4. 使用评分方法 根据伤员的生理参数，结合解剖损伤部位、类型，进行评估。

八、检伤分类步骤

现场检伤分类在单独执行任务时，一般通过依据以下四个步骤来完成，如果依托某支救援队，则首先送至相应的组室进行救治。

1. 第一步检查生理学指标 经检查发现伤员格拉斯哥评分（GCS）< 14 分、收缩压 < 90mmHg、呼吸频率 < 10 次／分或 > 29 次／分（1 岁以下婴儿 < 20 次／分）时，立即送

创伤中心；如果未达到以上标准，则进行第二步。

2. 第二步确定解剖损伤　判断有无头、颈、躯干、肘和膝盖近端的穿透伤；有无连枷胸、两处或多处近端长折、挤压伤、撕脱伤或肢体毁损性损伤、肢体截断、骨盆骨折、开放或凹陷性颅折、截瘫，如果有以上伤情，立即送创伤中心；如果没有以上伤情，则进行第三步。

3. 第三步明确损伤机制　成人从 6m、儿童从 3m 高处坠落，被高速机动车（车速 > 35km/h）撞伤时，需立即送创伤中心；如果没有则进行第四步。

4. 第四步特殊考虑　如果伤员 > 55 周岁、妊娠 > 20 周、儿童，有严重的基础疾病时，需立即送创伤中心，如果没有则按预案转送。

九、检伤分类的四个颜色等级

1. 红色　为第一优先，表示所有生命危险的伤员，需要立即救治，而且有望救活的重员。如开放性及张力性气胸、气道阻塞引起的呼吸困难，肢体的活动性出血等。

2. 黄色　为第二优先，生命没有立即的危险，不是需要立即处理的伤员，但又必须进行手术的伤员。可以在等候治疗的时间里需要给予呼吸、循环支持，以及导尿止痛等措施。

3. 绿色　为常规处理，需要行简单处理的轻员；或是以自救互救为主，包括所有轻伤、小的骨折、扭伤、肌胆损伤、撞伤、擦伤和轻度烧伤，甚至不必进入医疗机构。

4. 黑色　为期待或放弃治疗。对于一些伤情严重程度超过目前已有救治能力的伤员，如治疗费时且困难、医疗效果有限、生存机会不大的危重伤员而言，为了在有限的时间内救治更多能获得更大疗效收益伤员的生命，而将他们分在一组，在人力物力允许的情况下，可对他们进行对症和不费时的支持治疗。但不能完全放弃他们，要保证经常观察并随时重新分类，尤其是当他们的病情能改善时。

十、后送

经救治病情稳定或需进一步行专科治疗伤员，经协调后向专科医院或上一级医院转送，但在后送途中要密切监测伤员的生命体征，对不同损员采用不同的后送体位，途中及时吸氧、吸痰，保持呼吸道通畅。后送的具体要求如下。

1. 后送要求时间紧迫而短暂　所以伤员集中地点必须安排在急救站（点）附近，如果没有医师在场，可由懂得急救常识的非专业人员对伤员进行初步处理和观察。对于医疗后送有以下要求：①在及时施行医疗救护过程中，将伤员后送到各相关医疗机构；②为提高医疗救治质量，应尽可能减少医疗转送的过程；③将伤员决定性地后送到预定专科医疗机构中去；④将伤员迅速后送到进行确定性治疗的医疗机构中去。

2. 后送类别　包括：①用担架、应急器材或救护车在现场抢救伤员；②卫生运输工具，如救护车、救护用飞机、直升机、卫生列车、医疗船等后送伤员，尤其是危重伤员；③不得已时征用普通的运输工具转送伤员，尤其是轻伤员。在灾害事故中，不能单纯依赖伤员转送车辆，直升机是转送伤员最理想的运输工具之一。

3. 后送工具要求快捷安全　目前发达国家都把注意力集中在后送工具的现代化上，主要是使用直升机进行后送，包括对出事现场伤员的搜寻工作。固定翼飞机则一般用在长距离大批量伤员的后送。发达国家的经验证明使用空运后送伤员可显著缩短伤后入院的时间。

第三章
灾害现场急救新理念

在各种灾害、重大特发事故和未来战争中，医疗救护及装备要与一线战场趋同等位置，既能提高救治质量，减少死亡和伤残，又有较高的救护保障条件。所以现场急救新理念应该是"快速反应、立体救护、有效救治"及"医疗与伤员同在"，即哪里有伤员，哪里就有医疗。要想实施这些新理念，就必须有新模式、新装备、新疗法作保证。

第一节　现代特种战伤救治的特点及新理念

新的世纪，人们格外关注以高科技为主导力量而引发的世界新军事革命，同时也特别关注这场革命对未来战争将可能产生的诸多影响。尤其是人们看到，在现代高技术战争中特种武器广泛应用，其所致的特种战伤救治已经给世界军事医学发展带来了一系列全新的挑战。特种武器损伤、特殊环境损伤、特殊军事作业损伤所致的伤病已很常见，在一些化工厂、爆竹工厂、地下矿井、炸药爆炸、娱乐场所失火等的意外事故也屡见不鲜，全球风云变幻莫测，突发事件频繁出现，恐怖分子的一系列袭击，顷刻间导致数千生灵伤亡惨重。国际关系中使用武力势头明显抬头，大规模杀伤性武器军控进程严重受阻。在此背景下，无论在平时及战时，特种战伤的威胁已日渐突出。现代高科技局部战争的突然性、立体性和残酷性，加以高技术武器的精度和破坏程度，一旦发生战争，可在短时间内发生大批特种伤病的伤员。据报道，1991 年在 42 天的海湾战争中，伊拉克方面死亡 9000~12000 人，伤 50 000~80 000 人。美军在伊拉克的死亡人数至少 4335 人。2011 年美国和北约发动的利比亚战争，死亡大约 2 万多人。而目前对大批特种伤病伤员的救治还没有很好的方法，因此我们必须探讨现代特种战伤救治的特点及其应对策略。

一、现代特种战伤救治的特点

（一）现代特种战伤救治中"伤"的概念正在迅速发生质的改变

现代条件下，世界医学特别是军事医学领域——"伤"的概念正在迅速发生质的巨变，未来在向传统挑战；军与民、平时与战时、理念、概念、体系、模式、学科等都在悄然发生重大变革。从和平条件下到战争条件下，从科索沃战场贫铀弹的危害到前苏联切尔诺贝利核电站泄漏事件；从美国"9·11"事件的爆炸复合伤到在阿富汗战场使用真空炸弹BLU-82；从火药到声、光、磁、电、到中子、原子、核辐射；从普通物理致伤到生化及基因等高新技术致伤。致伤概念与机制，致伤强度与深度，一致伤方式、途径与范围，以及伤病救治难度等都在发生质的变革。无平时与战时，无前方与后方之分，无军与民之别。

（二）伤亡机制复杂，新伤类、新伤型增多、救治难度大等特点

从海湾战争、科索沃战争到阿富汗战争，远程打击、精确制导、非接触、超视距等作战样式不断翻新；导弹、贫铀炸弹、燃料空气炸弹、真空炸弹、联合攻击弹药（JDAM）、石墨炸弹、油气炸弹等广泛应用；激光武器、微波武器、次声武器、气象武器、电磁脉冲武器、新型核生化武器、二元毒剂弹、中子弹等悄然出没。这使得现代高技术局部战争呈现出杀伤强度大、作用时间长、伤亡机制复杂，新伤类、新伤型增多、救治难度大等特点。

（三）战场不确定使伤亡人群区域非固定化

随着战争逐步升级，战法不断改变，使得战场变得不固定，空袭的破坏作用和地面杀伤力异常巨大，人员伤亡呈非固定化趋势。

（四）现代特种武器杀伤威力大，作用时间长

这使战伤早期并发症更加凶险，晚期并发症增多；杀伤面积大，损伤部位多，造成多部位伤的比例增加。

（五）杀伤武器多样化，伤亡种类复杂化

由于武器的多样化，使伤亡种类日趋复杂。且新伤类、新伤型增多。

（六）群体伤员增多

呈现出既有空中作战的伤员，又有海战、地面作战的伤员；既有前沿阵地伤员，又有战役、战略后方的伤员，可谓全方位分布。而且，伤员不仅有军人，还有众多平民百姓。

（七）内伤和外伤同时存在，容易漏诊误诊

过去对"伤型"的定义为伤口和伤道的类型，现在常出现没有伤口、伤道的损伤，从而对"伤"的概念提出了严重挑战。其基本内涵是外伤和内伤同时存在。而其损伤大多为致命性及易被忽视，成为该类患者最终致死的原因等。

（八）变相使用核生化武器使战伤救治环境恶化

使用含有放射性核素的贫铀炸弹能导致在广阔地域和相当长的时间内会造成环境危害和生态灾难，从而给战场救治环境带来了极大的危害。

（九）救治条件受限

现代战争时空的扩展与压缩使伤员急救十分艰难，空投炸弹间隔时间缩短，缺乏安全的救治场所，救治条件受限，且环境恶化，如断水、断电、断能源和交通瘫痪等。

（十）伤情复杂，确诊困难，容易漏诊误诊

治疗中最大的困难是难以处理好由于不同致伤因素带来的治疗困难和矛盾，救治难度大。

（十一）其他

如军地伤员、前后方伤员无明确界线，要求军民同心协力，整合一切军、地医疗卫生资源投入既有空中作战的伤员，又有海战、地面作战的伤员；既有前沿阵地伤员，又有战

役、战略后方的伤员救治。

二、现场急救中"快速反应、立体救护、有效救治"新理念

从全球的安全形势分析，重大灾害事件及高科技局部战争的发生几乎是不可避免的，而现有的紧急救援模式已不能适应我国现阶段社会发展的需要，必须建立应对重大灾害突发事件的综合体系。既往在重大灾害事故和局部战争中采用的传统现场救治方式受到冲击，必须重新认识现场救治的一些问题，转变救治观念。在重大特发事故和未来战争中，医疗救护及装备要与一线战场趋同等位置，既能提高救治质量，减少死亡和伤残，又要以较高的救护保障条件。而"立体救护、快速反应、有效救治"是主要救治模式，真正逐步做到"医疗与伤员同在"。所以加强现场的急救能力和提高后送途中的救治水平，是提高危重病现场急救水平的重要环节。救护车上配备氧气、止痛药、静脉注射液、夹板、担架、吸引装置、创伤急救装备、消毒装备、远程咨询设备等，这样可提高了后送时救治伤员的能力，有条件的地方可使用医疗救护直升机。"立体救护、快速反应、有效救治"是特种危重伤员救治的主要模式，其特点是把救治的重点放在伤员的首次救治和后送途中的连续监护和治疗，并根据阵地救治的需要提出了"超常加强、前伸配置、突出急救、加快后送"的原则，这是提高特种危重伤救治水平的重要指导原则。

目前国内外都重视直升机救护在特种危重伤紧急救治中的重要作用。我们在我国载人航天首飞航天员主着陆场的医疗保障及救护中，创新地将一个"轻便移动的生命支持和监测系统"前移到直升机内，将救命性的处理贯穿于航天员医疗保障和救护的现场及整个后送过程中，达到"医疗与伤员同在"的目的。"轻便移动的生命支持保障和监测系统（Transportable Life Support and Monitoring Unit）"事实上它就是一个更为轻便移动的 ICU（intensive care unit）加强医疗病房，它的所有设备都可以放在一个担架上，根据任务需要，可以把一个高质量的轻便的 ICU 病房前移至草原上、沙漠里、马路上、直升机内、救护车内，在致伤现场展开医疗救治工作。该系统包含了一整套通气装置、供氧、吸引、多功能心电监护除颤、血气分析、手术器械、液体药物输注装置、标准急救箱等。该危重病现场急救新模式，对降低局部战争中特种危重伤员的伤残率和死亡率具有重要的现实意义。

现场危重病急救目前的新理念强调伤后即刻救治、复苏、稳定和后送。强调"医疗与伤员同在"、"立体救护、快速反应、有效救治"等。应建立一些规模小、多功能、机动能力强的医疗救护队，具备快速反应医疗增援的能力，以满足紧急救护需要。

三、传统现场急救方式与"快速反应、立体救护、有效救治"新理念的比较

（一）正常救治

现场急救→后送→急诊科检查和治疗→ICU 加强医疗。

（二）现代危重病急救新理念救治

受伤现场←ICU 加强医疗（基本一步到位），将救命性的外科处理延伸到事故现场，必要时将一个高质量的 ICU 病房前移至事故现场。这对于呼吸、心搏骤停的伤员就能及时进行清理上呼吸道，做人工呼吸；同时做体外心脏按压及电击除颤和药物除颤等；气道阻塞行环甲膜穿刺术或行紧急气管造口；对开放性气胸能做封闭包扎；对张力性气胸，在锁

骨中线第二、三肋间用带有单向引流管的粗针头，穿刺排气；对有舌后坠的昏迷伤员，放置口咽腔通气管，防止窒息，保持呼吸道通畅；对肠脱出、脑膨出做保护性包扎；对重度中毒伤员，及时注射相应的解毒药；对面积较大的烧伤，用烧伤急救敷料保护创面；对长骨、大关节伤，肢体挤压伤和大块软组织伤，用夹板固定；应用加压包扎法止血；如加压包扎仍无效时，可用止血带；特别紧急时，能实施简单的救命性手术。当伤员因发生大出血、休克等严重伤情而无法后送时，对大血管损伤行修补或结扎；对呼吸道阻塞行紧急气管切开术；对开放性气胸行封闭缝合，张力性气胸行闭式引流等。这样就提升了现场急救的内容和水平。我们在救治 101 例爆炸员的过程中，除 7 例严重的爆炸员当场死于致伤现场，所有伤员在 1 小时的黄金抢救时间得到治疗，94 例伤员中仅 1 例伤员死于后期的严重并发症多器官功能衰竭，总病死率为 6.90%。

四、中国载人航天航天员主着陆场区医疗保障及救护做到了"快速反应、立体救护、有效救治"

在中国载人航天航天员主着陆场区医疗保障及救护中，主着陆场医监医保医疗救护队配备了载人航天医疗救护车、医疗救护直升机，全套高级便携式急救设备。做到一备、二齐、三查、四落实。同时装备了小型和高机动性的后送抢救工具、急救设备等。组建的内蒙古主着陆场医疗救护队是有各个专业的专家组成，9 人中 8 人具有高级职称，人员精干。航天员医疗保障及救护系统分为机载和车载二个平台，医疗救护直升机（5 人）及航天医疗救护车（4 人），一旦航天员出现意外伤害，这两个平台就可以体现"立体救护、快速反应、有效救治"的救治原则。我们对医疗救护的药品、器械、装备进行了长达几个月的准备，配备了目前市场上先进的品种，全套高级便携式特种医学急救设备，设想可以应付各种复杂情况的预案，同时还完成空降兵航天专用急救包的研制工作，填补了我国在这一领域的空白。还完成了载人航天航天员专用急救箱的改装工作。主着陆场医疗救护队创新性地把一个高质量的 ICU 加强医疗病房全气候前移至草原上、沙漠里，可以确保意外情况下航天员的安全。达到了反应速度第一；技术装备第一。把多年在临床上危重病急救领域的研究成果应用于航天员的医疗保障及救护，圆满完成了"神五到神九"航天员的医疗保障及救护任务。从我国载人航天航天员主着陆场的医疗保障及救治验证了我们提出的"立体救护、快速反应""医疗与伤员同在""必要时可将一个高质量的 ICU 加强医疗病房全气候前移至草原上、沙漠里，在现场对伤员进行决定性的治疗"的理论是可行的。另外这项经验还可以提示我们，建立一些设备优良、机动性好、有综合救治能力的精干的应急医疗队，在灾害事故发生的现场，在危重病现场急救中，可以及时对病情进行包括简单手术在内的决定性治疗。这种策略有可能改善预后，降低灾害现场危重伤的死亡率。

五、直升机快速救护

直升机救护具有速度快、机动性强、飞行高度较低的优点，受气候条件影响较小，在草原及沙漠地区都可着落实施救护，必要时直升机还可以在空中悬定。特别是在救护路程遭遇交通堵塞、道路塌方等情况时，直升机救护的优越性就更加明显。直升机还可以"空降"专家到事件目的地抢救伤员，也可以转运危重伤员，在转运途中进行不间断的治疗，使伤员在最短时间到达大医院，一般空运速度比汽车快十倍，比火车快四倍，比最快的舰艇快 7 倍。

（一）人员配置

根据任务的需要，有针对性的作好人员的配置，原则上由各个专业的专家组成，身体健康，应该是全天候的医疗救护队，一般为 4 人，设队长 1 人。如针对创伤及局部战争的现场急救，则最好由经过 ICU 专门训练的外科专家担任，队员包括麻醉、内科、专业护理人员各 1 人。所有人员应该进行强化培训，达到一专多能。我们根据具体任务，在医疗救护直升机上配置经过 ICU 专门训练的普通外科专家 1 名，骨科专家 1 名，麻醉专家 1 名，心血管内科专家 1 名，专业护士 1 名。在医疗救护车配置经过 ICU 专门训练的脑外科专家 1 名，心血管外科专家 1 名，烧伤外科专家 1 名，骨科专家 1 名，专业护士 1 名。这样机载和车载二个平台的专家可以在技术层面上相互支持，一旦出现特种危重伤员，这二个平台就可以体现"快速反应、立体救护"的救治原则。当然强有力的保障人员是必不可少的。

（二）组织机构

直升机上的设备和人员应该受现场急救指挥部统一领导，同时应根据具体任务的不同而有所增减。而创建安全有效的绿色抢救通道十分重要，包括医疗救护网络、通讯网络和交通网络，保证这个通道高效运行。自动化卫勤指挥和先进的通信保障是维护卫勤保障能力的生命线。

（三）实施原则和程序

1. 原则　对构成危及特种危重伤员生命的伤情或病情，应充分利用现场的条件，予以紧急抢救，使伤情稳定或好转，为后送创造条件，尽最大努力确保伤员生命安全。

2. 程序

（1）任务前：根据承担任务特点和要求，完成医疗救护队的组织建设、业务培训和任务前动员，并对直升机上通讯设备、急救设备、药品等进行检查和调试。

（2）任务中：根据突发事件的现场情况，由现场急救指挥部决定进入医疗救护程序的方式，救护人员对伤员的伤情进行初步检查、迅速诊断伤情、立即实施最必需的医学急救措施，如进行通畅气道、给氧、止血、心肺复苏、抗休克等，特别必要时实施现场急救手术，尽可能地稳定伤情，及时消除或减轻强烈刺激对伤员造成的心理不适应。主要伤情处置规范按救治规则进行，当伤员病情允许后送时，由现场医疗救护长决策，向指挥长报告，在指挥长的统一指挥下，将伤员后送，后送期间需要进行不间断救治。

（3）后送后：做好伤员的病情和记录交接，后送任务完成。对任务的救治工作进行总结。

3. 设备配置及药品配置　我们在直升机上配置了下列设备和药品，基本上能满足救治伤员的需要。

（1）ICU 急救设备：带自备电源的多功能除颤仪 1 台（包括除颤、心电监护、血氧饱和度、血压、心电图），自备电源的便携式呼吸机 1 台，便携式吸引器 1 台，便携式血气分析仪 1 台，快速气管通气器械 1 套，急救箱 3 个（分 1、2、3 号箱），担架 1 个，铲式担架 1 个，手术器械包 6 个，备用箱 1 个，被褥 2 套 4 升氧气瓶：1 个，消毒物品箱 1 个，冰盒 2 个，液体箱 1 箱，杂物箱 1 箱。

（2）制式急救箱装箱单（急救箱长宽高分别为 52cm×32cm×21cm）

1 号箱装箱单：应急灯 1 个，血压计 1 个，听诊器 2 个，体温表 3 个，小号手电筒 1 个，注射器 50ml 2 个，心内注射针 2 个，敷料盒 1 个，棉球盒 1 个，弯盘 1 个，1.4L 供氧器 1 个，双头吸氧管 2 个，吸痰管 5 个，人工呼吸嘴（大、中、小）各 1 个，8#、9# 气管套管各 4 个，气管导管 6.5、7、7.5、8 号各 2 个，手套 6 付，弯型麻醉咽喉镜（附灯泡），成人简易呼吸器 1 个，12# 胸腔穿刺针 1 个，30# 腹腔穿刺针 1 个，各号针灸针 1 个，牙垫 2 个，1、2、7 号备用电池各 2 节、5 号 4 节，T 型开口器 1 个，16cm 舌钳 1 个，医疗器械及洞巾包布 1 个，16cm 压舌板 1 个，18cm 敷料镊 1 个，12.5cm 敷料镊 1 个，尖圆 16cm 敷料剪 1 个，16cm 药匙 1 个，直全齿 14cm 止血钳 2 个，直弯齿 16cm 止血钳 2 个，直圆 14cm 手术剪 2 个，16cm 持针钳 1 个，血管外科用持针钳 1 个，1×2 钩 12.5cm 组织镊 1 个，9cm 步巾钳 1 个，14cm 手术刀柄 1 个，12#、21# 手术刀片各 1 个，1/2 圆 0.8mm×20mm 缝合针 2 个，1/2 圆 0.9mm×24mm 2 个，丝线缝合线各 1 个，羊肠线 1 个，0/3、0/4、0/5、0/6 号聚丙烯缝合线各 2 个，双头 12.5cm 气管牵引器 1 个，44cm×33cm，手术洞巾 2 个，器械包布 1 个，洞巾 2 个。

2 号箱装箱单：导尿包 1 个，14#、16# 导尿管 11 个，一次性引流袋 1 个，6 号半、7 号、7 号半无菌手套各 1 盒，胃管 1 个，外周静脉插管 1 个，中心静脉插管 2 个，胸腔闭式引流管 1 个，骨科夹板 6 个，弹力绷带 1 个，宽胶布 1 个，胶布 2 个，颈托 3 个，输液器 4 个，输血器 3 个。碘棉球 6 个，止血带 1 个，1ml 注射器 2 个、5ml 注射器 3 个、10ml 注射器 3 个、20ml 注射器 2 个、50ml 注射器 3 个。明胶海绵 5 个，三角巾 10 个，卡式止血带 2 个，绷带卷 10 个，压缩脱脂棉 1 个，纱布 20 个，液状石蜡棉片 3 个，敷料贴 3 个，三通延长管 2 个，三通 3 个，头皮针 4 个，套管针 3 个，针头 5 个，沙具 1 个，静脉穿刺管 1 个。

3 号箱药品箱装箱单：1mg 肾上腺素 20 支、10mg 间羟胺 20 支、1mg 阿托品 20 支、10mg 山莨菪碱 10 支、2% 5ml 利多卡因 20 支、0.375mg 尼可刹米（可拉明）20 支、50mg 哌替啶 10 支、10mg 地西泮 10 支、20mg 多巴胺 20 支、止血用生物胶（外用）、1000U 立止血 5 支、5U 垂体后叶素 10 支、250mg 氨茶碱 10 支、2ml 阿尼利定 10 支、0.4mg 毛花苷 C 10 支、5mg 地塞米松 40 支、500mg 甲泼尼龙 4 支、20ml 50% 葡萄糖 10 支、70mg 心律平 10 支、5mg 硝酸甘油 10 支、5mg 维拉帕米 10 支、0.1g 苯巴比妥钠 10 支、200mg 氯胺酮 10 支、8 万 U 庆大霉素 10 支、20mg 呋塞米 10 支、50mg 非那根 10 支、10mg 胃复安 10 支、50mg 茶苯海明片 10 片、0.4mg 纳洛酮 12 支、100mg 维生素 B$_6$ 60 支、1mg 异丙肾上腺素 10 支、250ml 5% 碳酸氢钠 1 瓶、0.2g 西咪替丁 10 支、40mg 奥美拉唑 4 支、0.1g 氨甲苯酸 5 支、2g 6- 氨基己酸 5 支、20mg 多巴酚丁胺 10 支、10ml 10% 氯化钾 5 支、10ml 葡萄糖酸钙 5 支、10ml 1% 普鲁卡因 5 支、250ml 20% 甘露醇注射液 2 瓶、500ml 0.9% 氯化钠注射液 2 袋、500ml 血定安注射液 2 袋、500ml 10% 葡萄糖注射液 2 袋、500ml 乳酸林格液 1 瓶、250ml 碘伏（外用）、一次性酒精棉片（外用）、150mg 乙胺碘呋酮针剂 12 支、50mg 栓体舒针剂 1 套、头孢曲松 2 支、亚甲蓝 20 支、人血白蛋白 4 支、乳酸左氧氟沙星氯化钠注射液（来立信）2 瓶、1g 维生素 C 注射液 20 支、3mg 洛贝林 10 支、250ml 输氧康 2 瓶。

（四）加强对医疗救护人员的培训和演练

编写现场伤员医疗救护培训教材，完成对医疗救护员相关理论和技术培训的授课工作，并定期举行演练。培训和演练从实战出发，注重了实际效果。其目标是要求医疗救护员熟悉急救物品放置的所在位置，需要时能快速取出，关键是在一分钟左右要分别完成气管插管、上呼吸机、给氧、心电监护并能立即除颤、静脉通道建立并能注入急救药品，即在一分钟左右的时间内将危重伤员的病情控制在医务人员的手中。

（五）目标是将救命性的外科处理等延伸到特种危重伤员的致伤现场

传统现场救治的有效经验要很好地加以应用，并在原有的基础上进行创新。在快速伤员分类的同时，"轻便移动的生命支持保障和监测系统"的医疗救护人员主要针对Ⅰ类危重伤、需立即抢救的伤员，进行快速有效救治。包括严重头部伤、大出血、昏迷、各类休克、开放性或哆开性骨折，严重挤压伤，内脏损伤，大面积烧伤（30%以上）、窒息性气胸、颈、上颌和面部伤，严重中毒、严重烟雾吸入（窒息）等。目标是将救命性的处理等延伸到事故现场。

现场可以处理：

1. 应用加压包扎法止血。

2. 对呼吸、心搏骤停的伤员，应当立即清理上呼吸道，通过口咽腔管做人工呼吸，同时做体外心脏按压及心电监护和心脏除颤。

3. 对有舌后坠的昏迷伤员，应取侧卧位，放置口咽腔通气管，防止窒息，保持呼吸道通畅。

4. 对张力性气胸，在锁骨中线第2、3肋间用带有单向引流管的粗针头，穿刺排气。

5. 对肠脱出、脑膨出行保护性包扎，对开放性气胸做封闭包扎。

6. 快速液体药物输注抗休克抗中毒等处理。

7. 对长骨、大关节伤，肢体挤压伤和大块软组织伤，用夹板固定等。

8. 采用口服或注射止痛药、保温等方法防治休克，口服抗菌药物，防治感染。

9. 对面积较大的烧伤，用烧伤急救敷料保护创面。

10. 对化学中毒伤员，及时注射相应的解毒药，对染毒的伤口洗消、包扎等。

11. 必需的紧急外科手术处理等。

众所周知，在局部战争发生时，第一时间内现场死亡人数是最多的。据统计，国内外历次战争数据表明，构成伤后死亡率伤后即刻占40%，伤后5分钟占25%，伤后5~30分钟占15%，伤后30分钟以上占20%。而休克、窒息、大出血和重要脏器损伤是伤员早期死亡的主要原因。所以要尽一切努力确保Ⅰ类伤得到优先抢救，有一支精干的、经过强化训练的全天候医疗救护队在"轻便移动的生命支持保障和监测系统"的依托下，能将救命性的外科处理等贯穿于特种危重员医疗保障和救护的现场及整个后送过程中，达到"医疗与伤员同在"的目的。这样可以降低现场特种危重员的死亡率及伤残率，也就提升了现场特种危重伤的急救内容和水平。

第二节　灾害现场急救的时效性与时效值

灾害医学中除去组织管理，就是灾害急救。灾害急救在灾区医疗中所包含的范围最广泛、内容最复杂、环境最恶劣危险。它既可以是外科创伤，也可以是内科突发疾病，还可能是其他专科疾病；它既可以在救援医内，但更多的是院外的现场；施救者既可以是专业医护人员，也可以是非专业的志愿者；即便是战争灾害和恐怖灾害，对于管理者，尤其是灾害救援的决策者，把握住灾害救援工作的规律性至关重要。时效性就是其中最重要的规律之一。时效性在灾害救援工作中占有重要地位，它是灾害救援工作的出发点和归宿。脱离了时效性，任何决策、预案、措施和技术就都偏离了救援的宗旨。有关于抢救处置效果相关的时间概念的重要性我们都不陌生，但需要再进一步的认识。

一、救治时间的定性、定义与定量

时间就是生命（time is life）：尊重生命，以人为本。"时间就是生命"是一个人性化的理念。现在，急诊医学和其他各个学科对抢救时间重要性的认识越来越深刻，时间概念已经开始由越快越好的定性认识向针对性更强的定量认识过渡。可以展望，随着医学事业的发展和进步，随着对特定伤病认识的提高和救治的进展，救治时间定量化的理念会进一步得到发展。

1. 救命的黄金时间（therapy golden time）　有作者把"救命的黄金时间"这个词用于描述患者受到伤病致命性打击后，能够经过恰当的救治而挽救其生命的机会，如我们熟知的黄金 30 分钟、黄金 1 小时。它强调了救治工作中时间的珍贵性。这只是一种定性描述，而没有针对具体伤病做进一步研究是其不足。

2. 急救时间窗（therapy time window）　一定的伤病在一定时间段内存在急救成功的可能性。超出这个时间范围，就失去了急救成功的机会。这个时间范围就叫做急救时间窗。时间窗具有历史性和地域性。随着医学科技的发展，急救的时间窗会得到延长。

3. 急救的时效性与时效值（time effectiveness, chronergy）　不同的救治时间对应着不同的救治效果。在伤（病）后的时间序列上，单位时间内的救治效果叫做急救的时效性，或称急救时间序列上的单位时间抢救成功率，可以叫做时效值。它可以用数值来表示，计算公式为：

$$时效值 = \frac{一定时间内的救治成功率}{救治时间}$$

以此值进行比较，可以得到时间窗内不同时效值，该指标可以指导我们的急救工作。

时间窗与时效性两个概念是既有联系又有区别的。我们强调时间窗概念是因为：在时间窗之内的救治，救治结果与救治行为之间存在因果关系；时间窗之外的救治，救治结果与救治行为之间不存在必然的因果关系。也就是说时间窗之外的救治是不会成功的救治。我们强调时效性概念是因为：对病人进行救治，不是早救晚救都一样，而是越早越好。救治的时间以其进行的早晚而体现出不同的价值，即救治是有时效性的。时效性存在于时间窗内。时间窗被时效性划分为不同的时间价值。时间窗在一定的时空下是相对不变的，同时它是可以随着医学进步而延长的。同样，时效性也会随着急救的进步而提高。

结合灾害伤害的特点，急救的时效性分为个体急救时效性和群体急救时效性。

个体急救时效性：即强调急救个体化。各体伤（病）有各自的特点，在各自的急救时间窗内均存在最佳的处置方案和措施，针对具体患者采用特定措施，可以获得最佳的救治效果。

群体急救时效性：是指批量救治的总体时效性，也是急救的组织性和规律性。对群体伤进行及时准确的分类、分流，避免或减少救治时间延迟和分类的误诊漏诊率，使各类伤员在各自的最佳抢救时间窗内得到最好的救治。强调群体急救时效性，对于现代战争、地震灾害伤中大批量战斗伤员和平民伤员进行有效而正确的救治具有极大的指导意义。

二、心肺复苏的重要时效值要求

灾害救援中也会遇到心肺复苏，在特殊条件下比常规抢救要困难得多。

（一）心搏停止心肺复苏的时效值

针对临床上各种原因导致的心搏停止而进行的心肺复苏与时间的关系非常密切，大家接受了如下心搏停止时间对人体影响的结论：①心搏停止3秒时病人感头晕；②10~20秒即发生昏厥；③30~40秒后瞳孔散大；④40秒左右出现抽搐；⑤60秒后呼吸停止、大小便失禁；⑥在常温下，循环停止后4~6分钟即发生严重的，以至不可能恢复的脑损害；⑦在常温下，心搏停止10分钟后，脑组织基本死亡。

针对以上问题，采取抢救措施，目前大家接受的心肺复苏的时效值如下：

1. 4分钟内复苏时效值可能达到50%存活。

2. 4~6分钟开始进行复苏者，存活时效值仅为10%。

3. 超过6分钟时效值仅4%。

4. 10分钟以上开始复苏者，几无存活可能。

5. 心搏停止的患者如果在现场得到CPR，其复苏成功率和存活率都会有大幅提高。在现场每延迟1分钟行CPR就会导致死亡率上升3%。

6. 健全的急救系统可以明显提高复苏成功率。在急诊室、ICU、CCU、麻醉科等医疗背景下，心搏复苏的成功率应该在60%~75%以上。

7. 近年在特殊场合，比如发达国家的飞机场、高档赌场等，已经配备了电除颤仪和救护车等设备，对员工也进行了急救知识和方法的学习培训。有资料显示，其综合心搏复苏的成功率可以达到50%~75%。

改进抢救的时效值结果要从综合因素努力，目前对大众进行心肺复苏技术培训的必要性凸显重要。

（二）室颤的纠颤时效性

室颤是心肌梗死及其他原因导致的心脏危重急症，它是心血管疾病早期第一位的心脏停搏原因，在灾害救援中也会遇到。根据大量的基础和临床研究结果，大家接受如下的纠颤时效值：

1. 1分钟内行电除颤，患者心搏恢复律可达90%。

2. 5分钟后则下降到50%左右。

3. 第7分钟约30%。

4. 9~11分钟后约10%。

5. 而超过12分钟则只有2%~5%。

6. 每延迟1分钟心搏恢复的时效值就下降7%~10%。

目前的对策是：目击者叩击患者心前区、尽早使用单相或双相除颤器、预先置入体内的自动除颤器等。普及急救医学知识和高科技急救设备是解决这一问题的根本出路。

（三）内科急症重要时效性标准

1. 时间就是心肌（time is myocardium）　这是心血管专业提出的关于心肌梗死抢救的时效理念。有证据显示对AMI发病12小时内的患者进行溶栓治疗是有益的。对症状发作

6 小时以内且伴有 ST 段抬高或束支传导阻滞的患者，每治疗 1000 例患者大约可以防止其中的 30 例死亡。对症状发作 7~12 小时的患者，每治疗 1000 例可防止 20 例死亡。为了达到这样的目的，要进行如下的急救步骤：

对于发作时间 < 12 小时，ST 段抬高或新发生 LBBB 的急性冠状动脉综合征：

若时间 < 3 小时，则行静脉溶栓。

• rt-PA 50~100mg，静脉注射；或链激酶 150 万 ~200 万 U，静脉注射；或尿激酶 150 万 ~200 万 U，静脉注射

• 目标：来诊到用药时效值 < 30 分钟

若时间 > 3 小时，则：

• 直接 PCI

• 来诊到球囊扩张时效值 < 90 分钟

• 要求术者有较丰富的经验

• 要求导管室有多例病例经验的积累

• 能做 CABG

2. 时间就是脑（time is brain）　对于脑卒中患者，时间的延迟就意味着脑细胞的死亡。脑梗死时，一般认为梗死灶核心区的神经细胞在血管闭塞后 60 分钟即死亡。由于侧支循环的代偿作用，梗死灶周围存在着所谓"半暗带"区域，该区域神经细胞电活动基本消失而能量代谢活动还存在，还能短期存活。如果能够在 3 小时内及时开通闭塞的血管挽救半暗带，就有希望减少神经细胞的死亡数和脑功能的损失。一般认为，在发病 1 小时内溶栓疗效最理想；3 小时内治疗有效；6 小时疗效尚有待进一步评估。

疑似脑卒中急诊救治流程：

（1）一般评价及处理（< 10 分钟）

• 监测生命指征：呼吸、血压、脉搏、体温。

• 保证气道开放，鼻导管吸管，SpO$_2$ > 90%。

• 建立静脉通路。

• 检查血常规、电解质、凝血功能。

• 检查血糖水平，急诊降糖或补糖处理。

• 做 12 导联 ECG，监测心律失常。

• 一般性神经病学检查。

（2）神经病学评价时效值（< 25 分钟）

• 复习病史，确定脑缺血卒中发作时间（溶栓 < 3 小时）。

• 神经病学检查。

• 确定意识水平（GCS 评分）。

• 确定卒中程度（NIHSS、Hunt 和 Hess 评分）。

• 急诊 CT 平扫（急诊 -CT 扫描 < 25 分钟）。

• 判断 CT 结果（急诊 -CT 阅片 < 45 分钟）。

• 颈椎侧位 X 线检查（如有颈部外伤者）。

（3）溶栓治疗时效值：来诊到用药时间 < 60 分钟。

（4）后期

- 如病情变化，重复 CT 扫描。
- 监测血压，急诊处理。
- 收入重症监护病房。
- 24 小时内抗凝或抗血小板治疗。

（四）灾害及战创伤急救的重要时效性理念

1. 急救白金十分钟（emergency platinum 10 mins）　战员在战场、平时民众在伤害现场，通常很难得到医疗的专业救护，自救互救是急救的主要方法。降低战场的立即死亡和平时的现场死亡是抢救时间窗的重要工作目标。这部分死亡率的降低潜力取决于参士和伤害现场人员（包括伤员自己和目击者）的救护水平。急救白金十分钟就是针对上述问题提出的时效值概念。目前这个急救潜力还没有得到医疗专业机构和社会的足够重视。这不仅是一个医学范畴的时效性理念，更是一个社会范畴的时效性理念（图 3-2-1）。

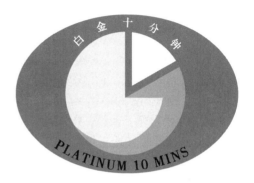

图 3-2-1　急救白金十分钟

狭义急救白金十分钟：是指紧急事件发生后，无论经过怎样的程序，以送到医院急诊科或相关科室抢救间为起点，到医生进行紧急处理的最初 10 分钟为止，这一时间段叫狭义急救白金十分钟，它对于指导临床医师进行抢救有着极其重要的作用和意义。要求急诊人员在这 10 分钟内完成，进行可控制的可靠止血、解除气道梗阻；建立无创或有创的呼吸通路、建立外周或中心的静脉通路；相关的高级的生命支持措施是可以做到的。

现场急救的内容主要包括：

（1）外伤压迫止血。

（2）颈托固定。

（3）封闭气胸。

（4）开放气道、由基本到高级的呼吸支持。

（5）建立静脉通路（由外周到中心或骨髓输液）。

（6）可耐受低灌注复苏。

2. "抗休克 30 分钟"（management shock within 30 mins）　创伤性休克发生后，组织液回输形成的"自体输液"大约可以持续 30 分钟、向血管内回输 250ml 左右组织间液。抗休克 30 分钟的时间概念强调及时而正确的液体复苏，维持基本的组织灌注，延缓或避免休克的发生，减少并发症，为进行后续治疗创造条件。这也是对于休克的控制时效性要求：即失血/创伤性休克要在 30 分钟以内得到控制。

与抗休克相关的急诊急救内容主要包括：

（1）外伤后压迫止血，急诊止血手术，止血药物，球囊压迫，内镜止血，血管介入止血。

（2）补液量为失血量的 2~4 倍，晶体液/胶体液为 3∶1，速度先快后慢。

（3）第 1 个半小时补平衡液 1 500ml，胶体液 500ml，血压不升再补平衡液 1 000ml。

（4）Hct < 0.25，Hb < 60g/L，补红细胞 600~800ml。

3. "黄金 1 小时"（golden one hour） 指伤后开始至伤后 1 小时以内的时间。它是以伤后在院前、院内抢救的连续性基础上提高生存率的最佳时间窗。急救措施包括使用基本的急救五大技术、复苏和确定性救命手术。它强调在医疗系统内达到最佳目标。这是急诊创伤确定性救命手术的术前准备时限。我们把"黄金 1 小时"解读为"术前准备 1 小时"。患者伤后在院前、院内急救的基础上，强调救治的序贯性，争取在 1 小时内为创伤急救确定性救命手术或损伤控制性手术做好准备，把握创伤急救最佳时间窗，提高生存率。它是医疗体系内的时效值目标，后续的救治内容主要是确定性救命手术或损伤控制性手术。

关于术前准备的急诊处理内容主要包括：

（1）监测生命指征：T、HR、R、BP、SpO$_2$。

（2）血、尿常规，血型、配血，HIV。

（3）检查血生化、血糖，电解质、乳酸、凝血功能、血气分析。

（4）X 线胸片、急诊超声。

（5）液体复苏第 1.5 小时补平衡液 1 500ml，胶体液 500ml。

（6）Hct < 0.25，Hb < 60g/L，补红细胞 600~800ml。

（7）呼吸、循环支持，检查处理伤口、抗生素预防感染。

（8）外科专科会诊，送入手术室，行确定性手术或损伤控制性手术。

总之，创伤中三大致命问题的时效性目标是：控制出血、解除窒息、保持呼吸道通畅等应该在"白金十分钟"内完成；休克应该在 30 分钟内有效地干预并控制；胸、腹、盆腔的内脏损伤出血、严重的颅脑伤应该在"黄金 1 小时"内得到有效的手术治疗或控制损伤性手术。

（五）危重病和感染性休克处置时效值要求

临床的各个科室、各个专业，都会接收感染患者，尤其 ICU 更多见，其中一部分会发展为休克。引起休克的最常见病因是各种感染。一旦病因明确，就要争取在 6 小时内进行并达到早期目标性治疗。

早期目标治疗内容和要求（< 6 小时）：

1. CVP < 8mmHg，补晶体液 20ml/kg，胶体液 5ml/kg，使 CVP 达 8~12mmHg。

2. MAP < 65mmHg，多巴胺 5~15μg/（kg·min），去甲肾上腺素 0.1~15μg（kg·min），静脉滴注，使 SBP > 90mmHg 或 MAP > 65mmHg。

3. ScvO$_2$ < 70%，输 RBC 使 Hct > 30%，ScvO$_2$ > 70%。

4. 尿量 > 0.5ml/（kg·h）。

5. 经验性抗生素初始治疗（诊断后 1 小时开始）。

6. 脓肿切开引流。

（六）灾区疫情、传染病处置时效值要求

1. 传染病分类 《中华人民共和国传染病防治法》将全国发病率较高、流行面较大、危害严重的急性和慢性传染病列为法定管理的传染病，并根据其传播方式、速度及其危害程度，分为甲、乙、丙三类，共有 38 种传染病列为法定管理的传染病。

甲类传染病（2 种）：鼠疫、霍乱。

乙类传染病（25 种）：传染性非典型肺炎、艾滋病、病毒性肝炎、脊髓灰质炎、人感染高致病性禽流感、麻疹、流行性出血热、狂犬病、流行性乙型脑炎、登革热、炭疽、细菌性和阿米巴性痢疾、肺结核、伤寒和副伤寒、流行性脑脊髓膜炎、百日咳、白喉、新生儿破伤风、猩红热、布鲁氏菌病、淋病、梅毒、钩端螺旋体病、血吸虫病、疟疾。

丙类传染病（11 种）：流行性感冒、流行性腮腺炎、风疹、急性出血性结膜炎、麻风病、流行性和地方性斑疹伤寒、黑热病、包虫病（棘球蚴病）、丝虫病，除霍乱、细菌性和阿米巴性痢疾、伤寒和副伤寒以外的感染性腹泻病、手足口病。

2. 报告时效值　城镇 6 小时、农村 12 小时内向所在发病地区防疫机构上报传染病有：甲类、乙类中的艾滋病、肺炭疽病人及病原携带者或疑似病人。

城镇 12 小时、农村 24 小时内向所在发病地区防疫机构上报者：乙类病人及病原携带者或疑似病人。

24 小时内向所在发病地区防疫机构上报者：丙类。

在灾害救援时期，疫情监测内容和标准以及疫情上报等管理，还将在抗灾指挥部的统一领导下进行，这些时效值会依据情况而定。

（七）处理突发公共卫生事件的时效值要求

1. 事故等级分类

小型事故：一次受伤 3~5 人，或死亡 1~2 人。

中型事故：一次受伤 6~19 人，或死亡 3~9 人。

大型事故：一次受伤 20~49 人，或死亡 10~19 人。

特大型事故：一次受伤 ≥ 50 人，或死亡 ≥ 20 人。

重点事故：社会身份为"非一般人"时，即为重点事故。

2. 报告时效值

各类事故：10 分钟内向本单位领导报告。

中型及中型以上：30 分钟内向上级卫生部门报告，书面报告时限为 6 小时。

大型事故：1 小时内向市级卫生部门报告。

特大型事故：2 小时内向省级卫生部门报告，4 小时内报国务院卫生行政部门。

重点事故：30 分钟内向上级卫生部门报告。

（八）地震救援的时效值

对于地震的救治的时效值研究，Carl 针对 20 世纪死亡人数在 4 万人以上的七次大地震（意大利，1908 年 75 000 人；中国，1920 年 200 000 人；日本，1923 年 143 000；苏联，1948 年 100 000 人；秘鲁，1970 年 70 000 人；中国，1976 年 250 000 人；伊朗，1990 年 40 000 人）分析时指出：在第一个 24 小时内，被砸埋者抢救成活率为 85%~95%；意大利地震在解救之前 95% 已经发生了死亡；Peter Safar 认为：这些伤后死亡者有 25%~50% 可以在立即医疗抢救下成活。言外之意 24 小时后，甚至更早时间大部死亡已经发生了。

我国有关地震救治时效值的研究情况，如解放军某部资料显示，1976 年 7 月 28 日唐山地震的伤员救治中，地震后伤员挖出时间与救活的时效值统计如表 3-2-1 所示。

表 3-2-1　1976 年 7 月 28 日唐山地震救援时效值统计

挖出时间	挖出人数（人）	救活人数（人）	救活率（%）
半小时内	2377	2360	99.7
第 1 天	5572	4513	81.0
第 2 天	1638	552	33.7
第 3 天	348	128	36.7
第 4 天	396	75	19.0
第 5 天	159	12	7.4
合计	10 490	7640	72.8

四川汶川地震救援时效值：十一届人大常委会第三次会议审议汶川地震恢复重建工作汇报（2008 年 6 月 25 日）定义此次地震为破坏性最大、救灾害度最大；截至 6 月 23 日，解救转移 146 万人；死亡 69 181 人、失踪 18 498 人、受伤 374 171 人。可以算得地震受伤率为 31.63%；将失踪算入死亡，地震受伤死亡率为 18.98%；废墟中抢救被掩埋 84 017 人，其中成活 6541 人，院内死亡 3515 人，算得四川地震救援时效值平均为解救时成活为 11.49%，最终成活率为 7.79%。以公安消防部队专业救援力量在灾情最严重的德阳、广元、绵阳、阿坝、都江堰等 5 个地区的 9 个市县，震后 48 小时，抢救埋压人员 8100 人、生还 1701 人，时效值为（21.00%）。以上海、安徽、四川总队组成的 28 名突击队员由直升机空降到汶川映秀镇，截至 6 月 15 日上午 10 时已救出 4 名小学生；14 时到已挖出 54 人，其中生还 12 人（22.2%）；6 月 16 日上午 7 时 29 分，救援部队共营救埋压群众 57 名，其中 15 人（26.32%）生还。截至 6 月 20 日上海消防总队应急救援队共营救出 227 名遇难者，27 名幸存者（11.89%）。再次证明此次地震救援困难程度大于唐山地震救援。（以上权威数据还有待相关部分研究公布）

从受伤后生理耐受时限而言，尽管有地震救援"黄金 72 小时"的时效值说法。但是，从汶川地震可见，超过这个时限抢救成功的伤员是大有人在。不同受伤程度在不同掩埋条件下的生存时间如何？以及上述情况得到不同的救援水平的生存率如何？目前还没有深入的研究，一旦地震救援的时效值研究取得进展，就找到了努力的目标，一定会提高我们的地震救援水平。

（九）个体时效性和群体时效性有机地结合

目前我国应对突发公共卫生事件或灾害事件，军民协作统一指挥仍然是首要的机制。就现代战争或恐怖事件而言，没有前方和后方之说，那么，在强调个体救治时效性的基础上，应该提高群体时效性，只有个体时效性和群体时效性有机地结合在一起，在最佳时间窗内以群体时效性为前提，个体救治达到最佳化，才能在突发公共卫生事件或灾害中，最大限度地保护和救护战斗人员和平民，提高再生战斗力。所以，为提高急救各阶段的时效性，必须要：

1. 以高科技手段研究灾害的早预报和早预防。

2. 从群体急救知识的普及培训着手，做到急救技术和急救器械大众化，以期达到把握第一时间窗（非专业抢救时间窗）内的救治。

3. 以信息化技术手段使现场与专家库相连（延长了时间窗内的专业救治时间比率）、达到医疗与伤员同在。

4. 在现代新技术装备基础上探索新的急救理论和模式。

5. 改进医疗急救技术和器械，使之携带更加方便、操作便捷、可靠有效，达到符合专业救治的时效性要求。

6. 以信息化统领现代转运方法达到及时准确的分类疏散，从而提高抢救的时效性，降低伤残率与死亡率。

只有在上述时间窗内做出正确有效的处理，才能保证伤员在伤后救治的连续性和完整性，从而获得救治的最佳时效值。超出救治时间窗，我们的工作除了伦理学意义、社会意义外，就没有多少医学意义了。因此，对于地震及其他所有灾害的医疗救援工作要引起各级管理部门的重视，围绕时效性组织管理准备才是目标。

除了上述时效性的共性以外，时效性也有其差异性，它表现在空间、时间、人力等因素的影响上，这些都需要进行更深入的研究。

第三节 灾害事故现场"急救白金十分钟"新理念

"急救白金十分钟"是何忠杰教授通过 10 余年总结创伤及多种危重病救治经验的基础上借鉴国际急救进展提出的急救新理念，2004 年发表在《解放军医学杂志》《中国急救医学杂志》，受到了国内急救领域专家的关注。在其指导下，2008 年奥运会成功抢救心搏骤停南非教练引起了广大媒体、社会工作者的重视。经过近年对白金十分钟深入探讨和社会的反馈，我们对其进行了全面的总结和理论的创新。再论"白金十分钟"急救理念，再次回顾这些历程，确实使我们看到认识和实践上的进步。

一、急救白金十分钟的概念及发展

随着实践研究的进展，我们逐步形成了白金十分钟的广义和狭义概念。在紧急情况下，从紧急事件发生到最初的十分钟左右是急救或处置的关键时期，这段时间我们定义为："白金十分钟"，在此段时间内进行急救处理可以缩短抢救时效时间或提高抢救成功率。在此基础上，我们又提出了广义的"白金十分钟"：指紧急事件发生为起点，到最初的十分钟左右为终点，这一时间具有十分重要的社会意义，值得向社会公众进行推广和普及相关的急救知识。

狭义白金十分钟和广义白金十分钟的区别是前者是从专业角度定义，限于对急救医护人员所做出的专业上的判断和急救措施，后者则将其引入了社会的层面，是强调这十分钟所蕴含的社会责任和道义，是为了使社会及公众认识到这段时间的重要性。

我们希望让同行们注意到时间在各类救援和急救中的重要性，然而，尽管这是我们大家都心知肚明的事情，但我们并没有能够使其由常理进入到理念、和数质量的概念中。为此，经过研究思考，我们将时效性概念提出来并使之能进行定量计算和分析的时效值公式。

白金十分钟急救理念提出后，首先在军内受到沈洪教授等一批同行的热情鼓励并得到他们积极建议，促进了我们的完善和发展。白金十分钟理念在急诊科、院前急救、救援工作等受到医疗和护士同行的关注，相关文章先后被同行引用 200 多次。许多科室把它作为时效性目标列入网站；通过学术交流"白金十分钟与链式流程复苏""白金十分钟急救技术"等被传播到全国同行；在好医生继续教育项目中；某些省还把它作为继续教育内容。它也积极影响到保险业等医疗救援以外的行业，真正成为专业与社会均接受的理念。尤其得到前辈王正国、王一镗教授的肯定和鼓励，更坚定了我们研究和做好"白金十分钟"理念的勇气和信心。

二、认识急救白金十分钟的特点及影响力

快速抢救，争分夺秒，是所有医务同行遵循的原则，但这些原则只适于以医务人员为主要力量的急救工作，实践上我们不能成为所有急救的主力；如何引导大家思考，把应救工作思考引向深入？那么抓住白金十分钟特点并将其影响力扩展到社会深层面，将使我国急救产生深远的影响。

1. 认识"急救盲区"的客观性　我们提出抢救的"急救盲区"概念，指没有专业人员进行抢救的时间，包括时间、空间和人员的盲区。急救盲区包含了"救护空白时间"和"医疗空白时间"这两个时间概念。"救护空白时间"是指没有任何救护的抢救时间，这个救护既可以是专业的，也可以是大众来进行的。"医疗空白时间"是指没有专业人员进行抢救的时间，亦相当于专业的急救反应时间。"救护空白时间"不仅是中国人民的难题，也是全世界人民的难题。显然最大的时效值的关键时空很难被专业把握。应该充分认识到它的客观性，加以深入研究。这个空白时间相当于"白金十分钟"。

2. 认识到应救的时效性　哪个最核心因素最大影响我们应急救援决策？它能让我们对于应急救护能有一个共识原则？如何获得最好的抢救时效值将是我们关注的焦点，抢救将由掌握最好时效值的时刻开始、由掌握最好时效值的空间开始、将由掌握最好时效值的人开始。由此，应该自觉地把急救的时效性当做我们一切急救工作要求的出发点和归宿。

时效值完善了我们对院外抢救中心搏停止、完全气道梗阻的抢救流程和原则，就地抢救 + 专业救护，这一原则成功指导我们在北京第 29 届奥运会自行车场馆休息室内对南非自行车教练员里昂在白金十分钟内的现场抢救，使之成为奥运医疗保障史上的奇迹。

3. 时效性改变对急救环节的再认识　高度重视应救是一个触及全社会各个层面、各系统的最复杂的问题，因此，必须在解决这个问题的时候动用全社会的资源。大家必须有这样的共识：把救援救护、院前急救等从伤病开始到医院的救治过程当成一个完整的过程来看待，即："公众自救互救 – 急救系统院前急救 – 医院急救"应该是国家的急救

的完整链条，不能脱节。这个链条中的后两个环节国家已经进行了建设发展，取得了很大的成绩，而第一环节还非常薄弱。如何使大家能够认识到第一环节的重要性，必须重新认识，创立适应现代社会和我情的自救互救概念。经过研究后，我们提出了自救互救的新认识。

4. 提升自救互救地位及其新概念　即便是许多从事救援工作的大批专业人员仍然对自救互救的理念停留在肤浅和原始的地位上，把它理解为解决不了大问题，关键是靠专业的救护的狭隘观点，低估了当今百姓对急救的理解和实施能力；忽视了抢救时效性是由所占有的时间、空间所决定的最佳时效值，很不利于今天大力开展自救互救的普及和实践工作。我们认为自救互救的概念应该是：自救互救是由伤病者、目击者参与的救护行为，它是一切伤病急救的开始和基础，它具有比专业救护更高的救治时效值，它是不能被专业救治所替代，并为专业救治提供关键基础，与专业统一，并与专业救治同等重要的一个急救阶段，是抢救、救援链上独立的一环。这个初始环节的优劣，可以直接决定后续救治的效果。

这一认识促进了我们的社会急救实践：我们针对狭义的"白金十分钟急救技术"的浓缩集成，编制了呼吸通路、循环通路、心肺复苏等技术光盘、举办"白金十分钟急救技术研讨会"，申办军队"白金十分钟急救技术学习班"继续教学项目，申办好医生网站的全国继续教育培训。

针对广义的白金十分钟科普工作，我们编写了"白金十分钟－急救技术普及篇"、制作了"白金十分钟－现场急救技术"光盘，相关的科普活动获得了北京市科学技术三等奖。获得中国中西医结合学会灾害医学专业委员会的"十一五灾害医学突出贡献奖"；还申报并获得了北京市科普基金、北京市海淀区科普基金，使这一理念走入中小学，在北京得到普及。

创立"白金十分钟－全国自救互救活动日"：中国还没有一个大众自救互救活动日，当时空来到 2010 年 10 月 10 日 10 时 10 分（2010.10.10.10.10），我们以志愿者身份联合全国 6 省市 19 家单位创立了"白金十分钟－全国自救互救活动日"全国性科普活动日，大家的行动口号是"把握白金十分钟，创造生命奇迹"。2011 年全国有 16 个省市 40 多家单位参加。受到大家的积极响应和支持，这项服务社会的公益活动一定能够在更大的范围发挥光大，使它在全国得到进一步普及。

通过白金十分钟网站（www.baijin10.com），这个理念和实践也传播到了世界各地。

"什么是急救？急救就是挽救行将走向静止的生命！就是避免哪些可以避免的死亡！对百姓而言急救就是自救互救，就是延长救治时间窗，为专业抢救创造更大的机会。这是四两拨千斤的技术和艺术。急救的规律就是急救的时效性，抢救的决策是谁在现场谁抢救。"

我们认为：对于掌握了自救互救知识的人，伤害发生时，老百姓和专业医生同等重要。谁抓住了这白金十分钟，谁就抓住了生命的机会。"

从提出理念到实践，从普及到专业都是围绕急救的时效性规律而进行的。这些实践和理论逐步形成了以时效性时效值为核心，以白金十分钟为旗帜自救互救、现场救治模式新概念的急救白金理论体系。

第四节　灾害现场自救互救新概念与策略

由于经济规模、地理环境、交通状况、城市管理等因素所限，无限缩短急救反应时间是不现实的。中国面临缩短"医疗空白时间"和填补"救护空白时间"这样两个目标，我国又是一个人口大国，发展中国家，政府已经做了巨大的努力，要把急救反应时间缩短到10分钟以内，目前是不现实的。因此，我们要理性、坦然地承认和面对它，实事求是制定适合中国的策略。

应该看到，这些发达地区的水平缩短了"医疗空白时间"，但"救护空白时间"依然存在，这是中国和世界所面临的挑战。

人民大众也是应急救援的主力军。发动起人民大众的参与，大力普及自救互救，由高水平的自救互救来填补这个10分钟的"救护空白时间"可以成为我们的策略。因此，需要全社会重新再认识自救互救的战略定位。

一、自救互救新概念

自救互救是由伤病者、目击者参与的救护行为，它是一切伤病急救的开始和基础，它具有比专业救护更高的救治时效值，它是不能被专业救治所替代，并为专业救治提供关键基础，与专业统一，并与专业救治同等重要的一个急救阶段，是抢救、救援链上独立的一环。这个初始环节的优劣，可以直接决定后续救治的效果。

二、自救互救应该成为国家战略

应救始终是国家关注的大事，纵观世界各地，不同国家会有不同的决策和战略。中国应该如何选择呢？这种选择其实质都是在国家战略水平的决策。

1. "白金十分钟"要由大众自救互救来完成　资料显示，急救反应时间各国家不一样，同一个国家不同城市之间也一样。从已建立较好急救体系的地区看：美国为4~6分钟；日本为4分钟；德国为7~10分钟；英国为8分钟；丹麦为3分钟；俄罗斯为4~6分钟。而中国的大城市的急救反应时间均在10分钟以上（北京12分钟；上海11分钟；广州12分钟），缩短急救反应时间一度是大家努力的策略，在制度与大量财政支持下可能获得一定的进展。

2. 自救互救是和谐社会的必然要求和核心内容　在当今大众呼唤的互信互助互爱的传统文化精神与和谐社会建设中，以生命为中心的自救互救是不可替代的、最核心、最高尚的核心价值行为，其社会效益是无可争辩的。不仅急诊专业人员要更新理念，还要在其他医疗专业同行进行普及、向社会各行业宣传普及。尤其让决策者认识到并逐步落实到他们的工作中加以推进。一定能得到意想不到的益处，促进和谐社会的建设。因此，宣传普及自救互救的新概念非常必要。

3. "白金十分钟"在中国和世界的前途　自救互救应该成为国家战略。从经济和社会效益角度分析，自觉把自救互救这个科普工作提升到国家战略角度来看待并对待。做到全民深入了解自救互救，掌握一定的自救互救技术，才能提升我的救护水平，减少不必要的损失，也必将产生巨大的社会和经济效益。

历史经验证明，中华民族有着无限的创造力，在政府的领导下已经创造许多人类奇迹。

奥运会、世博会以及亚运会的志愿者培训机制就是由政府支持，大众实践的创新机制。如果我们把自救互救事业也认真实施，一定会尽快提高国家的救护能力，从而减少死亡，减少伤残，减少在现代化进程中的损失，加速我们的物质文明和精神文明建设。中国的成功也是世界的进步，必然会积极影响全世界。

第四章
灾害现场急救新模式

第一节 链式流程与"白金十分钟"技术

一、链式流程技术

创伤的链式流程复苏是由症及伤这是急救工作的思维方法之一，可以在抢救中提高抢救效果和判断的正确性。创伤急救的经验概括起来就是链式抢救步骤和方法：①初步迅速判断病情：确定给予何种程度的抢救支持；②呼吸通路的阶梯化管理：建立可靠的呼吸通路和支持，确保动脉血 $SaO_2 > 90\%$；③以中心静脉插管为主的循环通路建立；④系统查体和检查；⑤以改良氧利用率监测进行监测指导全身管理；⑥确定性救命手术。

（一）初步迅速判断病情：确定给予何种程度的抢救支持

对于创伤病情的判断首先要明确：

1. 伤情的严重程度如何？越是严重给予的支持水平就越高。

2. 伤情的变化趋势？由轻向重发展就越要进行确定性的抢救措施。

3. 患者的抢救时机是否存在？要把抢救措施针对哪些有机会抢救成功的患。

4. 目前到患者呼吸、心搏停止还能有多少可能的时间？针对具体伤员的救命措施是什么？上述问题是初步迅速判断的内容，它们可以指导我们组织起高效的抢救。初步的判断时间可在数十秒至半分钟内完成。具体的判断方法如下：

（二）以经验判断

经验是临床成功与失败的积累，尽管经验存在一定的失误，但丰富的创伤抢救经验是决定抢救成败最重要的因素。

徒手查体：丰富的经验是临床救治的最基本的因素，在稳定患者的基础上，进一步进行系统病史采集和全面的查体。在接诊伤员的 15 秒内，可以完成意识状态的判断，及依据足背动脉、桡动脉、股动脉、颈内动脉的搏动和张力初步判断出血压的范围，这足以判断生理危重程度。动脉搏动情况与初步判断血压的关系见表4-1-1。

表 4-1-1 动脉搏动情况与初步判断血压的关系

初步判断血压情况 （mmHg）	足背动脉	桡动脉	股动脉	颈内动脉	病例数 （例）	比例 （%）
≥ 90	+	+	+	+	1467	60.4
70~89	−	+	+	+	548	22.6
60~79	−	−	+	+	225	9.3
50~59	−	−	−	+	137	5.6
< 50	−	−	−	−	51	2.1
合计					2428	100

（三）创伤评分

尽管创伤评分系统还不尽完善，但它在大范围内的统计结果已经表明，在判断病情及预后方面的准确性还没有被其他方法代替。

1. 创伤评分（trauma scoring，TS） 总分为 16 分；14~16 分有 96% 的生存率；< 12 分为重伤员；4~13 分救治效果显著；1~3 分死亡率 > 96%；准确度为 98.7%。

2. 格斯哥昏迷评分（glasgow coma scale，GCS） 总分 15 分，8 分以下为重度脑外伤；> 7 分患者的存活率为 95%；< 5 分，则患者的死亡率 > 95%；5~7 分难断定。

3. ICRMAS 总分为 10 分，≤ 8 分为重伤标准。

4. 创伤严重度评分（injury severity score，ISS） < 13 分为中度，一般无生命危险；13~25 分为重度，一般伤势严重，危及生命，多发生严重并发症，治愈后可能遗留残疾。> 25 分为极重度，病人死亡率高。

（四）创伤救治优先原则

创伤救治程序是对创伤病人进行评估和优先处理的方案，在快速、简捷判断伤情的同时进行合理、有效的确定性抢救。根据不同的病程阶段分为"三优先原则"。

1. 第一优先原则 是以维持和恢复病人生命支持系统的功能为目标，包括一系列基本的创伤复苏措施和生命支持系统功能。重点是：判断循环和呼吸系统的稳定性，并及时提供处理，以减轻组织器官的缺氧，判断颅脑外伤的严重程度，及时提供处理；预防脊髓的进一步损伤。

第一优先原则包括：

（1）检查病人的皮肤颜色、胸部动度、意识、四肢运动。

（2）在双侧腋中线听诊确定呼吸音是否存在和呼吸音的性质。

（3）建立气道给予适当的通气支持。

（4）触摸脉搏是慢、快、强、弱，评估血压水平。

（5）进行心电监测。

（6）确定血压。

（7）建立静脉通路进行液体复苏。

（8）控制体表的出血。

（9）只有在液体复苏后才逐步放松病人使用的抗休克衣裤。

（10）观察病人的摇手指或肢趾的示意运动。

（11）如果病人不能遵嘱运动，在按压胸骨时看病人四肢有何反应。

（12）查瞳孔大小和反应。

（13）如果需要搬运病人，用颈托固定颈部。

（14）抽动脉血气。

（15）尽快抽血标本。

（16）如果有呼吸或心血管问题，尽快拍摄胸片。

（17）全面观察，控制体表出血。

（18）检查患者意识、皮肤颜色、查瞳孔大小和反应、睑结膜颜色、四肢运动。

（19）检查脉搏、评估血压水平、采取适当的液体复苏管理。

（20）检查胸部、评估呼吸和气道采取适当的呼吸管理方法。

（21）全面暴露检查、避免后背、腰和臀等部位漏诊。

（22）有条件可建立骨髓输液。

（23）有条件可行心电监测、血压监测。

（24）外伤者颈托保护颈椎直到排除颈椎损伤。

（25）中毒保留可疑物品。

（26）内科急症做相应处置。

2. 第二优先原则　以是迅速明确并控制生命器官的生理性改变为目标，包括实施各种确定性救治措施和针对性的检查。如果多部位损伤，每个部位均要评估其对休克的影响程度；如果用了休克裤，一定要在液体复苏后才能逐步放气，先腹部，然后四肢；发生张力性气胸时可有伤侧腋下呼吸音减弱、颈静脉扩张、外周低灌注；大量漏气时要做气管镜除外气管损伤。

第二优先原则包括：

（1）尽快完成简要的头、颈、胸、腹、脊柱、骨盆、四肢的检查。

（2）如果可能，询问相关的创伤病史。

（3）完成更完全的神经系统检查。

（4）拍摄颈椎侧位 X 线片。

（5）如果有指征，拍摄胸和腰椎 X 线片。

（6）开始对脊髓的针对性治疗。

（7）对严重脑外伤制定医疗计划。

（8）如果无脊柱损伤拍摄立位 X 线胸片。

（9）拍摄骨盆 X 线片。

（10）下导尿管。

（11）下胃管。

（12）做诊断性腹腔穿刺灌洗，探查局部伤口或做腹部物诊。

（13）如果有指征插入动脉导管监测血压。

3. 第三优先原则：以及时确定并处理一些隐匿病理生理性变化为目标。

第三优先原则包括：

（1）完成一次系统全面的全身检查，包括各个生理孔或开口。

（2）在先前的诊断和评估基础上考虑做进一步的诊断。

（3）在完成诊断和评估病情之后，完成急诊手术或其他救命措施。

（4）考虑适当的气管插管或气管切开。

（5）在高危病人插入心导管进行血流动力学监测。

（6）了解中心体温。

（7）有指征，给予预防性抗生素。

（8）肌注破伤风抗毒素。

（9）进行适当的会诊。

（10）对脱位和骨折进行夹板固定。

（11）对有轻的脑外伤病人留观或入院。

（五）创伤抢救的分类方法

为使临床分型更适于临床急救的需要，更从时效性体代创伤特点。可根据受伤与死亡的关系和时间进行分类。这种分类方法便于对极重度、濒临死亡的创伤患者在早期进行临床决断，究竟选择何种处置，是抢救还是放弃？这类方法更适于大批量伤的分类处置。具体分类方法为：

1. 直接致死性创伤 受伤后在无医疗干预下迅速（0.5~1.0小时）死亡，如心脏、胸、腹腔大动脉或静脉的损伤、颅脑特重型外伤、严重脑干创伤和高位延髓创伤等，多发生在创伤后第一高峰死亡时间内。现场有条件，要紧急处置；抢救中伤员伤情演变成难以逆转死亡的创伤时，按下条原则处置；如果现场无条件，可给予期待处置。

2. 难以逆转死亡的创伤 在受伤后发展到一定程度，生命体征部分存在的难以逆转的死亡，如脑疝、严重多发伤等，在伤后无医疗干预下可存活1~4小时。多指创伤后第二高峰死亡患者如脑疝、高级生命支持下的其他危重患者。可给予期待处置。

3. 非直接致死性创伤 在受伤后，能够在无医疗干预下生存4小时以上；临床上出现了再灌注过程；低灌注引起全身代谢异常；出现非直接受伤部位或器官的功能改变。临床上的休克概念更适合于这一类临床过程。这类伤员发生数量最多，变化最大，伤情最复杂。要组织力量主要针对这类伤员进行正确处置。

（六）对于创伤死亡原因的分析

由于难以逆转的死亡比例高，急救伤死率居高不下。它给我们留下两方面思考：一是由于医疗技术的进步和急救系统的作用，已经救治了大量创伤患者，其功效已发挥到最大，无潜力可挖，因而对那些难以逆转的死亡，目前的努力仍然无效；二是对于伤死率居高的创伤病种，目前的救治方案无效，必须有所突破才能提高救治成功率，这是努力的方向。

二、狭义白金十分钟内的急救技术和动作

（一）狭义白金十分钟内的急救技术和动作

对于早期的抢救，急诊专业人员要平时磨练出稳定高效的抢救技术和动作，确保在抢救中发挥作用。以急诊专业发展成绩看，在早期抢救的急救技术和动作方面，其他专业医生已经不能和急诊专业相比了。我们总结的早期方案见表4-1-2。

表 4-1-2　狭义白金十分钟内的急救技术和动作

目标	时间	可以完成的急救动作	应该完成的急救动作	职责人
1. 建立生命支持措施 2. 初步判断危重程度;	30秒内 判定生命指征 开放气道	开放气道 鼻塞给氧	判定呼吸、脉搏 检查瞳孔、结膜 开放气道	一线人员
	1分钟内 判断生命支持的等级	气管插管 环甲膜穿刺术 静脉给药 心电监护 气管插管	生命体征初步判断，病情危重程度 控制可控制的出血	
	2分钟内 外周静脉通路	中心静脉穿刺置管术 气管穿刺扩切术、 呼吸机准备及使用 小静脉输液 测血压	气管插管 气管内注射 小静脉输液 肌内注射 气管穿刺扩切术	创伤组长指挥并完成关键措施;确定具体抢救程序
	3分钟内 初步判断			
1. 建立完善的呼吸、循环通路 2. 开始液体复苏	4分钟内	暴露身体	中心静脉穿刺置管术 气管穿刺扩切术 气管穿刺旋切术 呼吸机准备及使用 小静脉输液 下胃管 测血压 备头皮 导尿 会阴备皮 全面物诊生命体征进一步判定危重程度	
	5分钟内 中心静脉通路	气管穿刺旋切术		
	6分钟内	配血 化验 液体复苏		
	7分钟内			
1. 二次判断危重程度 2. 启动下了阶段相关措施或程序	8分钟内 可靠的呼吸通路	包扎 固定 完善上述急救措施		高级职称参与抢救;组织会诊;确定完成上述具体抢救程序
	9分钟内	启动实施确定性救命科室会科		
	10分钟内	启动其他相关检查或措施		

（二）呼吸通路的阶梯化管理原则和方法

对呼吸系统进行阶梯化管理是较为可行而有益的急诊管理模式。是指按呼吸功能不全的不同程度，采用不同侵入程度的支持手段达到呼吸支持的目的。呼吸支持的阶梯化管理分为：无/有创伤类、四个阶梯、19类方法。根据情况和能力选择支持方法。目前顺利的气管插管可在 1~2 分钟内完成操作，顺利的有创气管扩切术可在 90 秒以内完成。掌握好器械和技术可以达到最佳时效。四个阶梯 -19 类方法气道通气分类法示意图见图 4-1-1。

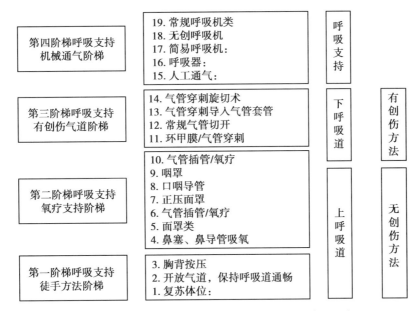

图 4-1-1 "四个阶梯 –19 类方法"气道通气分类法示意图
第一、二阶梯为无创方法。第三阶梯为有创方法。1~9 为上呼吸道支持方法；
10~14 为下呼吸道支持方法

阶梯化管理与跨越阶梯的组合应用：呼吸的阶梯是由简单到复杂、由易到难、由徒手到器械和机械的过程；适用于病情由缓到急、由轻到重的急危重症患者。因此，根据病情可以满足呼吸支持效果时，应尽可能采用低阶梯内的、无创的、上呼吸道支持方法。同时要做到病情加重时的上一阶梯的方法准备。部分内科疾病所致呼吸功能不全可适用阶梯逐步升级原则。影响升级的因素包括原发疾病性质、是否达到呼吸衰竭标准、疾病发展趋势等；呼吸衰竭的标准对于决定呼吸支持阶梯升级很重要，但不是唯一标准，原发疾病的性质决定了一些特殊疾病则又需要进行跨阶梯组合使用方法：①对于呼吸、心搏停止的患者第二阶梯方法 10 法是首选；②呼吸道烧伤的患者早期就要由第一、二阶梯尽早或直接进入第三阶梯方法 12~14，以防止呼吸道焦痂脱落导致窒息死亡，并不是以呼吸衰竭为准；③神经系统严重创伤或严重卒中的患者，也应该由第一阶梯方法或第二阶梯方法而进入第三阶梯方法；④衰弱的内科疾病患者也应该多采用第一阶梯方法或第二阶梯方法，可以在循环稳定后进行第三阶梯；⑤哮喘患者在呼吸机支持时多采用第 10 法，并可延长插管时间；避免气管切开。其他阶梯视情况作为下一步准备。

跨阶梯原则：呼吸阶梯化管理是指，急诊各类紧急抢救患者在呼吸通道的建立上是由独立的阶梯所组成，是按一定的顺序进行，各阶梯相互关联，迅速展开和完成。在具体临床应用中不能机械照搬原则，而应紧随着阶梯化的思路，灵活准确地把握住关键性首选措施；尤其在急诊常见的内、外科急危重病患者的抢救中，进行阶梯化的、跨阶梯的呼吸支持方法。

（三）以中心静脉通路为主的循环通路的建立原则和方法

对于创伤病人，建立以中心静脉为主的数条大静脉通路，确保液体的迅速输入，要求快速，简便，可靠，有效。大静脉穿刺置管技术才能达到这样的要求，尤其在创伤病人的抢救当中，建立 2 条静脉通路和一条动脉通路是必要的。对于静脉的使用，第一条为快速补液和／或监测中心静脉压；第二条为快速补血或胶体液；第三条为补液和用碱性药或针对脑水肿的脱水药等；第四条为血管活性药物。建立一条动脉通路行有创血压监测和抽取血气或其他血标本。在有穿刺置管的条件下，静脉切开已经不作为首选。由于器械的改进和技术的普及，可在 2~3 分钟内建立中心静脉通路。

循环通路的建立原则和方法

（1）全身可用于建立静脉通道的静脉由上至下、由浅至深有：颈外静脉、颈内静脉、锁骨下静脉上入路、锁骨下静脉下入路、贵要静脉、头静脉、股静脉、大隐静脉。常用静脉穿刺针及全身单侧 8 部位双侧 16 点静脉及特点总结如表 4-1-3 所示。

表 4-1-3　全身 8 部位 16 点静脉及特点

静脉通路及部位	优点	缺点
小静脉通路		
小静脉针	建立迅速，使用安全	快速补液差，易发生静脉炎，缩血管药液外渗则皮肤坏死
小静脉套管针	安全可靠，补液速度快	不能监测中心静脉压，静脉炎，关节部位使用，弯曲时，液路不通
导管	部位不限，便于护理	需必要的技术和器械
1. 颈外静脉	表浅粗大，仅可用于套管针	皮下组织疏松，颈部活动时，套管针易滑出血管导致血肿
2. 头静脉	可置入短导管，男性解剖标志明显	有静脉瓣，不易导入长导管
3. 贵要静脉	无静脉瓣，可插入心导管，左侧较右侧为佳，心内起搏右侧优于左侧	易痉挛，用后即闭塞
4. 锁骨下静脉上入路	紧急复苏时首选，不影响胸外按压，建立迅速，急诊透析首选部位，心内起搏先右后左进行选择	要求操作熟练，左侧有伤胸导管风险，不宜首选
5. 锁骨下静脉下入路	静脉高营养，长期输液，可重复穿刺，最常用的通路，并发症相对少	心内起搏次选部位，右侧先于左侧
6. 颈内静脉	心导管首选入路，便于护理，首选导入心导管	误伤动脉后有窒息危险，需用导引工具，体位要求高，先选右侧
7. 股静脉	安全，快捷，风险最小，上述静脉不可选时选用	床旁血滤首选静脉回路，距会阴部近，易污染，选择部位不宜骚扰的病人
8. 大隐静脉	建立安全，可靠	严重休克时建立困难

（2）选择静脉的原则：在四肢建立静脉通路的原则是避开受伤的肢体；对于有骨盆骨折或腹腔外伤应该优选上肢；中心静脉的选择除按上述临床需要和各自特点外，对于有胸部外伤或其他情况时应按如下原则进行选择：优先选择胸部有开放损伤一侧。优先选择做胸腔闭式引流一侧。优先选择有血或／和气胸一侧。优先选择先进行处置的胸腔一侧。其

理由是：中心静脉穿刺造成气胸的机会小，即使造成气胸，气胸量不大，多在 10% 左右，常不需要胸穿抽气可自行吸收。当一侧有损伤时，保留健侧作为代偿，而不宜冒风险损害健侧，使双侧处于病理状态，难免随后要进行双侧胸腔处置。深静脉穿刺的并发症与原发伤合并一侧，可以在处置该侧时一并解除。在伤侧有气胸进行操作时，难以伤及肺组织。

（四）系统查体和检查

在上述呼吸、循环支持下，迅速对全身进行系统查体和检查。对于创伤已经有了很完善的创伤学系统，这些经验和知识对于明确创伤的诊断、救治及复苏是十分重要的基础。

对于创伤病人的检查：主要运用的检查手段是视诊和触诊除外四肢、头颅、胸、骨盆、脊柱的骨折，用叩诊和听诊除外胸部的气、血胸。其他的诊断工具有胸、腹腔的穿刺；B 超可以检出胸、腹的重要创伤。必要时进行头、颈、胸、腹、骨盆等部位的 CT 检查可以明确较为复杂的创伤诊断。在病情允许下可以做核磁共振检查。对于创伤病人，进行检查的顺序为：胸、腹、头、颈、骨盆、脊柱，四肢，其特点为及早除外最重的导致病人死亡的创伤。从创伤救治的特点形成了自己的创伤部位和器官：头颈部、胸部、腹部、骨盆、脊柱、大血管、四肢七个部位。每个部位均有可能导致病人死亡的创伤种类，此分类方法优点是诊治上的简捷性和完整性。

也有用"CRASH PLAN（撞击计划）"的方法来帮助记忆抢救次序，其中每一个字母代表一个脏器或解剖部位：C 为心脏，cardiac；R 为呼吸，respiratory；A 代为腹部，abdomen；S 为脊柱，spine；H 为头颅，head；P 为骨盆，pelvic；L 为四肢，limb；A 为血管，artery；N 为神经，nerve。

各部位的损伤有各自一些特点：如对于极重的颅脑外伤病人，依然是从急救手术，大剂量的甲泼尼龙及综合加强治疗支持。对于骨盆骨折，除不可搬运病人处，还可进行骨盆的外固定架进行骨盆固定，危重病人可耐受该手术，同时进行血管造影，进行血管栓塞止血。胸腹部的出血须进行手术探查，为了确保急诊创伤的效果，创伤复苏的一个进步就是在急诊实施确定性救命手术，它使严重创伤的死亡率明显下降。从创伤急救的管理和组织角度出发，进行急诊科的全面建设，必将进一步提高创伤重病人的救治成功率，减少伤残率。

（五）改良氧代谢的监测

液体的复苏目标从全身的整体看主要以尽可能提供足够的血液携氧，以满足全身的氧代谢要求。氧代谢监测是通过 Swan-Ganz 导管进行血流动力学监测的同时进行氧代谢的监测来完成的。我们知道：1g 血红蛋白在完全饱和情况下可以结合 1.34ml 的氧；所测定的血液中血红蛋白浓度（Hb）；所测定动脉血氧饱和度（SaO_2）；通过仪器测得病人的心输出量（CO），心输出量 = 每搏量 × 心率，就可以用下面的公式计算病人的分钟携氧量即氧载：

$$氧耗（VO_2）= 动脉血氧含量 - 混合静脉血氧含量$$
$$= 氧载 - 混合静脉血氧含量$$

氧载与氧耗的关系：在实验中用滴定式的方法可以看到，当随着氧载的增加，氧耗也增加时，氧耗与氧载的关系被称为氧耗与氧载呈依赖关系；当氧载到达某个阈值后，随着氧载增加，而氧耗不变时，称为氧耗与氧载的关系脱依赖，脱依赖关系是临床氧代谢治疗的终点目标。而临床工作中其关系较为复杂，既可出现上述的脱依赖关系，也可出现伴随氧载的增加，氧耗也相应提高而不脱依赖关系，称为病理性依赖，其机制尚不清楚。

在实际工作中，忽略不计血液中物理溶解部分氧含量，使用下列公式进行氧利用率计算，动态观察危重病氧代谢变化情况。

改良氧利用率（modify oxygen utilization coefficient，MO_2UC）的计算公式：

$$改良氧利用率 = \frac{氧耗}{氧载} = \frac{(CO \times Hb \times SaO_2 - CO \times Hb \times SvO_2)}{CO \times Hb \times SaO_2 \times 10}$$

$$= \frac{SaO_2 - SvO_2}{SaO_2} \quad 改良氧利用率 = \frac{氧耗}{氧载}$$

$$= \frac{(CO \times Hb \times SaO_2 - CO \times Hb \times SvO_2)}{CO \times Hb \times SaO_2 \times 10} = \frac{SaO_2 - SvO_2}{SaO_2}$$

式中，CO 为心输出量；Hb 为血红蛋白；SaO_2 为动脉血氧饱和度；SvO_2 为中心混合静脉血氧饱和度。

当机体的氧载不能满足机体的氧耗时，机体将通过提高氧利用率来代偿增加对氧的利用。氧载不足时，机体的氧利用率可以从正常的 0.22~0.32 上升到 0.70~0.80 之间，一旦氧载情况改善，氧利用率可以在 2~4 小时内恢复正常。可以这样认为：只要机体的代偿功能存在，当出现氧利用率提高，即可以认为此时氧载不足或相对不足时，在一定限度内，氧利用率的上升就意味着组织的缺氧在恶化。当 > 0.40 时，说明缺氧超过了危险限，要加强干预。若该指标在 0.40~0.50 范围内 持续 3~4 天，或在 0.50~0.60 范围内 持续 24 小时以上，或 > 0.60 的时间超出 8~12 小时，提示病人缺氧严重且时间过长，出现并发症的机会将增多。因此，复苏的氧代谢目标，在氧利用率指标的表现形式就是其值不要 > 0.40。

MO_2UC 反映了机体对氧的提取和利用能力，在氧供减少时，机体可以通过提高氧利用率来达到代偿摄取氧，但同时这种变化亦表明机体处于缺氧状态，只要代偿功能没有衰竭，从上公式推导可以看出氧利用率与以下几个因素有关：

呼吸功能：肺通气，肺氧合情况。

循环功能：心输出量，心肌收缩，前后负荷及心率情况，血红蛋白。

微循环功能：是否存在高排低阻，短路形成。组织水肿使氧的弥散距离增加发生缺氧。

细胞功能：是否衰竭而无法正常利用等几方面的临床因素，所以它是一个综合指标。

以氧利用率指标对临床危重病人在组织缺氧程度上的考查结果证明是可靠的。由于简化了计算，又可以通过中心静脉导管抽取中心静脉混合血检血气即可获得 SvO_2，而不一定都要使用 Swan-Ganz 导管，节约了费用，使这项监测从 ICU 走到了一般医院的普通科室。只要有血气机的医院即可展开氧利用率的监测，使危重病氧代谢的观点得到了普及和实际应用。

（六）认识隐性代偿性休克

近年来对脓毒症和多器官功能不全综合征的研究发现：胃肠道上皮细胞特别是绒毛顶部的上皮细胞对缺血缺氧非常敏感，仅数分钟即可坏死，黏膜上皮细胞的损害将导致其通透性增加，成为肠道内的细菌和内毒素入侵机体的途径，从而使胃肠道成为向机体持续输送强烈致炎物质的场所。这是诱发脓毒症和多器官功能障碍综合征（multiple organ dysfunction syndrome，MODS）最重要的原因之一。因此，要保证胃肠道这个巨大的和潜在的污染源不对机体产生损害，就只有依赖于肠黏膜屏障的完整。

肠黏膜内 pH（pHi）监测即是针对胃肠道缺血缺氧的监测手段。一般认为，其在

7.350~7.450 之间为正常范围，而 7.320 为最低限，此值可信度能达 90% 以上。其意义在于：判断复苏和循环治疗是否彻底，这与胃肠道血运更能敏感地反映变化有关。它引出了"隐性代偿性休克"这一新概念，复苏的努力应持续至这种状态被纠正才算完成。从临床看，传统意义的休克被纠正后 3~4 天，肠道的缺血缺氧才逐步恢复正常。"隐性代偿性休克"的主要危害是导致肠黏膜屏障损害，造成细菌和内毒素移位，进而诱发严重的脓毒症和 MODS。为预防这一致死性的威胁，在早期的复苏阶段就应该努力纠正黏膜的缺血和缺氧状态。

（七）确定性救命手术或损伤控制手术

早在 40 多年前，国外学者就提出了对严重创伤病人进行早期急救手术的概念。它是针对胸部、心脏、大血管损伤的病人出现心脏压塞、低血容量休克、血气胸等时，在急诊科采取钳夹止血、纱布填塞压迫止血等处理后转入手术室进行进一步手术处置的急救模式。但其结果并不令人满意，总存活率在 20%（0~38%）左右。因此是否在急诊科进行手术仍存在争论。

但分析其存活率低的原因主要是：选择急诊手术的病人病情重，多为濒死或无条件转入病房手术室，才在急诊进行手术；病种单一，主要是心脏及大血管的损伤病人；急诊手术为过渡性，非确定的直接根本的救命手术。

上海长海医院在急诊对严重创伤病人实施确定性救命手术，127 例手术成活率为 70% 左右，我们的经验也支持该观点。这些创伤急救的新方法和观念已经被国内同行接受。对于单一的危重创伤病人进行手术，可以按专科的手术原则进行，但创伤复苏的手术困难在于对多发伤的手术处置，主要有如下问题（结合链式流程复苏从流程角度对其进行阐述）：

1. 探查手术的指征　对于胸、腹部损伤的探查指征的把握，由于专科医师掌握过严而失掉了抢救时间窗的有效时限，甚至不如由急诊科医师对时效性的把握。2000 年复苏指南推荐的手术探查指征为：

（1）液体复苏条件下血流动力学仍然不稳定。

（2）明显的胸腔引流血液（达到 150~200ml 或更多，或连续 3 小时或更长时间出现 > 300ml/h）。

（3）X 线胸片上显示明显的胸腔出血。

（4）怀疑心脏创伤。

（5）腹部的枪伤。

（6）开放性创伤，尤其是腹部贯通伤。

（7）腹腔灌洗阳性（尤其证明进行性出血）。

（8）明显的实质脏器或肠损伤。

2. 创伤的手术分类和手术顺序　手术的顺序主要是针对多发伤病人提出的。由于多发伤患者伤情危重，发病机制错综复杂，如低血容量休克、中枢神经系统功能紊乱、呼吸循环功能衰竭、多个部位需要处置等。这些因素相互影响，形成恶性循环。如果能及时手术，可以阻断恶性循环，摆脱危重状态。处理不当，则可能失去最佳救治机会，加上手术本身的创伤打击，可加重恶性循环，促使病情恶化。所以要把握手术时机，合理安排手术顺序。

（1）创伤的手术分类

手术一般可以分为三类：

1）紧急手术：该类手术不能拖延，需立即进行。如心脏穿通伤、大血管伤等，手术越快越好，目的是修补出血部位，制止大出血。这类患者入院时血压很低，甚至测不出血压，随时有生命危险，如运送到病房手术室，许多患者将死在运送过程中。

2）急性手术：如脾破裂、肝破裂、子宫破裂、硬膜外血肿等患者，不像上述患者那样紧急，可以拖延 2~3 小时，待病情进一步诊断明确后或血压恢复到一定水平，做好较充分的术前准备后，到条件好一些的常规手术室进行手术。

3）择期手术：这类手术的目的是为了改善治疗效果，如闭合性骨折的内固定。手术可在生命体征完全平稳后再进行。

（2）多发伤手术顺序：手术顺序主要根据受伤器官的严重性和重要性来分，一般是紧急、急性和择期的顺序。如果同时都属紧急或急性时，则首先是颅脑伤手术，然后是胸膜盆腔脏器手术，最后是四肢脊柱手术；有开放伤时，如时间不超过 8 小时，先行闭合伤（无菌手术），再行污染手术（包括开放伤和空腔脏器破裂）；如果手术互不干扰，如颅脑手术和下肢手术，则可考虑同时进行。即使是择期手术如闭合性骨折，如能争取在一次麻醉过程中完成几个不同部位的手术，反而有利于患者术后的恢复。

（3）关于多发骨折早期内固定：以往对多发骨折多采取保守治疗，待病情稳定后再考虑手术治疗。现在的观点是，只要病情允许，能在急诊阶段手术的尽量急诊手术内固定。这样做的好处是，患者只受一次打击，可减少牵引和卧床的并发症，减轻伤口疼痛，降低创伤反应应激性，方便术后护理，早期功能锻炼，减少畸形愈合或不愈合的发生，在住院天数、医疗费用、功能恢复方面都有明显优点。

（八）创伤小组建设及抢救原则

只有秩序的救治系统才能产生最大的救治效能，创伤急救系统是创伤急救医学发展的产物，它是由院前急救和院内救治组成。这个系统要通过通信联络、病人转运和抢救治疗三个重要环节紧密配合而建立起来，只有三个环节相互协调统一才能使创伤救治成为完整体系，以确保早期接受关键的确定性救治措施。但对于创伤救治系统应该从创伤急救系统的建设、创伤急救小组的职能、急诊创伤医师的个人技能三个层次加以把握。而目前创伤急救与复苏水平的改进和提高仍然主要集中在院内抢救中，应注意加强以下几个方面的工作。

1. 急诊创伤手术室的建设是决定严重创伤救治的关键，而不是把这些病人送入医院的病房手术室进行手术。

在这个急诊手术间内，能展开的监护、医疗范围等程度上超出一个完备的 ICU 病房。可以床旁拍摄 X 线片、B 超检查，甚至在手术室隔壁就可完成 CT 检查或血管造影。进行高级生命支持的手术和设备均齐全。在创伤手术室内要达到完成，脑外，胸外，及大血管的探查修复术，进行超级生命支持下的手术和心肺脑复苏。

2. 成立创伤抢救小组　由 2~3 名医师和 3 名护士组成。当病人进入创伤抢救间时，抢救小组人员有组织协调地进行工作，各行其职，忙而不乱，紧张而有秩序地进行急救。

组长：具备创伤主治医师以上资历，负责指挥抢救复苏、组织协调专科会诊、确定实施救命性手术。

医生：急诊低年资主治医师及住院医师各 1 人，参加抢救全过程，高年资者负责气管插管，建立中心静脉通路；低年资医师完成胸、腹穿刺、处置伤肢和创面等。

护士：2 名护士主要工作为建立外周脉通路、导尿、备皮、破伤风治疗、术前准备以及完成其他抢救医嘱等；另一名护士做完整详细的抢救记录。

对于抢救操作要同时在病人身上进行，相互独立操作，互不干扰，而不是一项操作完成后再由另一人做下一项的轮换式抢救。创伤小组并非每一次抢救都按此展开，但高质量和高效率的创伤复苏必然是这样分工，又同时进行操作救护。创伤急救过程的最小代价流程示意图见图 4-1-2。

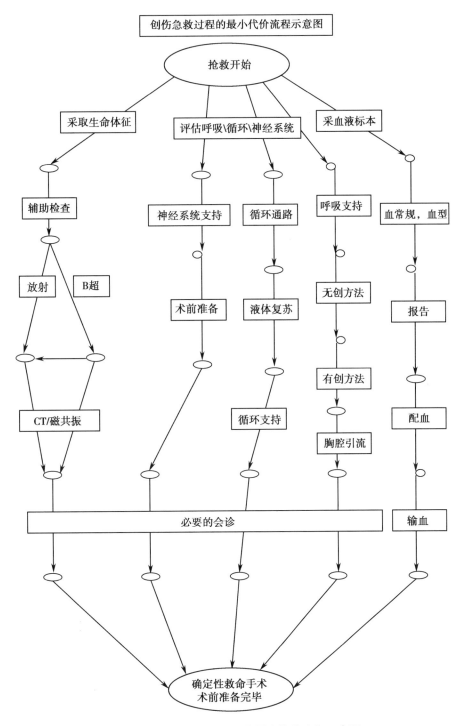

图 4-1-2 创伤急救过程的最小代价流程示意图

3. 创伤小组工作原则　为了达到用并联操作的思路减少抢救的基础时间和相关时间，如下创伤小组抢救原则是必要的。

（1）组长指挥原则：组长要在抢救中综合分析出患者的第一优先处置；用洪亮的声音清楚下达医嘱；执行者要在执行前复述接受的医嘱；下级医师的医嘱首先汇报指挥组长，同意后才可下达。指挥者的音调应该规定为优先高音调，组员之间的协调语言要用次高音调。组长负责组织每次抢救后的讨论和总结工作。

（2）时间量化急救操作原则：呼吸管理、循环管理、系统检查、稳定生命体征、会诊、特殊检查等都可以划分为抢救阶段；每一个阶段可以用相关的若干操作时间段进行估计确定。每一个阶段内又可以由数个操作组成，每一个操作过程都可以形成一个时间量化的标准。"阶段时间"就是该阶段内必要的最长操作时间，我们应该建立缩短各阶段时间的概念。但时间段又是一个客观的过程，不是我们主观愿望能够改变它的。其他研究也表明，并非缩短了急诊的置留时间，患者的抢救效果就一定好。为了稳定生命指征、为了确定性救命手术创造好的条件而在急诊使用时间是合理的。

（3）合理排序和组合操作原则：多部位的处置要同时进行，而不是简单的时间上的顺序排列。以呼吸管理、循环管理、神经系统管理、其他处置为序；以稳定生命指征为目的；伤情上以止血、包扎、固定为序；确定性救命手术以胸/腹腔大出血、脑外伤、骨科手术、其他科室手术为序。抢救中的每一个操作步骤和内容都是不应该缺少和省略的，一个不合理的排序都会浪费时间，有时会超出我们的预想，而这正是影响抢救的关键因素。

（4）抢救固定站位原则：患者头部为医师组长（指挥者）位；负责完成呼吸道的插管等管理，观察和指挥全局。护理组长配合；其他操作站位以"Z"字形展开："Z"字形由第一优先处置者站位决定（其位置确定后，第二优先操作者在其对侧，第三优先操作者在第一优先位的同侧。具体占位如图 4-1-3 及图 4-1-4 所示。

（5）同一时间进行诸项处置操作原则：手法管理气道/气管插管/气管切开、中心静脉穿刺置管、胸穿/胸腔闭式引流/清创/检查、腹腔穿刺、导尿、四肢止血/包扎/固定/清创、备皮等要同时进行，或尽可能同时进行。操作者要严格按照无菌操作原则，在各自的范围内操作而不影响其他部位的操作者，这是可以做到的。

（6）每一例患者都有一个特定的科学诊治流程：在总体抢救原则流程下，第一例患者都有一个特定的合理诊治流程。不同系统损伤的患者有不同的诊治流程；同一个系统的损伤，不同伤情严重程度的患者的流程也是不一样的。如果不对这个问题有清醒的认识，我们就会看到严格按照流程抢救，并不能获得预定的抢救效果。组长（指挥者）的职责就是按照抢救原则，尽快置定出针对不同患者的具体诊治流程，并在该过程中不断校正这个流程，使流程逐步达到与患者的伤情诊治需要相一致。相当一些特殊的危重创伤、甚至呼吸心搏停止的患者的抢救流程是要突破现有的一些抢救原则才能提高成活率的，其中临床经验起到决定性作用，这一点有赖于指挥者逐步提高的临床经验。

（7）抢救过程音像资料的收集与管理：目前录音条件十分便利，提倡抢救过程录音，以便完善抢救病历；某些抢救还可录像，但一定保证只为医疗应用，不违犯隐私法规。收集抢救的音像资料是急诊工作的特殊规律决定的，它便于日后分析研究。提高抢救小组工作水平。

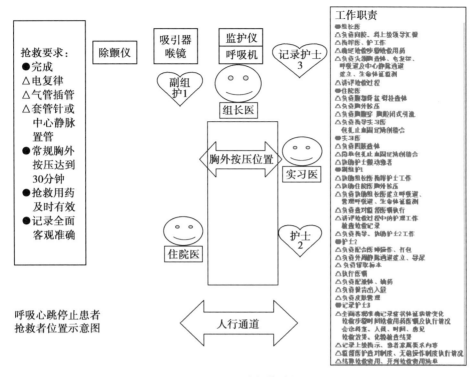

图 4-1-3 心肺复苏站位图

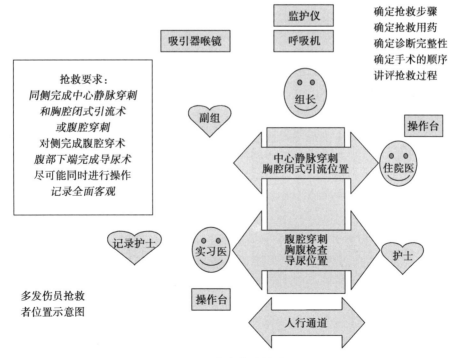

图 4-1-4 多发伤抢救站位图

（8）回顾讨论总结制度原则：小组抢救工作以后，要由组长组织小员成员回顾抢救过程，总结经验和教训，不是追究个人责任；要由组长负责书面记录。本原则另一个重要内容是分享抢救成功的喜悦；分担抢救失败的困窘；不让抢救小组任何一位成员把工作的紧张和压抑带回家。

以上原则需要不断研究和完善，真正把集体抢救潜力发挥出来，提高抢救成功率。

4. 提高创伤救治复苏的个人经验　接触病人后，快速进行视查可以获得大量的病人资料。皮肤颜色是否正常、发绀、苍白；查看胸廓运动的节律和深度，以确定呼吸频率是否正常、减少、增加、是否对称运动；进行神经系统的评价：是否睁眼或闭眼，可以提示清醒或对外界反应消失；四肢活动是否僵硬，四肢无活动提示脊髓损伤、严重外周神经损伤、肌肉骨骼系统严重损伤；当有气道异物、声门上区的软组织脱垂、喉头骨折或者气管断裂伤引起部分的或完全的气道梗阻时，可以引起刺耳声音、辅助肌收缩、鼻翼运动、肋间肌收缩、烦躁呼吸及呼吸音减弱；大的气管撕裂或并发有张力性气胸时，可以表现为肺不张；多根肋骨骨折的患者在自主呼吸时可以出现矛盾胸廓运动，出现胸壁塌陷或两侧胸廓不对称、胸腔稳定性受损。

除外危及生命的呼吸循环问题后，利用创伤急救的通气、包扎、止血、固定、搬运五大技术处置病人。掌握它们并不难，关键是对一个病人如何合理地综合运用这些技术完成病人的成功转运，这些技能在现场救治、途中转运和急诊抢救都是实用有效的。病人身边具备何种急救生命支持条件、医务人员具备哪一等级生命支持能力以及病人的病情，三者决定了病人能得到何种生命支持。

三、心肺复苏

心肺复苏简称 CPR，基础生命支持（BLS）的核心技术，是指救护员同时为伤病者实施胸外心脏按压及人工呼吸的技术，维持人的血液循环及呼吸。心肺复苏的目的是利用人工呼吸及胸外按压，使血液可以携氧到脑部和心脏以维持生命。

（一）胸外心脏按压

当伤病者心搏停止时，救护员应立即进行胸外心脏按压施救。胸外心脏按压是指救护员在伤病者胸骨适当位置按压使其下陷，压迫心脏使心脏有规律地舒缩，从而形成血液循环。正确实施胸外按压可以恢复血液循环达到正常血流量的 25%~30%，若实施不正确，不但无法形成血液循环，而且可导致伤病者的心脏受损或不必要的内伤，如肋折及剑突折断，会使肺部或肝脏受损。

1. 心肺复苏的顺序　C—A—B，即胸外按压 30 次，然后开放气道，2 次通气；循环往复。

2. 正确的手按压位置　手的位置放在胸骨下端。定位方法为：手置于病人靠近复苏者一侧的胸廓下缘，向上滑到中央，另一只手紧靠它的位置，手掌放在胸骨上，确保手不要触到肋骨以减少按压时肋折的风险，手指要展开或交叉，要离开胸壁，由于不同人的手大小，形状不同，一只手放置正确位置后，另一只手可以握住其腕部，这对于有手和腕关节炎的复苏者是有用的。

3. 正确的胸外按压要求　手臂要伸直，肘关节要吃力，肩膀与病人胸骨垂直，确保按压力量垂直作用在胸骨上，否则会使病人产生摇晃，使部分力量无效，影响按压效果。

对正常成人，胸骨按压幅度至少 5~6cm，按压频率为 100~120 次 / 分。对于儿童按压位置同成人相同，按压深度至少 1/3 前后径（大约 5cm），按压频率至少 100 次 / 分。1 岁以下婴儿，胸外按压位置：示指放在两乳头间假象线之下做定位，中指及环指平贴放在胸骨定位的示指旁，按压深度至少 1/3 前后径（大约 4cm），按压频率至少 100 次 / 分。

手不能以任何原因离开病人胸骨按压的位置，否则会丢失正确的按压位置。

对心肺停止的病人，目前越来越强调胸外按压的重要性。

4. 胸外按压的注意事项

（1）按压位置必须正确，掌根不能放在胸骨下端的剑突上。

（2）胸外按压时，除紧贴伤病者胸骨上的掌根外，救护员的其他身体部位均不应接触其胸骨及肋骨。

（3）按压及松弛时两手肘必须伸直。

（4）按压时掌根不可向下猛撞。

（5）松弛时，掌根不可离开按压位置或坐跳动，但应使其胸骨上压力完全解除，使胸廓恢复正常位置。

（6）按压与松弛的时间基本一致。

（7）按压时，救护员须观察伤病者反应及脸色的变化。

（二）人工呼吸

使用人工的方法，使不能自主呼吸、呼吸功能不正常或呼吸困难的伤病者，得到被动式呼吸。以维持伤病者肺部空气流畅的一项急救措施。

1. 如伤病者呼吸停止，在保证胸外按压的前提下应进行有效的人工呼吸。

2. 如现场没有可使用的人工呼吸面膜或面罩（如袋装面罩或气囊及面罩复苏器）而救护员不便于或不能施行口对口人工呼吸，可在施行心肺复苏法时只做胸外按压而不做吹气，但应保证伤病者气道始终处于开发状态。

3. 救护员如吹量过大或太急促，容易引起伤病者胃胀气，使胃被推向上，减少肺部容量，并引起胃内容物反流，妨碍人工呼吸的进行。

4. 具体方法　首先用仰头 – 抬颌法开放气道，清除气道内异物及分泌物。可用口对口、口对鼻、口对隔离器材等方式。按压通气比率（置入高级气道之前）：成人为 30：2，儿童与婴儿为 30：2（单人施救）或 15：2（双人施救）。每次吹气量成人患者在 500ml 左右。

（三）心肺复苏有效的指征

1. 脸色转红。

2. 瞳孔收缩到正常大小。

3. 恢复可知的呼吸及有血液循环表征。

4. 有知觉、反应及呻吟等。

5. 心肺复苏终止的条件　心肺复苏进行期间，不得随意中断停止，除非出现以下各种情形：伤病者恢复自主性呼吸及有血液循环表征；另一位救护员或医务人员到场接替；医师证实伤病者死亡。

四、气道异物梗阻的解除

（一）确认气道异物梗阻

早期确认气道异物对后期的成功处置十分关键，气道异物可以引起呼吸停止。其他引起呼吸停止的原因有：昏厥、卒中、心脏病、癫痫、药物过量等。异物可以部分或全部梗阻气道，不全阻塞时病人存在气体交换正常与不正常两种情况：在不全阻塞时，病人具有咳嗽能力，若换气功能正常，可先鼓励病人加强咳嗽与呼吸，若不能缓解，须启动急救系统。

判断气体交换不好或气体交换由好变为不好指征是呼吸变弱，无咳嗽反应，吸气时鼻翼揪动，呼吸困难加重，并可能出现发绀，要当成完全呼吸道梗阻来处置。完全梗阻时，病人不能说话、呼吸和咳嗽。其指征是用手扳住颈部，另一只手握住其腕部。由于无气体流动交换，缺氧，病人会迅速意识丧失，如果不及时处置，病人迅速死亡。

（二）气道梗阻的解除

1. 成人救治法

（1）自救腹部冲击法：适合不完全气道堵塞的病人，意识清醒，不能说话呼救、且无人在场的情况下，所采用的自救方法。一手握空心拳，拇指侧置于腹部脐上两指、剑突下处，另一手紧握住此拳，双手同时快速向内、向上冲击 5 次，每次冲击动作要明显分开，或者将上腹部压在坚硬物上，如桌边、椅背或栏杆处，连续向内、向上冲击 5 次，重复操作步骤若干次，直到异物脱出。

（2）互救腹部冲击法：用于意识清醒的病人，救护人站在病人的背后，双臂环绕病人腰部，令病人弯腰，头部前倾，一手握空心拳，并将拇指侧顶住病人腹部正中线脐上方两横指处，剑突下方，另一手紧握此拳，以快速向内、向上冲击 5 次，反复有节奏、有力地操作若干次。病人配合救护人，低头张口，以便异物受到气流冲击而吐出。

（3）解除无意识患者气道梗阻：将其置于仰卧位，救护人骑跨在病人的两大腿外侧；一手的掌根平放其腹部正中线，脐上方两横指处，另一手直接放在第一只手上，两手掌根重叠；合力快速向内、向上冲击病人的腹部，连续 5 次，重复步骤若干次；如异物冲出，立即用手将异物取出；若呼吸、心搏全无，要立即心肺复苏。

2. 婴儿救治法 采用背部叩击法：救护人将婴儿的身体骑跨在一侧的前臂上，同时手掌将头颈部固定，头部低于躯干。用另一只手固定婴儿下颌角，并使婴儿头部轻度后仰，打开气道。两手的前臂将婴儿固定，翻转呈俯卧位。用手掌根叩击婴儿背部肩胛区 4 次。将婴儿翻转为仰卧位，快速冲击性按压婴儿两乳头连线下一横指处 4 次。检查口腔，是否有异物咳出，重复操作。

五、除颤

对于由室颤引起的心搏停止病人，快速除颤是决定其成活的最主要的步骤。

（一）除颤需要的能量

除颤是靠选择适当的能量而产生一定的穿过心肌的电流。如果能量和电流太低，除颤不能达到终止心律失常的目的，如果能量和电流太高，心肌的形态和功能将受到损害；没有一个成人的体形与除颤电量大小的明确的相关性，穿胸壁电阻确实起着重要作用。

有研究表明 1 次电击方案与 3 次电击方案相比，单次电击方案可显著提高存活率。

根据《2015 美国心脏协会心肺复苏及心血管急救指南》要求，如果双相波形电击的能量设定在 150~200J，则终止心室颤动的成功率相当或更高。不过，尚未确定第一次双相波形电击除颤的最佳能量。对于儿童患者，尚不能确定最佳除颤剂量。可以使用 2~4J/kg 的剂量作为初始除颤剂量，但为了方便进行培训，可考虑使用 2J/kg 的首剂量。对于后续电击，应至少为 4J/kg 并可以考虑使用更高能量级别，但不能超过 10J/kg 或成人最大剂量。

单向波除颤仪，既往的推荐经验是：第一次除颤的能量为 200J，第二次为 200~300J，第三次采用 360J 进行除颤。现在主张第一次即使用 360J 单项波除颤，如果无效时，要继续 CPR，建立静脉通路，用肾上腺素，通气，必要时再除颤。

（二）电极位置

为便于摆放和培训，前－侧电极位置是合适的电极片放置位置。可以根据个别患者的特征，考虑使用任意三个替代电极片位置：（前－后、前－左肩胛以及前－右肩胛）。将 AED 电极片贴到患者裸露的胸部上任意四个电极片位置中的一个都可以进行除颤。

（三）同步电复律

当电击冲击在心肌电活动的相对不应期时可诱发室颤，而同步的能量给予则减少了这一可能。因此在治疗室上速、房颤、房扑时要给予同步电击，而同步电击常不能转复室颤。室速由于其心律特点，同步复律也是困难的。在任何情况下，无脉搏、无意识、低血压、肺水肿状态下的室颤患者都应行非同步电击，以避免为进行同步电击而延误时间。任何电击引起的室颤，都应接着立即给予非同步电击以终止室颤。

六、徒手控制出血

大家都知道止血，尤其对于肱动脉、股动脉、股静脉等外周大血管离断，如果不能及时控制出血，一定会发展到休克、死亡。因此，最有效的徒手方法就是压迫止血，包括指压或止血带压迫法。

（一）指压止血法

指压止血法是一种简单而有效的临时止血方法，多用于头部颈部及示指的动脉出血。其方法是：根据动脉走行位置，在伤口的近心端，用手指将动脉压在邻近的骨面上而止血；也可用无菌纱布直接压于伤口而止血。然后再换加压包扎法或止血带法进行止血。

现将几个不同部位出血的指压止血介绍如下：

1. 头面部止血　一侧头面部大出血，可用拇指或其他四指压迫，将血管压向颈椎止血。但仅用在紧急情况下。一是要避开气管；二是严禁同时压迫两侧颈总动脉，以防脑缺血；三是不可高于环状软骨，以免颈动脉窦受压而引起血压突然下降。

2. 颜面部出血　一侧颜面部出血，可用示指或拇指压迫下颌骨下缘、下颌角前方约 2cm 处的一个凹陷，此处摸到明显的搏动（面动脉），压迫点可以止血，有时需两侧同时压迫才能止血。

3. 头顶部止血　一侧头顶部出血，可压迫同侧耳前方搏动点（颞动脉）止血。

4. 肩腋部和上肢出血　用拇指压迫同侧锁骨上窝中部的搏动点（锁骨下动脉），将动脉压向深处的第一肋骨止血。

5. 前臂出血 用拇指和其他四指压迫上臂内侧肱二头肌与肱骨之间的搏动点（肱动脉）止血。

6. 手部止血 压迫手腕横纹处内外侧搏动点（尺、桡动脉）止血。

7. 手指部出血 手指出血时应捏住指根的两侧止血。

8. 大腿以下出血 大腿及其以下部位动脉出血，可用双手拇指重叠用力压迫大腿上端腹股沟中点稍下方的强大的搏动点（股动脉）止血。

9. 足部出血 可用两手拇指分别压迫足背中部近脚踝处（胫前动脉）和足跟内侧与内踝之间（胫后动脉）止血。

（二）止血带止血法

多用于四肢较大的动脉出血。主要采用是：橡皮止血带、加压充气止血带和弹力止血带。

1. 橡皮止血带止血法 现在出血处的近心端用纱布或衣物毛巾垫好，然后再扎止血带。

2. 加压充气止血带 充气止血带是将气囊置于已经包扎的伤口上，或靠近伤口的近侧主要血管处，包扎后充气至伤口不流血为止。

3. 弹力止血带止血法 弹力止血带长 110cm，宽 4.5cm，扎于伤口近侧肌肉丰满处，先用纱布垫或棉垫衬垫，再将止血带松紧适度的包扎 2~3 周，形成 10~15cm 宽度，至出血停止即可。

（三）加压包扎止血法

用于一般性止血，此法既可止血又可达到包扎伤口的目的。其方法：用纱布、棉垫等物，放在伤口的外层，加压包扎可。

（四）使用止血带时注意事项

1. 在使用止血带时，先扎止血带后包扎。

2. 扎止血带要松紧适度，以达到压迫动脉为目的，压迫了静脉，使血液回流受阻，反而出血更多，并会引起组织淤血、水肿，可导致软组织、血管和神经的损伤。

3. 扎止血带的部位应该加衬垫，而不能直接扎在皮肤上，以免损伤皮肤。

4. 止血带必须扎在近心端，而不必强求标准位置。前臂和小腿扎止血带不能达到止血的目的，故不宜采用。

5. 必须注明扎止血带的时间，以便在后送途中松解止血带。通常每隔 2~3 小时松解一次为宜，每次松 5~10 分钟。放松时，要用指压法止血。松解时要轻慢，且不能完全解除。扎止血带的时间越短越好，最好累计不超过 5 小时。

第二节 骨髓输液在灾害救援中的作用与地位

能够安全、便捷和可靠地进行输液是救治急危重症患者的基本需要，既往主要通过静脉通路实现。我们曾总结出"全身 8 个部位和 16 个点"静脉建立方法和原则，以方便于不同操作者对不同患者、不同目的和在不同环境下进行选择。然而，即使最方便和快捷的点位，也需要专业的医务人员完成，且还有可能受到某些条件的限制。而不能及时建立起可靠的液体通路，又可陷治疗者于束手无策的困境。

那么，在难以建立静脉通路的情况下，是否有其他方法可以补救或替代呢？回答是肯定的，就是使用骨髓腔输液（intraosseous infusion or bone marrow infusion，IO）。这是一项其实早年就曾出现过，但后来被长期"冷藏"，而今又被重新检视并获得发展的输液技术。

一、骨髓腔输液的历史和发展

1922 年 Drinker 在动物实验中就提出胸骨可作为输液部位的概念。1934 年 Josefson 报告胸骨输注治疗恶性贫血取得了良好效果。1940 年 Tocantins 等观察到染料在注射到兔胫骨腔后 10 秒钟就出现在心脏中，他还设计了临床 IO 使用的注射针。1942 年 Papper 证实通过 IO 或静脉通路输液具有相似的循环时间。迄今最大的一宗报道（1947 年）是在 495 例病人中进行的 982 次骨髓腔输液，其中只有 18 次失败，5 例发生骨髓炎。

在第二次世界大战中，IO 技术曾被美军战地医疗救治机构广泛使用，并挽救了 4000 余名身受重伤的士兵性命，而被美军视为一种救治严重伤员的标准措施。遗憾的是，1968 年由 David Boyd 等在芝加哥创建第一家应急医疗服务体系（emergency management serves system，EMSS）时，IO 技术的成功经验未能从军队传播到地方。

很多创伤外科医生并不熟悉军队 IO 技术，只满足于已有的静脉输液技术。加之静脉输液方法的进步（静脉输液用塑料导管的改良、发展和普及），使骨髓腔输液一度销声匿迹。直至 1984 年，James 在参观霍乱流行的印度时发现，IO 技术被应用于输液和给药挽救了许多可能死于霍乱的患者。而后他撰写了《我的静脉通路王国（*My kingdom for an Intravenous Line*）》的评论，倡导在小儿科使用 IO 技术，由此重新唤起了人们对 IO 的关注。自此，IO 技术首先被儿科治疗机构采纳而将其列入儿科高级生命支持（pediatric advanced life support，PALS）中。1986 年，美国心脏病协会（American Heart Association，AHA）正式批准将 IO 技术列入儿科的急救复苏程序当中。

2003 年，美国《创伤杂志（*The Journal of Trauma*）》组织专家对液体复苏进行了深入讨论，其中对骨髓腔输液技术的评介是其面世以来最全面和科学的总结：骨髓可以看作是永不萎缩的静脉，其适应征包括野外、战场、技术受限及出现大量伤员等情况。根据骨髓腔输液的特点，结合可耐受的低灌注复苏理论，有学者提出了骨髓单剂量高渗盐水 – 右旋糖酐小容量的复苏策略，亦成为研究的亮点。在近年局部战争中，骨髓腔输液在战场上再次得到应用，它简单到甚至可以让作为第一救助者的士兵学会和掌握，由此让人们看到它在广泛普及方面的巨大潜力。

与此同时，国内学者在临床也开始应用骨髓腔输液并获得了一定的经验。

二、骨髓腔通路与静脉通路

外周静脉通路有血管位置表浅、可选择部位多、技术要求不高、穿刺方便安全等优点；但也存在不耐受刺激性药物、穿刺针易脱落，而且休克时血管塌陷难以成功建立等不足。深静脉通路可以克服其不足，且还具有输注速度快，可实施血流动力学和静脉血氧饱和度监测等优势；但穿刺技术要求和器材成本较高，并有发生气胸、大血管破裂出血等潜在风险；另外，如果患者伴有凝血障碍，也成为选择深静脉的禁忌。

因情况导致无法选择建立静脉通路时，骨髓腔无疑成为建立"生命通路"唯一的，同时也是最安全和便捷的途径。当然，骨髓腔通路只能输液而不能进行血流动力学监测，这是其主要缺憾。就输注液体的理化性质而言，骨髓腔具有良好的相容性，甚至包括刺激性液体。但在输注较黏稠的胶体液时，欲达到与晶体液相同的速度，可能需要加压。

三、骨髓腔输液在临床中的应用

AHA、欧洲复苏委员会（European Resuscitation Council，ERC）、国际复苏联络委员会（International Liaison Committee On Resuscitation，ILCOR）在《2000 年心肺复苏指南》中表述：在急救过程中，建立血管通路时应该尽早考虑使用骨髓腔内血管通路。骨髓腔内血管通路是一个安全、有效的血管通路。骨髓腔内血管通路与中心静脉插管达到血药浓度峰值的时间相同，而且并发症少。成人心搏骤停时，首选骨髓腔内血管通路。建立骨髓腔内血管通路是抢救心搏骤停病人的标准方法。至少静脉与骨髓腔输液位列同等位置。

（一）骨髓腔输液的适应证

1. 为输液而试图建立静脉通道失败。

2. 批量伤员需要紧迫建立输液通道。

骨髓腔穿刺一次成功率可达到 80%~97%。

（二）骨髓腔输液的常用穿刺点

文献报道较多的穿刺部位是胫骨、髂骨、胸骨等，但也有根据个人经验而选择不同的穿刺点，如肱骨、股骨、锁骨、胫骨内踝。成人常选用胫骨上端，最常用穿刺点一般选在胫骨平台下 3cm。国内杜军等采用髂前上棘或胸骨穿刺输液抢救危重成人及儿童。Warren 等研究表明，胫骨远端、股骨远端、肱骨近端也可作为输液部位，其疗效与静脉相似；也可采用富含红骨髓的髂骨、胸骨、锁骨部位，但不如四肢长骨方便和穿刺成功率高。总之，只要能进入骨髓腔，许多部位都可以建立输液治疗的骨髓腔通路。

（三）建立骨髓腔输液通路的速度和成功率

建立骨髓腔通路非常快捷。张吉新等报告，在交通伤院前急救中，骨髓通路建立组平均用时 2.4 分钟，经静脉组所用时间为 11.8 分钟。Rhee、Iwana 等报告，在小儿心搏、呼吸骤停病例，建立静脉通路平均用时 7.8 分钟，10 分钟以上者占 24%；而建立下肢的 IO 则只需 1~2 分钟，而且不对复苏操作有任何干扰。建立骨髓腔通路的成功率在急救室约 80%，由护理人员等在院外施行的成功率为 78%，1~2 岁为 85%，3~9 岁为 67%，10 岁以上为 50%。一般在静脉通道最难建立的婴幼儿成功率高。

鉴于建立骨髓腔通路有如下主要优点：①操作简单、快捷、方便，时效性最佳；②易培训均掌握该技术；③进针准确，用时短，用注射器抽吸，见到骨髓液证实在骨髓腔内即可注射药物或与输血器连接；④骨皮质对穿刺针有固定作用等，故连续多年（2000—2010 年）的国际复苏指南，都把经"骨髓"给予血管活性药物与经静脉给药列为 CPR 标准操作。

（四）骨髓腔输液速度

骨髓腔输液速度是一个关键的指标，特别是看能否满足紧急扩容的需要。Warren 等对成年人不同部位骨髓腔输液速率进行研究，在一般压力和加压 39.9kPa 情况下，肱骨为 11.1ml/min 和 41.3ml/min；股骨下端为 9.3ml/min 和 29.5ml/min；内外踝为 8.2ml/min 和 24.1ml/min；胫骨为 4.3ml/min 和 17.0ml/min。也有人笼统地说骨髓腔输液速度最快可达 56ml/min（加压），可见以上速度是完全能够满足快速扩容需要的。

（五）骨髓腔输液的可输注药物

经骨髓腔通路输注的液体、药物归纳有几类：

1. 基本液体　如葡萄糖溶液、生理盐水、平衡盐液、碳酸氢钠、甘露醇、右旋糖酐、地塞米松、呋塞米等。

2. 血管活性药物　多巴胺、多巴酚丁胺、肾上腺素、去肾上腺素、氨力农，米力农、硝普钠等。

3. 呼吸兴奋药　尼可刹米、山梗菜碱。

4. 影响心律药物　利多卡因、地高辛、硫酸妥钠、阿托品等。

其中许多药物具有刺激性，是不适于甚至禁止经外周静脉输入的。

（六）骨髓腔输液器械

骨髓腔输液装置类别较多，国外主要有 FAST 输液器（first access for shock and trauma，FAST）、骨髓输液枪（bone injection gun，BIG）、手转骨髓腔输液器（SurFast）、直针式骨输液器（Jamshidi）、电钻式（IO）等，还有部分上述器械的改良产品。其中，以电钻式较稳定、可靠。由于进口产品价格昂贵，短期内难在中国普及应用。

国内也有相关或代用产品，主要有带针芯的 16-20 号骨穿刺针、标准蝶形针、标准腰穿针、笔尖式骨内穿刺针、胸骨或髂髓抽吸针等，甚至有使用头皮针进行胸骨穿刺的成功报告。国内产品是使用人力进针，虽有缺憾，价格便宜、实用。

目前，国内学者正进行着自主知识产权产品的研制，相信在不远的将来，性能不输于进口产品的、具有更好性价比的骨髓腔输液器械将会出现。

四、骨髓腔输液应注意的问题与禁忌证

尽管骨髓腔输液的并发症不常见，但依然有发生的报告，包括：

1. 皮下和骨膜下水肿　最常见的原因是穿刺部位皮下和骨膜下液体外渗，尤可见于加压输液或应用时间过长。无刺激性的液体外渗问题不大，但若含有碳酸氢钠等有刺激性液体外渗，轻者造成局部炎症或感染，重者可导致组织坏死。所以，应终止骨髓腔输液，同时局部可作加压包扎。文献报告，因输液外渗和浸润而引起局部蜂窝织炎和皮下脓肿的发生率为 0.7%。皮质有裂缝的骨损伤也可出现液体外渗，所以受累骨骼不宜作骨髓腔输液用。

2. 骨髓炎　在骨髓腔输液几十年的治疗统计中，骨髓炎的发生率未超过 1%。Rosetti 报告的 4270 例骨髓腔输液中，仅 27 例发生骨髓炎，占 0.6%。

3. 骨折　罕见，偶有报告。

4. 其他　如胸骨穿破伴发纵隔炎、骨膜下输注、骨髓损伤、误入关节内、局部皮肤感染、骨针松动、骨针断裂、婴儿生长板损伤、脓毒症以及潜在脂肪栓塞等报告。

另外，根据输液后骨髓的组织学和放射学变化，高渗溶液可引起骨髓坏死和纤维蛋白沉积，骨膜反应增加。IO 不良影响的实验动物组织学检查显示胸小梁和骨髓脂肪不受损害，但输注后 1~2 天造血细胞消失或减少，2~6 周取得的注射处骨标本显示少细胞区域已被纤维组织所替代，上述变化仅见于注射处直径 0.6cm 的范围内，未见肺栓塞的功能性或组织学证据，生理学影响轻微。

总之，骨髓腔输液的并发症有骨髓炎、肌筋膜间隙综合征、骨折、皮下脓肿、骨骺损伤、脂肪栓塞等。

综述共同的观点认为以下情况不适宜建立骨髓腔输液：发生骨折的骨头，成骨不全的患者，严重的骨质疏松患者，以及在穿刺部位发生蜂窝织炎的患者。再次进行骨髓输注尝试应避免在同一块骨上进行操作，避免发生潜在的泄漏危险。

五、骨髓腔输液——可以掌握的输液方法

骨髓腔输液在院内及院前的临床应用已经被世界范围内的同行们肯定和应用，中国的同行们是什么态度呢？我们为什么不容易接受骨髓腔输液呢？是我们已经把现有静脉通路技术熟练掌握到不需要它了么？

从 1922 年至今有 400 多篇文献，为 IO 能快速、安全、有效地取代静脉穿刺困难或者不能进行静脉穿刺者提供强有力的支持，超过 20 篇有关动物的药代动力学研究证明骨内通路和静脉通路有同样效果，特别在院前应用非常成熟的报道。

2003 年 以来，我国有 18 篇相关文章发表，多数是在基层医院开展，韩建秋在西非马里共和国马尔格拉医院援外期间开展了这项技术。全国高等学校教材《急诊医学》中指出：复苏药物给药途径之一为骨髓腔内途径给药。由于骨髓腔有不会塌陷的血管丛，是另外一种可供选择的给药途径，其效果相当于中心静脉通道，如果无法建立静脉通道的话，可建立经骨髓通道。看来共识已经形成。

那么，骨髓输液还留下哪些问题需要进一步研究呢？

1. 基础研究方面　骨髓腔能否输血，红细胞经过骨髓腔后会不会破坏还没有见报道，而血液是复苏中关键液体之一；评估加压骨髓腔输液是否存在脂肪栓塞的风险等。

2. 缺少良好的国产器械　好的性价比产品是影响中国骨髓腔输液的核心问题，这个问题应该由中国人自己解决。

3. 临床方面　在实践中进一步认识静脉通路、骨髓通路的特点，把握它们关系，发挥它们各自的益处。

从提高急救的时效值角度看，骨髓输液有着巨大的发展潜力。如果大家接受自救互救的新概，即：自救互救是由伤病者、目击者参与的救护行为，它是一切伤病急救的开始和基础，它具有比专业救护更高的救治时效值，它是不能被专业救治所替代，并为专业救治提供关键基础，与专业统一，并与专业救治同等要的一个急救阶段，是抢救、救援链上独立的一环。这个初始环节的优劣，可以直接决定后续救治的效果。

在人口众多、灾害频发的中国，自救互救依然在救护时效性方面发挥着重要作用，优化救护时效性还存在巨大的潜力，如果我们研制成功更好的骨输液器械，骨髓腔输液方法就不仅被专业人员，还可以被非专业人员更容易掌握，实现可以输液不是梦想。

我们要加紧努力，争取赶上和超过世界先进水平，早日实现都可以输液！

第三节 "信息化、网络化、整体化相扣无缝隙连接现场救治"新模式

一、创建"信息化、网络化、整体化救治"新模式的方法与结果

2007 年 11 月 26 日由中国中西医结合学会灾害医学专业委员会与江苏大学附属武进医院 、常州市（120）医疗急救中心一起在常州地区初步建成了"信息化、网络化、整体化、相扣无缝隙连接的现场救治"新模式。它由加强农村基层的急诊技能培训；ZX120 急救信息预告知急诊室无线联网终端系统（呼救者定位、救护车出车、现场施救、专家会诊、医院急救中心病情预告知、手术前准备等均快速高效完成）；"流动便携式 ICU 病房"及医院内采用整体化治疗四大部分组成，形成一个系统工程。见图 4-3-1。

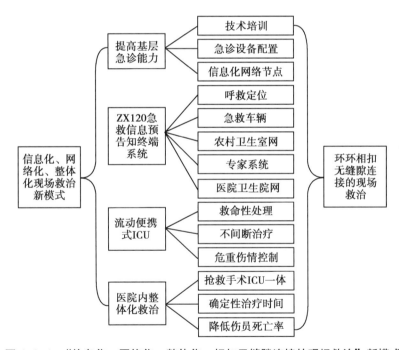

图 4-3-1 "信息化、网络化、整体化、相扣无缝隙连接的现场救治"新模式

其核心是缩短伤员获得确定性治疗的时间，极大提高现场伤员抢救的成功率。新模式在各种突发事件的医学救援中发挥了重要作用。具体做法如下：

（一）逐步加强农村基层的急诊技能培训、配置标准急诊装备、实施统一联网调度

1. 技能培训 培训重点放在心肺复苏技能操作、电除颤技术、经口气管插管术、简易呼吸器的应用、农药中毒的救治及各种外伤的止血、包扎、固定、搬运等现场救护技术上，尽量做到在转运至上一级医疗机构救治时能维持伤员的生命支持，为后续治疗打好基

础。培训以采取分级培训为主，由各辖市、区卫生计生委统一组织，分步实施，先由市急救中心及人民医院、中医院对乡镇医院骨干医师进行培训，而后由骨干医师对乡镇、村医务人员进行全员培训等。

2. 配置装备　除常用急救药品、器械以外，每个乡镇医院、村卫生室至少应配备一台自动体外除颤仪、简易呼吸器、简易吸痰器、气管插管镜、产式担架、夹板、止血带与外伤急救包等。

3. 实施联网　通过对现有救急服务网络的扩容，将目前市急救中心暂时不能覆盖到的区域实施全覆盖。即在偏离市区的中心乡镇卫生院急诊室或值班室（必须 24 小时有专人负责）配置有线电话、无线对讲机及 GPS 卫星定位终端装置或与 Inter 网进行联网的电脑。并与市急救中心（站）的调度指挥系统连接。在常州市武进人民医院设立分中心，村卫生室与乡镇医院可采用无线对讲的方式进行联系。通过以上途径就可以形成市急救中心（站）；武进人民医院→中心乡镇卫生院→村卫生室→急救对象四位一体的急救服务链，确保急救伤员能得到及时救治。

4. 统一调度　急救调度指挥中心在收到伤员呼救信号后，通过系统现有"三字段"信息显示等手段获知伤员基本情况后，根据就近、可及、专科、自愿等原则即可进行合理调度。并将伤员基本情况通过电话、无线对讲机及 GPS 卫星定位终端装置或与因特网进行联网的电脑等工具告知就近抢救单位及抢救医师。以便急救人员能在第一时间到达现场进行有效处理，以提高抢救成功率。

（二）ZX120 急救信息预告知急诊室无线联网终端系统的建立

2007 年 11 月 26 日在常州市（120）医疗急救中心正式开通了 ZX120 急救信息预告知急诊室无线联网终端系统。该系统是"新一代"集有线、无线、计算机网络、卫星定位于一体的现代化数字集群通信系统。在各种灾害事故的医学救援中，发挥了重要作用。

1. 明显地缩短了接听呼救电话的时间　启用后，伤员的呼救地址可迅速显示在接警台上的电脑中，明显地缩短了接听呼救电话的时间，并可以使调度在接听电话的同时先发出准确出车地址的指令，随后将了解到的信息通过该系统发往执行急救任务的车载显示器上，即可明显地缩短救护车驾驶员从接到出车指令到出车的时间。以前从事院前急救的车辆每当需要出车时，驾驶员都要耐心等待调度发出呼救地址，有时还要反复核对，因而延误出车时间。现在驾驶员接到出车指令，车载显示器上就能显示呼救的地址，并且还能显示伤员的一般情况，如年龄、性别、致病原因、主要症状等，使急救医生在救护伤员前有足够的时间根据显示情况做好准备工作，提高了工作效率和救治伤员的质量，60 秒钟内迅速出车的次数非常显著地多于启用前。

2. 有效地提高了急救反应速度　该系统安装在各医院急诊室的明显位置，当救护车接到伤员后，可把伤员的情况传送到将要送往的医院的显示屏上，在转送途中就能通过车载设备通知前往的医院，在医院急诊科的急救信息预告知急诊室无线联网终端——LED 显示屏上显示出伤员性别、年龄、致病原因、主要症状、执行急救任务的车牌号、预计到达院内的时间等信息，使得救护车到达医院时就有接诊护士在接诊，危重专科伤员有专科医生在接诊；车载设备同时还可以根据车上伤员情况的变化、送达医院的变化而及时向医院发送变更信息，急救诊的医护人员就能通过系统提示得知伤员的病情，以及救护车到医院的距离、时间，以便及时做好抢救准备，有效地提高了急救反应速度。如果伤员急需手术，可以事先让相关医生做好手术准备。缩短了院前院内的衔接时间。真正实现了院前院内急救的无缝衔接，使得急诊绿色通道更加畅通，患者得到更加快速、有效地救治。

3. 可以实现专家会诊 另外该系统还可以实现专家会诊，可以将专家会诊意见在急救现场、救护车上及运送途中实施。具体见图4-3-2。

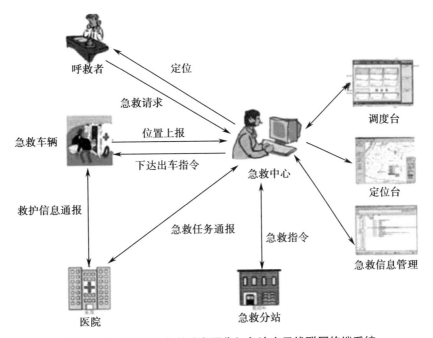

图4-3-2 ZX120急救信息预告知急诊室无线联网终端系统

（三）创建"流动便携式ICU病房"

流动便携式ICU急救车（由江苏大学附属武进医院首次研发创建）能在短时间内将危重伤员的病情控制在医务人员手中，在伤后几分钟左右分别完成气管插管上呼吸机给氧，心电监护并能立即除颤，静脉通道建立并能注入急救药品。流动便携式ICU急救车上装备了多功能除颤监护仪1台，Autopulse100型自动心肺复苏仪1台，麻醉机1台，便携式呼吸机1台，吸引器1台，快速气管通气机械1套，急救箱2个，铲式担架1个，手术器械包3个，备用箱1个，4升氧气瓶1个，消毒物品箱1个，冰盒2个，液体箱1箱等。在"流动便携式ICU"急救车上增加了救命性的手术功能及可移动的自动心肺复苏系统功能，能将救命性的处理等延伸到事故现场，即使在城市交通阻塞的情况下，也可以在行车过程中进行自动心肺复苏，而不需要医师手工操作；还可以做简单的救命性手术处理。这样可以降低灾害现场危重伤员的死亡率及伤残率，也就提升了现场急救的内容和水平

（四）建立院内急救、手术、ICU一体化危重病急救模式

采用院内整体化治疗模式就是将急救、手术、ICU融合为一体，从接诊危重伤员即开始急救，同时予以监护和术前准备，快速进行有效复苏和检查，立即进行确定性手术，全程进行ICU监护治疗。特重症伤员全部救治过程在急救部完成，这是一种快速、高效、新

颖的急救模式。院内整体化治疗模式见图4-3-3。

（五）形成一个系统工程

将这四个部分紧密结合在一起，形成一个系统工程。使得"信息化、网络化、整体化、相扣无缝隙连接的现场救治"新模式得以实现。从新模式实施以来，取得了明显的效果。

（六）研究结果

1. 从2007年11月26日建立以来，已经完成4569例伤员的救治工作，经过对特重型多发伤死亡率和治愈率的统计，前25例特重型多发员死亡15例占60%，治愈1例占4%，好转3例占12%，没愈6例占24%。新模式22例特重型多发员死亡5例占22.6%，治愈5例占22.6%，好转11例占50%，没愈1例占4%.实施新模式死亡率比前下降了43.4%，治愈率上升了18.6%。爆炸复合伤的7例伤员全部救治成功，无死亡。

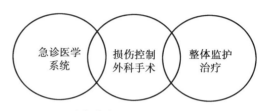

院内整体化治疗模式

急诊医学系统　损伤控制外科手术　整体监护治疗

全部救治过程在急救中心完成，这是一种快速、高效、新颖的急救模式

图4-3-3　医院内的整体化治疗模式

2. 使用急救信息告知系统组60秒钟内，完成接听呼救电话3229只占该组呼救电话的45.20%，而对照组60秒钟内接听呼救电话1940只，占该组电话的28.99%，二者有非常显著性差异（$t=19.29$，$P<0.01$）。在接到调度发车指令后60秒钟内出车5146台次，占该组出车总数的71.96%，对照组接到指令60秒钟内出车4115台次，占该组出车总数的61.47%，二者有非常显著性差异（$t=12.87$，$P<0.01$）。使用急救信息告知系统组在60秒钟以内完成院前院内衔接6766人次，占该组病人总数的94.35%，对照组60秒钟内完成院前院内衔接836人次，占该组病人总数的12.46%，二者有非常显著性差异（$t=95$，$P<0.01$）。

3. 使用急救信息告知系统组心血管疾病康复出院1466例，占该组病人总数的99.80%，对照组心血管疾病康复出院1342例，占该组病人总数的99.26%，二者有显著性差异（$t=2.16$，$P<5\%$）；使用组猝死抢救成功出院7例，占该组3.23%，对照组抢救成功3例，占该组1.54%，二组无显著性差异（$t=1.11$，$P>0.05$）；使用组脑外伤康复出院942例，占该组96.71%，对照组脑外伤康复出院971例，占该组94.82%，二者有显著性差异（$t=2.1$，$P<0.05$）。

使用非常显著性地缩短了院前院内衔接时间（$t=95$，$P<0.01$），为危重病人的抢救赢得了宝贵时间，显著提高了院内抢救多发伤、心血管、脑外伤等疾人的成功率（$t=2.1\sim2.16$　$P<0.05$）。

二、"信息化、网络化、整体化救治"新模式的优点

（一）新模式缩短了伤员获得确定性治疗的时间

新模式由于将加强农村基层的急诊技能培训；ZX120急救信息预告知急诊室无线联网终端系统；"流动便携式ICU病房"及医院内采用整体化治疗四大部分有机地形成一个系统工程。这种加强基层医务人员急诊技能，使"现场伤员救治链"得到加强。一般高效快捷的"现场伤员救治链"的第一步是伤员自救互救，拨打120；第二步，对伤员进行复苏、

抗休克等应急处理；第三步，控制伤情恶化，采取见效快、损伤小的维持手术和治疗措施，使伤员机体迅速恢复正常生理状态；第四步，使用救护车或直升机等运输工具，使危重伤员尽快到达医院，施行确定性治疗。常州地区使用ZX120急救信息预告知急诊室无线联网终端系统后，使得60秒钟内完成接听呼救电话、在接到调度发车指令后60秒钟内出车台次、在60秒钟以内完成院前院内衔接人次均有非常显著性的提高。心血管疾病康复出院率、猝死抢救成功率、脑外伤康复率均有显著性提高。这种伤员的现场施救、途中救护到院内抢救、手术住院治疗等连续性的急救方式，从根本上打破了传统的急救模式，赢得了抢救伤员的黄金时间。缩短了伤员获得确定性治疗的时间，确保突发事件意外情况下伤员的安全。从新模式初步建立以来，特别是对特重型多发伤及复合伤的死亡率和治愈率的统计，死亡率比前明显下降（下降了43.4%）治愈率明显上升（上升了18.6%）。

（二）新模式能整体提高地方政府应对突发事件的医学救援能力

对于现场危重病急救来讲，创建安全有效的绿色抢救通道十分重要。广泛利用先进交通工具，信息化、网络化救治，迅速救援。保证医疗救护网络、通信网络和交通网络高效运行。信息化网络化整体化相扣无缝隙连接的现场救治新模式能整体提高地方政府应对突发事件的医学救援能力，缩短了伤员获得确定性治疗的时间，确保突发事件意外情况下伤员的安全。流动便携式ICU病房能将救命性处理延伸到事故现场，能降低危重伤员的死亡率及伤残率，为灾害事故中伤员现场救治提供新模式和新理论。ZX120急救信息预告知急诊室无线联网终端系统，可以进一步覆盖农村基层。真正实现了院前院内急救的无缝衔接，使得急诊绿色通道更加畅通，患者得到更加快速、有效地救治。做到了信息化、网络化救治。医院内采用急诊医学系统、损伤控制外科和整体监护治疗等对危重病伤员进行整体化治疗。院内整体化治疗模式将急救、手术、ICU融合为一体，从接诊危重伤员即开始急救，同时予以监护和术前准备，快速进行有效复苏和检查，立即进行确定性手术，全程进行ICU监护治疗。特重症伤员全部救治过程在急救部完成，这是一种快速、高效、新颖的急救模式。

这种伤员的现场施救、信息网络告知、途中救护到院内抢救、手术住院治疗等连续性急救方式，从根本上打破了传统的急救模式，赢得了抢救伤员的黄金时间。构建起一条相扣、高效快捷的"现场伤员救治链。该模式在一定程度上达到了"急救社会化，结构网络化，抢救现场化，知识普及化"的效果。

第四节　数字化智能急救野战远程会诊系统

将现代科技融合，实施数字化智能急救，应用于野战远程会诊系统，能够适时精确指导前方医疗队员进行救治。

南京军区第101医院与某物联网研究院、中国联通国家重点工程实验室合作，军地20多名专家历时1年多联合研发出数字化智能急救系统。

应用该数字化智能急救系统，野战医疗队员运用"北斗"定位系统可以快速搜寻到伤员，并给他戴上装有传感装置的腕带和腰带。伤员的血压、心率、呼吸等基本生命体征状况，实时显示在百余公里外的后方基地医院——南京军区第101医院急救中心的大屏幕上。

后方急救专家犹如有了千里眼，根据伤员体征变化，适时精确指导前方医疗队员进行救治。"这是数字化智能急救系统给战场急救带来的可喜变化。系统通过集成融合物联网技术和医疗保障技术，实现了远程救治实时可感、可视、可控，改变了以往远程会诊系统只见图像、伤员生命体征需要前方医护人员转述的情景，让卫勤战场更加透明，提升了后方医院远程卫勤保障能力。

近年来，该医院在执行救援保障任务中发现，传统的急救模式存在信息传递不顺畅、抢救行为不规范等问题，增加了伤员前方急救和后送途中的危险。医院领导在参观驻地物联网建设成果展时受到启发，物联网技术通过网络能实现对目标的智能化识别、定位、跟踪、监控和管理等，何不把它应用到战场医疗急救中？

他们主动与某物联网研究院、中国联通国家重点工程实验室合作，军地20多名专家历时1年多联合研发出数字化智能急救系统。该系统运用物联网的传感层、网络通信层、软件应用层等现代信息技术，拓展了远程会诊系统的功能，实现了从"看得见"到"看得准"，从"点对点"到"动中通"，从"一对一"到"多点同步"的跨越，后方专家远程坐诊如临现场，有效提高了战场抢救成功率。远程会诊系统搭上物联网快车，使野战救治更加快捷高效。在去年底召开的全军部队卫生装备改革试点成果推广会上，总部领导和专家认为，该系统的研发成功将有效提高部队医院战场急救能力。

第五节　军事医学救援的重要性

一、军事医学救援概念

灾害救援需要有一种理念，要想应对突发灾害或危急事件，必须做到有备无患和训练有素；需要动用一切可利用资源，使用有限的资源使病人得到最好救治。纵观我国近十年的灾害救援实践，有地震、洪灾、冰灾、泥石流、矿山事故、特大车祸救援，我们如何训练应对潜在的、紧急与突发事件的应急能力？如何在混乱中规范秩序？如何面临突然出现的大批量伤员？如何减轻地震、工厂爆炸、恐怖袭击等给我们带来的危害呢？是我们面临的严峻挑战。

军队医疗保障单位无疑是解决这些问题的最佳选择，因为这支部队承接了我军伤员救治的成功与失败经验，既有抗日战争、解放战争中救治伤员的经验，也有对印、对越自卫反击作战中批量伤员的救治经验；他们行动统一，指挥有力，协作能力强，年轻有活力。在平时，他们成立的包括野战医疗队在内的各种卫勤保障力量，同样可以在灾害救援中起到举足轻重的作用。灾害伤员的分类分拣和紧急处理，就需要体现一种作战艺术，即临床技能相互融会贯通、吸取前人的经验教训、增强沟通能力、加强领导艺术、掌握灵活性、提高适应能力和创新能力，这些技术将能使不可抗拒地将灾害事件救援从混乱走向规范和有序。

目前，国内外对军队参与平时自然灾害救治的模式及方式，军事医学救援的概念尚未明确。我们救援实践认为，所谓军事医学救援，就是在平时灾害救援中，利用军事卫勤理论和实践参与灾害医学救治的行为，具体讲就是利用军事医学知识对伤员进行伤员分类分拣和分级救治、应用野战外科救治技术。

二、军事医学救援的必要性

面对自然灾害的多样性、严重性和突发性的威胁与挑战，我国地方医院平时应对突发灾害没有思想准备，忧患意识不强，多数医院没有针对灾害的组织训练，忙于日常医疗工作。如短时间内大批量伤员涌入，对一个从未进行过灾害救援训练的地方医院来讲同样是一场灾难。一旦灾害发生，具体职能部门的反应、组织、措施均可能跟不上，这无疑对医院的应急反应能力、医务人员的救治技术都是前所未有的考验。而部队医务人员平时均进行过野战外科培训及军事卫勤训练，对突发卫生事件长期进行过演练，有较好的野战救治经验，有能力承担重大灾害的救治工作。

军事医学救援已成为许多国家军队所要担负的一项重任，虽然国情不同，但其带有共性的科学方法可资借鉴。2006 年 5 月 27 日，印尼中爪哇省日惹市附近发生里氏 6.2 级地震，当地军队、警察也在第一时间内参与了救援行动，并取得了良好效果。1999 年土耳其 Duzce 地震中，以色列以多学科、多专业化组成的国防野战医院替代了地震灾区受损的医疗机构，救治了 2 230 例地震伤员，认为在地震后最初几周内，野战医院是一支震区伤员的重要救治力量。2005 年巴基斯坦克什米尔地震造成了可怕的灾害，在灾区多数医院被毁，震后医疗设备不能发挥作用的情况下，一支巴基斯坦军队医院医疗队进入到 Kahuta 震区，在 3 天内收治了大量伤员和超负荷工作，完成了 1502 伤员被分类分检，进行了 149（31.8%）全麻手术，认为地震救援早期阶段的灾害反应是综合性的，因灾区医疗设备遭到不同程度的破坏，军事救援及与灾区各方协调对成功救援是非常重要的。因此，在目前国家和政府尚未建成完善的社会灾害医学救援体系时，军队的作用尤其重要。

汶川地震中，全军已向灾区派出医疗队 103 支共 3 176 人，其中防疫队 47 支 295 人，心理救援队 8 支 24 人，如第三军医大学在地震后 24 小时内即向德阳市二所医院派驻了二支医疗队，救治了近 3000 例地震伤员；在 2010 年玉树地震中，军队也已向灾区派出了医疗队 19 支共 1249 人，防疫队 3 支 295 人，方舱医院 2 个，专家指导组 3 个；2012 年云南彝良地震，军队和武警部队出动 3200 多人、组织民兵预备役 4000 余人参加现场救援；在 2013 年芦山地震救援中，震后 24 小时内，军队共计派出应急医学救援力量 8 支 270 人，以空中、陆路开赴灾区；震后 48 小时内，抽组心理卫生支援分队、防疫专家指导组以及医疗专家指导组赶赴成都，抵达灾区后心理卫生、卫生防疫工作与医疗救治同步展开。震后 72 小时内，军队已向地震灾区派出包括军队医疗专家组在内的医疗救援分队 18 支 430 人。军队医院及医疗队共计收治伤员 1402 人，手术 759 例，震后 2 周军队救援共计接诊伤员 18 402 人。这些救援实践，有力地支援了地方的灾害救援，取得了良好效果。

三、军事医学救援的时效性

平时创伤救治强调创伤急救的时效性和整体性，救治速度是成功的关键，"铂金 10 分钟"和"黄金 1 小时"的救治理念已被人们所广泛接受。在汶川地震灾害救援中，因为灾害涉及的范围广，影响面大，城镇的伤员可在伤后 3~6 小时内可得到救治，而大部分伤员分布在广大的农村，在信息、道路、医疗资源三要素都受到破坏的前提下，不能保证创伤急救的时效性，多数伤员得到立即救治的机会少，许多严重创员因此失去了救治的机会。

因此，平时创伤急救理念受到了严重挑战，这也是我们看到震后第 2~3 天内危重伤员少而非致命员较多的原因所在。从某医院近 20 天的伤员流和救治情况分析，地震后前 2 天伤员最多，但受伤 1 小时后就诊伤员却在 95% 以上，在伤后 3~12 小时内聚集了近 500 例伤员，大部分需进行手术和急诊处置。因此，灾害救治有别于平时创员的救治，救治的黄金时间和救治重点应在震后的前两天；此时，军事医学救援应抢在震后 24 小时内到达灾区，快速施救，才能发挥积极有效的作用。

2003 年 11 月伊朗 Bam 地区突发地震，伊朗军队承担了此次地震中的医疗及救援任务，伊朗军队由 Bam 第一旅作为第一支救援力量在地震后第 1 小时内就开始了寻找和救援行动，第一时间内报道此次事件的相关新闻，在灾区成立两所战地医院作为第一野战医院，地震后第一天即向灾区运送 937 例救援、医疗及健康护理人员，成立了 23 所野战救护所和 13 所野战救援中心，向国内 8 个医院转运伤员，在完成向国内不同医院空运 11792 名伤亡人员中发挥了重要作用，认为军队的早期救援行动和特有的能力，在寻找和救援中发挥了特殊的作用。在 2004 年泰国海啸医疗救援总结中，也强调在灾后 24 小时内重建灾区卫生系统及加强现场医疗协助的重要性。在巴基斯坦 2005 年 8 月地震救援实践表明，军队野战外科医院能快速展开人道主义救援任务，但国家防灾部门及 WHO 对军队野战外科医院的使用存在疑问，在早期的医疗救治中的作用是肯定的，但在后期，需外科手术病人会迅速下降，而需基本医疗的病人逐渐增多，甚至达 90%。

四、军事医学救援的模式及组成

在灾害救援中，军事医学救援应采用何种模式为好，目前尚无定论，我们认为应根据救援的任务和目标，灵活地展开救援行动。我们总结此次灾害救援的模式可分为两种。

1. 依托型 即依托于地方医疗单位，以专家组、救治组（自带物资、药品、器材、自我保障）形式，与灾区较大规模医院密切联合，既开展一线批量伤员应急救治，又组织伤员流的转入与转出，同时进行灾区重点医疗功能重建，通过形成区域医疗枢纽，最大限度地控制伤情、病情、疫情。这一方式在第三军医大学医疗队依托德阳市某医院开展救治的实践中表现得最为完整、充分。当地政府也认为震灾医疗救援中，军队医疗队实践的"德阳模式"特色鲜明，探索了一种"军地"联合抗震救灾的重要方法。

2. 独立型 像野战医院或医疗所型，单独在灾区一线或附近（纵深 10km）范围内建立，如北京军区 255 医院的医院方舱，自主性强，能独立开展工作，发挥作用大，特别是在救灾的第一线尤为重要，问题是如何在第一时间内迅速到达现场，后续的物资保障等，仍然需要与地方卫生行政部门协调和接受统一的指挥等问题有待解决。此外，从本组资料显示的损伤部位特点及伤情特点分析，在人员组成形式上，早期应以创伤急救、急诊、骨科、全科型的军事医学人才为主，适当配置其他专科人员，并配备军事卫勤专家，这样对开展医学救援工作会起到更好的作用。1999 年土耳其 Duzce 地震救援中，以色列国防军组成的野战医院是救援行动中的一大亮点，在 9 天时间内，收治了 2230 伤员，结果显示在地震后前几周内，这种多学科、多专业化野战医院，在为灾区居民提供医疗服务方面发挥了极为重要的作用，认为军队野战医院能替代地方医疗卫生体系。在日本 2005 年 Amagasaki 高速铁路火车出轨事件救援中的总结中，认为救援队与地方缺乏沟通和指挥链的问题是导致救治混乱局面的祸首，提出构建事故指挥系统可能会改善日本的灾害协调救援行动。如何对灾区医疗资源的有效整合，在洪都拉斯 Mitch 飓风（1998 年 11 月）和萨尔瓦多地震（2001 年 1 月）救援实践中，认为国际医疗救援形式应多种多样，从自给自足军队医疗队到指导专家组或专科医生等形式都能发挥重要作用。我们的救援实践认为，在灾害救援中，如何使更多伤员得到救治的机会，如何保证医疗救援的时效性和工作效率，掌握伤员分布的地域信息，形成陆、海、空一体的救治网络等问题，仍值得我们深思。

五、军事医学救援的内容及效果

纵观军事医学救援实践中，利用军事卫勤理论、结合战创伤救治经验，创造性地开展救治工作，除了派出大量医务人员参与抢救及手术外，抽调具有野战外科经验的医务人员指导伤员救治的组织、指挥，通过规范救治区域、制定相关的流程、对人员进行合理的布局和安排、伤员的快速分类分检、各种颜色伤员信息卡的应用等工作，规范了救治秩序，保证了大批量伤员救治工作有效、有序地进行，消除制约伤员分流的瓶颈，打通了伤员救治的"绿色生命通道"，减少了卫生资源的浪费。通过与地方医院协调配合，包括手术完成率、早期手术完成率、住院死亡率、术后感染发生率等各项医疗指标，明显优于医疗队到达前状态。根据日报社对 1021 名普通市民的问卷调查结果显示对军事医学救援效果、职能发挥等持高度认可态度，对军事医学救援的卓越表现 100% 满意。地方医院平时没有野战卫勤训练，其管理和运作模式不适应于管理批量伤员，平时急诊医学的原则不适用于大批量伤员的救治，因此有必要在灾害医学救援时期接受军医分队的指导，这一点应当以法律或行政条例的方式确立下来。

面对平时自然灾害所构成的安全威胁，在大批量伤员救治中，军队卫生力量应发挥更重要的主导作用，军事医学救援必然是今后灾害救援的新趋势。

第五章
灾害事故现场急救新装备

灾害事故现场应急医学救援装备，是指用于应急管理与应急医学救援的工具、器材、服装、技术力量等，如担架、救护车、医用方舱、移动医院、医院船、卫生飞机、救护直升机以及各种保障支持性等物资装备与技术装备。

第一节　创建流动便携式 ICU 病房及研制流动便携式 ICU 急救车

一、概述

目前国际医学界对于重症监护治疗（ICU）病房的最新理解是，ICU 应该有三个基本的组成部分：一是训练有素的医生和护士，这个团队应掌握危重病急救医学的理论，有高度的应变能力，善于配合；二是先进的监测技术和治疗手段，借助于这些设备和技术可进行动态、定量的监测，捕捉瞬间的变化，并可反馈于强有力的治疗措施；三是应用先进的理论和技术对危重病进行有效的治疗和护理。其中，医生是 ICU 的主体。

它是医院集中监护和救治危重病人的医疗单元，设置在医院内位于方便患者转运、检查和治疗的区域。

但是在灾害、突发事故、局部战争或意外发生时，第一时间内现场死亡人数是最多的。创建流动便携式重症监护治疗（ICU）病房是实现这一目标重要的步骤。岳茂兴教授首先创建了流动便携式 ICU 病房及研制流动便携式 ICU 急救车。该危重病现场急救新模式，对降低重大灾害事故和局部战争中伤员的伤残率和死亡率也具有重要的现实意义。

二、流动便携式重症监护治疗（ICU）病房的创建

（一）流动便携式重症监护治疗（ICU）病房医疗救护队人员组成原则

根据任务的需要，有针对性的作好人员的配置，流动便携式 ICU 病房医疗救护队人员组成原则上由各个专业的专家组成，身体健康，应该是全天候的医疗救护队，一般为 4~5 人，人员精干。设队长 1 人，若针对创伤及局部战争的现场急救，则最好由经过 ICU 专门训练的

外科专家担任，队员包括麻醉、内科、专业护理人员各1人。所有人员应该进行强化培训，达到一专多能，掌握危重病急救医学的理论，有高度的应变能力，善于配合。我们根据具体任务，在医疗救护直升机上配置经过ICU专门训练的普通外科专家1名，骨科专家1名，麻醉专家1名，心血管内科专家1名，专业护士1名。在医疗救护车配置经过ICU专门训练的脑外科专家1名，心血管外科专家1名，烧伤外科专家1名，骨科专家1名，专业护士1名。

（二）流动便携式重症监护治疗（ICU）病房先进的设备配置及药品配置

流动便携式ICU病房的设备配置及药品配置应该根据任务的需求决定。

1. ICU急救设备　带自备电源的多功能除颤仪1台（包括除颤、心电监护、血氧饱和度、血压、心电图），便携式呼吸机1台，便携式吸引器1台，便携式血气分析仪1台，快速气管通气器械1套，急救箱3个（分1、2、3号箱），担架1个，铲式担架1个，手术器械包6个，备用箱1个，被褥2套4升氧气瓶：1个，消毒物品箱1个，冰盒2个，液体箱1箱，杂物箱1箱。

2. 应用先进的理论和技术在现场对危重病进行有效的处置

（1）组织机构：现场急救是一个复杂的完整的系统工程。需要一整套合理、高效、科学的管理方法和精干熟练的指挥管理人才和强有力的专家组。流动便携式ICU病房的设备和人员应该受现场急救指挥部统一领导。

（2）实施原则和程序：①原则：对构成危及伤员生命的伤情或病情，应充分利用现场的条件，予以紧急抢救，使伤情稳定或好转，为后送创造条件，尽最大努力确保伤员生命安全。②程序：任务前：根据承担任务特点和要求，完成医疗救护队的组织建设、业务培训和任务前动员，并对现场流动便携式ICU病房、医疗救护车辆、通信设备、急救设备、药品等进行检查和调试。任务中：根据突发事故的现场情况，由现场急救指挥部决定进入医疗救护程序的方式，现场流动便携式ICU病房及医疗救护人员对伤员的伤情进行初步检查。迅速诊断伤情，立即实施最必需的医学急救措施，如进行通畅气道、给氧、止血、心肺复苏、抗休克等，特别必要时实施现场急救手术，尽可能地稳定伤情，及时消除或减轻强烈刺激对伤员造成的心理不适应。主要伤情处置规范按救治规则进行，当伤员病情允许后送时，由现场医疗救护长决策，向指挥长报告，在指挥长的统一指挥下，将伤员后送，后送期间需要进行不间断救治。后送后：做好伤员的病情和记录交接，后送任务完成。对任务的救治工作进行总结。

（3）制定系统而完整的医疗救护预案：鉴于突发灾害事故、局部战争的医疗救护工作的复杂性和意外伤害的突发性，需要制定突发灾害事故伤员伤病救治规则，医疗救护演练实施细则，现场应急医疗救护处置程序、伤员后送程序和标准、伤员到达医院后的医疗救护程序等。

（4）加强对流动便携式ICU病房医疗救护人员的培训和演练：我们编写现场伤员医疗救护培训教材，完成医疗救护员多次培训授课工作。对有关医疗救护员进行相关理论和技术培训，并参加多次演练。培训和演练从实战出发，注重了实际效果。要求医疗救护员熟悉急救物品放置的所在位置，需要时能快速取出，关键是在一分钟左右要分别完成气管插管上呼吸机给氧，心电监护并能立即除颤，静脉通道建立并能注入急救药品。即在一分钟左右的时间内将危重伤员的病情控制在医务人员的手中。

（5）目标是将救命性的外科处理等延伸到事故现场，以降低灾害现场危重伤员的死亡率及伤残率。

我们体会,传统现场救治的有效经验要很好地应用,并在这基础上创新。在快速伤员分类的同时,流动便携式 ICU 病房医疗救护人员主要针对 Ⅰ 类危重伤,需立即抢救的伤员,进行快速有效救治。包括严重头部伤,大出血,昏迷,各类休克,开放性或哆开性骨折,严重挤压伤,内脏损伤,大面积烧伤(30% 以上),窒息性气胸、颈、上颌和面部伤,严重中毒、严重烟雾吸入(窒息)等。实践经验证明,休克、窒息、大出血和重要脏器损伤是伤员早期死亡的主要原因。要尽一切努力确保 Ⅰ 类伤得到优先抢救,有一支精干的、经过强化训练的医疗救护队在流动便携式 ICU 病房的依托下,能将救命性的外科处理等延伸到事故现场,这样可以降低灾害现场危重伤员的死亡率及伤残率,也就提升了现场急救的内容和水平。流动便携式 ICU 病房在草原上、沙漠里、零下 33℃、救护车内、广场上进行加强治疗分别见图 5-1-1~ 图 5-1-5。

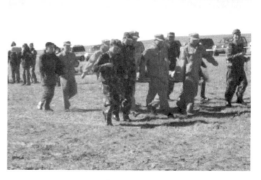

图 5-1-1　流动便携式 ICU 病房在草原上

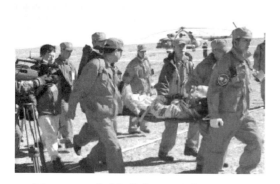

图 5-1-2　流动便携式 ICU 病房在沙漠里
进行加强治疗

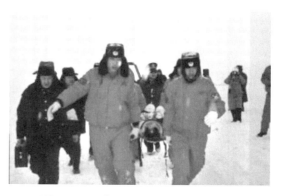

图 5-1-3　在零下 33 度进行加强治疗

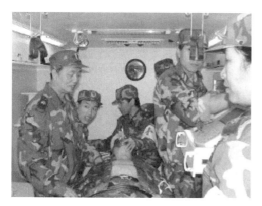

图 5-1-4　流动便携式 ICU 病房在救护车内
进行加强治疗

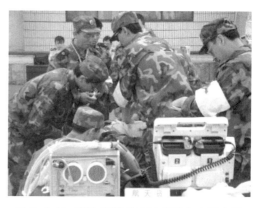

图 5-1-5　流动便携式 ICU 病房在广场上进
行加强治疗

三、岳茂兴教授等成功研制出我国首辆"流动便携式ICU急救车"

流动便携式ICU急救车上具备自动心肺复苏功能及救命性手术功能等，将救命性处理延伸到突发事故现场，为现场救治提供了新手段，见图5-1-6~图5-1-11。

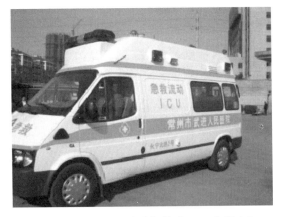

图5-1-6　首创"流动便携式ICU急救车"

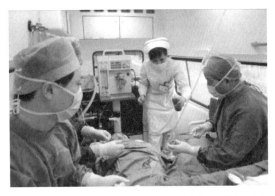

图5-1-7　"流动便携式ICU急救车"上进行手术

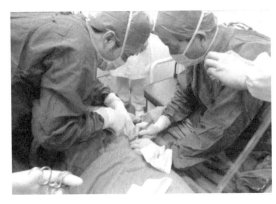

图5-1-8　手术开始

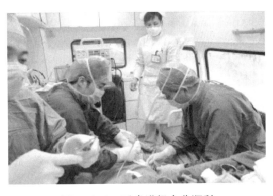

图5-1-9　手术进行十分顺利

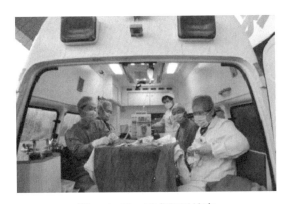

图5-1-10　手术顺利结束

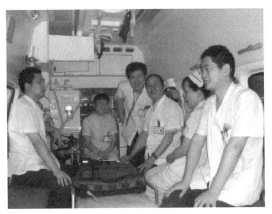

图5-1-11　"ICU急救车"上具备自动
心肺复苏功能

2008 年"6·27"常州地区建筑工地支模架突然坍塌，造成 11 人受伤，5 人死亡，在现场急救中流动"流动便携式 ICU"急救车发挥了重要的作用（图 5-1-12~ 图 5-1-19）。

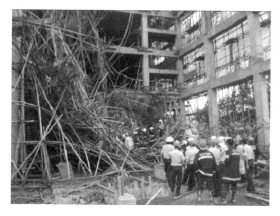

图 5-1-12　坍塌事故现场

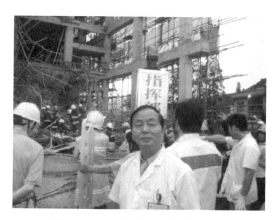

图 5-1-13　事故现场抢救指挥部

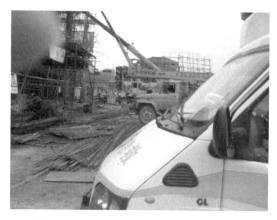

图 5-1-14　"ICU"急救车迅速到达现场

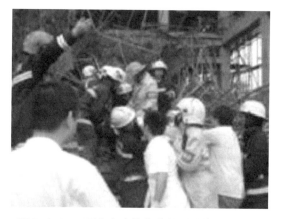

图 5-1-15　用生命定位仪定位后将伤员被救出

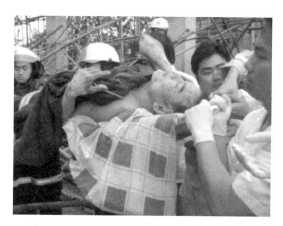

图 5-1-16　伤员立即送上"ICU"急救车

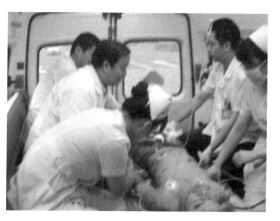

图 5-1-17　在车上立即实施快速有效的
ICU 急救

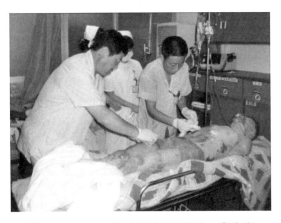
图 5-1-18　12 分钟后送入医院进一步治疗

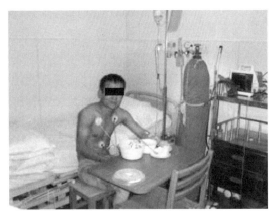
图 5-1-19　伤员没有发生并发症很快痊愈出院

第二节　便携式"瞬锋急救切割器"在突发事故及创伤急救中的临床应用

一、概述

在各种突发事故、各种创伤、各种战伤、各种心搏呼吸停止患者的心肺复苏、各种意外等情况下，大批伤员需要敞开受伤处以便快速检伤验伤，但由于着衣物多，工作服装厚而不能及时敞开，耽误了不少抢救时间，有的因此而丧失了生命。我们采用的便携式"瞬锋急救切割器"对创员及各种危重病患者衣物进行快速切割，达到轻便快速、操作轻柔、安全有效、省力省时、伤员无痛苦的目的，消毒后可反复使用。在 25 秒之内即完成整个操作，为大批伤员的检伤验伤争取到宝贵的时间。

二、操作方法

1. 首先进行检伤、分类，判明伤情，有针对性地进行急救。在生命支持措施（维持液体、血量、呼吸、血压等生命基本参数正常）的同时，立即使用"瞬锋急救切割器"沿着患者受伤部位纵向切割衣物。使得受伤部位敞开，快速进行检伤和验伤。对出血部位进行快速止血，骨折处马上进行固定等。

2. 先救命后治伤，先重伤后轻伤。

3. 争取最佳救治时机，采取最适宜的急救措施：抢救时间是越快越好，伤员负伤后，10 分钟或 15 分钟内，实施确切的急救治疗措施。

我们在临床上应用 269 例，取得了十分满意的效果，每例平均在 25 秒之内即完成整个操作，无 1 例误损伤皮肤及肌肉。"瞬锋急救切割器"在四川省"4·20"雅安 7 级地震灾区雅安市人民医院用于大批伤员需要敞开受伤处以便快速检伤验伤中发挥了十分重要的作用，证明效果确实。

三、原理及应用范围

"瞬锋急救切割器"包括刀头、刀身两部分。所述刀头包括基部及分别连接在基部两端的与刀身相连的连接部、适于导引待切割物体的导引部，所述基部、连接部、导引部围成一个半封闭的空间，适于切割物体的切割面位于所述空间内，所述基部、连接部具有超出所述切割面的部分并形成一进入所述空间的开口。由于导引部和连接部超出切割面，并将切割面遮挡在两者后面，所以待切割物体只有在穿过所述空间前端的开口进入该空间后才能接触到切割面而实现切割，这样可以避免在慌乱中切割到紧贴衣物的肌肉，也可以避免误操作。

我们在实际操作中发现对创员及各种危重病患者衣物进行快速切割，能达到轻便快速、操作轻柔、安全有效、省力省时、伤员无痛苦的目的。消毒后可反复使用。在25秒之内即完成整个操作，为大批伤员的检伤验伤争取到宝贵的时间。它重量轻体积小，携带十分方便，一个人操作即可，适用于各种突发事故中危重伤员的对衣物进行快速切割。同时也适合紧急逃生时对衣物、绳索、保险带等进行快速切割。

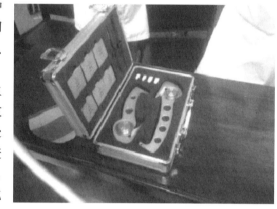

图 5-2-1　研制"便携式瞬锋急救切割器"

在突发事故及各种意外情况下，发生人员受伤时，为了对受伤人员进行快速救治，就需要对受伤人员的伤口处、出血处或者骨折处的衣物直接用剪刀剪开然后进行救治处理。由于情况紧急，剪刀比较尖，经常会发生误伤，而剪开衣物的速度也比较慢。实际操作见图 5-2-1~ 图 5-2-9。

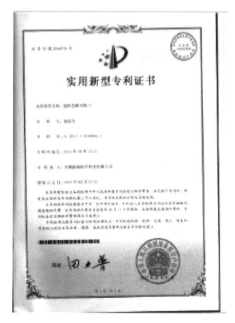

图 5-2-2　2012 年获国家实用新型
授权专利

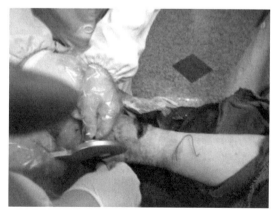

图 5-2-3　平均每例只用 25 秒钟即
完成整个操作

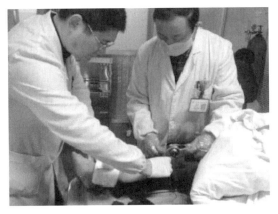

图 5-2-4　操作简单、轻便快速

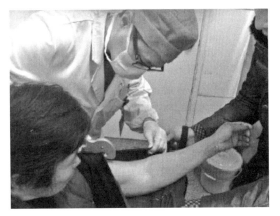

图 5-2-5　重量轻、体积小，一个人操作即可

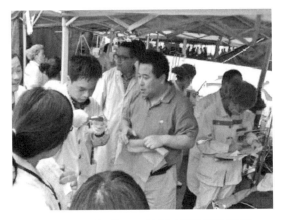

图 5-2-6　在"4·20"雅安地震实际应用

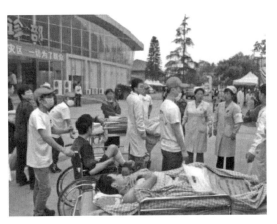

图 5-2-7　雅安地震现场抢救

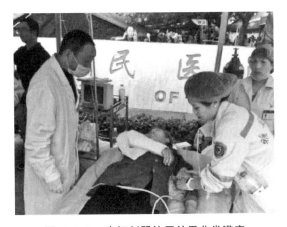

图 5-2-8　本切割器使用效果非常满意

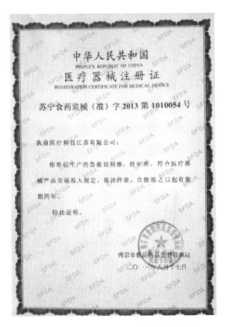

图 5-2-9　已获得医疗器械注册证

第三节 便携式乡村医师急救包的研制与应用

一、概述

卫生应急及急诊救治的大量工作和具体任务在县（市）、乡、村，但目前基层卫生应急及急诊救治工作在机构编制、人员配备、经费投入等方面难以满足实际工作需要，卫生应急及急诊救治的能力水平亟待提高，针对当前农村急诊医疗服务体系的薄弱点，研制"便携式乡村医师急救包"，用于乡村对危重病伤员的医疗救护（"便携式乡村医师急救包急救箱"研制见图 5-3-1~ 图 5-3-6）。主要是针对乡村危重病伤员，由乡村医师实施急救，灾害事故现场需要迅速抢救生命，包括止血、包扎、固定、止痛、人工呼吸、抗休克、抗中毒、给予基本生命支持等。便携式乡村医师急救包能完全适合各种灾害事故现场的急救。

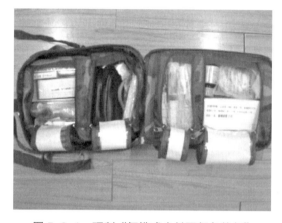

图 5-3-1 研制"便携式乡村医师急救包"

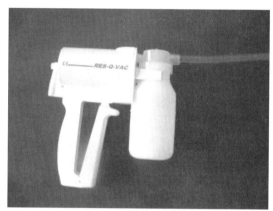

图 5-3-2 手动吸引器：最大负压可达 42.kPa

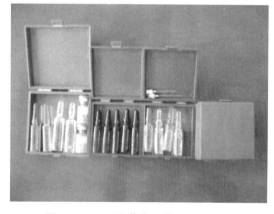

图 5-3-3 固定药盒，药品可按要求
妥善分类固定

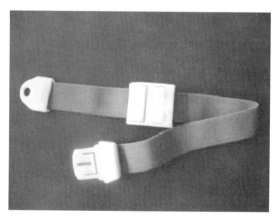

图 5-3-4 卡式止血带

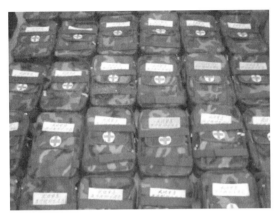

图 5-3-5　全部统一配置

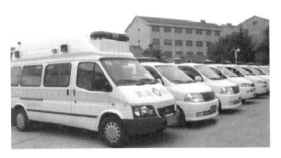

图 5-3-6　已经全部统一配置到急救车上

二、便携式乡村医师急救包的任务要求

（一）对急救包的要求

适合乡村医师携带的急救包，要求重量轻，体积小，坚固、耐摔打，便于携带，适合在乡村地区应用。

（二）救治范围的要求

对乡村地区农民出现的各种意外伤害，能够满足乡村地区农民的救治范围需要。救治范围是：对受伤的农民实施急救，迅速抢救生命。具体如下：

1. 应用加压包扎法止血；如加压包扎仍无效时，可用止血带，应注明时间，并加标记。

2. 对呼吸、心搏骤停的伤员，应当立即清理上呼吸道，同时做体外心脏按压，人工呼吸。对上呼吸道阻塞的伤员做环甲膜切开或行气管造口术。

3. 包扎伤口，对肠脱出、脑膨出行保护性包扎，对开放性气胸做封闭包扎。

4. 对长骨、大关节伤，肢体挤压伤和大块软组织伤，用夹板固定。

5. 对有舌后坠的昏迷伤员，应取侧卧位，放置口咽腔通气管，防止窒息，保持呼吸道通畅。

6. 对张力性气胸，在锁骨中线第二、三肋间用带有单向引流管的粗针头，穿刺排气。

7. 注射止痛药、补液、保温等方法防治休克；注射抗菌药物，防治感染。

8. 对面积较大的烧伤，用清洁的布单创面。

9. 对中毒人员，及时注射相应的解毒药，对染毒的伤口洗消、包扎。

10. 对航天员可能出现的以下急症进行药物治疗：高热，剧痛，抽搐，癫痫，心搏骤停，休克，呼吸衰竭，心力衰竭，昏迷，高血压急症，心律失常，心绞痛，出血，脑水肿，哮喘，抗感染等。

三、急救包技术指标

"便携式乡村医师急救包"采用防水拉链和防水迷彩布制作，外形呈长方体，正面有红十字标志。尺寸 33mm×22mm×12mm；重 4kg，内部有多个分袋；径向撕破强力达 60N，纬向撕破强力达 50N；内装急救器材和药品。药品用药盒固定，有标签。背带质量承受能力可靠，接口牢固，拉链搭扣等采用金属制作。漂浮 30 分钟内，内部无明显渗漏水。

四、急救器材和药材的选配

根据农民可能出现的各种意外伤害，特别是农民在野外可能出现的特殊疾病种类，及农村医师的救治范围需要，选择下列器材和药品：

1. 急救器材　"便携式乡村医师急救包"内装一次性口罩、帽子各 2 个、手套 2 副，急救手电、听诊器、电子血压计、体温计、多功能剪刀各 1 个，高弹力绷带 2 卷、脱脂棉球 1 包、液状石蜡棉片 1 包、胶布 1 个。一次性注射器 5 个、一次性输液器 2 个，卡式止血带、引流管、胃管、导尿管、引流袋、口咽通气管、气管套管各 1 个，CPR 面罩、组合骨折夹板，敷料镊、布巾钳、止血钳、穿刺针各 2 把，紧急抽吸器、呼吸道插管组合、硅胶呼吸囊、手动便携式负压吸引器（小型）各 1 个，胸腔闭式引流包 1 套，气管套管各 1 套等。

2. 药品的选配　根据农民可能出现的各种意外伤害及乡村医师的救治范围需要，选择下列急救药品：1mg 肾上腺素 2 支、1mg 阿托品 2 支、10mg 山莨菪碱 2 支、5ml 2% 利多卡因 2 支、100ml 5% 碳酸氢钠 1 袋、5mg 地塞米松 5 支、50mg 吗啡 2 支、50mg 哌替啶 2 支、10mg 地西泮（安定）2 支、0.375mg 尼可刹米（可拉明）2 支、20mg 多巴胺 5 支、1000U 立止血 2 支、5U 垂体后叶素 2 支、250mg 氨茶碱 2 支、2ml 安痛定 2 支、柴胡注射液 2 支、0.4mg 毛花苷丙（西地兰）2 支、500mg 甲泼尼龙 2 支、20ml 50% 葡萄糖 5 支、70mg 普罗帕酮（心律平）2 支、5mg 硝酸甘油 2 支、5mg 维拉帕米（异搏定）2 支、0.1g 苯巴比妥（鲁米那）2 支、200mg 氯胺酮 2 支、8 万 U 庆大霉素 2 支、20mg 呋塞米（速尿）5 支、0.4mg 纳洛酮 3 支、100mg 维生素 B_6 6 支、1mg 异丙肾上腺素 3 支、0.1g 氨甲苯酸（止血芳酸）2 支、20mg 多巴酚丁胺 10 支、10ml 10% 氯化钾 5 支、10ml 葡萄糖酸钙 5 支、10ml 1% 普鲁卡因 5 支、250ml 20% 甘露醇注射液 2 袋、500ml 0.9% 氯化钠注射液 2 袋、500ml 乳酸林格液 1 袋、250ml 碘伏（外用）、一次性酒精棉片（外用）1 包、1g 维生素 C 注射液 3 支、3mg 洛贝林 2 支、云南白药 1 瓶、氯霉素眼药水 1 支，亚甲蓝 5 支。

五、与其他急救包（箱）的主要区别

1. 使用对象　乡村医师。
2. 任务对象　农村危重伤员。
3. 制包要求　体积不能太大，为抗震、抗摔打，制包材料要好，背带固定牢靠。内部药材更应该固定确实。
4. 药材配备　由于体积和重量的限制，药品的配备以适应救治范围需要，简化急救药品的品量。药品数量以救治 1~2 人为限。
5. 急救器械　为适应农村危重伤员任务的需要，配备了目前市场上较为简便先进的品种。

六、优点

根据农村可能出现的各种危及生命的意外伤害，研制成本包。包内配备了 50 类药

品及 20 套器材，基本能满足急救应急的需要。本包有机动性强、速度快等优点，在草原、沙漠、复杂地形条件下都可实施救护。这对农村危重伤员实施快速医疗救护十分有利。

第四节　Airtraq 可视喉镜在急危重症患者插管中的运用

一、概述

气管插管技术已成为心肺复苏及伴有呼吸功能障碍的急危重症患者抢救过程中的重要措施，是抢救危重病最有效最快捷的手段之一，对抢救患者生命、降低病死率起到至关重要的作用。气管插管是否及时直接关系着抢救的成功成否、患者能否安全转运及患者的预后情况。目前气管插管主要以普通直接喉镜插管和可视喉镜插管两种方式。对于急危重症患者的抢救，Airtraq 可视喉镜气管插管技术较之普通气管插管，在气管插管准备时间、操作时间、插管次数和插管成功率等方面都更具优势。

二、操作方法

Airtraq 可视频喉镜使用方法：选择合适型号的喉镜，成人一般使用普通型，可置入内径为 7.0~8.5mm 的气管导管。打开电源开关，润滑气管导管并将其置入插管通道中，将 Airtraq 可视喉镜沿正中放入患者口腔，镜片按正常的生理弯曲沿舌背缓慢下滑入咽部，于目镜依次可见舌根、腭垂、会厌和声门。将镜片前端置于会厌谷或会厌下，上提即可清晰显露声门。喉镜前端对正声门，沿插管通道平缓推进气管导管，可见导管进入声门，待气管导管套囊完全进入声门后，侧向分离喉镜和导管，退出喉镜，固定气管插管，完成操作。

三、优点与不足

使用普通直接喉镜时，要求操作者直视声门，这就需要使口轴线、咽轴线和喉轴线近似成线。这需要患者头颈部尽力后仰并将喉镜用力挑起才可做到。所以使用普通直接喉镜对口咽喉部损伤大，不适合颈椎疾病患者使用。Airtraq 可视频喉片前端安装有高清晰度防雾摄像头，可直接显露镜片前端的喉部结构，通过光导纤维传递并放大至镜片后端的目镜及外接显示器上。操作者可以通过患者口腔外的目镜观察声门结构，无须口、咽和声门呈直线，直接将气管导管短距离直线插入声门，理论上可提高插管成功率。Airtraq 可视频喉镜优点：用于颈椎损伤等患者的气管插管，对口咽喉部损伤小，通过显示屏显示，解剖结构清楚，便于年轻医生、医学生带教。但同时存在一些不足：Airtraq 可视频喉镜部件多，必须液状石蜡等润滑插管，插管前准备时间长，插管需病人适当配合，不配合患者需麻醉诱导后插管，Airtraq 可视喉片为一次性用品，经费较贵。所以，临床工作中我们应根据病人实际情况选择普通直接喉镜还是 Airtraq 可视喉镜插管。

第五节　转运呼吸机在急诊科危重患者 转运中的应用

一、概述

危重患者的院内转运是危重病救治的重要环节，各种危重病人常伴有急性呼吸衰竭，该类患者在院内转运过程中，以往使用的通常是简易呼吸器。简易呼吸器完全由人工操作，对于通气量、自主呼吸的强与弱、气道阻力或肺顺应性的改变等人工通气的重要参数和特征不能监测。其通气效果完全取决于操作者的熟练度和经验，因此常出现因操作者不熟练而导致通气量不足；挤压球囊的频率及幅度与患者呼吸不合拍而产生对抗；满足不了急危重症患者所需的通气。另外，护送人员边走边捏球囊，在步调不协调时，既要防止气管插管的脱落，又要防止把导管推入过深而单肺通气，故在转运途中极不方便。转运呼吸机（如飞利浦伟康 Trilogy100 呼吸机）可替代简易呼吸器，用于急诊科危重患者的院内转运。

二、呼吸机参数设定

1. 通气模式　根据病情设置。
2. 通气频率　14~18 次 / 分。
3. 潮气量　8~10ml/min。
4. 吸呼比　1：1.5~1：2。
5. 氧浓度　21%~81%。
6. 通气时间　5~18 分钟。

三、转运方法

1. 转运前开通静脉通道，严重创伤低血容量建立 2 路以上静脉通路。
2. 给予气管插管、清理呼吸道、保持气道通畅。
3. 用模肺检查呼吸机的运转情况。
4. 由急诊科护士、护工、必要时急诊科医生亲自护送。
5. 转运前复测生命体征并记录，确保生命体征相对稳定。
6. 与接收科室联系，做好接收病人的准备工作。
7. 途中携带便携式吸引器及转运急救箱，箱内备齐各种抢救用物及急救药品。
8. 转运途中密切观察患者病人病情变化及气道情况。
9. 到达接收科室搬运时使用过床器、轻搬轻放。

四、使用特点

1. 危重症患者脑组织及其他重要脏器缺氧可出现严重的并发症，给后期治疗造成困难而影响预后。因此，建立有效的通气是危重患者安全转运最关键的环节之一。传统的通气设备是简易呼吸器，它具有结构简单、携带和使用方便，适用性强且价格低廉的特点。但由于简易呼吸器完全由人工操作，常因操作者不熟练而导致通气量不足或过度通气，其通气氧浓度及潮气量的可控性及稳定性较差。医护人员转运途中持续为患者提供人工气囊辅助呼吸，很难与转运行程保持同步，会发生气管插管移位，严重时深度不够会导致单侧肺通气或插管脱落。因此适用呼吸机支持的危重症患者应使用呼吸机以满足患者在转运途中呼吸支持的需要。

2. 转运呼吸机的使用特点

（1）呼吸机工作模式可根据患者病情选择。可分为 PCV（CPAP、P、ST、PC、T、PS-SIMV），VCV（AC、CV、SIMV），AVAPS（平均容量保证压力支持）混合通气。

（2）自带电池可使用 6~8 小时，完全可以满足院内转运需求。

（3）该呼吸机体积小，转运中携带方便。

（4）该呼吸机为微型电动电控型呼吸机，无须高压氧为动力，若患者需要较高浓度的空氧混合气体，则需要接氧气源，提供氧浓度为 21%~81%。

五、转运中应注意的问题

1. 开放气道，妥善固定气管导管，避免呼吸运动使导管上下滑动而损伤器官黏膜。

2. 转运前及时清除呼吸道分泌物，保持患者呼吸道通畅。

3. 建立静脉通路，保证给药及时有效；

4. 患者烦躁、不配合时应遵医嘱给予适当镇静和保护性约束。

5. 转运前与接收科室联系，做好急救准备，并填写转运交接单。

6. 转运时密切观察患者的病情、生命体征、胸廓起伏、血氧饱和度、呼吸机运转情况等，医生、护士及工勤配合默契。

7. 到达接收科室后应认真交接并填写交接单。

六、安全转运的各种应急预案

1. 转运呼吸机在转运工作中效果固然很好，但是只要是机器，就可能会出现意外而不能正常使用。因此，日常应做好呼吸机的保养检查，确保性能良好。另外，在实施转运前，除配备途中携带便携式吸引器及转运急救箱外，简易呼吸器也是必不可少的。

2. 需要指出的是，无论是多么好的仪器，其使用效果主要还是取决于医护人员的能力与素质。医院急诊科应针对各种突发事件制定和完善各种应急预案、急救工作流程，并定期演练，使各项急救工作程序化、制度化、标准化。只有掌握了足够的急救知识，才能安全有效的挽救患者生命。

总之，在院内危重患者的转运中，转运呼吸机的使用能及时有效的改善患者的通气功能，缓解缺氧状态。加上完善的转运前准备、医护人员的快速的反应能力和过硬的专业技能，各科室之间的紧密配合，从而达到患者的安全转运、有效地降低了危重患者的死亡率。

第六节　通用担架及特种担架

伤员搬运工具是战伤能否得到及时救治的关键环节。目前伤员搬运工具主要有各种担架、吊带、滑板、拉具等，其中担架是最主要的伤员搬运工具，具有抢救伤员方便、快速、有效的特点。搬运、护送似乎很简单，是一个全力搬运和交通运输问题，似乎与医疗急救无密切关系。其实不然。搬运不断可以使做了重病人在现场的抢救前功尽弃。不少已被初步救治处理较好的病人，在运送途中病情加重恶化；有些病人，因搬运困难现场耗时过多，而延误最佳抢救时间。于是，无论怎样进步，病人从发病现场到现代化的救护车、艇、飞机，及至安全运送医院的过程中，都存在着运用适合的担架方便快捷地搬运病人的问题。担架是基本的运送病人的工具，其种类繁多，命名各异。特点是运送舒适平稳，有害影响小，乘各种交通工具时上下方便，对体位干扰不明显，特别适用于各类危重病人的转运。目前常见的有帆布（软）担架、铲式担架、折叠担架椅、吊装担架、充气式担架、带轮式担架、救护车担架及自动上车担架等。但如果按我用卫生标准可以分为简易担架、通用担架、特种担架及 3 类。简易担架可因地制宜就地取材，临时制作或用门板等代用，这在突发事故出现大批病人而缺少正规担架时非常实用。普通担架多为帆布担架，其重量轻、病人卧时较舒适。特种担架有：用于空投的折叠担架，海上救护用的充气担架，救治机构及救护车所使用的专用担架车和铝合金制的片式担架等。特种担架适用于各种特殊环境中的救护转运。此外，还有一些可配合标准担架使用的担架附属装置，也是运送病人过程中较常用的搬运工具。

一、担架的使用

（一）搬动伤员时常采用的体位

1. 仰卧位　对所有重症伤员，均可以采用这种体位。它可以避免颈部及脊椎的过度弯曲而防止椎体错位的发生；对腹壁缺损的开放伤的伤员，当伤员喊叫屏气时，肠管会脱出，让伤员采取仰卧屈曲下肢体位，可防止腹腔脏器脱出。

2. 侧卧位　在排除颈部损伤后，对有意识障碍的伤员，可采用侧卧位。以防止伤员在呕吐时，食物吸入气管。伤员侧卧时，可在其颈部垫一枕头，保持中立位。

3. 半卧位　对于仅有胸部损伤的伤员，常因疼痛，血气胸而致严重呼吸困难。在除外合并胸椎、腰椎损伤及休克时，可以采用这种体位，以利于伤员呼吸。

4. 俯卧位　对胸壁广泛损伤，出现反常呼吸而严重缺氧的伤员，可以采用俯卧位。以压迫、限制反常呼吸。

5. 坐位　适有于胸腔积液、心衰的伤病人。

（二）搬动伤员的注意事项

1. 搬运伤员之前要检查伤员的生命体征和受伤部位，重点检查伤员的头部、脊柱、胸部有无外伤，特别是颈椎是否受到损伤。

2. 必须妥善处理好伤员。首先要保持伤员的呼吸道的通畅，然后对伤员的受伤部位要按照技术操作规范进行止血、包扎、固定。处理得当后，才能搬动。

3. 在人员、担架等未准备妥当时，切忌搬运。搬运体重过重和神志不清的伤员时，要考虑全面。防止搬运途中发生坠落、摔伤等意外。

4. 在搬运过程中要随时观察伤员的病情变化。重点观察呼吸、神志等，注意保暖，但不要将头面部包盖太严，以免影响呼吸。一旦在途中发生紧急情况，如窒息、呼吸停止、抽搐时，应停止搬运，立即进行急救处理。

5. 在特殊的现场，应按特殊的方法进行搬运。火灾现场，在浓烟中搬运伤员，应弯腰或匍匐前进；在有毒气泄漏的现场，搬运者应先用湿毛巾掩住口鼻或使用防毒面具，以免被毒气熏倒。

6. 搬运脊柱、脊髓损伤的伤员时将伤员放在硬板担架上以后，必须将其身体与担架一起用三角巾或其他布类条带固定牢固，尤其颈椎损伤者，头颈部两侧必须放置沙袋、枕头、衣物等进行固定，限制颈椎各方向的活动，然后用三角巾等将前额连同担架一起固定，再将全身用三角巾等与担架围定在一起。

（三）上下担架的方法

1. 搬运者三人并排单腿跪在伤员身体一侧，同时分别把手臂伸入到伤员的肩背部、腹臀部、双下肢的下面，然后同时起立，始终使伤员的身体保持水平位置，不得使身体扭曲。三人同时迈步，并同时将伤员放在硬板担架上。发生或怀疑颈椎损伤者应再有一人专门负责牵引、固定头颈部，不得使伤员头颈部前屈后伸、左右摇摆或旋转。四人动作必须一致，同时平托起伤员，再同时放在硬板担架上。起立、行走、放下等搬运过程，要由 1 个医务人员指挥号令，统一动作。

2. 搬运者亦可分别单腿跪在伤员两侧，一侧一人负责平托伤员的腰臀部，另一侧两人分别负责肩背部及双下肢，仍要使伤员身体始终保持水平位置，不得使身体扭曲。

二、担架的应用与简介

（一）YXH-1GL 型号铝合金折叠担架

见图 5-6-1。

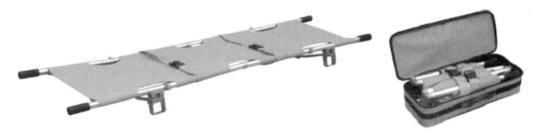

图 5-6-1 YXH-1GL 型号铝合金折叠担架

技术特点：采用高强度铝合金材料和牛津革担架面制成，它具有重量轻，体积小，携带方便，使用安全等优点，主要适用于医院、体育场地、救护车及部队战地运送伤员。

（二）YDC-1A12 折叠担架

见图 5-6-2。

技术特点：用于狭窄的过道、难以通过的区域而设计的担架；2 个导轮便于在地面移动；安全销锁定起到固定椅子作用。

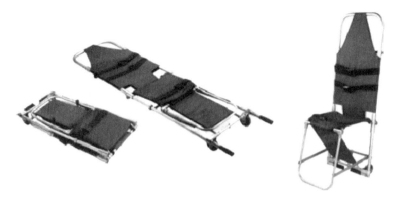

图 5-6-2　YDC-1A12 折叠担架

（三）铲式担架

铲式担架是一种可分离型急救担架，主要用于救护车转送骨折及瘫痪病员。担架两端中部设铰链式离合装置，可使担架分离成左右两部分，在不移动病人的情况下，迅速将病人铲入或从病人体下抽出担架，将病人置于担架内或手术台或病床上，从病人体下抽出担架。担架长度可根据病人身体长度随意调节，担架载病人后可直接移置救护车担架上，担架分离成两部分后，可折叠，便于运输和携带。具有体积小、重点轻、操作简单、便捷，价格适中的特点。

1. YXH-4A 型号铝合金铲式担架　见图 5-6-3。

技术特点：采用分离型刚性结构，转送骨折及重伤员。两端设有离合装置，使担架分离成左右两部分。在不移动病人的情况下，迅速将病人铲入或从病人体下抽出担架。担架长度根据人身长可作随意调节。担架一端（脚部）采用窄框架结构。

2. YDC-4D 铲式担架　见图 5-6-4。

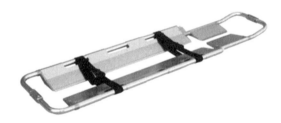

图 5-6-3　YXH-4A 型号铝合金铲式担架

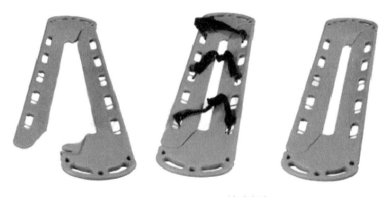

图 5-6-4　YDC-4D 铲式担架

技术特点：铲式担架和板式担架两用，担架的两侧设有离合装置，使担架分离成左右两部分；本担架可在原地固定病人，减少对病人的二次伤害；在不移动病人的情况下，迅速将病人铲入或从病人体下抽出担架；可与头部固定器一起使用，可进行 X 线透视；适合髋关节，骨盆和脊椎损伤的病人。

3. X 射线可穿透性塑料铲式救援担架　见图 5-6-5。

技术特点：X 射线穿透效果极佳，采用特殊塑料材质，避免过热或过冷病人感觉不适，椭圆形把手设计更显人性化，方便施救人员抓取，两端设有离合装置，使担架分离成左右两部分，在不移动病人的情况下，迅速将病人铲入或从病人体下抽出担架，担架长度根据病人身长可作随意调节，担架一端（脚部）采用窄框架结构。

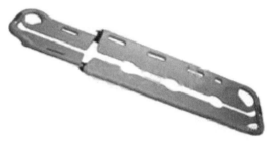

图 5-6-5　X 射线可穿透性塑料铲式救援担架

（四）充气式担架

充气式担架体积小，重时轻，携带方便，可以折叠使用，减震效果非常明显。适用海、陆、空不同的救援场合使用，避免救援过程中伤员的二次伤害。设计简单，能够被车辆、船只、直升机等救援工具装载垂吊。高密度性尼龙纤维制成，耐用性好。配备了充气阀门，安全阀门，充气垫、防水拉链式保护罩，快速展开收拢带，脚部、头部、颈部调节固定带，手柄、提升环，修理包等。充气快捷，充气时间小于 3 分钟。折叠后体积小，可放于背包内。见图 5-6-6。

（五）担架车

1. 意大利 MEBER 自动变位担架车　见图 5-6-7。

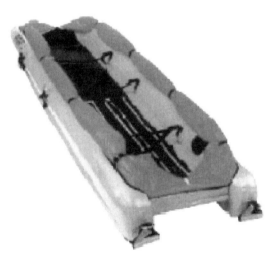

图 5-6-6　充气式担架

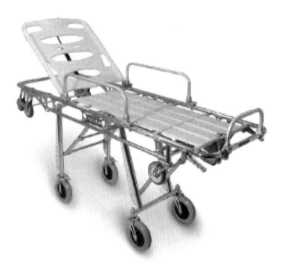

图 5-6-7　意大利 MEBER 自动变位担架车

意大利 MEBER 自动变位担架车具有操作简捷、轻便灵巧等优点，是目前先进的院前急救转运器械。自动变位担架车转运伤员上下救护车时，可单人操纵担架车实现高低位自动转换，为迅速方便抢救转移伤员提供了有利条件。背板和躺板由热塑材料制成，适于做心外按压，易于清洗和消毒。背板可以在 0°~90° 间调整并固定，侧保护栏可以完全翻转，配有安全控制杆，上车时需抬起该杆，防止担架被无意收起，保护病人安全。垂直腿装有缓冲垫。Art910 由高强度铝合金材料制成，Art7230 由抛光不锈钢制成。

Art7110 是能够折叠成椅子的自动变位担架车，适合在任何场合使用，采用气弹簧控制，椅位角度可任意调整。4 个平衡上车轮，可适合任何救护车高度。

Art7070 按照欧洲最新标准制成，担架车上车高度可调，担架车可调整成中间位，适合心肺复苏，另外头、腿位置由气弹簧控制，可上下调整，是最新设计理念的担架车。

2. YXH-3E 型号椅式担架　见图 5-6-8。

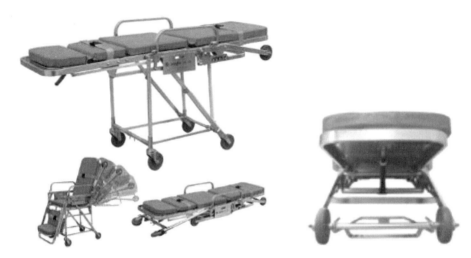

图 5-6-8　YXH-3E 型号椅式担架

技术特点：本担架采用海绵软垫，靠背角度可调节，使伤员躺卧舒适；本担架折腿机械结构，通过右手柄控制；担架上车后担架与救护车的固定装置应牢固锁定。本担架车可折叠成椅子式，椅子角度可分四档调节；采用高强度铝合金材料制成，它具有重量轻、体积可缩小、安全方便、易消毒清洗等优点，主要适合在有限的空间里转移病人，如医院电梯、救护车、飞机及城市道路救护。

3. YXH-3C 型号铝合金救护车担架　见图 5-6-9。

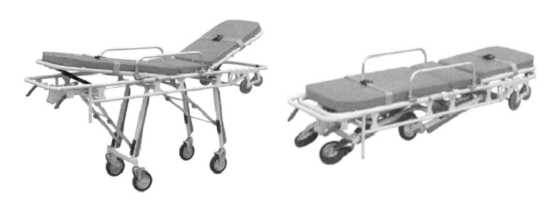

图 5-6-9　YXH-3C 型号铝合金救护车担架

技术特点：采用高质量铝合金材料和泡沫软垫，使伤员躺卧舒适。该产品具有灵巧的结构，采用折腿机械结构，能便捷地实现多种姿态变换，担架可分离使用；通过左右手柄控制，仅需一名救护人员把病人推上救护车。固定支架与救护车相固定，担架上车后可锁定。

4. YXH-3D 型号多变位自动上车担架 见图 5-6-10。

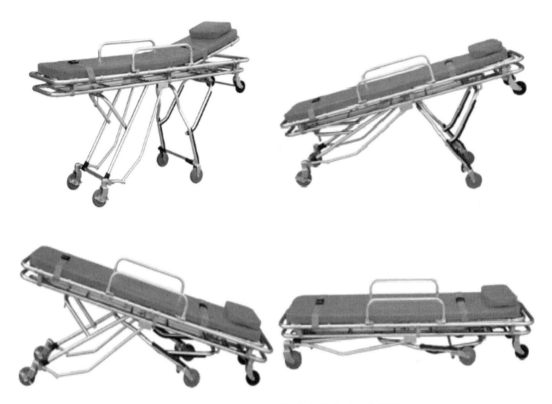

图 5-6-10 YXH-3D 型号多变位自动上车担架

技术特点：采用高质铝合金材料和海绵软垫，使伤员躺卧舒适。该产品具有灵巧的结构，采用折腿机械结构，能便捷地实现多种姿态变换，担架可分离使用；通过左右手柄控制，仅需一名救护人员把病人推上救护车；担架上车后有锁定装置。

（六）真空担架

1. YDC-6A 真空担架 技术特点：采用高质量耐用的尼龙布。担架根据人的体形制作成型并可适用于放射性 X 线透视。救护人员可根据病人的伤势轻重使用气筒抽气，调节担架的软硬度，操作安全，简便快捷。

2. 意大利真空担架 真空床垫能根据病人的身体轮廓塑造成型，从而达到快速、有效、方便制动，减少病人身体承受的压力及搬运时间。这种床垫采用绝缘材料可减少病人的热量散发，使用简便，X 线照射和磁共振检查可透过。配有包装袋可便于担架储存在箱内或外面。经久耐用的手动气筒在 25 秒内使床垫塑型。床垫配有 4~6 个手柄使用。此产品达到欧洲 CE 标准。

（七）其他担架

1. ND-L2 船用担架 船用担架主要由 PVC 制成，具有重量轻，便于折叠（折叠后装入随货配备的皮包内，体积 15cm×50cm×63cm，重量是 6.5kg），产品使用方便，强度高（可承重 1200kg，直升机可以直接吊起）的优点，广泛用于海上救生、重大灾害伤员救助、医疗救助等。

2. 直升机救援担架 见图 5-6-11。

符合标准：EN1865 新型层状木质救援担架由 3 段可折叠板组成对飞机救援、X 射线避免躺在担架上的受伤者的移动。

3. 折叠担架背包 见图 5-6-12。

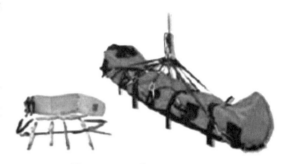

图 5-6-11 直升机救援担架

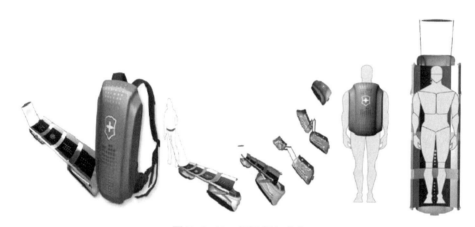

图 5-6-12 折叠担架背包

此担架包在收拢状态是如同一个普通背包，携带方便。展开后像一个雪橇，伤员平躺在上面，一个救护人员就可拖行。适用于雪地、沙滩救护。

4. XH-8 型号担架头部固定器 见图 5-6-13。

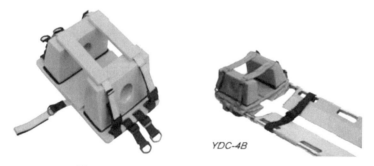

图 5-6-13 XH-8 型号担架头部固定器

由高密度的塑料材料构成，在头两侧有大的耳洞用来观察出血或引流。可同时用于脊髓板担架和铲式担架整体材料无金属的设计可以让病人无须脱掉头部固定器即可进行 X 线透视、CT扫描、磁共振成像检查。防水材料使得它易于清洗消毒，不会受到恶劣天气的影响。

三、担架的发展趋势

（一）重视智能化发展

国外十分重视智能型担架的发展，其目的是为了提高伤员救治水平，减少因伤死亡率。特别是在发生重大自然灾害、严重车祸、或重大事故时，利用具有高级生命支持功能的智能型担架，即使无专业医务人员在场，也可由普通医务人员或卫生员在现场向危重伤员提供生命支持。与救护车相比，这种智能担架价格低、体积小、机动性强，适用于在快节奏、高机动的现代战场上救治危重伤员，对减少伤死率和致残率有重要意义。

（二）注重模块化设计

当前国外担架的整个系统为模块式，不仅担架极易与基座分离，而且其生命支持系统的各个组件也可十分方便地更换。例如，传感器、泵、监测器等均为独立的组件，一旦这些组件受损或失灵，即可迅速更换新的组件；适合装载于多种后送车辆、飞机和船只，方便后送并开展不间断的途中治疗。

（三）加强担架附属装置研究

担架除了基本构架外，还有一些既能独立使用又可配合担架配合使用的担架附属装置。这些装置针对某些特定伤病或特殊战情设计，配合担架使用，可方便伤员的搬运。担架附属装备主要利用人－机－环境原理，向标准化、集约化、模块化方向发展，以提高担架的适用范围和舒适性。

第七节 专科型和监护型救护车

救护车，顾名思义，就是救助病人的车子，它对于人员抢救是必需的。在过去的40年里，救护车发生了巨大的变化。直到20世纪60年代后期，救护车的主要任务还是将人们从事故现场尽快运送到医院。车内空间十分狭窄，只有一些非常基本的急救设备。然而从那以后，救护车和救护人员都发生了变化。现代救护车的内部比较宽敞，使救护人员有足够的空间去往医院的途中对患者进行救护处理。现代救护车内还携带了大量的绷带和外敷用品，可以帮助止血、清洗伤口、预防感染。车上还带着夹板和支架用来固定病人折断的肢体，并避免病人颈部和脊椎的伤害加重。车上也备有氧气、便携式呼吸机和心脏起搏除颤器等。大多数救护车上还带有病人监护仪，可以在前往急诊室的路上监测患者的脉搏和呼吸。

救护车从使用功能上大致可分为普通型、专科型和监护型3大类。目前我内的救护车大多是普通型救护车，仅具有转运能力，抢救能力极为有限，甚至不具备。而在发达国家，所装备的车辆基本上都是具有抢救条件的监护型救护车。

一、专科型救护车

专科型救护车主要是建立在普通运送车辆全套常规装备的基础上，另配备不同专业学科的专用器材设备及药品而形成的专科型救护车。专科型救护车可分为创伤、中毒、灾害、产科、眼科、内外科复苏等专科救护车，其仪器设备因科而异。如心血管疾病救援车、负压救护车、传染病救援车、放射清洗车。

二、ICU 救护车

ICU 救护车上的医疗配备就相当于一个小型的 ICU 病房和小型手术室。ICU 救护内装有心肺复苏心脏除颤、呼吸机氧气、吸引器、心脏起搏器、呼吸机、全套监护器、药品器材、手术器械等应有尽有，为危重病人所用。

在危险化学品事故发生时，第一时间内现场死亡人数是最多的。流动便携式 ICU 病房能有效降低危险化学品事故伤员的死亡率和伤残率。

（一）新型高顶福田监护型救护车（NEW）标准配置

1. 医用防静电、防滑、防腐蚀 PVC 地板；侧推拉门，后部为双开门。

2. 整车内饰采用高分子复合材料一次制作成型，具有高强度、抗冲击、防紫外线辐射、无毒、无菌、阻燃等特点。

3. 医疗仓照明系统。

4. 顶置嵌入式输液架。

5. 左侧整体式器械柜 1 套，右侧陪护坐椅，前部带靠背可翻转医生坐椅。

6. 中央供氧系统 1 套，7L 氧气瓶 2 只（外接氧气面罩、接头、管道、镶嵌式输出接头）。

7. 电源系统：12V 电源、多功能触摸式操作面板。

8. 车外标志灯、警灯、报警系统：程控型长排爆闪警灯、电子报警器。

9. 铝合金救护车担架床。

10. 2kg 灭火器 1 只，污物桶，顶置换气扇。

11. 顶置空调出风。

12. 车载式无接触前后对讲系统。

13. 顶置安全扶手。

14. 紫外线消毒灯。

（二）新型高顶福田监护型救护车（NEW）选装配置

监护仪，呼吸机，便携式吸引机，除颤器，B 超诊断仪，心电图机，220V 外接电源（220V 电源及 220V 逆变电源），可移动电缆线盘，自动上车担架，楼梯担架，铲式担架，折叠式简易担架，急救箱，GPS 卫星定位系统，电控水龙头洗手池等。

三、救护车载装备

随着现代急救技术的发展和进步，救护载抢救设备除急救箱、担架、氧气袋、药械柜外，还装备了一些更为先进的医疗救援装备，为应急医学救援提供有力的技术支持平台，在抢救急危重症病人生命，应对灾害和突发事件中发挥着极为重要的作用。先进的技术和设备的广泛应用，能够最大限度地降低转运途中患者的死亡率，进一步为实施院内救治争取时机，为病人的抢救赢得宝贵时间，显著提高急救效率。

（一）车载信息系统

救护车载信息系统是现代科技从理论向实用转化的范例。救护车安装车载信息系统便于调度人员指挥和调度，便于对急救人员进行管理，便于信息传递与管理，便于在急救车上与患者家属的沟通，提高急救反应速度，提高现场救治水平。如我国香港的城市 120 急救车中均载有 GIS 城市地理信息系统和基于卫星无线数据传输的远程医疗系统，以便实现更加方便快捷、更加高效的救治水平。

（二）车载 X 线设备

发达国家的车载医疗系统的开发起步较早，并拥有专业开发研制厂家，生产出来的产品种类齐全，已形成了一系列的车载医疗系统，包括数字 X 线机、数字乳腺 X 线机、X-CT、MRI、PET、PET/CT、牙科机、外科手术以及生化检验等车载系统。车内设备先进，基本上是数字化设备。加载远程通信设备，就可在车上实施远程会诊，为偏远地区和突发公共卫生事件以及战时一线提供基于专家级的医疗服务。另外，在车内设计上力求给病人营造一个舒适的就诊环境。

四、医疗救护车发展趋势

随着急救医学的发展和急救医疗体系的日趋完善，在一些汽车工业比较发达的国家中，急救车发展较快，已成为途中救护的主要车辆，是伤员应急救援的主要载体，医疗救护车的功能已不限于满足运送病人的单一要求，已呈现出系列化、专业化、智能化的发展趋势。

五、救护车的应用与简介

（一）德国奔驰厢式救护车（最新款）

见图 5-7-1。

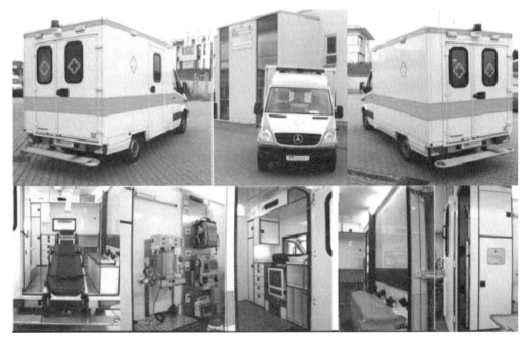

图 5-7-1 德国奔驰厢式救护车（最新款）

1. 整车德国原装进口，由德国老牌救护车改装厂德国 KFB- 公司（原卫生部 2005 年 235 台负压急救车中标制造商）改装。

2. 采用最新款德国奔驰 Sprinter 324 底盘改装，6 缸发动机，190kW（258 马力）动力强劲，车速达 160km/h，排放达欧洲Ⅳ号标准。Sprinter 324 是当今世界最适宜救护车改装的基本车型，配置高级，集中当代众多现代技术，动力强劲，安全可靠，操作简便，故障率低，经久耐用，维修方便；该车造型美观，外型流线型，动感性强；车体结构合理，宽敞明亮，为改装提供了足够的空间，便于改装布置。样车采用高顶结构，通顶对开式后门，人员活动方便，病人上下车快捷，救护活动更为有利。

3. 救护车改装严格执行德国和欧洲救护车标准，整车设计布置合理，配置功能齐全。内饰造型新颖；全车改装整体性强。其主要特点：

（1）内饰采用 ABS 工程塑料，由大型模具真空吸塑成型，造型新颖；坚固耐用；美观大方；高度稳定；振动小；密封好；光滑圆角，容易清洗和消毒。装饰材料天然环保无污染、无异味，无刺激性，对人体无害。

（2）中隔墙坚固，将驾驶室与病人舱严格分开，前后通信通过对讲装置进行语言沟通，并留有整体密封玻璃窗。隔墙上安装护士操作台、5 层抽屉器械柜、可折叠医生椅和急救箱存放柜。

（3）医疗舱厢体采用坚固耐用的优质铝合金三明治夹层结构方式，整体密封，岩棉夹层，隔音隔热；多层胶合板木地板，PU 无菌涂层，防滑、阻燃、耐酸、抗潮。车底部又进行了特殊防护处理。

（4）车顶供应中心和左墙壁医疗器械安装板可提供氧气、电源、医疗设备安装等，快速接头可快速为呼吸机、氧气湿化器供氧；各种管路、布线均为预埋、无明线；表面整洁、美观。

（5）所有的医疗设备、消耗品及各类器具都有固定设施。防止车辆运动时对人员造成伤害。布局合理，固定的医疗设备和消耗品安放位置，有关清理病人的呼吸道，呼吸，吸氧和负压吸引的设备均安装在病人担架床头附近的位置。心电监护，输液装置安装在便于医务人员操作的位置。

（6）车内家具制造精良，整洁美观，医用消耗品，药品，器械，工具等安放在相应的封闭橱柜和抽屉内。7 层抽屉可整体拉出，整体抽屉安装滑道和固定锁具。

（7）警示设备和灯具均选自德国名牌产品。音响、音量、灯光均符合国际标准。标记明显，并完全满足中国标准。

（8）按 DIN EN 1789 标准进行过动态碰撞试验。

（9）优化的空间尺寸，达到 15m³ 超大操作空间。

（10）可选装手术无影灯、麻醉呼吸机、心电除颤监护仪等医疗设备，可在车内实施紧急小型手术，以便对病员进行快速急救，最大限度地挽救病员。

（二）奔驰 Vario 815DA（4×4）矿山越野救护车

由德国 BINZ 公司生产的奔驰 Vario 815DA（4×4）矿山越野救护车有重症监护型、多床位转运型。该车由国际特种车著名制造商德国 BINZ 公司改装。此款德国进口原装进口奔驰 Vario815DA（4×4）越野救护车，装备了 4 床位担架系统，能一次运送 4 名躺姿的伤员 + 3 名坐姿人员或 2 名躺姿伤员 + 6 名坐姿人员，车上还装配了先进的进口急救设备，既能满足最大限度地快速转运伤员，也能在转运途中对重症伤员进行急救，是应对可能出现多名伤员急救的最佳设备，在欧洲，该款救护车被广泛应用于联邦部队和石化、矿山等行业。

（三）负压救护车（图 5-7-2）

这种车最大的特点是负压，在救治和转运传染病等特殊疾病时可以最大限度地减少医务人员交叉感染的概率，而且负压还能将车内的空气进行无害化处理后排出，避免更多的人感染。车上还配备了呼吸机、除颤仪、心电监护仪等全套抢救设备，安装了紫外线消毒灯、中心供氧接口等，以后清创缝合手术和心肺复苏等抢救都可以在救护车上进行了。主要用于危重病人和传染病等特殊疾病的抢救。传染救护车具有两方面的功用。一方面，当需要通过生物污染区运送、急救伤员时，急救车内部能形成超压防护，保护车内人员、设备不受污染；另一方面，当需要运送、急救生物污染伤员或烈性传染病患者时，急救车内部能形成负压防护，具有抑制气溶胶污染物向外传播的功能，保护车外沿途环境不受污染。为应对生物恐怖袭击和突发公共卫生事件（烈性传染病）提供了一种安全可靠的机动医疗救治平台。

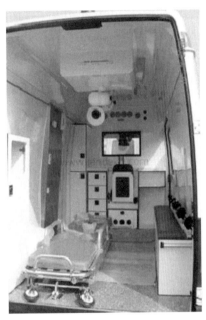

图 5-7-2　负压救护车

国产负压救护车的最大特点是负压，运用流体力学原理，从医护人员一侧到患者一侧产生阶梯压力、形成均匀、持续的定向气流，并最终经消毒过滤后排出车外，从而最大限度保护医护人员。在救治和转运传染病等特殊疾病时可以最大限度地减少医务人员交叉感染的概率，而且负压还能将车内的空气进行无害化处理后排出，避免更多的人感染。车上还配备了呼吸机、除颤仪、心电监护仪等全套抢救设备，安装了紫外线消毒灯、中心供氧接口等，以后清创缝合手术和心肺复苏等抢救都可以在救护车上进行了，这在普通救护车上是难以想象的。主要用于危重病人和传染病等特殊疾病的抢救。

采用国产优质高顶车（基型车）作为改装平台，装配德国原装进口负压系统，在运送传染性病员时能最大限度地保护医护人员和陪同人员，避免感染；排放到大气中的有毒气体经滤，更好地预防传染病的扩散。

负压系统特点：负压系统为德国原装进口，与原卫生部 2005 年 235 台奔驰负压急救车招标中标产品（负压系统为唯一合格产品）相同，均采用名家配套件，性能优良，质量可靠，完全达到并超过原卫生部的技术要求，如每小时换气 24 次（要求为 20 次）；从启动达到负压时间小于 35 秒（要求 3 分钟）；达到负压值 –10~ –30Pa 之间；过滤分离率达 99.95%（要求 99.9%）。

负压厢体内应采用流体力学原理形成从洁净区（医护人员区）到传染源区（病员区）的压力梯度和定向气流，使负压厢体内气流死角和涡流降至最小程度（图 5-7-3）。在净化排风装置的吸入口，安装消毒装置；过滤装置能过滤病毒（如 SARS），并能将滤过消毒后的气体直接排出车外。通过负压厢体顶置式独立空调（与驾驶室空调独立）向负压厢体内供冷或供热的气体应经过中效过滤器过滤，达到通风换气不污染环境，以保证进入负压厢体内为全新鲜干净空气。负压厢体内定向流动排出的气体应经过高效过滤器消毒后排入大气，绝不能进入负压厢体内再循环。对粒径 $0.3\,\mu m$ 气溶胶滤出率大于 99.95%。厢体顶置式空调向厢内供气量与厢内排气量之间的控制，保证负压厢体内的负压值、压力梯度以及空气的更换次数不小于 20 次。负压厢体的门一经关闭，厢体内负压值所需的时间不大于 35 秒。负压系统应有开启、关闭的控制开关，可根据病人情况，正常开启、关闭。同时，还应对负压厢体内的供气量和排气量进行自动控制，以保证厢内负压值、温度等参数的稳定，并可实时监控和通过显示屏分别显示负压厢体内和驾驶室内。负压急救车的所有控制系统稳定可靠，耐用。排出厢体的气体采用黑帕式过滤器方式，并有德国 TUV 的检测认证报告。

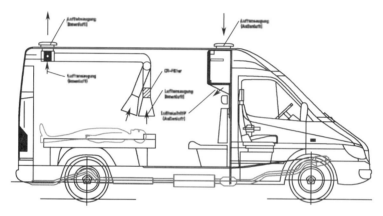

图 5-7-3　负压系统运行原理示意图

（四）平战两用型急救车

平战两用型急救车具效空间大、救治功能齐备、操作方便机动性强等特点，不仅可以用于平时应对各种突发事件以及急症医疗救护，而且对用于战时的战场救护也做了有益的探索，自改装成功投入使用 2 年多以来，在抗击"非典"以及平时的急诊急救中发挥出了较大作用。

1. 内部结构　原用于药品运输的 NJ5046XJH 型依维柯（南京汽车制造厂生产），后车厢内部净长 3750mm，宽 1800mm，高 1830mm。对其进行改装，内部装配分为以下几部分：

（1）活动皮革坐椅：分别安装于车厢的左侧与右侧，左侧坐椅为长条形，折叠式，长 600mm、宽 400mm，椅面厚 80mm，一端固定于车厢左侧壁，另一端的两头及中间分别安置 3 个活动脚架，当坐椅展开时，该活动脚架起支撑固定作用，坐椅下平面距车厢底板距离为 300mm。该长条椅如一折叠沙发，不需使用时可折叠靠在车厢左壁。右侧坐椅为 3 个单人坐椅，其长 400mm、宽 350mm、厚 80mm、椅间距 300mm，无人坐时，可自动弹回折叠，如列车卧铺车厢坐椅。

（2）箱柜系统：为便于医疗救护仪器、器材、急救药品、简单手术器械的集中放置或固定，分别在车厢前部及左侧折叠皮革持前面设计安装了箱柜。整个箱柜呈"Г"型，较长的一端为主体箱柜，紧贴在车厢前部，其长度为车厢净宽度即 1800mm，宽 450mm，高距车厢底板面 700mm。较短的是副体箱柜，位于左侧折叠长条椅前，是主体箱柜左侧端折角延伸，长宽皆 450mm 箱柜均为木质，外包不锈钢材料，在主体箱柜的正上方、车厢顶部设计安装了吊柜，其长 1400mm、宽 250mm，高为 220mm，质地为铝合金材料，沿长方向为 4 隔挡 2 门，沿高方向一侧 2 个隔挡为双层、另一侧 2 个隔挡只是单层，门为铝合金镶边、陷凹槽拉手式玻璃门。

（3）水箱和洗手水槽：紧贴吊柜右端设计安装了一圆桶式水箱，长 500mm、直径 200mn，可盛 60L 洁净水，正对水箱下方设计安装了不锈钢材料的长 420mm、宽 280mm，槽深 150mm 的水槽，水槽平面距车厢地板面也为 700mm，为外科手术洗手用，将水槽下方车厢底板开凿 Φ25mm 的小孔，水槽底部的漏水筛处以 PVC 材料管连接车厢底部小孔直接通往车厢外。

（4）担架：担架型号为 YJC-1A 型，折叠式，架床面积 500mm×1900mm，在两端把手下方各有一 150mm 高的小腿支架，将这成品担架一端的 2 个小腿支架截取少许，各焊接安装一个 Φ40mm 的球形滑轮，安装后小腿支架总长度仍是 150mm。当担架球形滑轮端落于车厢底板时，另一端的担架手只要一推，担架便滑入车厢内，既省力，又无须担架手攀爬于车厢内。

（5）吊钩：在车厢顶部前 1/3 处，安装 2 个输液瓶吊钩。

2. 抢救设备

（1）仪器：安有固定在底盘的氧气瓶和备用氧气瓶各 1 个，吸痰器、胸腔闭式引流瓶各 1 个，多项生理监护仪、除颤仪、手提式超声诊断仪、小型血细胞计数仪、血生化分析仪、掌式血气分析仪、小型呼吸机各 1 台，污物桶 1 个。

（2）手术包及药品：2 个清创包，1 个气管切开包，各型骨折固定板各 1 套，急救药品按常规配置。

由于该车的诊疗仪器较多且为充源，一次充电可使用较长时间，2 瓶氧气使氧气充足，所以野战机动性强、专业技术含量高，实际应用价值大，由于设施均为自行研制，因而造价低廉，值得推广。该车在抗击"非典"、参加我军某次实战演习以及平时军地伤员急救中发挥了较大作用。

第八节 医用方舱

随着社会的发展，对公共卫生突发事件的应急救治要求越来越高，特别是在现代高技术条件下的局部战争、地震等自然灾害、反恐等特殊情况下的应急救治，要求医疗救治应以快速反应、形成救治能力，同时要求进一步提高在恶劣环境下的救治和自身生存能力。医用方舱是随着集装箱的发展应用而产生的，系指具有成套医疗设备，良好医疗作业环境，并具有各种医疗功能单元、机动性能强的特殊功能集装箱的总称。以医用方舱为依托的机动医院的开设，改变了传统的以帐篷为依托的机动医院的开设模式，具有较强的环境适应性、优良的工作环境和配套的医疗救治条件，机动性能好，使用方便，并可根据伤员的多少对各种功能的方舱进行随机组合，提高了在战时、平时和自然灾害、反恐、维和等特殊环境中伤员的救治能力。为医疗救治分队完成公共卫生突发事件中伤的应急救治提供了强有力的保证，也为医用方舱的应用前景奠定了基础。

一、医用方舱分类

（一）按照医用方舱的功能

可将医用方舱分为功能方舱、通道方舱、技术保障方舱三类。功能方舱：主要用于完成伤员的早期危重病人的抢救、急诊手术、X线透视或拍X线片、检验等检查及药材供应等功能，包括急救方舱、手术方舱、术前准备方舱、X线方舱、检验方舱、药械方舱、灭菌方舱、指挥方舱等。通道方舱：主要用于各功能方舱之间的连接，使之成为一个完整的医疗功能系统。技术保障方舱：主要通过各种管道的连接，完善各功能方舱的配套功能，包括对功能方舱的供电、供水、供氧、负压吸引及空调气体的供应。

（二）按照医用方舱的扩展类型

按照医用方舱的扩展类型可将医用方舱分为非扩展方舱、单扩展医用方舱、双扩展医用方舱三类。非扩展方舱（固定式方舱）：采用国际标准集装箱改装而成，使用空间与运载时相同，不需要进行扩展。单扩展医用方舱：运载时大小与通用国际标准集装箱相同，在展开使用时，可进行单面的扩展，从而扩大使用空间。双扩展医用方舱：运载时大小与通用国际标准集装箱相同，在展开使用时，可进行双面的扩展，从而进一步扩大使用空间。

二、医用方舱的功能

主要依托各种功能方舱，配上病房帐篷完成整个机动医院的伤员紧急救治、急诊手术及伤员的住院治疗功能等。其功能分为：

（一）医用功能方舱

在医用功能方舱内配上所需的医疗仪器、设备，根据伤员的通过量展开适当规模的机动医院，通常利用2台急救方舱、2台手术方舱、1台术前准备方舱、1台X线方舱、1台检验方舱、1台药械方舱、1台灭菌方舱、1台指挥方舱，共计10台功能方舱通过与6台通道方舱连接，再利用5台技术保障方舱来完善功能方舱各种功能。10台医用功能方舱能够展开4张急救床、4张手术台、1张手术预备台，对伤员进行紧急救治、急诊手术、X线透视或X线片检查、三大常规、全套生化、电解质、血气、血交叉、储血、供血、调配处方、发药、消毒灭菌物品供应及组织指挥、协调、远程会诊等功能。

（二）病房单元

按照每个帐篷放置8~10张病床的标准，依托病房帐篷根据需要展开50张、100张或150张床位，配合医疗、护理单元及床单位，完成伤员的留置治疗。

三、医用方舱的发展趋势

（一）功能更加集约化

新型方舱全部采用统一规格的国际标准集装箱尺寸，其舱体具备了第一代方体的所有功能。一是减少了技术保障舱，空调保障为各功能舱独立的壁挂式军用空调；气体保障由医用气体制备舱进行保障，各功能舱通过气体管道与之相联。二是通道舱附加了功能，每个通道都兼有功能，充分利用了通道舱的空间。三是增加了扩展功能舱的作业面积，均为标准6m双扩舱，展开作业面积34m²。急救舱即可展开多张急救床，药械供应舱可满足药品储藏调剂和器械消毒供应需求。

（二）机械化、自动化程度更高

1. 采用液压系统实现自动调平、扩展功能　自动调平选用PLVC总线控制器进行控制，通过检测舱内中央水平传感器发出的信号，控制调平油缸活塞杆的伸出位移，实现方舱的自动调平，整个调平过程只需按钮控制。通过手控按钮，可以分别通过电动换向阀实现扩展油缸的伸缩，从而实现两侧扩展壁板的扩展，提高了方舱展开的速度，降低了操作人员的体力劳动强度。扩展壁板在扩展过程中可在任意位置停止。在没有电源或电动机出现故障的情况下，可以采用手动控制手压泵，同时再通过手控换向阀换向，实现方舱的调平及扩展。

2. 可用整体自装卸车直接装卸载　在各功能方舱前部设有A型架、底部安装底架式滑橇和导向轮。在展开地幅足够大的情况下，多台方舱可同时卸载定位。方舱附设吊装锁具，以适应起重汽车吊装、吊卸。方舱底架横向设有叉孔，以适应叉车叉举、短距离移动。

3. 信息化硬件支撑条件更好

（1）完善的局域网络环境：在急救舱、手术舱等功能单元均有计算机终端，通过网络服务器互联互通，为今后野战医院管理系统研制应用奠定了较好的硬件基础。

（2）完善的数据采集设备：急救舱、手术舱安装有音视频采集设备，监护仪、X线机、生化分析仪等仪器设备有数据采集接口，可将各种数据信息进行传输和共享，提高了数据采集的质量和效率。

（3）强大的远程通信功能：借助于远程医疗会诊车，系统可进行远程卫星通信。急救舱、手术舱采集到的音视频信号可通过卫星传输至后方医院，实现信息互通，可对危重伤员进行远程医疗会诊。

4. 自身保障能力更强　系统自带发电方舱和医用气体制备舱。发电方舱配备200kW柴油发电机组，在无市电情况下，可满足系统所有仪器设备的正常使用，并且发电机组野外作业噪声低，具有良好的操作性。医用气体制备舱可通过快速插接输气管向手术单元、急救单元、伤员收容帐篷内、X线方舱、药械供应方舱输送正压空气、医用氧气、医用负压空气。

5. "三防"功能更加完善　方舱设置有核化生战剂集体防护系统，主要由洗消/储物舱及各功能舱的核辐射与毒剂监测仪、滤毒通风动力机、过滤吸收器、超压监测仪表及其他报警与控制电路单元等结构组成。当遭受核化生战剂袭击时，系统能有效地滤除核、生、化战场条件下染毒空气中的化学毒气、毒烟、放射性尘埃及细菌气溶胶，为舱内的人员提供清洁空气，同时能完成对受污染人员的洗消。

四、S95-100 野战机动医疗系统简介

S95-100 野战机动医疗系统是我军第一代方舱式战地机动医院。它的研究是为了适应新时期军队卫生建设指导思想、加快野战卫生装备建设步伐，满足未来军事斗争卫勤准备工作的需要，为部队的卫勤保障提供了有力的物质条件。其直接目的在于：①军队医疗建制单位机动卫生装备单元模块化，装备结构通用化，设备配置标准化，总体构成系统化。增强装备机动应变能力。②研制有限结构型式的高技术装备系统，在战伤救治保障中，按勤务部署机动原则，形成装备整体保障能力的系统优势。③构建功能整体性、结构层次性、

单元关联性的装备系统。按战时卫勤救治机构组建和相应的卫勤救治范围，进行单元或模块剪裁复合，随机组配，最佳调用。

（一）系统勤务功能单元构成

野战机动医疗系统是以野战医疗所为模式，由医疗功能单元、病房单元、技术保障单元三部分构成的模块化野战卫生装备。具有伤员分类后送、紧急救命手术、早期外科处置、早期专科治疗、危重急救护理、X 线诊断、临床检验、卫生器材灭菌、战救药材供应、卫勤作业指挥、远程会诊等功能。

该系统由 21 台医疗方舱、26 顶卫生帐篷、2 台发电挂车构成。可同时展开 4 张手术台、2 张预备台、4 张急救台，昼夜可完成 75 例伤员的大、中、小手术和危重急救处置；病房单元可展开 100 张床位，留治不宜后送和 1 周内能治愈归队的伤员；技术保障单元可为医疗功能单元和病房单元提供医疗作业所需的医用氧气、负压气体、冷暖空调、工作用水及照明、动力用电。系统功能单元按勤务功能可划分为检伤分类单元、手术单元、术前准备单元、急救单元、临床检验单元、药械供应单元、X 线单元、卫生器材灭菌单元、卫勤作业单元、病房单元、勤务技术保障单元、通道连接单元。系统主要的方舱装备有手术方舱、术前准备方舱、急救方舱、临床检验方舱、药械供应方舱、X 线方舱、卫生器材灭菌方舱、卫勤作业方舱、技术保障方舱、通道方舱等 10 种方舱。方舱按照其结构形式划分为 4m 双面扩展方舱、4m 单面扩展方舱、4m 固定方舱、2m 固定方舱。双面扩展方舱和单面扩展方舱均采用大板式结构，扩展形式为板块式单块展开，单面扩展顺序为顶板→地板→侧板→端板。方舱密封方式是嵌入式橡胶条密封。

该系统舱体结构由内外铝板中间填充保温材料的复合大板装配而成，具有重量轻、强度高、保温隔热性能好等特点。根据各救治环节对医疗作业空间需求的不同，手术方舱和术前准备方舱采用了 4m 双面扩展方舱，作业面积达 19m^2；急救方舱和 X 线方舱采用了 4m 单面扩展方舱，作业面积达 13m^2；临床检验方舱、卫勤作业方舱、药械供应方舱和卫生器材灭菌方舱采用了 4m 定舱，作业面积为 8m^2。各舱医疗设备选型档次较高，医疗功能和作业能力满足战术技术指标要求。卫生帐篷采用了可折叠网架帐篷，展开快捷方便，且有较好的保温隔热性能。

该系统既可按 100 张床位规模组合编配机动医院，也可剪裁复合、随机组配，以一个或几个功能单元或模块构成不同规模或形式的组合，完成相应医疗作业功能野外救治。

该系统既能用汽车、火车运输，也可用船舶和大中型运输飞机运输。主要用于战时对伤员的救治，也可用于平时灾害救援和应付突发事件时对伤员的抢救和治疗。

1. 检伤分类单元　检伤分类单元主要完成伤员收容、救治、后送的分类任务，进行伤员的伤票检录、补充急救处置、绷带交换、伤员分流、组织后送、部分 X 线检查。采用骨架折叠式帐篷。

2. 手术单元　手术方舱具有对危重伤员实施胸腔引流、腹部探查、开颅减压等紧急救命手术和早期外科处置的功能。系统编配 2 台手术方舱，每台方舱可同时展开 2 张手术台、昼夜可完成 75 例大、中、小手术。舱内配有手术床、手术灯、麻醉机、麻醉监护仪、吸引器、高频电刀、器械台、医用气体终端等手术设备。该舱为双面扩展方舱，展开时舱内面积达 19m^2，收拢时外形尺寸与固定方舱相同，有较好的机动性，4 人 30 分钟即可将舱体和设备安装完毕。舱内环境符合野战外科无菌条件要求。

3. **术前准备单元** 术前准备单元主要功能是手术的伤员、医务人员、器械敷料的术前准备，必要时加强手术单元开展手术。满足 75 例一昼夜手术的术前准备工作要求。术前准备方舱采用 4 米双面扩展方舱，展开后舱内使用面积达 19m²，术前准备方舱置 2 张手术床，其中 1 台为简易床。配有手术灯、麻醉机、监护仪、吸引器等设备，其他配置与手术舱基本一致，具备手术方舱同等环境卫生条件。手术方舱见图 5-8-1，术前准备方舱见图 5-8-2。

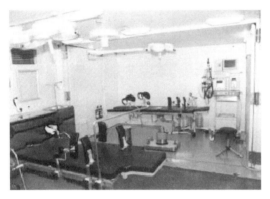

图 5-8-1 手术方舱

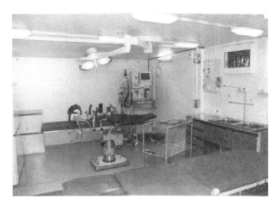

图 5-8-2 术前准备方舱

4. **急救单元** 急救单元具有对危重伤员实施抗休克、心肺复苏、通气等紧急救命处置的功能。系统编配 2 台急救方舱共 4 张急救床，每昼夜可完成 30 名危重伤员的输液、输血、给氧、监护、除颤起搏、气管插管、气管切开等急救处理。配有急救床、多功能监护仪、除颤起搏器、呼吸机、智能输液器、吸引器等主要急救设备。该舱为 4m 单面扩展方舱，展开时舱内面积达 13m²，运输时将扩展部分收拢，即可用普通运输车装载运输。方舱内环境具有 ICU 病房卫生技术条件。急救方舱见图 5-8-3，临床检验方舱见图 5-8-4。

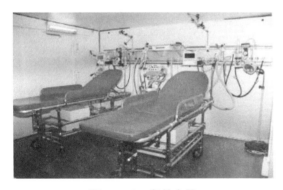

图 5-8-3 急救方舱

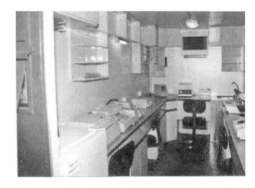

图 5-8-4 临床检验方舱

5. **临床检验单元** 临床检验单元主要用于血液、尿液常规临床检验；蛋白质类、糖类、酶类、血气、电解质分析临床生化检验；一般细菌学检验；配血与血型鉴定。检验符合医学检验学法定的质量要求。生化分折每小时可检验标本 20 份以上，血常规、尿常规每小时可检验标本 40 份以上。单元由临床检验方舱组成，临床检验方舱内配有血细胞计数仪、生化分析仪、尿分析仪、血气分析仪、PCR 测试仪、显微镜、离心机、小型干燥箱、医用冰箱等设备。采用 4m 固定方舱。该舱的主要特点是采用干生化试剂及方法，不需要液体试剂，使用方便、测量精度高、检测速度快，但成本高。该舱为 4m 固定方舱。

6. 药械供应单元 药械供应单元主要完成血/液/药的储备、调剂、供应。药械供应符合战时药材管理规定。单元由药械供应方舱组成，舱内配备有 2 台血库冰箱、4 个药柜、6 个器材吊柜和 2 个调剂台。该舱为 4m 固定方舱。药械供应方舱见图 5-8-5。

7. X 线单元 X 线单元主要功用是可对自行和担架伤员的头、胸、腹、腰椎、四肢进行曲立、卧位透视和摄影诊断，骨折及金属异物定位。每昼夜可完成 210 名伤员的 X 线诊断。诊断符合 X 线诊断学技术质量要求。单元以 X 线方舱为主，方舱内部配有 C 形臂 X 线机、影像系统、洗片机、摄影平床、观片灯、防护器材等。方舱采用单面扩展方舱。该舱为 4m 单面扩展方舱，展开时舱内面积达 13m^2；运输时将扩展部分收拢，即可用普通运输车运输。X 线方舱见图 5-8-6。

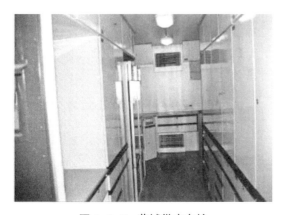

图 5-8-5 药械供应方舱

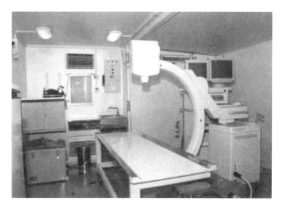

图 5-8-6 X 线方舱

8. 卫生器材灭菌单元 卫生器材灭菌单元承担系统的外科器械和衣、巾、单的洗涤、烘干、灭菌、贮存任务。采用涮洗和超声清洗相结合的方法，每小时可洗涤 4 次手术所用的器械，每小时可洗涤、烘干 5kg 衣、巾、单，每小时灭菌 10kg 手术用品（平均 4 个手术包）；可贮存 200 个一次性应用手术包。单元主要是卫生器材灭菌方舱，舱内配有压力蒸汽灭菌器、洗衣机、干衣机、超声清洗器等设备。灭菌达到国家规定的压力蒸汽灭菌质量标准。方舱采用 4m 固定方舱。该舱为 4m 固定方舱，舱内分设洗涤间和灭菌间两部分，物品由侧窗或侧门送入，在洗净、烘干并打包后由间壁门上窗户送入灭菌间，灭菌后由主通道门送出，或暂存于无菌柜。卫生器械灭菌方舱见图 5-8-7，作业方舱见图 5-8-8。

9. 卫勤作业单元 卫勤作业单元是整个系统的指挥中心和信息中心，承担系统的卫勤指挥、内外有线无线通信、医疗信息管理和远程医疗。依靠有线信道建立有线话音和数据通信，依靠无线信道建立无线话音和数据通信；医疗信息管理由计算机局域网完成，系统内部可设 20 余个微机终端进行数据录入、查询，共享网络的软硬件设施；远程医疗可传输文本图像及视频信号。舱内配备程控交换机、传真机、短波单边带电台、超短波电台、网络服务器、网络交换机、工作站、打印机、扫描仪等主要通信设备和网络设备。该舱为 4m 指挥方舱，内部分为设备操作区和办公会议区。

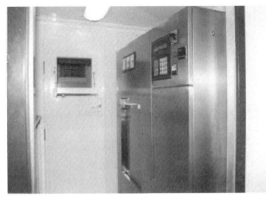

图 5-8-7　卫生器械灭菌方舱

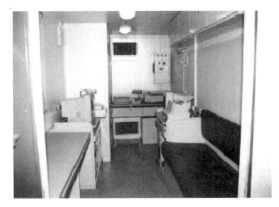

图 5-8-8　作业方舱

10. 病房单元　留治病房单元主要承担留治不宜后送和一周内能治愈归队的伤员，完成系统的伤员的术后观察、术后特殊护理、普通留治、治疗等任务。病房帐篷，全称为矩5拱－折叠式网架帐篷，主要供快速反应部队使用，其结构为网架式，主要特点是重量轻，稳固性强，能抗 8 级风压，展开撤收迅速，能在一分钟内把帐篷主体撑起。该帐篷具有冬暖夏凉的优点，其展开使用面积为 $37.8m^2$，配有自动呼吸机、508 监护仪、输液泵、心电图机等设备。术后观察、特殊护理帐篷配置集中供氧、吸引等设施。留治病房见图 5-8-9，技术保障方舱见图 5-8-10。

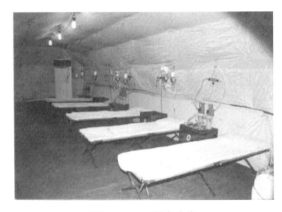

图 5-8-9　留治病房

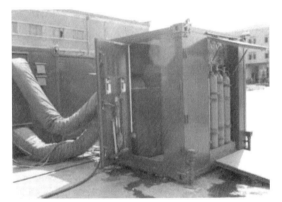

图 5-8-10　技术保障方舱

11. 勤务技术单元　勤务技术保障单元由技术保障方舱、水站帐篷（含软体水罐）、发电挂车、运水车等组成。展开为系统供给水、电、冷暖空调、医用气体的技术配置。技术保障方舱采用 2m 固定方舱。1 台技术保障方舱同时为 2 台功能方舱提供水、冷暖空调、医用气体。发电车或市源通过技术保障方舱中继输配至各功能方舱。系统共编配 5 台技术保障方舱，无论冬季还是夏季，医好功能方舱的舱室温度能控制在 23~28℃。

12. 通道连接单元　通道连接单元由通道方舱、通道帐篷等组成。通道方舱采用 2m 骨架焊接式结构，4 面置可伸缩式通道篷，可伸缩式通道篷通过法兰盘实现通道方舱与通道方舱、通道方舱与功能方舱的对接，为系统各医疗功能方舱密闭部署提供连接通道。通道帐篷用于方舱和帐篷的过度连接。

第九节　个体防护装备

个体防护装置（personal protective equipment，PPE）是指为了保护突发公共卫生事件处置现场工作人员免受化学（chemical）、生物（biological）与放射性（radioactive and nuclear）污染危害而设计的装备，包括防护服、防护眼面护具、防护手套和呼吸用品等，以预防现场环境中有害物质对人体健康的危害。

一、个体防护装置的分级原则

（一）A级防护

可对周围环境中的气体与液体提供最完善保护。

1. 防护对象　防护高蒸气压、可经皮肤吸收，或致癌和高毒性化学物；可能发生高浓度液体泼溅、接触、浸润和蒸气暴露；接触未知化学物（纯品或混合物）；有害物浓度达到 IDLH 浓度，缺氧。

2. 装备　全面罩正压空气呼吸器（SCBA）：根据容量、使用者的肺活量、活动情况等确定气瓶使用时间；全封闭气密化学防护服：为气密系统，防各类化学液体、气体渗透；防护手套：抗化学防护手套；防护靴：防化学防护靴；安全帽。

（二）B级防护

在有毒气体（或蒸气），是针对致病物质对皮肤危害不严重的环境。

1. 防护对象　为已知的气态毒性化学物质，能皮肤吸收或呼吸道危害，达到 IDLH 浓度，缺氧。

2. 装备　SCBA：确定防护时间；头罩式化学防护服：非气密性，防化学液体渗透；防护手套：抗化学防护手套；防护靴：防化学防护靴；安全帽。

（三）C级防护

适用于低浓度污染环境或现场支持作业区域。

1. 防护对象　非皮肤吸收有毒物，毒物种类和浓度已知，浓度低于 IDLH 浓度，不缺氧。

2. 装备　空气过滤式呼吸防护用品：正压或负压系统，选择性空气过滤，适合特定的防护对象和危害等级；头罩式化学防护服：隔离颗粒物、少量液体喷溅；防护手套：防化学液体渗透；防护靴：防化学液体渗透。

（四）D级呼吸防护

1. 防护对象　适用于现场冷区或冷区外的人员。

2. 装备　衣裤相连的工作服或其他普通工作服、靴子及手套。

对生命及健康有即时危险的岗位（即在30分钟内即发生的不可修复和不可逆转危害的地方）及到化学事故中心地带参加救援的消防队员（或其他到此区域的人员）均需达到 A 级（窒息性或刺激性毒物等）或 B 级（不挥发的有毒固体或液体）防护要求，对不明毒源的事件现场救援者均要达到 A 级要求。

二、常用个体防护装备

（一）防护服、防护眼面罩及防护手套、靴子等

1. 防护服　防护服由上衣、裤子、帽子等组成，设计成适宜的尺寸和形状，设计尺

寸和形状以及组合方式以有效的阻断有害物侵入为准，可以是连身式结构，也可是分体式结构。防护服的结构应合理，便于穿脱，结合部位严密。

（1）用于化学防护的防护服：根据防护程度的不同分成 A、B、C、D 等级，A 级提供最高的防护，整体密封，内含呼吸装备以防化学气体和蒸气；B 及类似于 A 级，用于防有毒的化学品的喷溅，但不是全密封的；C 级提供防化学品喷溅防护，可能不用呼吸器；D 级只提供较少的防护。普通或涂层的 Tyvek 纺粘型 Olefin 织物是最常用的化学防护服面料，更高水平的防护可通过 Tyvek 涂层 Saranex23P 来实现，Saranex23P 是 Dow 化工厂产品，是多层防护涂层材料，一层是低密度聚乙烯，中间是共聚物偏二氯乙烯和一层醋酸乙烯脂酯（EVA）黏合在 Tyvek 上。此外一些生产商还开发了包括涤纶和 Olefin 纺粘或绒喷非制造布产品等，价格不到 1000 美元。较耐用的服装是采用尼纶、涤纶或尼 / 涤混纺织物，用聚合物 Teflon PTFE（Dupont）、丁基 E DPM，Viton（Dupont）等涂层，可用作 A 级防护服装。

（2）微生物 / 细菌防护服：医用防护服主要用于抵抗有生命威胁的病毒传播的防护。复合共聚物涂层的机织物和非制造织物防护材料经抗菌后整理即可用作医务人员、急救人员和警务人员等防护服面料。Dupont 公司的 Biowear 材料可用于血液病菌的防护，日本产品 Bactekiller（Kanebo）是将杀菌剂加在喷丝液中，杀菌剂主要是硅酸盐，当外界潮湿时就会发挥作用。

（3）射线防护服：多数服装都可以有一定的防治外界物质进入和隔离皮肤与有害物质的作用，但对射线的防护需要特殊的共聚物涂层，如常用的聚乙烯涂层 Tyvek，用在核工厂、高压电线或电子设备以及 X 射线的环境中。美国的 Savannah River Site Plutonium 工厂采用了这种特殊的防氚（tritium）防护服，此服装是在涤纶材料的两面涂层，涂层材料为 CPE/EVA/PVDC（Saran）/EVA 共聚物，也有制服采用非制造布的 Saran/CPE 涂层材料或无机布材料。日本采用聚乙烯涂层硼纤维来生产射线防护服，也可以在纤维中加入铅芯提高防护水平，用于 X 射线环境。

2. 防护眼面罩　眼面防护用具都具有防高速粒子冲击和撞击的功能，并根据其他不同需要，分别具有防液体喷溅、防有害光（强的可见光、红外线、紫外线、激光等）、防尘等功效。针对具有刺激性和腐蚀性气体、蒸汽的环境，建议应该选择全面罩，因为眼罩并不能做到气密，如果事故现场需要动用气割等能够产生有害光的设备，应配备相应功能的防护眼镜或面屏。全面型呼吸防护器对眼睛具有一定保护作用。眼罩对放射性尘埃及空气传播病原体也有一定的隔绝作用。

3. 防护手套　防护手套的种类繁多，除抗化学物类外，还有防切割、电绝缘、防水、防寒、防热辐射、耐火阻燃等功能，需要说明的是，一般的防酸碱手套与抗化学物的防护手套并非等同，由于许多化学物相对手套材质具有不同的渗透能力，所以需要时应选择具有防各类化学物渗透的防护手套。

依据防护手套的特性，参考可能的接触机会，选用适当的手套，应考虑化学品的存在状态（气态、液体）浓度以确定该手套能抵御该浓度。如由天然橡胶制造的手套可应付一般低浓度的无机酸但不能抵御浓硝酸及浓硫酸。橡胶手套对病原微生物、放射性尘埃有良好的阻断作用。

4. 防护鞋靴　和防护手套类似，防护鞋靴的防护功能也多种多样，包括防砸、防穿刺、防水、抗化学物、绝缘、抗静电、抗高温、防寒、防滑。

防护鞋靴要对酸碱和腐蚀性物质有一定的抵御性，表面不应有能够积存尘埃的皱褶，以免积存尘埃。

（二）呼吸防护用品

1. 呼吸防护器的分类 呼吸防护用品分为过滤式（空气净化式）和隔绝式（供气式）两种类型。

（1）过滤式呼吸器：过滤式呼吸防护用品把吸入的环境空气，通过净化部件的吸附、吸收、催化或过滤等作用，除去其中有害物质后作为气源，供使用者呼吸用，分为自吸过滤式和送风过滤式两类。

自吸过滤式防护用品（non-powered air purifying respirator）靠佩戴者呼吸克服部件阻力，主要由头带、过滤元件和密合型面罩和三部分构成。

1）按面罩分类：①半面罩：能罩住口、鼻，或口、鼻和下颌的密合型面罩；②全面罩：能罩住眼、鼻和口，与头面部紧合的密合型面罩，目镜本身分两类：大眼窗式目镜和双眼窗式目镜。

2）按过滤元件是否可更换：①随弃式：如果过滤元件与面罩之间不可拆卸，过滤元件及其他部件失效后需整体废弃，称为随弃式，只适用于半面罩；②可更换式：使用可更换的过滤元件，此外，呼吸气阀、头带等其他部件也允许更换。

3）按防护对象分类：①防颗粒物（或称防尘）；②防有毒气体或蒸气、颗粒物；③毒气或蒸气综合防护。

4）按照动力源分类：机械动力送风和电动送风

5）按照头面部送气导入装置的种类分：①密合型面罩：包括半面罩和全面罩；②开放型面罩：只罩住使用者的眼、鼻和口，与脸形成部分密合，也称松配合面罩或头罩；③送风头罩：能完全罩住头、眼、鼻和口直至颈部，也可罩住部分肩部或与防护服联用。

6）按面罩内压力模式分：正压式和负压式

（2）隔绝式呼吸防护用品将使用者呼吸器官与有害空气环境隔绝，靠本身携带的气源（携气式或称自给式，SCBA）或导气管（长管供气式），引入作业环境以外的洁净空气供呼吸。以下是这类呼吸器的主要分类方法：①按照面罩内压力模式分：正压式和负压式；②按照供流分：连续供气式（只适用于长管供气式系统）、压力需求式。

由于应急响应作业中 A 和 B 级呼吸防护都选择正压全面罩空气呼吸器，也就是SCBA，一般不会选择长管供气式。我国目前 SCBA 产品一般执行消防行业的空气呼吸器标准，目前在抢险作业中也有不少选择欧美进口产品。

逃生型呼吸防护用品：只用于在紧急情况下从有害环境逃生的呼吸防护用品。可分为过滤式和供气式。

2. 呼吸防护器的使用范围

（1）过滤式：按过滤元件的作用方式分为过滤式防尘呼吸器和过滤式防毒呼吸器。前者主要用于隔断各种直径的粒子，通常称为防尘口罩和防尘面具；后者用以防止有毒气体、蒸气、烟雾等经呼吸道吸入产生危害，通常称为防毒面具和防毒口罩。化学过滤元件一般分滤毒罐和滤盒两类，滤毒罐的容量并不一定比滤毒盒大，这主要是执行产品的标准不同决定的。化学过滤元件一般分单纯过滤某些有机蒸气类、防酸性气体类（如二氧化硫、氯气、氯化氢、硫化氢、二氧化氮、氟化氢等）、防碱性气体类（如氨气）、防特殊化学气体或蒸气类（如甲醛、汞），或各类型气体的综合防护。有些滤毒元件同时配备了颗粒物过滤，有些允许另外安装颗粒物过滤元件。所有颗粒物过滤元件都必须位于防毒元件的进气方向。分为自吸式和送风式两类，目前使用的主要是自吸式防毒呼吸器。

过滤式呼吸器只能在不缺氧的环境（即环境空气中氧的含量不低于18%）和低浓度毒污染环境使用，一般不用于罐、槽等密闭狭小容器中作业人员的防护。

过滤式呼吸防护器又分为全面型和半面型，在正确的使用条件下，二者分别能将环境中有害物质浓度降低到1/10和1/50以下。

过滤式中还有动力送风空气过滤式呼吸器，能将环境有害物浓度降低到1/1000以下。

1）普通脱脂棉纱布口罩：普通脱脂棉纱布口罩用的纱布层数不少于12层，用于缝制口罩的面纱经纱每厘米不少于9根，纬纱每厘米不少于9根。普通脱脂棉纱布口罩无过滤效率、密合性等参数要求，不具备阻断颗粒性有害物和吸附有毒物质的功能，所以不能用于各类突发公共卫生事件现场防护。

2）活性炭口罩：活性炭口罩是在纱布口罩的基础上加入了活性炭层。此类口罩不能增加阻断有害颗粒的效率，活性炭的浓度不足以吸附有毒物质。所以同样不能用于各类突发公共卫生事件现场防护。活性炭口罩有一定的减轻异味的作用（如处理腐烂物质），同样不能用于有害气体超标的环境。

3）医用防护口罩：国为控制SARS感染的严重状况制定了一个标准，符合此标准的口罩能够滤过空气中的微粒，如飞沫、血液、体液、分泌物、粉尘等物质，其滤过功效相当于NIOSH/N95或EN149/FFP2，能够有效的隔断传染性病原体和放射性尘埃。同时，也有足够的防尘功效。

在国际上口罩一般是用无纺布制成，主要用来防尘，防尘口罩主要是用来防止颗粒直径小于5μm的呼吸性粉尘经呼吸道吸入产生危害，主要用于浓度较低的作业场所。

（2）供气式：供气式呼吸器能使戴用者的呼吸器官与污染环境隔离，由呼吸器自身供气（空气或氧气），或从清洁环境中引入空气维持人体的正常呼吸。可在缺氧、尘毒严重污染、情况不明的有生命危险的作业场所使用，一般不受环境条件限制。按供气形式分为供气式和携气式两类。携气式呼吸器自备气源，属携带型，根据气源的不同又分为氧气呼吸器、空气呼吸器和化学氧呼吸器；供气式只适用于定岗作业和流动范围小的作业。

（3）有毒气体环境：挥发性化学液体泄漏，或化学气体释放环境必须选择适合的化学过滤元件。化学过滤元件一般分滤毒罐和滤盒两类，主要不同在于重量或体积，滤毒罐的容量并不一定比滤毒盒大，这主要是执行产品的标准不同决定的。化学过滤元件一般分单纯过滤某些有机蒸气类、防酸性气体类（如二氧化硫、氯气、氯化氢、硫化氢、二氧化氮、氟化氢等）、防碱性气体类（如氨气）、防特殊化学气体或蒸气类（如甲醛、汞），或各类型气体的综合防护。有些滤毒元件同时配备了颗粒物过滤，有些允许另外安装颗粒物过滤元件。所有颗粒物过滤元件都必须位于防毒元件的进气方向。

3. 呼吸防护装置的适用性 呼吸防护用品的使用环境分两类，第一类是所谓的IDLH（immediately dangerous to life and health）环境，IDLH环境会导致人立即死亡，或丧失逃生能力，或导致永久健康伤害。第二类是非IDLH环境。IDLH环境包括以下几种情况：①空气污染物种类和浓度未知的环境；②缺氧或缺氧危险环境；③有害物浓度达到IDLH浓度的环境。

有害物的 IDLH 浓度并非职业接触限值，而是 GB/T 18664—2002 附录 B 中提供的 317 物质的 IDLH 浓度，使用时必须参考标准。

对应于所有应急响应的现场使用，GB/T 18664—2002 规定，IDLH 环境应使用正压全面型 SCBA。

C 级防护所对应的危害类别为非 IDLH 环境，允许使用过滤式呼吸防护用品。选择过滤式防护用品时必须确知有害物种类和浓度，有害物浓度不得达到 IDLH 浓度，而且不能缺氧。各类过滤式呼吸防护用品的防护等级也各不相同，GB/T 18664—2002 对各类呼吸器规定了指定防护因数（assigned protection factor，APF）：

半面罩：APF = 10

全面罩：APF = 100

负压式 PAPR 半面罩：APF = 10

负压式 PAPR 全面罩：APF = 100

正压式 PAPR 全面罩：1000

正压式 PAPR 半面罩：APF = 50

正压式 PAPR 松配合面罩：APF = 25（松配合面罩也称开放型面罩，一般在下巴部位采取非密合的方式，便于气体从脸侧面和下巴处排出）。

正压式 PAPR 配送风头罩：APF = 200~1000（送风头罩在面部区域没有排气通道，靠颈箍或内胸衬，将排出气体从颈部以下排出，具体送风头罩的 APF 需要咨询制造厂家）。

APF = 10 的概念是，在呼吸器功能正常、面罩与使用者脸部密合的情况下，预计能够将面罩外有害物浓度降低的倍数。例如自吸过滤式全面罩一般适合于有害物浓度不超过 100 倍职业接触限值的环境。安全选择的原则是，选择 APF 大于危害因数的呼吸器。危害因数用于评价现场有害物浓度水平，危害因数 = 现场有害物浓度 / 该有害物安全接触限值浓度。危害因数 > 1 说明存在呼吸危害，APF > 危害因数说明使用者实际接触的有害物浓度低于安全接触限值，属于安全水平。

对过滤式呼吸器，要根据现场有害物的种类、特性、浓度选择面罩种类及适当的过滤元件。当有害物种类不详或不具有警示性或警示性很差，以及没有适合的过滤元件时，就不能选择过滤式呼吸防护。

根据应急响应现场可能遇到的有害物 CBRN，一般地，微生物、放射性和核爆物质（核尘埃）以及一般的粉尘、烟和雾等，应使用防颗粒物过滤元件，但需要在过滤效率等级方面和过滤元件类别方面加以区分，过滤效率选择原则是，致癌性、放射性和高毒类颗粒物应选择效率最高档，微生物类至少要选择效率在 95% 档，类别选择原则是：如果是油性颗粒物（如油雾、沥青烟、一些高沸点有机毒剂释放产生油性的颗粒等）应选择防油的过滤元件，如果作为应急响应配备，P100 级过滤元件具有以不变应万变的能力。如果颗粒物还具有挥发性，还必须同时配备防护对应气体的滤毒元件。

呼吸防护用品的有效性主要体现在两个方面：提供洁净呼吸空气的能力，隔绝面罩内洁净空气和面罩外部污染空气的能力，后者依靠防护面罩与使用者面部的密合。判断密合的有效方法是适合性检验，GB/T 18664—2002 附录 E 中介绍了多种适合性检验的方法。每种适合性检验都有适用性和局限性，一般定性的适合性检验只能适合半面罩，或防护有害物浓度不超过 10 倍接触限值的环境，定量适合性检验适合适合各类面罩。由于不需要密合，开放型面罩或送风头罩的使用不需要做适合性检验。

适合性检验不是检验呼吸防护面具的性能，而是检验面罩与每个具体使用者面部的密合性。一般在呼吸防护面罩的检验认证过程中，依据标准对面罩进行有关密合性的检验。在选择面罩时，首先可以根据每款面罩提供的号型，根据脸形大小进行粗略选择，然后再借助适合性检验确认能够密合。

适合性检验中需要借助某些试剂（颗粒物或气体），通过检测或探测面罩内外部浓度，判断面罩能够将面罩外检测试剂浓度降低的倍数。以定性适合性检验为例，借助喷雾装置，将经过特殊配比诸如糖精（甜味）或苦味剂液体喷雾，在确认使用者能够尝到试剂味道的前提下，依靠使用者对检验喷雾的味觉，判断面罩内是否能够尝到喷雾，如果尝不到，一般可以判断面罩是否密合。如使用者在适合性检验中能够尝到味道，说明两种可能性，一是面罩型号不适合，二是面罩佩戴或调节方法不当。所以每次检验失败都提供第二次机会，通过调节头带松紧、面罩位置、鼻夹松紧等再重复检验。如果仍然有味道，说明该使用者应选择其他型号或品牌的防护面具了。定性适合性检验设备比较简便，实施比较方便。对需要使用全面罩的情况，需要依靠定量适合性检验来判断面罩的适合性，建议联系面罩供货商提供有关服务。根据 GB/T 18664—2002 的要求，适合性检验应在首次使用一款呼吸防护面罩的时候做，以后每年进行一次。适合性检验应由提供呼吸防护用品的单位提供。

（三）简易个人防护器材

简易呼吸道防护器材可就地取材，制作简单，很适合群众性防护之需。如浸渍口罩，可用多层织物浸以 2% 碳酸氢钠溶液或肥皂水等碱性溶液制成。应用时如能解决气密问题则更好。其他如并装料防毒口罩、装料防毒筒及简易防毒面具等可自行设计制作，使其有一定的防毒性能。为防液滴态毒剂对人员的直接伤害，无制式器材时可采用雨衣、毯子、大衣、被子、雨鞋、包装布等多种物品保护身体或下肢。

三、防核生化消洗设备

1. 单兵消洗器材　单兵应急洗消器材——轻便、高效、无刺激

核生化战争条件下，很可能造成人员皮肤、服装和携带武器的局部污染，若不及时洗消，将会削弱部队的战斗力。研究表明，毒剂在皮肤上污染 2~5 分钟，便有少量渗入，因此必须在这之前消毒才有效。显然，皮肤消毒要在如此短的时间内进行完毕，仅依靠防化专业分队的洗消保障是不现实的，受染人员必须进行应急自行洗消。因此，俄、美、英、法、德、加拿大、比利时、匈牙利等国都为其单兵装备了个人洗消器材。代表性的装备有美国的 M291 皮肤消毒包、俄罗斯的 IP P-3 单兵消毒盒等。

目前，各国还在不断研制新产品，并对已有装备进行更新换代，使之更加高效、轻便、实用。发展的关键是所用洗消药剂必须高效、用量小，对皮肤没有刺激。传统的氯胺消毒剂和物理型吸附消毒粉已不能满足要求。20 世纪 90 年代，美国率先装备了 XE-555 吸附反应型树脂为活性成分的 M291 皮肤消毒所，其最大优点是轻便实用，能快速吸附毒剂并能与毒剂反应降解，对人员皮肤没有任何副作用。美国陆军医药研究与发展司令部认为，它完全满足了军方的需求，尤其是在有效性、安全性和操作简易性方面均为目前最理想的个人消毒包。XE-555 消毒粉的不足之处是对毒剂的降解过程比较缓慢。各发达国家正致力于生物酶、高倍吸附反应型消毒粉和醛肟灯消毒剂的开发和评估。相信在不久的将来，

轻便、高效、无刺激的单兵应急洗消器材会与部队见面。

2. 洗消技术

洗消技术——高温、高压、射流、免水。

洗消装备——多功能、模块化、智能化、防污染。

为适应现代战争特点，保证武器装备、人员在核生化战争条件下的生存力和战斗力，新时期的大型洗消装备向具有多功能、模块化、智能化、防污染方向发展。

多功能，即克服早期洗消装备功能单一的缺陷，使之不仅可用于武器装备的洗消，还能够用于人员、服装及地面的洗消，在和平时期还能够用于自然灾害和各种核生化事故的紧急救援。

而模块化，则是通过开发高性能的洗消核心模块，经模块之间的串、并联，配以通用性好的零备件组合成不同型号的洗消装备。

计算机技术和智能机器人技术的迅速发展使洗消装备自动化、智能化水平不断提高。洗消机器人将最终取代人员手持喷枪进行洗消的方法。洗消过程也将通过智能控制，达到精确洗消的目的。例如，美军研制的机器人洗消装备便可以使用洗消液以高压方式进行高速洗消作业。它借助可选择的程序能够对不同类型的战斗车辆进行洗消，且当装置偏离预定路线时进行作业路线的修正。为了避免人员受染，美军还研制了机器人受染服装操作器和受染人员处理器。

同时，许多国家为了尽量减少部队装备受污染的可能性及降低装备受污染的程度，保证装备适合在污染环境中使用，进行了系统的理论研究，提出必须在装备的设计上考虑满足坚固性、可消性和适应性3个基本要素。坚固性是指装备本身就能抗毒剂和消毒剂的腐蚀；可消性是指选用的材料能抗毒剂，装备表面结构设计要便于洗消；适应性是指装备系统与使用人员及其他系统相匹配。有的国家还提出了装备结构设计上尽量减少凹、沟、槽，尽量避免使用合叶、细螺纹螺钉、弹簧旋钮等不易被洗消干净的部件；对电子元件，要采用可剥性保护层加以覆盖。

高温、高压、射流洗消技术的采用是新一代洗消装备的特征和标志。自20世纪80年代以来，高温、高压、射流技术在洗消领域得到广泛应用，洗消装备水平得到了极大的提高。高温指水温80℃、蒸汽温度140~200℃、燃气温度500℃以上，高压指工作压力为6~7MPa、燃气流速可高达400m/s，射流包括液体、气体射流和光射流。

德国、意大利率先将高温、高压、射流技术应用于水基洗消装备。由于高温、高压、射流洗消装备利用高温和高压形成的射流洗消，产生物理和化学双重洗消效能，因此具有洗消效率高、省时、省力、省洗消剂甚至不用洗消剂等特点，代表了当今洗消装备的国际水平和发展趋势。实践证明，利用高压热气流不仅对坦克、车辆等大型装备的洗消非常有效，而且对表面涂有聚氨酯涂料的飞机、航空母舰等对象的洗消也非常有效。对防护服用170℃热空气与蒸汽的混合气流可以彻底消毒，不残留毒剂。因此，高温、高压、射流洗消技术依然是新时期发展洗消装备的关键和重点。

随着科学技术的发展，各类装备中应用的电子、光学精密仪器、敏感材料将逐渐增多。它们一般受温、湿度影响较大，不耐腐蚀，在受污染的情况下，不能用水基和传统的具有腐蚀性的洗消剂洗消。目前，从整体技术而言，对敏感装备的免水洗消技术尚处于起步阶段。洗消方法主要有热空气洗消法、有机溶剂洗消法和吸附剂洗消法。美国计划要在2015

年前从根本上提高对电子设备、航空电子设备和其他敏感装备的洗消能力。显然，开发新型免水洗消方法、研制免水洗消装备已成为新时期极为紧迫的研究课题。

3. 洗消剂

洗消剂——高效能、低腐蚀、无污染。

洗消剂是实施核生化洗消的根本要素。目前各国装备的洗消剂主要有 3 大类：以氯化、氧化为消毒机制的次氯酸盐和有机氯胺，以碱性消除或碱性水解为消毒机制的有机超碱体系和苛性碱，吸附消毒粉。这些洗消剂在洗消效果上基本都能满足应急洗消的要求，但在性能上仍存在对金属兵器腐蚀性强、污染大、后勤负担重等问题。针对这些问题，科学家利用当今出现的新材料、新技术、新工艺，不断开发研究新型洗消剂。乳状液消毒剂和反应型吸附消毒粉是改进性研究的主要方向。

将消毒活性成分制成乳液、微乳液或微乳胶，可以降低次氯酸盐类消毒剂的腐蚀性。这类洗消剂有德国以次氯酸钙为活性成分的 C8 乳液消毒剂以及意大利以有机氯胺为活性成分的 BX24 消毒剂等。改进后的氯化、氧化消毒剂腐蚀性显著降低，而且因洗消剂黏度较单纯的水溶液大，可在洗消表面上滞留较长时间，从而减少了消毒剂用量，提高了洗消效率。

为了提高吸附型消毒粉反应性能，美国、德国进行了大量研究，主要是将一些反应活性成分（如次氯酸钙）或催化剂，通过高科技手段均匀混入已装备的吸附消毒粉中，所吸附的毒剂会被活性成分消毒降解，这在一定程度上解决了毒剂解吸造成二次染毒的问题。

随着新化学战剂的出现和高精尖装备不断投入战场，使得洗消剂的要求越来越高，因而研究多用途、低腐蚀、无污染且具有快速反应能力的洗消剂是新时期洗消剂研究发展的主要趋势。目前已取得显著进展并具有实用潜力的研究方向有生物酶催化、过氧化物消毒剂、纳米金属氧化物和自动消毒涂料。特别是生物酶和自动消毒涂料已被美防部列入其 21 世纪初洗消现代化战略计划。

四、个体防护装置配备

公共突发事件发生时，首先进入现场的抢救人员一般是警察或消防队员。前者（警察）在我国没有配备防化学个体防护装置，所以他们的责任是将所观察到的情况转告给后者（消防队员）。在火灾的情况下，消防队员常规使用的"切断火源"或"隔绝火源"的装置是为了防火及增加热阻抗，在其他的有害气体、液体泄漏中，或化学性火灾中，还需要采取措施控制泄漏量，堵塞泄漏口等，因此，消防机构除应装备一定量的呼吸性防护，还应配备全身性的防护装备，可供其在现场以最快的速度，完成救援伤者，控制危险源的任务。

根据现今的形势，公安、环保、卫生等相关部门也要配备一定量的个体防护装置，以备需要现场调查采样时使用。中国人民解放军的编制中有防化部队，这支部队装备了数量较多的个体防护装置，其人员也都受过有关训练。防护作用能维持的时间可因个人的适应情况、活动水平、毒物的浓度及暴露途径而不同。

临床急救人员多需要拥有 C 级个体防护装置。对于治疗已经脱离污染的受害人的急救人员，其受害人所携带的毒物量不足以对其造成威胁的情况下，也需达到 C 级防护标准。各级医院急诊科或门诊不仅接收在现场已经除去污染的病人，也接收自己来就诊没有经过去污染处理的病人。所以，医院急诊科要有专门的空间来对可疑带有污染物的患者进行洗消，同时，也要配备少量 B 级防护服装。

需要注意的是，C 级防护所用的面具的过滤元件是需要定期更新的，超过时限的不能起到有效的保护作用；每种过滤元件的防护时间不同，这和毒物的种类、浓度、使用者的活动情况等有关。对作为突发事件应急响应作业中使用的呼吸防护用品，为保证发挥最大防护性能，建议过滤元件一般作为一次性使用，可更换式面罩应在做到安全洗消后，允许重复使用。

作为应急响应预案，配备个人防护装备只是其中一个部分，对防护装备的管理，以及对需要使用防护装备人员的培训等，也是预案中不可缺少的组成部分。个人防护装备只有在正确使用和维护的基础上，才能充分发挥防护作用。应该在防护装备配备后，组织所有使用者接受产品使用培训，在了解防护装备选择方法、防护功能和使用限制的前提下，做到正确和熟练使用。建议各配备个人防护装备的机构，应建立起相应的管理机制，规范各个环节，包括选择、购买、人员筛选、人员配备、使用培训、维护、洗消、废弃等，必要时，还应对需要进入危险现场的工作人员提供健康检查，一方面确定其使用防护用品的能力（对于 SCBA 和某些空气过滤式呼吸防护用品，对人的心肺功能和体能有要求），另一方面便于及时检测其健康状况，便于及早发现问题，及早治疗。

第十节　三防及反恐装备

用以防护核、化学、生物武器袭击的各种装备器材的总称。三防装备是在核、化学、生物武器条件下作战，保障人员安全和作战行动的重要装备，包括观测、侦察、防护、洗消和预防急救器材五类。三防装备是在与化、生、核武器的抗争中形成，并在防化器材的基础上发展起来的。

一、三防装备分类

针对核、化学、生物武器杀伤破坏范围大，伤害因素和杀伤途径多，放射性污染、毒剂和生物战剂持续时间长又不易识别等特点，三防装备包括了从及时发现、查明情况，到防护、洗消等一个完整的观、侦、防、消体系。

1. 观测器材　用于观测、报警敌方实施核、化学、生物武器袭击的情况。核爆炸观测仪可测定核爆炸时间、地点、当量、高度或深度以及核弹类型等；毒剂报警器能自动监测空气，快速发现空气染毒并发出光、声报警信号。

2. 侦察器材　用于发现放射性污染、毒剂、生物战剂气溶胶，并测定人员和环境受染情况。核辐射剂量探测仪可发现放射性污染，测定 γ 照射量率、放射性活度和外照射剂量等；侦毒器能发现空气、地面、武器装备和其他物体污染的毒剂，查明气体种类，并粗略测定空气的染毒浓度；生物战剂检验器材用于采集生物战剂样品，确定生物战剂种类和污染程度。

3. 防护器材　用于保护有生力量，避免或减轻核、化学、生物武器袭击造成的伤害。个人防护器材有呼吸气、防毒面具、防毒衣、防毒斗篷、防疫服、防毒手套、防毒靴以及消毒急救盒等；集体防护器材有各种掩蔽部、地下建筑、帐篷、战斗车辆、飞机和舰艇舱室内的气密与供给清洁空气的设备。

4. 洗消器材　用于受毒剂、放射性尘埃、生物战剂污染的人员、服装、武器装备、地面进行消毒和消除污染。洗消剂可清除人员、武器装备、地面等的毒剂、放射性物质和生物战剂；消毒剂可清除毒剂和生物战剂；消除剂用于清除放射性物质；洗消车辆和轻便洗消器材是实施消毒、消除污染的技术设备。

5. 预防急救器材 是用于预防毒剂、生物战剂、核辐射伤害以及中毒人员急救的药品和平械。

现代战争对军队"三防"的要求越来越高，促使三防装备更加制式化、系列化。按照使用的对象来区分，有军队群众性防护的器材，有防化部队、分队遂行专业保障的器材：①群防器材，供各类人员及时进行自侦、自防、自消、自救。这类器材小型轻便，易于操作，主要有全套个人防护器材和毒剂报警器、射线指示仪、剂量仪，以及消毒盒、消毒器等。②专业保障器材，供防化部队、分队及时发现和查明敌人核、化学袭击情况，保障部队战斗行动和消除袭击后果。这类器材反应快速，测量准确，作业量大，技术性高。主要有、化学观察哨用的观测、报警器材；防化侦察分队用的便携式、车（或飞机、舰艇）载式、固定式核辐射剂量探测仪器和化学侦察器材；洗消分队用的、燃气射流洗消车、服装消毒车等专用车辆。

二、核防护装备

对核武器袭击所采取的防御措施。核防护大致可分为核爆炸瞬时效应防护和放谢性污染防护两大类。

1. 核爆炸瞬时效应防护 人员对核爆炸后几十秒内气杀伤破坏作用的冲击波、光辐射、早期核辐射和电磁脉冲等瞬时效应的防护，主要是利用工事进行掩蔽。永久工事的防护效果最好，野战工事的效果也不错。山洞、土坑、沟渠、涵洞等也有一定的防护作用。在开阔地面上的人员，当发现核爆闪光时，立即背向爆心卧倒，可减轻伤害。装甲车辆乘员，可利用车体进行防护。武器装备和其他军用物资的防护，主要是利用工事和地形、地物加以掩蔽。利用坚固、耐热的护罩或护套等遮盖，或者涂刷防火涂料、白灰浆和泥土等，亦有防护作用。对于电子器材，采用气蔽、接地和增加保护装置等措施，可防护核电磁脉冲的破坏。

2. 放射性污染防护 主要措施有：在核袭击后，迅速组织技术力量对人员活动的地区进行辐射侦察，查明污染区情况；人员要力求避开在污染区或高照射量率的地区行动；人员通过污染区时尽量乘坐车辆，在污染区作业时要尽量缩短时间；充分利用工事、建筑物和山洞等气蔽物进行防护；及时穿戴个人防护器材，防止人体受污染；对撤离污染区的人员和武器装备等，进行污染检查；受染人员及其随身携带物品，在撤离污染区后，要尽快进行洗消，以消除污染；进入污染区执行任务的人员，可服用抗辐射药，以减少放射性物质在人体内的存留量。当敌方实施核袭击时，及时采取上述防护措施，可以减轻人员伤亡和武器装备及其他军用物资的损失。

三、化学武器个体防护装备

（一）头面部防护

防毒面具（gas mask）：是用来保护呼吸器官、眼睛及面部免受毒剂、放射性微粒和气溶胶直接伤害的一种防护器材，依其结构和防毒原理分过滤式和隔绝式两种。过滤式防毒面具是广泛使用的一类防毒器材。

防毒面具的构造和防毒原理：过滤式防毒面具均由面罩、滤毒罐（过滤元件）、面具袋三部分组成。

（1）面罩：包括罩体、5~6条头带、眼窗和通活器等部分（69型为开孔的头盔式）。通话器材内装有呼气活门、通话膜、起通话和呼气两个作用。87型面具的罩体有两种形式，在两侧或下方安装滤毒罐，按需选用。

（2）滤毒罐（过滤元件）：起过滤毒剂的作用。内部结构分两层，即防毒炭层和滤烟层。防毒炭层是用优质活性炭再浸以铜、铬、银金属氧化物，通过物理吸附和化学吸着滤除毒剂蒸气。

活性炭吸附毒剂蒸气的能力受多种因素影响。毒剂的种类和性质对活性炭的吸附能力影响较大，毒剂分子量愈大、沸点愈高、饱和蒸气压愈小，其蒸气则易被活性炭吸附；反之，则不易被吸附，如氢氰酸和氯化氰等。一些难被活性炭吸附的毒剂，则须靠化学吸着作用来完成。如氢氰酸和氯化氰与活性炭上的金属氧化物、空气中的氧和水起化学反应，生成无毒物质或固体氰化物留在防毒炭上。

滤烟层是由滤烟纸（用石棉、纤维素、棉纤维、玻璃纤维、有机合成纤维按比例制成）折叠而成，能过滤毒烟和毒雾等有害气溶胶。当毒烟、毒雾等气溶胶通过滤烟层时，由于气溶胶微粒的惯性和扩散作用，使微粒离开气流到达纤维表面而被阻留。为了防止被滤烟层过滤的毒雾挥发成为蒸气而被人员吸入，染毒空气都先经过滤烟层，然后再经防毒炭层进入面罩。

（3）面具袋：多用帆布做成，用于携带和保护面具。袋内装有附件盒，盒内装有保明片或通话膜。保明片用来防止呼气时的水汽凝结在眼窗上，使用时用手指捏住边缘，并使呵气模糊的一面对向眼窗镜片，然后压紧即可。

防毒面具的防毒能力受多种因素影响，如对沙林毒剂的防护可使用近百次，而对氯化氰或氢氰酸只能用几次或一次；毒剂浓度增大一倍，防毒能力减弱一半。受潮时，对多数毒剂的防毒能力均下降，特别是对氯化氰影响更大。所以防毒面具保管时要注意防潮。温度低时，防毒炭的吸附能力增强，但催化作用减弱。呼吸量增大一倍，防毒能力减弱一半。因此，当敌人化学袭击时，适时地查明毒剂种类和浓度，了解空气温、湿度等对估计滤毒罐的有效使用时间是重要的。

（二）皮肤防护

皮肤防护主要是用皮肤防护器材保护皮肤免受毒剂的直接伤害。皮肤防护器材由防毒斗篷、防毒靴套、防毒手套和防毒服等组成。

1. 防毒斗篷

（1）81-A型防毒斗篷：为无袖式，用聚乙烯薄膜经裁剪、接合而成，形似军用无袖雨衣。在帽罩的边缘部有帽带，前襟装有5副弹簧揿扣，有大、中、小三个号，平均重270g。用于步兵保护全身和所携带的武器装备。通常按面具、斗篷、靴套、手套的顺序进行穿戴。

（2）81-B型防毒斗篷：为带袖披肩式，适合炮兵和其他特种兵用以保护全身。所用材料与81-A型相同。其特点是在门襟下半部的下摆后部折边上左右各装4副揿扣，需要时将下摆后部中央提起，将对应的左右揿扣按好，即成两条裤腿。在下摆的前部折边内还装有下摆系带，可用来扎在小腿外部，81-B型斗篷重约280g，也分大、中、小三个号。穿戴顺序与81-A型相同。该类防毒斗篷均为一次性消耗器材。防毒（VX、梭曼、芥子气）

能力，在 36℃情况下均大于 120 分钟。

2. 81 型防毒靴套　由丁基胶制成，为软底式，在靴底宽出的部分开有 5 个孔，并有长约 2.5m 的靴带由前向后沿两侧孔穿过，用以系牢靴套。该靴套防护小腿，在 36℃试验条件下，对 VX 和梭曼大于 60 分钟，芥子气大于 90 分钟；靴底防 VX 和梭曼大于 120 分钟，芥子气大于 160 分钟。有两个号，大号重约 260g，小号重约 240g。

3. 81 型防毒手套　是 5 指手套，衬里为棉针织品，外浸丁基乳胶，重约 140g，分大、中、小三个号。在 36℃试验条件下，手套各部位对芥子气的防毒能力均大于 240 分钟。

4. 82 型透气防毒服　是一种物理吸附型皮肤防护器材，由带头罩的上衣、裤子、手套、靴套等组成，与防毒面具配套使用。衣服外层是经过防水处理及迷彩的维棉布，当毒剂液滴接触其表面时会铺展成很薄的膜，增大毒剂表面积，加速毒剂蒸发，减轻下层防毒材料单位面积上的吸毒负担。透气服的内层是特别制的绒布。外面经防油处理，内面绒上喷有活性浆。该服装能防毒剂蒸气和飘浮于空气中的毒剂雾滴 6 小时以上。又 5mg 的毒剂液滴在 0.185mPa 的压力下，不致透过织物造成人员伤害。该服装有良好的透气性，25℃时可连续穿用 8 小时，35℃时穿用 4 小时对人员的散热均无不良影响。

（三）简易个人防护器材

简易呼吸道防护器材可就地取材，制作简单，很适合群众性防护之需。如浸渍口罩，可用多层织物浸以 2% 碳酸氢钠溶液（苏打水）或肥皂水等碱性溶液制成。应用时如能解决气密问题则更好。其他如并装料防毒口罩、装料防毒筒及简易防毒面具等可自行设计制作，使其有一定的防毒性能。为防液滴态毒剂对人员的直接伤害，无制式器材时可采用雨衣、毯子、大衣、被子、雨鞋、包装布等多种物品保护身体或下肢。

1. 简易防护　对于毒剂的突然袭击，战地人员只能因地制宜，利用地形、地物和现有器材（如口罩、湿毛巾、眼镜、手套等）进行简易防护。

2. 药物防护　对化学毒剂的药物防护包括：受毒剂袭击或通过染毒区前服用防毒药物；出现中毒症状时立即注射解毒针剂；用药物清洗皮肤、胃肠等。

（四）化学防护服

用于化学防护的防护服，根据防护程度的不同分成 A、B、C、D 等级。A 级提供最高的防护，整体密封，内含呼吸装备以防化学气体和蒸气；B 级类似于 A 级，用于防有毒的化学品的喷溅，但不是全密封的；C 级提供防化学品喷溅防护，可能不用呼吸器；D 级只提供较少的防护。普通或涂层的 Tyvek 纺粘型 Olefin 织物是最常用的化学防护服面料，更高水平的防护可通过 Tyvek 涂层 Saranex23P 来实现，Saranex23P 是 Dow 化工厂产品，是多层防护涂层材料，一层是低密度聚乙烯，中间是共聚物偏二氯乙烯和一层醋酸乙烯脂（EVA）黏合在 Tyvek 上。此外一些生产商还开发了包括涤纶和 Olefin 纺粘或绒喷非制造布产品等，价格不到 1000 美元。较耐用的服装是采用尼纶、涤纶或尼/涤混纺织物，用聚合物 Teflon PTFE（Dupont）、丁基 E DPM，Viton（Dupont）等涂层，可用作 A 级防护服装。

（五）微生物/细菌防护服

医用防护服主要用于抵抗有生命威胁的病毒传播的防护。复合共聚物涂层的机织物和非制造织物防护材料经抗菌后整理即可用作医务人员、急救人员和警务人员等防护服面料。Dupont 公司的 Biowear 材料可用于血液病菌的防护，日本产品 Bactekiller（Kanebo）是将杀菌剂加在喷丝液中，杀菌剂主要是硅酸盐，当外界潮湿时就会发挥作用。

（六）射线防护服

多数服装都可以有一定的防止外界物质进入和隔离皮肤与有害物质的作用，但对射线的防护需要特殊的共聚物涂层，如常用的聚乙烯涂层 Tyvek，用在核工厂、高压电线或电子设备以及 X 射线的环境中。美国的 Savannah River Site Plutonium 工厂采用了这种特殊的防 Tritium（氚）防护服，此服装是在涤纶材料的两面涂层，涂层材料为 CPE/EVA/PVDC（Saran）/EVA 共聚物，也有制服采用非制造布的 Saran/CPE 涂层材料或无机布材料。日本采用聚乙烯涂层硼纤维来生产射线防护服，也可以在纤维中加入铅芯提高防护水平，用于 X 射线环境。

四、防化装备发展趋势

面对今后毒性更高，渗透、分散作用更强、投送距离更远的化学武器威胁，防化装备主要发展趋势是：

1. 研制快速、准确、性能更加优良的化学侦检设备。要求具有远程探侧（遥测、遥感）毒剂的能力，且能实现核生化侦察一体化。例如，德国 20 世纪 80 年代研制的狐式三防侦察车，速度快（105km/h），越野性能好，能快速、大面积地进行核生化武器效应的侦察、测算，并向指挥员提供有关信息，4 名乘员不必离车即可完成侦察任务。德军每个师的三防连各装备 6 辆。海湾战争中多国部队共使用 60 辆进行前线侦察。

又如美国研制的 XM21 型遥感式报警器，利用毒剂的特征红外吸收光谱进行侦检。它能 24 小时无人看管自动测出 1km 范围以内的毒剂并报警。美国还在探索利用智能机器人侦毒的可行性。

2. 发展性能优良的防护器材、防护服。要求既能防毒、防放射性物质、防生物战剂，又能防热、阻燃，重量轻，耐用，能适应各种气候条件，不影响人员完成作战任务。如英军的 MK-1V 型防护服，除符合上述要求外，还具有降低光辐射的作用。新型面具要求气密性好，眼窗视野大，其滤毒罐的防毒能力强，呼、吸气阻力小，设计通话和饮水装置，可长时间佩戴，在各种气象条件中作战。

集体防护器材正向轻型化和多品种方向发展。美军的新型指挥车、通信车、运输车、救护车、修理工程车、炊事车等后勤装备普遍具备"三防"性能，都可密封并装有增压气体过滤装置。法国 AMF80 型便携式防毒掩蔽部由钢筋混凝土圆筒、密封条和铆钉快速组装而成，可供 60 人在核生化污染条件下居住 48 小时，气密保险期为 10 年，对化学毒剂和生物战剂均可进行有效防护。美国 MU 型可移动野外轻便掩蔽部全套系统重 226.8kg，可车载运输，也可空投，每套可供 10 人使用 500 小时。

3. 发展多功能、大面积的洗消器材。各国军队的洗消装备分为个人、小型、大型洗消装备三类，分别用于发现毒剂后对皮肤、服装等染毒部位立即实施应急洗消；靠近作战地区或直接在战斗地区实施局部洗消；在后方地区或武器装备（车辆）大修前实施全部（固定）洗消。研制高效能消毒剂（洗消液）始终是防化装备研究的一个活跃领域。较新的有乳化型、催化水解型、螯合型消毒剂和胶囊催化剂。美国还在进行用微包胶和固化酶引起毒剂分解的研究。要求具备多功能，可对付多种毒剂。为提高洗消效果，美国研制出抗毒油漆，使毒剂不渗入或少渗入油漆内，达到彻底消毒目的，大型洗消装备有汽车式、拖车式和集装箱式三类。要求机动灵活，能在不同地区和气象条件下使用。平战结合，军民两用，也将是今后发展方向之一。

五、反恐装备

现代反恐急救装备必须能够及时、有效地应对各种突发恐怖袭击事件。随着信息技术、先进制造技术、传感器技术以及网络遥控操作技术在急救医学中的不断应用，反恐急救装备呈现出了一些新的发展趋势。

（一）反恐急救装备的特点

反恐急救的工作模式，一是对伤员进行必要的包扎，然后在最短时间内将患者安全运送到附近的医疗机构进行救治；二是将医师和手术设备运送到反恐现场，对伤者进行及时、必要的救治。围绕这两种模式的急救设备也呈现出不同的特点。

目前，国内外对反恐急救工作的研究大多集中在恐怖袭击时的急救护理技术和方法上，即第一种模式。这种急救模式是将伤员快速运输到救护医院，并保证伤员在运输过程中能够维持生命体征。此类设备主要包括心电监护设备、急救箱、急救车、直升机等。由于受交通运力的限制，这种方法造成许多伤者得不到及时救治，特别是我国地域辽阔，交通和医疗技术尚不发达，因而难以满足反恐急救工作的要求。随着科技的发展，信息技术及先进制造技术在医学领域得到广泛应用，促进了反恐急救装备的创新性发展，也促进了以反恐现场为急救中心的第二种急救模式的发展。围绕这种急救模式的反恐急救设备以网络通信、智能控制和精密机械为技术基础，具有明显的现场诊治特色。其功能是在第一时间内，在反恐现场建立急救机制，搭建急救平台，快速召集医疗专家和设备，使得处于远郊、灾区、岛屿，甚至舰艇、战场、太空等环境中的伤员能够得到及时、有效的救护。此类设备主要包括反恐急救车、远程医疗中心等。

反恐急救机制是保障反恐急救工作正常进行的必要手段。它要求对相关人员进行定期的急救技能培训，因此，反恐急救装备还包括反恐急救训练设备。这些设备具有仿真、训练和学习的特色，主要包括反恐急救仿真培训软件等。

（二）典型装备分析

反恐急救环境具有复杂恶劣、类型繁多、时间紧迫、处理困难等特点，因此反恐急救装备主要用于现场急救、远程诊治以及医师训练等任务。现从反恐救护体系、智能模拟训练装备、医用机器人及远程手术装备三个方面阐述反恐急救装备的发展现状。

1. 反恐救护装备体系　现场救护体系是指用于反恐急救战场的由医务人员、装备以及网络化管理组成的体系。这一研究长期受到世界各国的关注和重视，而海湾战争和"9·11"事件的出现，进一步促进了这方面的发展。考虑到反恐参战人员组成有限，任务周期短，因此现场救护装备体系应具备快速部署、随时支援的能力。

（1）美国陆军的前线外科手术队（Forward Surgical Teams，FST）：FST诞生于"沙漠盾牌/风暴行动"，美军当时的"陆军移动外科医院"（MASH）和"战斗支援医院"（CSH）因过于庞大而无法进行及时有效的战术响应，而FST能够及时跟踪反恐快速推进部队并提供前线紧急手术能力，在伊拉克和阿富汗的反恐战争中发挥了重要作用。FST实质上是一种由20人组成、具有高度机动性和可靠性的外科手术团队，能够在距离战斗前线3~5km的后方，进行生命和肢体急救手术。FST可以随反恐部队一起调防，具有高灵活性和高机动性。根据美军公开的资料，FST包含2个手术室，在72小时内最多可完成42例手术，从而有效实现了外伤急救的早期控制。当然，受有限的资源制约，在救治突发性大量伤亡时，FST 具有选择性，只能专注于救治那些危重伤员。

（2）美国海军的流动舰船外科手术单元（mobile shipboard surgical suite，MSSS）：MSSS 最早出现于驻日美军在 2002 年的一次海上反恐急救行动，主要承担海军舰员和陆战队员的急救任务。MSSS 以便携式手术设备为特色，包括多种监护。手术及成像设备及生命保障体系，能够在常规的海军舰船上的狭小空间内开辟手术间，开展躯干和四肢手术。MSSS 小型、轻便，易于装拆，可快速部署到接收伤员的舰船上，进行快速救治。

（3）日本的现场紧急救护体系：现场紧急救护体系是日本灾害医学救援体系的两个子系统之一。该救护体系是一套高度发达的城乡急救网络，配备了先进的救护装备。以东京 2006 年的情况为例，全市共有 200 多支车载急救队和 6 支航空救援队，遍布东京市内的 16 个急救中心。急救队从接警至到达现场的平均时间不超过 10 分钟，可进行有效救治。日本的现场急救体系除了包括常规医疗设备外，还配备了具有国际先进水平的化学毒剂侦检和防护装备。目前，空中运输已成为日本救援力量远距离投送和重症伤员后送的主要方式。日本陆海空自卫队也直接参与其中，在反恐急救中发挥了重要作用。

2. 智能模拟训练装备 智能模拟训练装备能够仿真各种恐怖袭击环境下的突发情况和患者反应，从而提高医师的反恐急救能力和水平。目前，国际上已经出现了一些模拟训练系统，并得到了有效应用。而我国在这方面的研究和应用则相对滞后，对武警部队医院急诊科的调查结果显示，在队伍状况方面，45.8% 的医师没有接受过急救专业培训，29.2% 的医师没有参与过院外急救，因此，加强反恐急救的模拟训练势在必行。

（1）人体模拟器：人体模拟器可以有效模拟患者在各种恐怖袭击下的生理和病理反应，在反恐急救演示及训练中起着重要作用。目前应用比较广泛的是挪威 Laerdal 公司推出的 SimMan 综合模拟人。SimMan 在外观上与真人高度相仿，具有皮肤接触、录音发声、器官功能及人体各大系统的仿真功能。SimMan 模拟人内置了病理模拟程序，并配备了生命体征监护仪模拟器，可以仿真临床上的常见病例和救治场景，有效进行急救训练。我国自 2002 年起在"神舟"系列飞船上也装有模拟人，测试人体在特殊空间环境条件下相关生理指标的变化情况，为未来太空环境下的生命保障和急救积累经验。

（2）多媒体急救教学系统：多媒体急救教学系统可以借助虚拟现实以及声光电等手段，建立沉浸感虚拟仿真急救环境，用于反恐急救训练和培训，提高医师的急救手术综合技能。此类系统中比较典型的是美国 Aesoft 公司推出的模拟急救教学软件系统。该系统不仅包括单项急救技能技术的操作步骤、要点、注意事项以及急救综合演练技术的全过程，还可以在仿真环境中，虚拟操作各类复杂的临床仪器及设备，培养医师的正确操作规范。最近，上海交通大学引进了该软件，并同 SimMan 模拟器联合使用，用于急救医学教学。

3. 医用机器人及远程手术装备 医用机器人及远程手术装备在反恐急救治疗过程中具有重要的军事意义，能够为处在不利环境（如战场、核/化/生危险环境、外太空等）中的人员提供有效的医疗急救服务。由于美军的各类反恐活动非常频繁，所以美防部下属国防高级研究计划局（DARPA）、美家航空航天局（NASA）、美军医学研究与物资部"远程医学与先进技术研究中心"（TATRC）、斯坦福研究院（SRI）等单位在 20 世纪 90 年代初期就开展了用于反恐急救环境的医用机器人及远程手术技术与装备的研发工作。

在地面反恐急救方面，先后出现了多套系统，典型的有：

（1）DARPA 在 1994 年研制的格林远程外科原型系统（Green telepresence surgery

system）：机械臂安装在改装后的 577 装甲车上以适应紧急军事部署的要求（称为"MEDFAST 车"，即"医疗紧急战场手术遥操作车"），而医师控制台位于远离战争现场的移动外科医院（MASH）中，借助 JSTARS（联合监视目标攻击雷达系统）通信，术者可以在数十公里距离之外控制位于前线的手术机器人进行手术操作（图 5-10-1）。

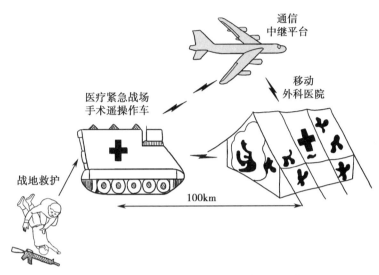

图 5-10-1　格林远程外科原型系统结构示意图

（2）SRI 在 1997 年研制的远程外科原型系统（telepresence surgery system，TESS）：以格林远程外科系统为基础，整合了三维成像、触觉反馈和宽带远距离控制功能。手术操作端可完成 6 个自由度的动作，外科医师在远程工作站进行控制。

（3）华盛顿大学和 TATRC 在 2006 年研制的便携式战场急救机器人远程手术系统：医师可以通过遥控方式为战场上的伤员进行手术。机器人由两个机械臂和一个自动化支架组成，机械臂安装在支架上，支架可以在手术台上来回移动，从而将手术姿态调整到最佳位置。2006 年 6 月，该系统在南加州 Simi Valley 进行了野外环境下的远程手术模型测试实验（100m 遥控距离）。实验采用无人机 HAPsMRT（"用于移动式机器人远程外科手术的高海拔平台"，由 TATRC 和华盛顿大学联合研制）进行视频流 / 通信中继，结果表明：操作时延约 20ms，视频时延约 200ms，医师能够感觉到时延但对机器人的控制影响不大。该系统后续将开展基于互联网和无人机（更高飞行海拔）通信的远程手术试验，进一步提高性能和实用性。

（4）DARPA 在 2005 年启动的战场医疗自动化救治系统 TraumaPod：实质上是一套移动式自动化无人救治系统，远程医师直接控制 TraumaPod 机器人，自主执行多种操作，包括处理常见损伤和生命维持等；之后，利用无人飞行器将伤员转动到附近的基地做进一步治疗。该系统分两个阶段进行。第一阶段截至 2007 年春季，投资 1200 万美元，已经开发出了 Trauma Pod 原型系统并完成了模型实验，手术机器人采用了 da Vinci，手术床采用了 Integrated Medical Systems 公司的创伤急救担架系统 LSTAT，其他设备自制；第二阶段是集成所有的系统，形成一套便携式担架手术室平台，并最终装备于装甲车、直升机以及舰船等。DARPA 计划在 2011—2013 年在全军部署 Trauma Pod。

在外太空远程急救方面，美防部联合 SRI、NASA、TATRC 等单位，特别研制了主从式便携机器人系统 M7——一种用于实验太空舱的主从式小型机器人系统，并于 2006 年利用美国宇航局 C-9 运输机模拟太空的微重力环境，进行了地面医师控制下的零重力外科机器人模拟手术；同年，作为美国空间联盟 NEEMO9 项目（极端环境任务行动之九）的重要部分，在华盛顿大学和佛罗里达州外海水下实验舱（模拟太空失重状态）之间成功进行了互联网遥控机器人血管缝合手术的模拟试验，为未来太空远程急救奠定了技术基础。除美国之外，欧盟、日本等也先后制定并着手开展了针对反恐急救医学的远程手术装备研发计划。由此可见，医用机器人及远程外科装备的军事应用研究已经受到发达国家的广泛重视，并在反恐急救等领域显示了良好的前景。

（三）发展趋势

在反恐急救管理体系方面，合理的人员配备、完备的配套器械工具、规范的操作流程，是后续的工作重点。通过合理配备人员，建立高效的救护队伍，能够有效增强团队的工作协调和人员合作能力，提高工作效能。通过不断完善急救配套器械和工具，建立完备的急救装备管理流程，可以有效提高装备利用效率，扩大实际使用范围，在反恐急救中发挥更大作用。在上述基础上，通过不断实践和总结，优化急救操作流程，促进反恐急救管理体系建设。

在智能模拟训练装备方面，以传感器技术为基础的多功能、综合性的人机交互接口，是后续发展的一个重要趋势。借助传感器和信息反馈机制，模拟患者在急救环境中可能出现的各种反应，从触觉、听觉、视觉、嗅觉等方面为医师提供具有一定沉浸感的训练环境，可以增强医师的训练兴趣，有效提高训练效率和训练质量。在医用机器人装备方面，小型化、模块化和智能化已成为未来一段时间内的发展趋势。小型化使得机器人易于携带，便于清洁和消毒；模块化可以在统一结构框架下，利用机器人的多个单一功能组件，根据具体的手术适应证要求，快速组合拼接成术中可用的机器人系统；而智能化则能够提高机器人装备在手术规划、导航和操作过程中的自动化程度，并通过多种信息传输接口和人机交互接口，提高人机协调能力和手术执行效率。随着医用机器人装备的不断发展，机器人结构将更加简洁，功能将逐步完善，成本将不断降低，手术效率和安全性将越来越高，所需的维护及操作人员将越来越精简，因而在反恐急救中的作用也会越来越显著。

在远程急救方面，高带宽、低时延和网络安全已成为下一阶段的研发重点，而增强现实技术在远程急救手术中的应用将越来越重要。首先，随着地面、空中以及卫星在内的各类网络通信方式的快速发展，常规通信设备所具备的带宽容量越来越大，从而可以在不显著缩减硬件开发成本的前提下，提高远程急救手术的通信带宽，降低通信时延，将更多的手术现场和患者信息，以尽可能接近实时的速度呈现在远程专家面前，方便专家的诊断和治疗。同时，在保证医师通过视频信息有效了解手术现场状况的前提下，结合增强现实技术，在视频图像上以图形的方式叠加必要的手术信息，可以进一步增强专家对手术的阅读能力，保证远程急救手术的可靠性和安全性。

随着反恐急救技术的不断发展，反恐急救装备也将不断推陈出新，更加智能化和人性化，在未来反恐战场上发挥更大的作用。

第十一节 海上应急医学救援装备

海上应急救援的主要是用医院船、医疗救护艇等应急医学救援装备对海滩、江湖水网地带需要救援的伤员进行及时救援和后送，其内部装备与运送车辆内相似，可形成"水上医院"，常备不懈的以应对突发事件中的省事灾害。

一、医院船

医院船是随各国海军的建立和发展而出现的，它是战争的产物。医院船是海上的浮动基地医院，出现于第一次世界大战，成型于第二次世界大战。这就是当时大规模登陆战役发生伤员的数量，超出一次海战伤员的数量，然而医院基地又与前方远离，长距离的单纯海上后送已不能满足卫勤保障的需要。于是，大型卫生运输船改为医院船，让医院基地前伸，使伤员在伤后 6~8 小时能获得早期治疗和部分专科治疗。按照 1949 年《改善海上武装部队伤者、病者及遇船难者境遇之日内瓦公约》规定，医院船壳体的水线以上涂白色，两舷和甲板标有红十字（或红新月或红狮与日）图案，悬挂本旗和红地白十字旗，在任何情况下不受攻击和捕拿。根据相关国际法规定，医院船不可侵犯，医院船有义务救助交战双方的伤员，交战各方均不得对其实施攻击或俘获，而应随时予以尊重和保护。

（一）医院船的作用

历次重大海战和人道主义救援行动，世界各国医院船在海上卫勤保障中均发挥了不可替代的作用。第一次世界大战期间，美国投入近 50 艘医院船执行海上卫勤保障任务；第二次世界大战期间，美海军 17 艘医院船参战，这些医院船不仅后送伤员而且作为固定的治疗机构，协助舰艇医务人员会诊并提供各种药品和卫生器材等。朝鲜战争期间，美海军在"安慰"号医院船上加装直升机坪台，使用直升机进行医院船与陆地和卫生运输船之间的伤员换乘，提升了医院船的海上救治功能。越南战争期间美海军医院船都装备了直升机坪台，更大规模地利用直升机进行伤员立体换乘，同时，医院船的医疗设备也不断得到改善，普遍装备了心肺功能检查室、监护病房等。1982 年的英阿马岛海战，由于阿军没有编配医院船或其他卫生船只，缺乏先进的营救器材弃船落水人员得不到及时救援，致使死亡人员达 320 人之多。伊拉克战争期间，美军"舒适"号医院船在开战后的 3 个月内，共收治 330 名住院伤员和 300 名门诊伤员，为伤员摄 X 线片 8500 张，输血 600U，施行手术500 多例。医院船是良好的海上救治机构和后送工具，是现代海战伤员救治需要的产物，它对实施海上卫勤保障具有特定的作用和地位。

（二）医院船发展趋势

纵观世界医院船的发展史，医院船的来源主要有两种途径：一是专门设计建造。20 世纪 80 年代苏联和美国先后专门建造了医院船。在美军的 2 艘现役医院船上，都辟有 CT 室，医疗的先进程度不言而喻。这种船医疗救治设备完善，科室齐全，布局合理，具有海上综合医疗救治能力，但其建造、维修、保养费用十分昂贵，因此数量极少；二是由客货轮或其他类型船只改装而成。从第二次世界大战（简称二战）至朝鲜战争、越南战争，医院船全为征用改装。改装尽管受原船结构制约，难以达到专用医院船要求，但毕竟改装周期短，经费少，资源广，只要国家有战时征用法规，军队有征用改装方案，就能充分发挥作用。

1. 以改装为主新建为辅 实战证明，历次海战总是以临时征用改装的医院船为主。

英国在马岛海战中，用模块化技术在 60 小时内紧急征用改装"乌干达号"游轮为医疗船，驶向南太平洋，为远离本土 12 872km 外的舰队和登陆部队提供了良好卫勤保障，多数伤员从一线到确定性治疗时间不超过 1~1.5 小时；在 20 世纪 90 年代初的海湾战争中，英国又将 45 个集装箱医疗单元置于"百眼巨人号"航空训练舰上，作为伤员接受船，法、意等国的医院船也都是改装的。即使在未来海战中，仍然以改装为主。据报道，日军正在一方面开展装备多用途医院船研究，另一方面又在对客货轮、油船等进行调研，选择适宜船只用于战时改装医院船。

我海军于 20 世纪 80 年代中期，将"琼沙"型客货轮改装为医院船。1996 年底，第一艘万吨级医疗训练舰服役，其飞行甲板上置有"船用医疗模块系统装备"，由 26 个 TEU（标箱）组成，创造了海上医疗救护的良好环境条件。利用此技术，短时间内能组建成模块化医院船，开辟了快速、经济、隐蔽获得医院船的新途径。

2. 重视准医院船的建设　由于医院船的使用受到日内瓦公约严格限制，且平时维修保养需要大量的资金，因此，为了提高舰船使用率和效费比，世界各国相继在两栖舰、支援舰等舰船上扩大医疗舱室，增配医疗装备，使其具有医院的功能，即所谓的"准医院船"。"准医院船"上医疗设施的水平因舰船大小、用途而异，有的相当于一所医院，有的则相当于一个扩大的诊所。如美国的"黄峰"级、"塔拉瓦"级、"新港"级两栖攻击舰，设有 3~6 个手术室，300~600 张床位，检验和牙科治疗室等。法国"闪电"号支援舰，设 30 张床位，2 个手术室。意大利"圣乔治奥"级登陆舰，设有普通病房、隔离病房、ICU、手术和 X 线室等。日本、希腊、印尼、墨西哥等国也对登陆舰、后勤支援舰、运输舰、航母等采用了相应医疗加强措施，使其达到具有一定收容规模和医疗救治水平。

3. 集装箱模块化医院船　集装箱医疗单元已成为当今海上卫生装备发展的一个特点，特别是它的组合功能、预置性、适应性、可容性、经济性方面的优点，为各国海军卫勤所重视。1986 年，美国防部所属 IMS 公司计划建造快速展开的医院船，该船的病房、检验室和医疗设备均采用集装箱。20 世纪 80 年代中期，日本曾研制一个驳船医院方案，在一艘自航轮船的甲板上配置专用集装箱群，作为手术室、X 线室和治疗室。海湾战争中英军将 45 只医疗集装箱加装在"百眼巨人"号航空训练舰上，使之成为一艘伤员接收船。

4. 直升机换乘伤员　直升机海上伤员换乘始于 50 年代，在朝鲜战争中美国海军首次将直升机平台置于医院船上，并获成功。越南战争期间，美军依仗空中优势，大多数伤员由直升机快速从战区直接后送到沿海岸的医院船上，使伤员从负伤到获得优良救治时间缩短为 1~2 小时，最短的为 0.5~1 小时，（"二战"为 6~12 小时，朝鲜战争为 2~4 小时）；这样，美军伤员在医院死亡率由"二战"期间的 4.5%，朝鲜战争的 2.5%，降至越南战争的 1.5%。20 世纪 80 年代马岛海战，英国海军约 60 架直升机参战，除完成各项军事、补给任务外，又首次大量地被用于对海上伤员的后送和营救。历次海战经验表明，受重创舰艇的落水者能否迅速获得营救后送，是降低海战死亡率的重要因素。而英军在南大西洋作战，气象恶劣，气温很低，受损舰船达 17 艘，只有 2 艘受损舰船发生人员落水，且仍获直升机的及时营救，449 名落水者仅死亡 22 名。90 年代海湾战争，以美国为首的多国部队参战飞机约 3500 架，其中舰载飞机约 450 架，占 13%。近 20 年，医院船和卫生运输船的征用改装，首先考虑的是加装直升机平台，配备直升机。

我海军于 70 年代起探求海上伤员换乘方法，研制和使用过充气橡皮艇、充气换乘吊篮，以及借助于高架索干货补给装置传送的伤员换乘吊篮。同时，又对米-8、超黄蜂、水轰-5等飞机进行救护机的改装；现在新型驱、护舰和大型勤务船上都置有直升机平台，为海上伤员换乘提供了良好的条件，并实现了大型舰船间伤员的直升机换乘。

（三）模块化医院船

高技术条件下海上局部战争的突发性和残酷性，对卫勤保障提出了更高的要求，既要有快速反应能力，又要能有良好的海上救治机构。长期以来，医院船的平战时需求量悬殊，专门建造和维修保养花费巨大，一直是困扰发展中国家海军的实际问题。随着模块化技术与集装箱运输的发展，一些国家海军探求寓军于民，在战时或国家处于紧急状态时，将商船队转化为海军辅船队。典型的有美国的"阿拉伯霍（ARA-PAHO）工程"和英国的"商船集装箱化武器系统"。模块化医院船的问世，满足了高技术条件下海上局部战争卫勤保障所需的及时性和高质量，也是未来医院船的发展趋势。

模块化医院船的特征

（1）系统化是模块化医院船的关键：船用医疗模块系统，不只追求单件装备或典型模块（医疗单元）的高技术水平，更重要的是注重各个（单元）模块间的有效衔接，使各个功能接口、物理接口及逻辑接口合理配置，实现完整的系统功能，以适应现代海战对卫勤保障的需求。首先利用医疗模块的组合性，根据海上卫勤机动力量（海上医疗队、海上手术组等）编组，满足不同作战样式海上卫勤保障需要，确定模块的数量和构成。在符合医院船的卫勤使命和救治范围前提下，使模块间合理对接，建立起人员流、伤员流、物资流、信息流等达到逻辑结合，从而达到各个功能模块的几何叠加。同时，鉴于集装箱医疗模块以集装箱/滚装船为载体，水电等提供以船为依托，所以模块的组合必须符合装船规范，系统内医疗环境和条件的优化，要适合船用和海上特点，即执行有关海船（舰艇）建造规范、标准和国际公约等。

（2）模块化医院船组建快速经济：模块化医院船的问世，满足了高技术条件下海上局部战争卫勤保障及时性和高质量。目前，集装箱运输的普及，集装箱和集装箱运输船（含滚装船、客箱船、客滚船）拥有量不断增加，它们作为模块化医院基本硬件，包括基本卫生装备，资源广泛，寓军于民，一物多用，具有极大的军事经济效益。

组建模块化医院船和改装、专门设计建造医院船相比较，其经费呈几何级数量递增，而周期又呈几何级数递增。何况改装医院船的复原还需要经费和时间，新造医院船平时闲置需保养；而模块化医院船，战后将医疗模块吊离，即可投入商业运营。因为后者采用国际标准集装箱改装，与船的连接均采用国际标准通用件，可在任何集装箱船上拼装，一改传统的对船固定式改装为无须改装；而医疗模块系统在陆上拼装后仍可供训练和使用，也可存放在仓库备用。

（3）模块化医院船军事隐蔽性好：大型卫生装备是现代战争卫勤保障的需要，其基本思路是装备就人、就战场，也是科技进步的产物。医疗模块系统装备属大型卫生装备，是科学的设计和现代科技的综合，融人（医务人员、伤员等）、机（医疗设备、辅助设备等）、环境（相关辅助设施）于一体，创造了最佳医疗环境和条件。同时，它能按集装箱医疗模块（集装箱为单元）拆装和分解，具有极大的可变性和机动性。

医疗模块系统可以化整为零，每件是独立模块（集装箱单元）。由于按标准化设计，采用标准件和通用件，标准化系数高。尤其采用国际标准集装箱作为标准模块（集装箱单元），陆、海、空多式联运无障碍，整个制造、贮存、运输、吊装过程，可以不暴露行动的目的，具有极大的军事隐蔽意义。

二、海上医疗集装箱组

根据未来军事斗争海上卫勤保障需求，我军迫切需要一种海上医疗救护载体。但是，专门设计制造医院船投入经费多，日常维护保养费用昂贵，且平时与战时对医院船的需求量相差悬殊，即使建造，数量也非常有限。用民用客货船改装成医院船由于受原船结构条件的制约，又很难全部满足医院工作需要。一种可行的方法是采用国际标准集装体材料，参照船舶建造规范和医疗要求，对内部进行绝缘装饰，并加装水、电、通信、空调等支持系统和基本卫生装备及配套设施后，建成海上医疗集装箱组，需要时将其加装到集装箱船上，组成医院船。其优点是医疗条件满足度高，加装箱组时基本不改变载体的结构与功能，用后容易恢复，改装速度较快，且集装箱船来源广泛。此举符合我情、军情，符合平战结合、军民兼容的原则，是一种低成本，高效率构建"海上医院"的可行模式。对解决战时医院船需求量大与平时需求量小之间的矛盾，有效地提高海上综合保障能力具有重要意义。

海上医疗集装箱组应具备医院的基本条件，满足医疗救治、伤员休息和工作人员生活等需要。展开床位 150~200 张，配置抗休克病房、重症监护病房、重伤病房和护士站；展开手术台 8~12 张，具备施行早期救治和部分专科治疗所必需的各种设施；设置 X 线室、特诊室、检验室、消毒供应室、药房、药库等医技保障设施。设置中央空调、制氧与供氧、电站与供电、制水与供水，以及卫生设施与生活污水处理系统、通信系统、病员呼叫系统、消防灭火系统、医院信息管理系统、居室、厨房、餐厅、主副食品库和卫生设施等。

三、医疗救护艇

医疗救护艇（medical ambulance boat，MAB），是用于海上伤员急救和伤员后送的卫生勤务船，是海上救护体系的一个单元，有"海上救护车"之称；船体外形结构与医院船类似，医疗设备简单，一般仅设有急救器材和临时床位，可进行固定、包扎、止血、抗休克、输液等急救操作和小手术；满载排水量 500t 以下，航速 30kn 左右；可专门建造或选用其他船型进行改装。

救护艇的使命任务是：战时对海上伤员进行紧急救治，并将伤员、海难遇险人员送到卫生运输船、医院船或岸基医院；在登陆作战中，主要负责水际滩头伤员的抢救、转送、捞救及后送，通常配置于第一梯队后跟进，负责协助第一梯队抢救水际滩头伤员，并相继送往卫生运输船、医院船；平时，对从事海上训练、作业、值勤的舰船以及海岛部队进行巡回医疗或紧急医疗支援，完成舰岸、岛岸危重伤员的救护和后送。

1. 人员配备 医疗救护艇受海上救护群的指挥，指挥组由船长、军事副长、医疗队长组成。航海、观通、机电等部门的工作由船长和军事副长负责，卫生勤务（包括捞救、换乘、救治和后送等）由医疗队长组织实施。医疗队配备 9~10 名医护人员其中队长 1 名，外科军医 1~2 名，内科军医 1 名，分类及病房军医（由外科军医担任，必要时应协助手术室和抢救室的工作）1 名，麻醉师 1 名，护士 4 名（手术室、抢救室各 1 名，病房 2 名）。具有高级职称的 1~2 名，中级职称 2~3 名，初级职称 5~6 名。另有 2 名捞救潜水员、6 名搬运组人员和4名水手也配属医疗队指挥。卫生救护艇在海上医疗救护中的作用与陆地上"120"救护车类似，但又不完全等同于救护车，毕竟它的后送速度还无法和救护车相比。因此，它必须完成伤员的初级救治，这就决定了它要比救护车配备更多的医务人员、医疗装备、药品和消耗品。但救护艇吨位小，空间有限，无法容纳太多的人员和设备。通过演习的检验，医护人员与预计接受的伤员（其中重伤员25%~30%）按1：3的比例配置能满足实际需要。不过由于医护人员编配少，不可能配备检验科、放射科、超声科的医生，因此，每个队员都要身兼多职，要熟悉和掌握原来不属于自己专业范畴的技能，学会应用原来不熟悉的设备，如自动血细胞计数仪、手提式X线透视仪、B超机等。

2. 救治任务　救护艇必须完成伤员的急救和部分紧急治疗。需要在海上紧急救治的主要对象是窒息、溺水、休克、大出血、气胸、颅内出血和腹部伤合并严重腹腔污染的伤员，对此类伤员必须进行急救（包括抗休克和救命手术），以降低死亡率；对轻伤员则主要采取观察、对症处理等措施。救护艇航速高、机动性能好，对快速后送是有利的，但它排水量小，吃水浅，抗风能力差，尤其是在漂泊时、涌浪大或周围有其他船只经过时，船体晃动很大，这将在很大程度上影响医护人员的操作。因此，要加强医护人员的海上训练，特别是一些基本功训练，包括抗晕船和精细操作的训练。海上医疗队的人员宜相对固定，这样，平时训练有素，一旦需要这些人员马上能进入状态。

3. 基本装备和药材

（1）根据卫生救护艇的救治范围，随艇医疗队配备有：舰陆两用手术床、麻醉机、多功能监护仪、高频电刀、吸引器、手术冲洗机、基本手术器械和急救手术器械、担架式心肺复苏器、除颤起搏器、输液泵、简易呼吸机、综合急救箱、血压计、自动血细胞计数仪、手提式X线透视仪、B超机、氧气瓶及床头给氧装置、病房呼叫系统、担架和漂浮担架等装备。同时，备足50人份的急救药品、常用药品、消毒药品和消耗品。由于救护艇上舱室狭小，所配备的医疗设备应当具有体积小、功能多的特点。部分医疗仪器，尤其是电子仪器，平时若不经常使用，也会出现误差，甚至发生故障。因此，这些仪器应由专人保管，定期通电、使用，发现误差时及时标定。海上救护设备与医院里常用的医疗设备有所不同，如能结合平时的工作应用这些设备，对医护人员熟悉机器的性能，掌握使用方法也将有裨益。

（2）捞救、换乘和复温装置。根据卫生救护艇的捞救任务，可在船舷适当的位置加装捞救装置，这些装置应当是可撤收的，以免影响船舶的靠帮和换乘。舱内复温区需要配备水浴复温装置，以便必要时对落水伤员进行复温。实践证明，捞救和换乘装置（如捞救滑道和捞救平台等）能加快对落水人员的捞救速度。落水伤员如长时间浸泡在低温的海水中，出水后体温偏低，需要用水浴复温装置进行复温。换乘过程中，升降平台和一些换乘设备，如吊篮、可调式舷梯等对加快换乘速度也有一定的好处。

四、国内外海上救援装备简介

（一）南康号医院船

在1980年左右服役的琼沙级运输舰基础上改进而来，共有两艘，另一艘船名不详。其原型船上能够装载400名士兵和350吨货物，但改为医院船后，只能收容100~130名伤员；该舰是在当时南海诸岛争端有可能激化的背景下改装的，主要设想用于热带海洋地区活动，所以安装了良好的空调系统，一旦有事时，可以在作战海域附近接受岛屿作战中受伤的人员。

（二）岱山岛专业医院船

2008年我国自主设计、建造的首艘万吨级大型专业医院船，也是世界上第一艘大型专业医院船——866岱山岛船（以下简称"886船"）命名授旗（图5-11-1），开始在海军服役。这标志着我国海上应急装备体系建设取得重大突破，结束了我海军没有大型制式医院船的历史，使我国成为世界上少数具有远海医疗救护能力的国家，提升了中国海军完成多样化军事任务的能力。866船是世界唯一一艘专门为海上医疗救护"量身定做"的大型专业医院船，其他国家如美国、英国、加拿大等国的医院船都是改装型或者是多功能型。

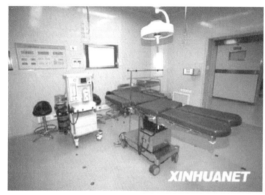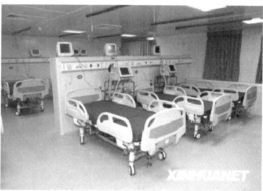

图5-11-1　866岱山岛船上的手术室及特护病房

866船是目前世界上仅次于美国海军"仁慈"级的大型医疗船，医疗设施完备、装备先进、功能完善。配有多部特殊规格的电梯，供伤员转运使用，硬件设施相当于陆上三甲医院。

866船配备有先进的医疗保障系统，以及充足的消防、救生设施等。可以说，其优良的技术特性与人性化的设计，是我国造船技术不断提升后的一次最新集中体现。

866船与世界各国的医疗船一样，把船体漆成亮白色。船体两侧各漆有三个巨大的红十字，拥有"日内瓦公约"中不受敌军攻击的保障。866舰的上层结构庞大，能在航行中实施海上加油作业，具备了远洋航行的条件，大型直升机降落在上面不是问题，可用作空中转运伤员平台。

866船的主要使命任务：担负战时海上伤员救治和医疗后送任务；海上卫勤支援；驻岛礁部队医疗保障及医学科研；国际维和、人道主义救助、重大灾害应急救援和撤侨护侨等。

（三）美国海军"舒适号"医院船

1. 医院船简况　"舒适号"属于仁慈级医院船。1983—1984年，当时的里根政府相继购买了两艘大型油轮改装为医院船。第1艘"仁慈"号于1986年12月服役，第2艘"舒适"号于1987年11月服役，"舒适号"医院船长272m，宽32m，自重7万吨，1987年交付海军使用。船体油漆成白色，船侧及甲板上有9个醒目的红十字，以区别于伪装战船。其基本任务是在海上任何区域进行机动灵活的急救与外科手术，为两栖特遣部队、海军陆战队、陆军、空军提供战伤救治，并在全世界范围内进行人道主义援助。该医院船自1987

年服役以来，第 1 次参加战伤救治是 1990—1991 年的海湾战争，随后参加了 1994 年加勒比海作战，2001 年波罗的海多国军事演习中的医学演练。"9·11"恐怖袭击、东南亚海啸等事件发生后，"仁慈"级医院船都曾先后赶往出事地点，参加救援工作。为保证医院船能随时投入运行，该船每季度要进行 1 次战伤救治演练，每年出海演练 1 次，在作战区域，医院船要有航母战斗群、驱逐舰与潜艇保护。每年的维护费用为 700 万美元。

2. 设施配备 自海湾战争后，该船增添了一些医疗与通信设备，更新了计算机系统，安装了电视电话会议系统以及远程医疗系统，可以进行远程医疗咨询与会诊。医务人员及伤员除了可通过常规通信手段与外界联络外，还可以收发电子邮件。

现在，"舒适号"医院船设施齐全，共有 12 个设施先进的手术室，1000 多张床位，其中 80 张重症监护床位，20 张康复床位，400 张一般护理床位，500 张轻度护理床位，50 张伤员收治床位；该船第 1 天最多可收治 300 多名伤员，第 2 天收治 20 多名，随后收治 100 多名。船上可以治疗任何战伤及传染病，如生化战伤、艾滋病等，但不做心脏外科与器官移植手术。

3. 人员配置

（1）总体配置：该船全员包括 63 名驾驶、维护人员，258 名海军后勤支援人员，956 名医护人员。其中各科医学专家 62 名，主要是创伤外科专家，包括神经外科、整形外科、颌面外科、眼科、小儿科等，其余为护士和护理兵。接到出发命令后，4~5 天即可准备完毕投入运行。该船运行分 1 000、500、250 张床位 3 个等级。1 000 张床位全部投入使用时，需要全额人员（1 214 人）；250 张床位投入使用时，需要 730 名医护及支援人员。在没有救治任务时，医院船处于减负荷运行状态，停泊在港口内，此时，船上只有约 300 人，负责研制、测试、维修船上的医疗设施以及战伤救治演练；接到命令，医院船则转入满负荷运行状态，依据等级配备人员，并为新增人员提供战时培训。

（2）各科室人员配置：核生化去污染小组 40 人，负责在遭受核生化袭击后的医院船及伤员的去污工作；理疗室配备名理疗专家，5 名理疗技师，负责术后伤员的机体活动与功能恢复，参与重症监护与烧伤患者的治疗，负责监护战俘及平民伤员；重症监护室配备 9 名呼吸技师及 2 名护理员，负责伤员的机械通风，维护空调器、呼吸机，确保伤员有足够的氧气与通风；医学检验室有 34 人，由病理学家、临床实验室专家、医学实验室技师、血库专家、组织学技师、细胞学技师、微生物学专家、临床药剂师、实验室主任等组成。分临床病理组，负责化学、血液学、免疫学、微生物学、尿液分析；解剖病理组，负责细胞学、组织学的培养、分析及血库工作。医学检验室还负责监测特种传染病，检验室安装了聚合酶链分析仪，可以检测几种生物战剂；药房有 3 个药剂师，15 个药技师，负责配备静脉注射液，按处方供应药品；另有按摩小组负责为医务人员按摩，解除精神应激；21 名士兵负责飞机起降及甲板安全、油料检测、装卸货物、搬运伤员。船上还有心理医生和牧师。

4. 伊拉克战争前的战伤救治准备 该医院船于 2003 年 1 月 6 日离开美国巴尔的摩港口在海上航行了近 2 个月该船出发时有 225 名医护人员随船航行。之后，于 3 月 7 日至 10 日，国立海军医学中心的 800 余名医护人员乘飞机，分 3 批来到船上，至此，医院船处于满负荷运行状态。医护人员接种了天花与炭疽热疫苗；为将船上人员作为后备的"流动"血库，对船上全体人员进行了血型检查和血液检验。医务人员中有很大一部分从未上过医院船，因此，需要进行战伤救治演练该船离开本土后，每天都会进行各种救治演练，包括收治伤员、外科手术、核生化防护、伤员去污训练、弃船训练（穿救生衣）。

医院船出发前配备了新型的含有纤维蛋白酶的野战绷带，这种绷带长宽均为10cm、厚8mm，1998年研制成功绷带含有的凝血蛋白酶，可使伤口凝血加快，使出血量降低50%~85%，提高伤员的生存率。

5. 伊拉克战争期间的战伤救治　该医院船自2003年1月6日离开美国本土至5月底回国，前后长达4个月，在波斯湾停留56天。

收治的作战伤包括枪伤、榴弹伤、烧伤及头部损伤。据报道，按照日内瓦公约，医院船免遭敌军的炮火，同时有救治敌军伤员的义务。在伊拉克战争期间，美英联军共死亡10多人，美军伤员400余名，伤员多为常规武器损伤及战伤以外的疾病。最忙的一天，24小时内收治20名伤员。截至5月30日，共收治600名伤员，做了500多例手术，其中包括下肢截肢及下肢皮移植手术，约有50%的伤员需要做整形外科手术。在医院船上的救治手术，时间最长的11小时，是为1名美国士兵进行脊椎复位与固定，该士兵随后被运回美国本土作进一步治疗。

战伤救治期间，重症监护室的1名护士要监护30名重症伤员。船上伤员与护士之比为4∶1（回到美国本土后为2∶1）。该船收治重症伤员比海湾战争多，其中7名为严重烧伤患者，实际上，在美国本土，也很少1次收治7名烧伤患者。在收治伤员高峰期，曾占用了该医院船医疗设施的50%。

该船在返回港口前进行了彻底清洗、消毒、整理，以便保持5天的战备状态：即接到出发命令后的5天内，人员全部到位，各种物资备齐，救治工作可以按要求正常进行。

（四）俄罗维尔级医院船

俄罗维尔级医院船原有4艘，"叶尼塞"号为其中1艘，该医院船于1981年2月开始服役。在同类型专用船舶中，其现代化程度和规模居世界第2位。船上一次可储备食品142吨，柴油2 125吨。船上设有病床200张，编制人员70多名，有11个诊疗科，3个手术室，1个复苏室。主要任务是接收作战舰船和海军基地的伤员；对舰艇人员和航母飞行员进行体检；为没有医疗设施的海军基地人员进行医疗服务；在沿岸和岛上暴发流行病时，对军人和居民进行救治；运送医疗加强力量和医疗器材到舰艇；运送舰艇、海岸部队伤员到岸上医疗机构，接受专科治疗或康复治疗。

（五）英国皇家海军初级伤员收治舰

英国皇家海军的海上医疗保障为3级医疗阶梯制。第1级医疗阶梯为初级治疗，由水面舰船和潜艇医助或军医承担；第2级医疗阶梯具有应急手术能力，在航母实施；第3级医疗阶梯医院船，由初级伤员收治舰承担。1999年英国皇家海军改造了2艘初级伤员收治舰，其中1艘由"百眼巨人"号航空训练舰改装，并于2003年投入使用。目前该舰配置医务人员250名，编制床位100张，配有特护和重症监护设施、病理学检查、数字放射检查和CT检查设备等。具有2个直升机降落平台；舰内伤员搬运方便、快速，可贮存一定的医疗物资及船用设备；淡水贮量充足，具有"三防"能力。平时归英国皇家海军辅助舰队管理，目前仍具有航空训练舰功能。当用作航空训练舰时，舰上仅配置3名医务人员；用作初级伤员收治舰时，则抽调医务人员完成其救护伤员任务。

第十二节　空中应急医学救援装备

在平时重大灾害和高技术战争中，环境复杂，伤亡率高，伤员医疗后送任务异常困难。在很多情况下，空运是主要的后送方法。有时甚至是唯一可行的方法。如唐山大地震后铁路中断，桥梁被毁，公路受阻，唯一的通道就是空中运输，机场就是伤员和物资的集散地。在空中救护系统诞生之前，对于重症患者的救护通常只能通过地面救护系统（救护车）来完成，交通堵塞问题使得其救护效率低下。与传统的地面救护系统相比，空中救护系统的最大优势首先在于无与伦比的高速度，飞机的直线飞行，以及较快的飞行速度可将患者在运送途中所花的时间降到最低。其次，飞机上配有高水平的专业医疗救护人员和精良医疗设备，相当于一座有价值的救护医院。

一、概述

空中救护是以送为主还是以救为主，一直有不同意见。其实这是依据运输工作和医疗设备的发展而改变的，也与救护形式和救护目的有关。现代的运输机和运输直升机，已经能设置 X 线室、诊断室、手术室等，有"飞行医院"的美称。根据在朝鲜战争和越南战争中采用空运战争伤员所取得的成功经验，空中急救现已成为美国完整的创伤急救系统不可分割的重要组成部分，每年转运病人 250 000 例以上，其中 2/3 属于医院间转运，1/3 为直接从现场转运。

二、固定翼医疗救援飞机

在现代医疗后送（向后方运送）方式中，空中后送因能及时、快捷地将伤员送达指定地点而备受世界各国军队的青睐。20 世纪 80 年代以来，随着伤员空中救护需求的增加和科学技术的飞速发展，一种能在空中后送时对伤员进行连续监护和治疗的飞机得到较大的发展和应用。这种飞机就是被称为"飞行医院"或"空中医院"的最先进的医疗飞机，它比一般医疗后送飞机、救护飞机（直升机）的设备更先进，救治水平更高。自从 1980 年沙特阿拉伯研制出世界第一架"飞行医院"以来，目前已经有美国、俄罗斯、英国、法国、德国、以色列等许多国家军队相继研制出并开始使用这种"飞行医院"。

"飞行医院"就是可以在空中进行救治的医院，"飞行医院"均以大型客机或军用运输机为运载工具，在飞机上，有医疗设备和医护人员，在机舱内展开若干固定式医疗单元，可在空中对伤员实施优良的救护和连续的医疗监护，从而将快速后送与优良救护有机地结合在一起，克服了一般空运后送飞机以后送为主，机上救护能力不足的弱点。"飞行医院"具有高度的战略机动性，极其灵活方便，展开工作快，便于应付紧急情况。在灾害发生后，"飞行医院"对灾区实施紧急救援，能缩短搜寻、抢救、疏散和提供医疗救助的时间，而且能直接在其中进行医疗救援，从而显著提高灾害中旅客生还的概率。目前，"飞行医院"已经成为一种很实用的灾区救援方式，越来越受到欢迎，很多国家都在组建自己的空中医院。

1. C-130 运输机　沙特是世界上最早研制出"飞行医院"的国家。目前沙特的"飞行医院"主要建在 C-130"大力士"运输机。经过改装的 C-130"大力士"运输机上设有观察室、X 线室、诊断室和手术室，配有验血装置，拥有 40~55 个为危重病人准备的床位。如果在后送的途中遇到一些疑难病症，飞机上暂时不能诊断的，可使用机上配备的先进通信设施把病人的病情及时通知给地面接收医院。法国空军的"空中医院"分别由装载全套手术舱和护理舱的两架 C-130 运输机组成。机上配有发电、水、氧气和空调设备。手术舱由 3 个隔间（室）组成，包括消毒室、麻醉与手术准备室、手术室。舱内配有供紧急外科手术所需的全部医疗器械和设备。护理舱分护理准备室和护理室，护理准备室内配有医务人员监护病人所需的各种设备。

2. DC-8 系列远程客机　近年来，沙特又将大型 DC-8 系列远程客机改装成"飞行医院"，机上配备有治疗所需的各种设备。它超出一般"飞行医院"之处在于可以长距离飞行，可连续飞行 20 个小时，能把沙特境内任何一个地方的病人空运到世界上任何一所医院进行会诊和治疗。

3. C-5 银河大型运输机　美国是当今世界上拥有"飞行医院"最多、设备最先进的国家。20 世纪 80 年代初期，沙特诞生世界第一所"空中医院"不久，美空军随即开始建造"飞行医院"。美军的"飞行医院"大都用 C-130 运输机改装而成的，但也有用 C-5"银河"大型运输机改装的。美军的"飞行医院"主要用于远距离空中医疗救护，特别是海外战区的紧急救护，因此美军的"飞行医院"主要部署在海外空军基地。目前，美空军装备了 16 所拥有约 50 张床位的"飞行医院"，其中由 C-5"银河"大型运输机改装而成的"飞行医院"分上下两层，机舱内可空调和增压。机上设有手术室、急救室、消毒室、血库、化验室、X 线室、外科治疗室和病房等，编有医生、护士、牙医、放射线技师、勤务保障人员等共 128 人。据悉，美军的这些"飞行医院"可为 3000~5000 人提供医疗服务，可接收一个中队的伤员进行初步医疗和护理。

4. 波音 737-800 型客机　瑞典将波音 737-800 型客机改装成"飞行医院"，每架飞机除了机组人员外，还将配备经过空中作业训练的 5 名医生、11 名护士和 1 名技师，一次可救治 28 名病人。瑞典的"飞行医院"可覆盖该国或周边 3000 公里的范围，当意外事故或灾害发生时，能够迅速给受害人提供与地面医院同等条件的治疗，包括各类外伤、头部损伤、烧伤。

5. B200C 空中救护飞机（图 5-12-1）　澳大利亚空中救护组织皇家飞行医生服务 2008 年 8 月启用了其首架豪客比奇空中国王 B200C 涡桨飞机。这款 B200C 是采用新内装的空中救护型 B200。与以往把装备直接固定在机舱内不同的是，新型 B200C 把关键的紧急设备全部安装在一个独立的模块上，易于生产和安装。重要改进有：B200C 采用了液压货舱门，替换了原来的手动货舱门；新的担架升降器拥有增强的负载能力，提供更稳定的病人装载平台，另外新的担架升降器拥有更大的灵活性，可适用于多种不同情况，包括从不易达到的地方如多用途运载车的后部运送病人到飞机上；改进的坐椅，担架座可以改成额外的侧向坐椅；对讲机的安装融入救护人员坐椅，方便他们与飞行员和地面人员对话等。

这架空中国王 B200C 于 2007 年交付给澳大利亚，但是由豪客比奇太平洋在悉尼进行了 4 个月的改装，包括加大货舱和安装跟踪仪、GPS 导航系统并升级防撞系统。随后又进一步装备新的航空医学内饰，包括病人氧气瓶、动力系统、担架安置和固定设备等，这部分工作为期 3 个月。

6. C-17 环球霸王运输机　C-17 环球霸王是有史以来规模最大的皇家空军飞机，可携带多达 36 个伤亡担架。这是世界上海拔最高的特别护理病房，续航可达 14 个小时。

机舱内的主要配置（图 5-12-2）：

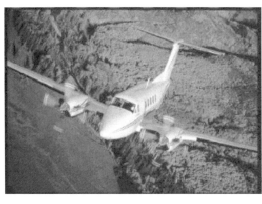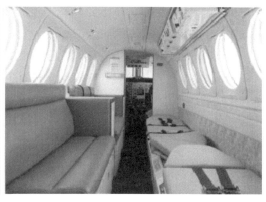

图 5-12-1 B200C 空中救护飞机外观及内置图

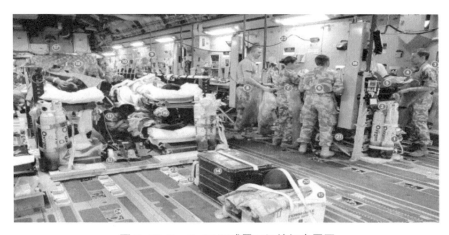

图 5-12-2 C-17 环球霸王运输机内置图

1. 三个氧气瓶，含有 3240L 的氧气，每个气缸将提供一个病人长达 6 小时的供氧。

2. Alaris 多通道输液系统，向患者提供生理盐水，葡萄糖注射液，血液和其他液体的输液治疗。

3. 皇家空军心理专家和麻醉师，可帮助患者保持镇静稳定。

4. 医学专家，在航行中可对危重病士兵进行紧急手术。

5. 真空床垫模具，能够尽量减少飞行期间动荡和震动的影响。

6. 重症飞行监护系统，飞行期间医务人员能够利用其照顾危重病人。

7. 医疗电子服务技术员，随时待命，保障生命支持设备的工作顺利进行。

8. 最资深的专家医生，在机上全面负责病人的救治。

9. 空军护士，主要负责护理病人。伤员的生命体征，药物和氧气供应需要不断检查。

10. 护士包，包括心脏监测和除颤器等。

11. 患者支持托盘，用于装载紧急情况下的注射液，包括盐水和葡萄糖等。

12. 输液箱，装载止痛药吗啡，额外的液体，针头，静脉注射用具和任何其他药物。

13. 小型血库，配备每个病人的血型和组装包装，在飞行中的紧急输血用。

14. 可折叠架柱，用于货物储备，包含照明，氧气供应和发电机等。

15. 观察窗口，用于飞行员与医生对话使用。

16. 货物托盘，存放供多位伤员和医务人员使用的物资。

17. Infuser 泵，自动管理针对病人需要的镇静剂，止痛药，抗生素和其他药物的剂量。

18. 装备箱，盛放受伤的士兵的迷彩服、防弹衣和防弹头盔。

19. 最先进的电脑控制的呼吸和心搏监测仪器。

20. 电源，为飞行中救助伤员的设备提供足够的电力支持。

21. 货物处理系统轧辊，可使沉重的担架快速顺利上下飞机。

22. 货物控制点，C-17 可以携带卡车，直升机，甚至还有一个 60 吨的主战坦克，但一切都必须牢固地绑在飞机上，以防止转移。

三、旋翼医疗救护飞机

从 1907 年法国人提出 4 桨叶式直升机方案到第一架可以实用的直升机诞生以来，直升机的发展已历经百年。百年之间沧桑巨变，但直升机以其独特的空中悬停、垂直起降、机动飞行、不依赖机场跑道，能直接在事发地点和救治地点就近降落，快速展开救援等特点，使得其最适合担负紧急情况下的救援任务。近年来，直升机在抗震救灾、医疗救护、森林防火、突发事件等救援行动中独树一帜，突显了其在应急救援方面的发展潜力和应用价值。直升机应急医学救援，主要任务是在医院外环境中发生意外灾害、各种危重急症或突发事件，地面应急医学救援力量无法到达或途中耗时较长时，用直升机将救援力量、药品器材等快速运送至现场，对个体或群体实施及时有效地救援，或在医疗监护条件下，将伤员运至后方医院，接受进一步全面的救治。目前，世界上许多发达国家和地区已经建立了严密、立体的应急救援网络，并借助直升机独特的空中悬停、垂直起降，能直接在事发地点和救治地点就近降落等优势，使其救援网络更加高效、便捷。

1. UH-60Q 救护直升机 UH-60Q 救护直升机是著名的 UH-60 "黑鹰" 直升机的改进型。机上可安放 6 个担架，装有一个供氧系统，一个医疗系统。其内部医疗系统可协助 3~6 名救护人员进行救护工作。内部设备还包括氧气生成系统、与夜视镜匹配的照明系统、环境控制系统、医药设备、公务员监视设备和新生婴儿保育箱。

2. 直-8 救护型直升机 由于过去机载搜救设备不完善，海上搜寻目标靠人工目测，不能进行夜间搜救，远不能适应海上战场救护及海难营救等任务需求。2007 年以来，南海舰队航空兵某团积极配合上级有关部门和厂家，完成了对直-8 型直升机的现代化改装。新型搜寻救护直升机的海上搜救功能大为增强：新安装的搜寻定位导航系统，发现求救信号后能自动进行目标定位和飞行导航；救生电台可以昼夜 24 小时保持联络；新型机载雷达的搜索范围也比原来增大数倍；机身外侧安装的搜寻装置，可水平旋转 360° 搜寻四周，也可俯仰观察；既能在昼间可见光条件下摄像，又能通过红外成像进行夜间搜寻；大功率搜寻照明灯，可在夜间旋转照射地面、海面；直升机上还安装配备了液压绞车吊篮、救生筏以及担架、医疗箱等海上救捞和医疗设备。改进的直-8 救护型直升机将快速提升我军海上搜寻救护能力。

3. 米-17 系列直升机 米-17 系列直升机是俄罗斯米里设计局设计、俄罗斯乌兰航空生产联合公司生产的新型直升机。米-17 系列直升机可在交通极为不便的地区及高原地区使用。主要用来执行货运、客运和救援任务。由于机上装有原苏联生产的导航和无线电设备，其中部分设备是专门为直升机生产的，因此该机可在极坏的气候条件下、地面能见度低或高纬度地区安全飞行和着陆。该直升机可在悬停情况下装卸货物，舱内设有货物固定装置。大型货物可通过外部吊索吊挂在机身下。用于医疗救护的直升机可以用标准担架运输12名需要撤离战场或者危险区域的重伤员，外加一名医护人员。目前俄罗斯则将米–17直升机改装成为"航空医院"，并在机舱内配有一台手术床，2副担架和各种手术器械等。而波兰则将米–17AE直升机改装成为医疗救护直升机，并增加了个人救援装备，包括氧气系统、空调系统、新型供电系统和一个能够提升300kg重物的绞车，同时还对机舱进行了改造，能够放置6副担架和2名医务人员。

4. 美军UH–72A"拉科塔"直升机　"拉科塔"是美国军方研制装备的轻型多用途直升机，它不仅小巧玲珑，而且功能多样，身兼数职。UH–72A具有优异的高海拔/高温性能，且直升机在高海拔/高温环境下执行任务时，其内部有效载荷不得低于680kg（此时燃油箱满油，座舱内安排两名飞行员），同时起飞时发动机最大输出功率不得高于最大额定功率（即100%功率）。即便在不使用辅助燃油箱或前方油料弹药补给点，并保持30分钟余油的情况下，UH–72A的续航时间也可达到2.8小时。其次，UH–72A的机舱布局比较合理。在执行医疗救护任务时，机舱内同时可容纳两张担架和两名医疗人员，由于舱门较大，躺着伤员的北约标准担架可以方便进出机舱在执行人员运输任务时，机舱内可容纳不少于6名全副武装的士兵。

四、机载专业医学救援器材

（一）机载救援绞车和吊具

航空应急救援最基本的装备是绞车和吊具。绞车应用的历史很长，最早时期曾经出现过以汽油机驱动的内燃绞车，后来出现了液压绞车，目前救援飞机使用的普遍是电动绞车。

吊具包括吊索和吊篮等诸多类，最常见的是吊索，但对于体力极度虚弱的人员的营救，通常还可以使用吊篮。例如在战场救护的严峻环境下，专用的战场救援直升机通常会配备一种较大型的吊篮，可以将1名救护人员和至少1名伤员提升至直升机，且允许边撤离边提升。

（二）机载生命保障系统

机载生命保障系统是确保机上的伤员能得到必要的医疗急救的基本设施。此类设施种类多样，功能各异，但根本目的都是为了确保伤员在危急时刻能够保住生命，防止受损器官、肢体的坏死。

机载的生命保障系统的各类繁杂，本章仅选择有代表性的设备加以简要介绍。

1. 航空医疗冰箱　对于航空应急救援而言，由于各类灾害、事故的不可预见性，各类血浆、药品必须24小时准备。此类物资具有较强的时效性，因此，必须尽可能提供良好的储存条件以延长它们的使用期限。

由于飞机上电源、空间等诸多方面的限制，救护直升机的医疗冰箱空间占用小，但有多种类型，可恒温存放血液、药品并设计有防滚架。例如血液保存箱，专门用于血液的储存，温度恒定在3~5℃之间，这个温度对血液保存最适合。血液保存箱与家用冰箱最大区别在于箱内温度的均匀性。

再如药品保存箱，专门用于疫苗和药品储存的冷藏箱，温度恒定在2~8℃之间，这个温度对疫苗和生物制剂的保存最适合。

在汶川大地震期间，参加救灾的绝大部分飞机均不是医疗救援直升机，机上也都没有配备航空医疗冰箱。救灾进入了治疗和防疫阶段后，灾区最缺的是药品，以及储存血液和药品的专用冷藏设备。

2. 机械医疗监护设备　由于得到航空应急医疗救援人群生命体征较弱，在送抵地面救治医院之前，有必要对伤员采取连续的医疗监护和基本的维持治疗。因此，机械医疗监护设备就成为专业化医疗救援飞机的必备设备。

机载医疗监护设备能够对伤员的心率、血压、呼吸、脉搏、血氧饱和度等进行专业监护，实时获取伤员的生命体征数据，以便医护人员提供恰当的应急医疗处理措施。在某些军用医疗救援直升机上装备有包括呼吸机、体外除颤仪等专用医疗急救设备，这些设备体积小、重时轻、功耗低，能够直接使用机上直流28V电源，且不与飞机的航行系统产生电磁冲突。然而，由于市场需求非常有限，加之机械设备对适航的严格要求，以上这些设备的价格非常昂贵。

3. 航空医疗担架　航空医疗担架是极为重要的航空医疗器材，可以极大提高救护质量，降低长途转运中对作病员造成的各类二次伤害。目前我国尚不能生产符合适航标准的航空医疗担架。

汶川大地震发生后，中际航空公司成都基地将仅有3部航空医疗担架全部用于伤员运输，这些担架全部进口，每部价格高达23万元人民币。当前，EC135专用医疗直升机配备有高强度的铝合金担架，"利尔"公务机也配备有专用航空医疗担架系统，该担架的下部舱内装备有完整的重症监护系统。

第十三节　小型医学救援装备

小型医学救援装备一般具有快速机动，小型便携，智能化、模块化程度高，系列配套、功能品种齐全的特点，是突发事件中应急医学救援中应用最为广泛一类重要装备。

一、小型救护装备

（一）急救箱包

急救箱包是存放自救互救的药品、器材的制式卫生装备，包装形式多样，对于降低救护人员体能消耗、提高救治效率等具有重要作用。现行制作材料有轻质铝材、塑料和织物等，结构形式大致有硬、软两种。合成或天然型材料缝合而成的软型包装，其坚固耐用性、防水性和抗寒耐热性能较好，体积小重量轻便于携行，在野战、紧急医疗救护中有应用价值。另外，可在现场和搬运途中对伤员进行连续紧急救治，穿脱方便，操作便捷，省人省力，物品直接暴露伸手可取，轻便实用的急救背心、急救腰带等也是急救箱包研制发展的趋势和热点。

（二）便携式清创包

及时的清创缝合可减少感染的机会，适当的固定可保护伤口，为伤员的后续治疗打下基础，提高救治水平。

（三）通气设备

气管盲插管、快速环甲膜穿刺器、便携式多功能呼吸机以及各种吸引器等通气设备在野战和突发事件急救中有着非常重要的作用，尤其是便携式吸引器应用广泛。

（四）止血、包扎器械

失血、低血容量休克的有效救护对于降低死亡率，提高生存率有重要意义。

（五）补液、抗休克装置

抗休克必须首要解决的问题是建立和维持多静脉通道，但在紧急情况和战场条件下实施难度较大，临床上目前使用的一次性输液器械难以达到其要求。因此，研制更有效的输液器材是护理救护装备研究的重要方向。体积小，便于携带和伤员后送的，可采用数控技术和输液泵进行单静脉通路快速补液的便携式智能型抗休克输液装置和交直流两用的电控轻便式野战输液器可望成为制式装备。

二、携行具装备

目前医疗携行具已经逐渐趋于成熟和完善，今后医疗携行具的发展将主要体现在以下两个方面：①改进原有的医疗携行具。随着新材料新产品新工艺的发展，不断进行改进研制。急救药品器械的发展，携行具内装药材将会随之更新换代，从而要求改变原携行具的口袋（或分隔）样式和数量，改进携行具结构。有的赋予携行具新的功能，可利用新的服装面料研制出性能更加优异的携行具。②研制专用性更强的医疗携行具。随着"以人为本"理念的转变，原有的医疗携行具不能满足特殊专业的特殊需求，需要根据不同的救援样式、不同救援环境及不同要求，研制专用性更强的医疗携行具。

（一）医疗背囊

此类医疗携行具样式为背囊式，配有背带和腰带，背囊内有分隔，用于放置药品器械。行军时背负于背上，使用时放置在地上拿取药品器械。

（二）医疗救护背心

此类医疗携行具样式为背心式，一般为外穿。背心上设计有一系列口袋，用于放置药品器械。行军时穿着于身上，使用时可直接从背心口袋中拿取药品器械。

（三）医疗急救包

此类医疗携行具样式为包式，一般为手提式，部分医疗急救包也可佩戴于肩部、腰部、髋部或大腿外侧。急救箱容积一般较大，主要有手提/肩背式急救箱、外科急救箱以及综合急救箱等，其主要区别是内部配备药品、器材不同。医疗急救包一般容积较小，重量轻，内部设计有分隔，用于放置药品器械。主要有120专用急救包、复苏型急救包、综合型急救包、汽车急救包、地震求生包等一系列医疗急救包。

三、急救呼吸机

随着急诊与危重病学的迅速发展，呼吸机的临床应用已显得日益重要，成为急救和危重病抢救中不可缺少的治疗手段，使用方便、操作简单的呼吸机受到关注。

（一）SC-M3A麻醉呼吸机

SC-M3A麻醉呼吸机是一台气动、气控、定容、时间切换型麻醉呼吸机。适用成人和儿童，体积小，噪声低，使用方便并可与同一厂家生产的麻醉机配套使用。该机采用特殊机械结构，供气囊取出方便，便于消毒。麻醉废气可通过机器后背排污接口排出。该机用氧气或空气作气源，并采用文丘利原理设计，减少了气源耗气量。手动式手法——机械通气转换阀，安全可靠。

（二）雾化急救呼吸机

噪声小，高效分子筛，带断电报警，带计时、定时器，带雾化功能，带遥控器。

（三）车载多功能呼吸机

该呼吸机由主机、3L 氧气瓶、铝合金携带箱、三通阀呼气、呼吸管路等组成。整机采用全塑结构轻巧美观、可擦洗、不生锈。配有便携铝合金箱，可安放随机附件、资料等。

该呼吸机不仅能对呼吸停止及非常微弱患者实施急救，而且应用其同步功能可对有自主呼吸但呼吸困难等呼吸系统疾病的患者实施急救及治疗，应用 SIMV 模式还可完成最终呼吸机的撤离，是适合于全过程应用的呼吸机。可用于无创呼吸及有创呼吸。

（四）万曼呼吸机（索姆诺 –TronE 手动调压）

舒适，用户友好，可靠。电源从 100~240V 为全世界使用，压力定型性为高质量 CPAP 治疗。患者友好的二按键操作，带有安全锁定系统。SOMNO 支持，提供方便出行的背包。2 级过滤器系统用精细和粗糙的细菌过滤器，方便操作和清洁容易。

（五）A/C 空氧型急救呼吸机

该机是同步 / 定容可忽略气体消耗的急救复苏呼吸机，在胸外按摩时，可提供有益的手动触发通气，单手即可操作。具有自动切换的控制通气及辅助支持通气模式，优异的同步功能，采用世界上最先进的辅助呼吸传感器，灵敏性高而不会产生误触发。可进行有创或无创通气，又可在有毒气体环境中使用。

四、心肺复苏机与自动心脏体外除颤器

心肺复苏（cardiaopulmonaryresuscitation，CPR）是应用机械、生理和药理学方法来恢复心搏呼吸骤停患者生命体征的急救医疗措施。心搏呼吸骤停患者复苏成功并非仅指心搏和呼吸的恢复，而必须达到恢复智能和工作能力（脑和神经功能的恢复）。现代心肺复苏术从 20 世纪 50 年代就开始逐步形成，已挽救了众多呼吸、心脏停止病人的生命。心肺复苏机的出现是 CPR 技术的重大突破，确保胸外按压的标准化、有效化、连续化。

心脏除颤器又称电复律机，是目前临床上广泛使用的抢救设备之一，它应用较强的脉冲电流通过心脏来消除心律失常具有疗效高，作用迅速，操作简便以及与药物相比较为安全等优点。本节介绍几种进口、国产新型心肺复苏机和自动心脏体外除颤器。

（一）心肺复苏机

1. HLR301 担架式心肺复苏机

（1）真正意义上的移动和便携：目前目前世界上第一台体积最小、重量最轻、最方便携带的 100% 氧气为动力的急救心肺复苏机。一人就可以快速携带适用于第一现场、途中搬运、院内急救等。

（2）快速启动：两个 5 秒就可快速启动胸部按压机，是启动时间最短的心肺复苏机，保持不间断心肺复苏。

（3）最新标准：按照美国心脏学会《心肺复苏（CPR）操作指南》最新标，持续不断工作按压频率标准：保持 90~100 次 / 分按压深度安全精确（保持 1.5~2 英寸），更快更安全地提高血流动力（比徒手按压）。

（4）设计科学方便、主机背板科学合理：高度伸展病人的颈部，快速打开呼吸道，立即抽出呼吸道分泌物及呕吐物　胸部绑带可根据病人情况调整到合适的位置配备两个压缩氧气瓶，可以快速切换，不影响心肺复苏机的正常工作。胸部按压机设计精巧，按压同时可以进行心电监护及除颤等其他操作。根据病人情况，精确调节呼吸潮气量；呼吸面罩具

有安全报警系统。

（5）配置齐全、功能强大：具有 5 大功能：①心脏按压；②吸痰及清除口腔异物；③呼吸；④途中给氧；⑤给药系统。

2. 便携式氧气自动复苏机　通过氧气瓶、手动呼吸球、呼吸面罩构成一个人工呼吸系统，在给患者进行工人呼吸的同时输送氧气，使窒息患者很快复苏并减少小脑细胞因缺氧而造成的损失。由于可以依据患者情况方便地控制人工呼吸频率、呼气量，操作简单且不需要电源，因此广泛地应用在医院急诊、急救中心，也是消防、工矿、抢险、抢修行业必备的装备之一。

3. 丹麦产心脏按压泵（图 5-13-1）　该产品是国家卫生计生委列入灾害事故医疗救护队基本装置。自重 0.7kg，由一外径 135mm 柔软的硅胶吸杯连接圆形手柄，圆形手柄设计减轻手腕用力，有正负压力表显示，确保压缩深度在 4~5cm 之间，真空杯中心区域（红色）直径 5~6cm 相当于人的掌根部面积。

1992 年美国 JAMA 急救杂志登载，增强负压效果与传统比较：①复苏率提高 50%；②静脉血回流速度增快；③ VTI 心输出量增加 2 倍；④增加 $ETCO_2$ 100%；⑤增加舒缩压；⑥心瓣膜开放时间增长。

（二）自动心脏体外除颤器

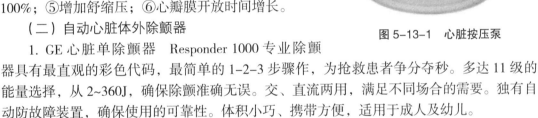

图 5-13-1　心脏按压泵

1. GE 心脏单除颤器　Responder 1000 专业除颤器具有最直观的彩色代码，最简单的 1-2-3 步骤作，为抢救患者争分夺秒。多达 11 级的能量选择，从 2~360J，确保除颤准确无误。交、直流两用，满足不同场合的需要。独有自动防故障装置，确保使用的可靠性。体积小巧、携带方便，适用于成人及幼儿。

2. 全自动体外除颤器 AEDs（EA-002）　POWERHEARTAEDG3 是具有监护除颤功能的便携式体外心脏监护除颤仪，它采用 RescueReady 自检及监控技术，STAR & reg；双相波技术，自动选择能量，中文语音提示操作，可以在心脏骤停期间进行连续监护，免除患者在抢救过程中再次发生危险心律，节省宝贵的救治时间，极大提高患者的生存概率，而且降低了患者发生 SCA 后对大脑和其他的损害。

3. 便携式除颤心电监护仪　本设备安装有遥测接收器，可以接收通过遥测发生器发送的心电信号。记录信息和接收信号可以通过 LCD 液晶显示器在屏幕上显示。记录部分可以记录画面上显示的波形和报警时的信息。

五、小型医学救援装备发展趋势

（一）突出初级生命救护的功能

利用高新技术发展，突破现有救护装备在初级生命救护和生命支持功能方面的限制，力争使救护装备实现功能齐全、使用简便、效果良好的目标。

（二）加强救护装备的快速机动能力

快速机动性能是救护装备先进性的重要体现。在对现有救护装备改进和开发新型救护装备的过程中，必须充分考虑机动性能，提高装备展开和撤收的速度。

（三）提高救护装备的信息化程度

随着计算机技术的迅猛发展，信息技术在现代社会中的作用越来越重要，救护装备的研究必须考虑信息化的大背景，一是装备本身必须提高信息化程度，二是救护装备的信息储存和利用能够借用国家应急救援指挥自动化系统的技术平台，实现最大限度信息资源共享。

（四）注重救护装备的平战兼用性能

鉴于救护专业的特点，军队执行非战争军事行动增多，救护装备的研究开发不但要围绕军事斗争卫勤准备的大方向组织攻关，也要兼顾平时的推广应用，提高研究成果的社会效益和经济效益。

（五）走标准化建设道路

所谓标准化是在一定的范围内获得最佳秩序，对实际的或潜在的问题制定共同的和重复使用的规则的活动。落实标准化的三种方法有通用化、系列化和组合化（模块化）即"三化"实践证实只有紧跟标准化建设的步伐，加强救护装备标准化研究，使常规救护装备从型号、选材、包装到物品配备、种类、数量都有标准化规范可依，使新型救护装备按制式化、系列化、标准化方向发展，具备市场推广性和应用性，才能加快救护装备水平的提高。

第十四节　应急医学救援保障性装备

我国是自然灾害多发的国家，突发卫生事件也时有发生。灾害发生时，水源受到严重污染，供水系统受到严重破坏，生活饮用水难以保障。所以，快速、安全的供水就成为各类灾害和突发卫生事件中所要解决的最为关键的问题之一。因此，研究和开发灾害及突发卫生事件中的安全供水应急技术和装备十分必要，对保障受灾群众的生活用水、减少群众的损失及确保灾区的社会稳定具有重要意义。

一、野战净水车

供野战部队净水用的移动式净水器材。按净水工艺不同，可分为普通净水车、蒸馏净水车、离子交换净水车、电渗析净水车和反渗透净水车等。具有机动性好、净水量大和便于快速开设野战给水站等特点。普通净水车是按照混凝、澄清（沉淀）、过滤、消毒的工艺流程设计的，用于净化处理自然污染的淡水。蒸馏净水车多用于海水、苦咸水脱盐和消除水中的放射性物质。离子交换净水车装有利用离子交换树脂去除水中呈离子状态的有害物质（盐或放射性物质）的装置。如美国军队装备的3000-GPH离子交换净水车，车上主要装有两个串联在一起的离子交换树脂钢桶以及附属设备（如电控制板、电导仪、流量控制阀等）。它通常同普通净水车联用，进行水的后处理，每小时可产净水11 355L。电渗析净水车装有膜脱盐装置，在外加直流电场作用下，水中的盐离子有选择地通过离子交换膜，从而使海水或苦咸水得到淡化。

二、野战用净水机

军队给水卫生是部队平战时卫生保障的重要内容，是提高部队战斗力的重要因素。部队在野外训练、灾害救援或战时，生活环境恶劣，如果饮水供应不及时或缺少必要的净水器材，饮用被污染的水，就会引发疾病，造成不必要的非战斗性减员，影响战斗力。

净水器根据净水的原理和方法，主要可以区分为机械式净水器和化学式净水药片。在机械式净水器中由于使用的过滤介质的不同还可以再细分为陶瓷、活性炭和玻璃纤维三种机械式过滤器。而化学式净水片也因为使用的消毒元素不同而分为银、碘和氯三种。以下简要说明它们的净水原理和特点。

（一）机械式净水系列

过滤法的原理与化学杀菌法完全不同，它是以机械的方法将水中的微生有机物、脏物、残骸和粒子全部取除。现在的水过滤装置一般孔径都可以达到微米级，小到足以滤除原物生物和绝大多数细菌，但是又多少缺乏滤除足够百分率的病毒，所以还不能称为水净化器，不同品牌和型号的过滤器有不同材料和不同孔径的滤芯，孔径的大小直接决定它能滤除那些物质，同时也决定出水的速度、很明显孔径越小，过滤的效果越好，但出水的速度越低。

（二）陶瓷滤芯

微孔结构的陶瓷滤芯中掺有银粉，它可以有效抑制细菌的滋生，均匀的滤孔小到0.2μm，所以可以有效滤除各种细菌（尺寸为0.3~1.5μm）和原生物（尺寸为1~100μm），陶瓷滤芯经过清洗后可以重复使用所滤水容量很大。

（三）活性炭滤芯

活性炭滤芯具有滤除水中有害有机和无机物的能力，它可以过滤水中的异味和气味，从而改善水质，也可以滤除氯气，杀虫剂和其他化学污染，这些杂物会黏附于活性炭的表面，但活性炭粒子不可再生利用。

（四）玻璃纤维滤芯

超细的玻璃纤维丝经两层折叠可以制成深度净水滤芯，标称孔径为0.3μm，可以滤除所有的细菌和原生物，柔韧的玻璃纤维褶皱处理可使过滤面积增加和过滤容量增加，净水速度也因此加快。

（五）化学式净水系列

1. 银 根据阳极吸引的原理，银离子会被吸向细菌，穿透细胞膜之后银离子会破坏细菌的DNA，因此而防止了进一步繁殖，细菌的呼吸系统受到攻击和阻隔从而引起连锁反应，结果杀死细菌。

2. 氯 氯是世界上被广泛应用于杀菌消毒的最普通的物质，它应用范围广起作用快，但是氯不适合于应用在水保存，并且使用时必须要使用合适的剂量。

3. 碘 像氯一样，碘也是一种卤素，并具有类似的作用原理。但它具有更大的pH独立性，所以比氯更易于保存；同时，它的消毒力度也较弱，所以需要有更长的作用时间。如果没有活性炭进行再次过滤，碘会使水的滋味变得很糟，为了消除碘的异味，康迪（Katadyn）只在有活性炭滤芯时才使用。

三、饮用水检验装备

（一）WES-02检水检毒箱

主要用途：平战时进行水源选择和评价，侦检饮水和军粮是否染毒。

技术特点介绍：可检测感官、一般理化、毒理学、细菌学、军用毒剂等30项指标。检测灵敏度复合国家军用标准。检测方式由目视比色与仪器定量检测相结合。展收时间＜5分钟

1. 箱体可呈180°或120°展开。

2. 检测饮水项目内容: 颜色、浑浊度、臭和味、肉眼可见物、pH、总硬度、硫酸盐、氯化物、硝酸盐氮、亚硝盐氮、氨氮、铁、漂白粉有效氯、砷、汞、氰化物、氟化物、铅、六价铬、镉、细菌总数、大肠菌群、游离余氯、沙林、梭曼、VX、芥子气、路易氏剂、BZ。

3. 检测方式　目视比色，仪器检测。本检验箱目视比色进行定性、半定量分析；仪器进行定量检测，该仪器用于野外，也可以用于室内实验室作简易分度计用。

主要采用仪器和试剂管、检测管等简易剂型方法相结合，单元式组装，检测手段灵活，可以用仪器对饮水完成快速、准确的定量分析，还可以在简陋条件下（指不使用仪器，只携带单元盒进行单个项目检测时）只使用试剂管和检测管目视比色对饮水进行定量、半定量或定性检测。检测管试剂一次性使用。

4. 箱内配有应急用饮水氯消毒剂，使用方便。

5. 试剂可稳定储存3~5年有效。箱体为铝合金材料。箱内大部分器材各用塑料盒包装，可以根据需要独立携带使用。箱的总体积为49cm×35cm×17cm，重约13kg。

（二）WEF91-2检水检毒箱

"检水检毒箱"由军事医学科学院研制而成。供饮用水卫生管理部门、野外作业的油田、勘探、建设施工单位、水处理单位等进行水资源选择、水质评价、判断水处理效果和实施饮水卫生监督的检验设备。

1. 该检水检毒箱可检测饮用水的一般理化指标15项：温度，色，臭，味，浑浊度，肉眼可见物，pH，氨氮，亚硝酸盐氮，总硬度，总铁，氯化物，硫酸盐，漂白粉有效氯，总余氯，游离氯，结合氯等。

2. 可检测常见毒物指标10项：氟化物，六价铬，酚类，砷，氰化物，汞，镉，铅，钡，硼。

3. 特别是可以检测军用毒剂，如神经性毒剂、芥子气、失能剂、路易氏剂、砷、氰、汞。

主要采用试纸、试剂管、检测管等简易剂型，单元式组装，进行定量、半定量或定性检测。其灵敏度符合国家饮水卫生要求，操作简易快速。试剂稳定，可储存3~5年。箱体为铝合金材质，手提箱式，十分方便。箱积为49cm×35cm×14cm，重约8kg。配有操作方法演示光盘和使用说明书。

（三）水质理化检验箱

88型《水质理化检验箱》（"检水检毒箱"不配军用毒气试剂、器具即"水质理化检验箱"）由军事医学科学院研制而成。供饮用水卫生管理部门、野外作业的油田、勘探、建设施工单位、水处理单位等进行水资源选择、水质评价、判断水处理效果和实施饮水卫生监督的检验设备。

1. 该检水检毒箱可检测饮用水的一般理化指标15项：温度，色，臭，味，浑浊度，肉眼可见物，pH，氨氮，亚硝酸盐氮，总硬度，总铁，氯化物，硫酸盐，漂白粉有效氯，总余氯，游离氯，结合氯等。

2. 常见毒物指标10项：氟化物，六价铬，酚类，砷，氰化物，汞，镉，铅，钡，硼等。

主要采用试纸、试剂管、检测管等简易剂型，单元式组装，进行定量、半定量或定性检测。其灵敏度符合国家饮水卫生要求，操作简易快速。试剂稳定，可储存3~5年。箱体为铝合金材质，手提箱式，十分方便。箱积为49cm×35cm×14cm，重约8kg。配有操作方法演示光盘和使用说明书。

（四）便携式细菌培养箱

便携式细菌培养箱，用于食品、水质等细菌检测时培养细菌，体积小，重量轻，便于携带。采用交、直流两用电源，适用野外或其他条件下使用。一般情况，使用 220V 交流电即可，特殊情况需用直流电源时，培养箱底部的电池盒可装 10 节 GNY5 型镉镍电池，其箱内的充电器可对蓄电池进行充电，并具有电池过充电和过放电保护装置。该培养箱也可外接 12~15V 直流电源。

（五）水质细菌检验箱

《水质细菌检验箱》由军事医学科学院研制而成，适用于各级卫生防疫部门，水厂及饮水卫生检验单位、野外工作单位等在实验室或野外条件下进行水中细菌总数和大肠菌群的检验。必要时还可进行水中肠道致病菌（沙门菌属和志贺菌属）的检验。

水中细菌总数的检验采用滤漠——营养垫法。所用的培养基是新研制的无琼脂培养基。可获得与实验室条件下常规标准平板法同样的结果。水中大肠菌群的检验采用滤漠——营养垫法。所用的培养基是新研制的改良远藤培养基，比普通的远藤培养基能获得更加满意的检验结果，尤其是对水中损伤大肠菌的检验有较好的效果，这样对消毒后水的检验能获得更加安全可靠的结果。水中肠道致病菌——沙门菌属和志贺菌属的检验，采用常规和快速方法相结合。先用新研制的沙门菌属——志贺菌属通用增菌培养基增菌，然后用协同凝集试验法进行检验，24 小时可初步报告结果。箱内还装有新研制的沙门菌属 - 志贺菌属选择培养基，必要时可进行常规检验，并可获得准确的检验结果。

整套装置由采样检验箱和微型培养箱两部分组成。采样检验箱为铝合金材质，掀开提箱式。采用交、直流两用电源，可在没有交流电条件下使用。

四、其他净水药剂

1. 饮水消毒丸　饮水消毒丸由军事医学科学院研制，适用于野外条件下个人饮水消毒。该消毒丸由多层消毒剂、去味剂及保护层经特殊工艺加工而成，白色小圆丸，每丸重约 65mm，直径 4mm，既可快速将野外河、塘、湖水消毒杀菌，又能去除异味，直接饮用。

用法：每升水加 1 丸，振摇 1 分钟，放置 5 分钟左右，饮用前再摇动可除去水中氯味。对污染严重或低温水，用量加倍。

2. 饮水缓释消毒片　用途：乡村水井、水窖、储水池、城市二次供水系统的静态、动态水的消毒杀菌。

使用方法：操作简单、使用方便。静态水 100kg 水一次投放 1 片"饮水缓释消毒片，可持续消毒 25 天左右。动态水在水中放置"缓释消毒器"（里面放入适量"饮水缓释消毒片"），一次投放可连续消毒 25 天左右。

效果：费用开支少，效果可靠，消毒后的水符合国家饮用水卫生标准。

第十五节　应急医学救援信息化技术装备

应急医学救援装备，因突发事件类型不同，而有所不同。有些是能用性的，有的是特殊性的。应急医学救援技术装备，对应急医学救援能力的提高具有重要的推动作用。

一、互联网技术

利用互联网技术，可以进行应急医学救援数据库的建立、完善与维护；同时，在发生突发事件的情况下，可以迅速进行相关信息的查询，可以通过互联网技术以音频、视频、文字对话、电子邮件等多种形式在世界范围内寻求专家的意见、外部救援力量的支持等。

二、无线网络（WLAN）技术

在军队卫勤保障系统中，以无线网络（WLAN）为主要技术特征的医疗卫勤保障系统，可以迅速展开并提供全局环境的动态观察、各医疗小组之间的通信联络，实现远程会诊等功能。无线网络（WLAN）技术不受物理条件的限制，且安装成本较低，在部署完成以后，可以随意灵活改动，无线连接通过空气传输数据，避免了信道使用权问题。而且，WLAN的网络扩容性很好，不易受到地理位置的限制。只要调整好网络接入设备以及天线的位置，便可使网络畅通连接。由于无线传输提供的是一个完全透明的链路（符合IEEE802.11），所以符合并支持所有的网络协议（如TCP/IP），兼容各种网络接口标准，满足了各种操作系统的需要。无线网络以计算机和网络通信为基础，实现对医学资料和远程视频、音频信息的传输、存储、查询、比较、显示及共享，利用视频会议系统构成一个简易远程医疗环境，形成野外条件下的远程医疗会诊系统。患者及医院，可通过PC机与互联网互连，透过宽带视频进行远程治疗。

三、动态服务器页面（ASP）技术

ASP（Active Server Pages）是Microsoft公司IIS3.0中的1个组件，是基于ActiveX技术的1个web服务器端的开发环境和运行环境，它可以结合HTML、VBscript和Jscript以及ActiveX服务器组件；可以获取客户端数据、访问数据库、读写数据库文件；可以开发出动态、交互、高性能的web服务器端应用。ASP就是通过包含在其中的ADO组件（ActiveX Data object）来访问数据库服务器上的数据。ADO是Microsoft公司推出的基于OLEDB的数据库访问对象。ADO通过组件对象模型（COM）为ASP提供了web与数据库连接的可编程界面。1个ASP应用程序通常以 .asp 作为扩展名。文件由文本、HTML标志和ASP文件特有的脚本语句组成。利用此技术可以实现应急医学救援装备的信息可视化。

四、GSM全球移动通信技术

卫星通信、对讲通信等音频、视频无线通信技术，使得应急医学救援的机动性、灵活性、准确性、高效性、即时性增加。现代通信技术已经成为应急医学救援必不可少的技术支撑。

五、3G、4G及5G通信技术

随着我国通信技术的不断发展，具有中国自主知识产权的国际3G标准——TD-SCDMA技术也已开始在应急医学救援装备中探索和应用。在突发事件过程中，急救现场的伤亡情况后方很难掌握，而视频是最直观的信息之一，借助TD无线调整数据通信技术，能够稳定地将现场抢救过程等一些情况实时传回指挥调度大厅，为后方指挥高度人员提供现场实况，提高决策的快速准确性，加快反应速度和对突发事件的处理能力。如北京市在

2009 年 3 月底将 3G 技术首次用在 120 指挥调度系统可，北京市急救中心首批装备了 80 辆具备 TD 无线高速数据视频传输能力的急救车，并开始向公众提供此种服务。

随着移动 3G 技术在全世界的普及，人们对于移动通信的速度以及数据传输量也提出了更高的要求。与此同时，4G 通信诞生了。4G 通信技术并没有脱离以前的通信技术，而是以传统的通信技术为基础，并利用一些新的通信技术，来不断提高无线通信的网络效率和功能。基于 4G 通信技术的应急系统目标是集 IP 互联应急用心网络指挥系统、电力基础以及电力管理电子化系统于一体，建立成为高度集中的电力综合指挥平台。应急通信指挥车是现场通信的核心，该系统在现今的无线传输技术下，与手提电脑、PDA、对讲机、图像采集等采用 4G 无线技术进行通信，通过卫星、微波等与应急指挥中心进行连接。该系统是一个基于 TCP/IP 网络，集视频指挥调度、视频监控、远程视频录像、实时数据采集、视频会议功能于一体的可视多元化指挥调度通信系统，能满足 3G 移动通信所不能达到的在覆盖范围、通信质量、造价上支持的高速数据和高分辨率多媒体服务的需要。具有快速组网功能、庞大的集成功能、多系统互联互通、强大的网络适应性等功能特点。

而随着电子通信技术的飞速发展，基于云原生的微服务构架设计原则，以模块化、软件化的构建方式来构架的 5G 核心网，将高效执行不同服务类型的网络切片，使机械智能化、AR/VR（增强 / 虚拟现实）、远程医疗等新技术成为可能。在未来，5G 技术将以其独特的多功能特性满足差异化的网络服务，并可助力车联网、交通应急救援系统、远程医疗的发展。

六、GPS 全球卫星定位系统

GPS 是 Global Positioning System 的英文缩写，意为全球卫星定位系统。全球卫星定位系统是一个卫星导航系统，它真正实现了全球、全天候、连续、实时、以家中卫星为基础的高精度无线电导航系统。GPS 由地面控制站、空间设备（SV）、GPS 用户接收机和地面通信网络部分组成，其功能是提供资源运输途中位置数据和单位地理位置数据。GPS 接收机与客户应用程序集成，结合地理信息系统，把收集到的资源运输位置数据和单位地理位置数据存入数据库，随着其位置的不断变化对其数据实时更新。GPS 具备在海、陆、空进行全方位实时三维导航与定位能力。全球定位系统具有性能好、精度高、应用广的特点，是迄今最好的导航定位系统。

随着全球定位系统的不断改进，硬、软件的不断完善，应用领域正在不断地开拓，目前已遍及国民经济各种部门，并开始逐步深入人们的日常生活。

七、GIS 地理信息系统

GIS 是 Geographical Information System 的缩写，意为地理信息系统。地理信息系统由硬件、软件、数据、人员和方法五部分组成。硬件和软件为地理信息系统提供环境；数据是 GIS 的重要内容；方法为 GIS 建设提供解决方案；人员是系统建设中的关键和能动性因素，直接影响和协调其他几个组成部分。

在应急救援工作中，GIS 可以进行资源配置，如全面应急队伍、应急物资、应急装备、应急基地的合理规范与配置，保证应急资源的最合理配置，发挥最大效益。同时，GIS 也可在应急响应中发挥良好的作用，如在发生洪水、气体泄漏、核事故等突发事件量，可以安排最佳的人员撤退路线，并解决好相应的运输和保障设施设备的问题。

第十六节　国家级应急医疗救援队组室部分装备及使用

一、检伤分类组装备及使用

（一）装备配置

国家级应急医疗救援队检伤分类组的装备配置详见表 5-16-1。

表 5-16-1　国家级应急医疗救援队检伤分类组装备配置表

序号	装备名称	规格型号	单位	数量	备注
1	野战伤员运输车		辆	2	
2	折叠担架		副	4	
3	铲式担架		副	2	
4	推车式担架		副	3	
5	伤员吊具		套	3	
6	担架支具		副	4	
7	检伤分类箱		套	2	
8	野战折叠桌		张	1	
9	野战折叠椅		把	2	
10	专用救护直升机		架	1	
11	基本急救背囊		套	1	分散编组使用
12	紧急手术背囊		套	3	分散编组使用
13	复苏背囊		套	3	分散编组使用
14	药械供应背囊		套	3	分散编组使用
15	担架背囊		套	3	分散编组使用

检伤分类箱：打开箱盖后，箱盖上有登记本、检伤分类伤票、医用耗材等；箱内第一层为二条检伤分类腰带；其下为检伤分类毯等物品（图 5-16-1）。

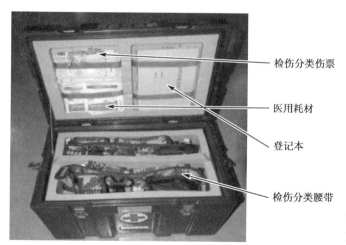

检伤分类伤票

医用耗材

登记本

检伤分类腰带

图 5-16-1　检伤分类箱的结构及部分物品

（二）检伤分类腰带

1. 结构　检伤分类腰带是检伤分类医生的主要工具，其结构及物品如下（图5-16-2）。

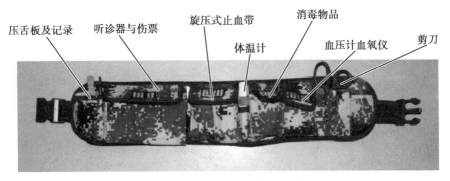

图 5-16-2　检伤分类腰带及相关物品

2. 检伤器材　脉搏血氧仪、电子血压计、体温计、手电筒、听诊器。急救器材：止血钳、止血带、压舌板、口咽通气道。检伤记录器材：伤员信息卡、签字笔。

3. 适应范围　检伤分类和急救处理。

4. 穿戴方法　穿戴方法（图5-16-3）。

（三）旋压式止血带

1. 结构　旋压式止血带结构见图5-16-4、图5-16-5。

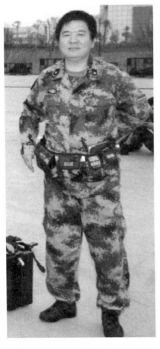

图 5-16-3　检伤分类腰带
的穿戴方法

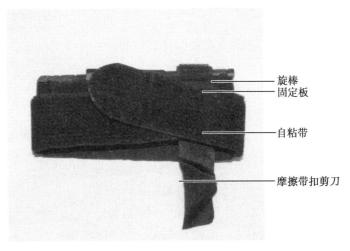

图 5-16-4　旋压式止血带外观结构图

207

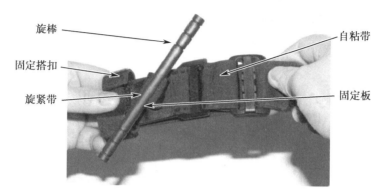

图 5-16-5　施压式止血带外观结构图

2. 适应范围　用于肢体活动性出血的暂时性止血。

3. 使用方法（单手操作）

（1）上止血带：从包装中取出止血带并打开自粘带，将止血带套到肢体伤口约5cm远的近心端（图 5-16-6）。

（2）拉紧：拉紧自粘带，反向粘紧（图 5-16-7）。

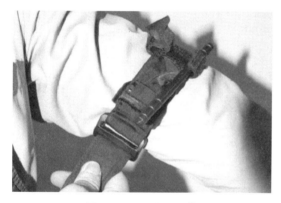

图 5-16-6　上止血带

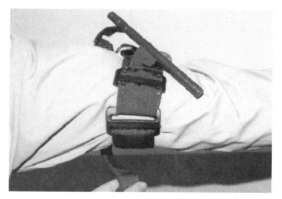

图 5-16-7　拉紧自粘带

（3）粘带：沿上臂粘紧带子，粘贴时不盖住旋棒（图 5-16-8）。

（4）旋转绞紧：转动旋棒，直到止住出血（图 5-16-9）。

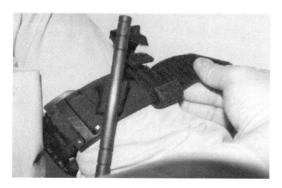

图 5-16-8　粘带

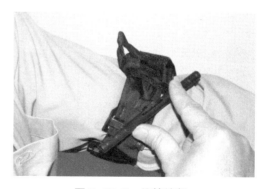

图 5-16-9　旋转绞紧

（5）固定卡棒：将旋棒卡在固定板卡槽中，此时出血得到控制（图 5-16-10）。

（6）检查效果：检查止血效果，以远端摸不到动脉搏动为宜，最后用固定搭扣锁住旋棒和自粘带（图 5-16-11）。

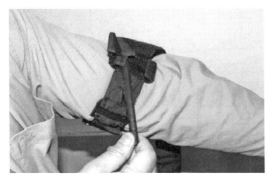 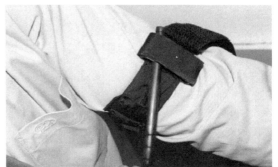

图 5-16-10　固定卡棒　　　　　　　　　图 5-16-11　检查并锁住搭扣

4. 双手操作法

（1）上止血带：取下止血带，缠于腿部伤口近心端约 5cm 处。

（2）定位：将自粘带回穿靠近大腿的带扣外侧扣眼，利用带扣的摩擦力将带子定位。

（3）拉紧：拉紧自粘带，并反向粘紧。

（4）旋转绞紧：转动旋棒，直到止住血为止。

（5）固定：用固定板的卡槽卡住旋棒。

（6）检查效果：检查止血效果好后，用固定搭扣锁住旋棒。

5. 折叠及存贮方法

（1）撤收：将自粘带穿过自由端带扣外侧扣眼，然后反向折叠、粘紧，使带环最小（图 5-16-12）。

（2）平整：以固定板的平板端为边缘，压平带环（图 5-16-13）。

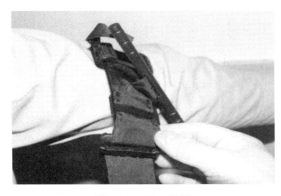 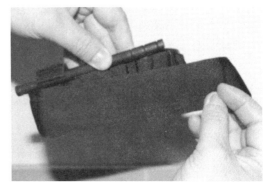

图 5-16-12　松带　　　　　　　　　　　图 5-16-13　平整

（3）对折：以固定板的卡槽端为另一边缘对折（图 5-16-14）。

（4）打包固定：末端缠绕松紧绳固定（图 5-16-15）。

（5）装袋：折叠好后的旋压式止血带放入检伤分类腰带内（图 5-16-16）。

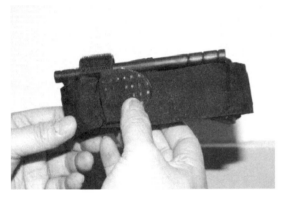

图 5-16-14 折叠

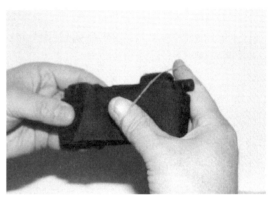

图 5-16-15 固定

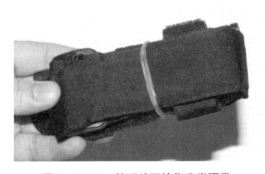

图 5-16-16 整理放回检伤分类腰带

二、手术组装备配置及使用

（一）装备配置

手术组物资装备配置按照《军队国家级医疗防疫救援队药材配备标准》和《军队国家级医疗防疫救援队卫生装备配备标准》进行。见表 5-16-2。

表 5-16-2 手术组物资装备配置

序号	名称	型号	单位	数量	备注
1	功能帐篷	Ⅵ型	顶	1	
2	配电与通信器材箱		套	1	与帐篷配套使用
3	野战手术床		台	1	
4	多功能手术床		台	2	
5	野战手术灯		台	2	
6	手术器械箱（A、B、C、D）		套	3	
7	麻醉机		台	2	

续表

序号	名称	型号	单位	数量	备注
8	手术冲洗机		台	2	
9	手术器械台		个	2	
10	电动吸引器		台	4	
11	野战洗手装置		台	2	
12	手术器材补给箱		套	1	
13	气管切开包		套	5	
14	静脉切开包		套	4	
15	深静脉穿刺包		套	2	
16	妇产科手术器械包		套	2	
17	新生儿处置包		套	2	
18	氩气刀		台	2	
19	呼吸监护一体机		台	2	
20	除颤仪		台	1	
21	便携口腔治疗机		套	1	
22	五官科检查器械箱		个	1	
23	雾化器		个	4	
24	除颤起搏监护仪		台	2	
25	氧气瓶		个	2	
26	仪器架		个	2	
27	治疗车		个	2	
28	折叠担架		副	2	
29	担架支架		副	2	
30	急救背囊		套	2	分散编组使用
31	紧急手术背囊		套		分散编组使用
32	药械供应背囊		套	1	分散编组使用
33	担架背囊		套	1	分散编组使用

（二）多功能手术床

1. 基本构造　多功能手术床由床面（头板，背板，腿板，臀板），升降柱，底座，液压/机械传动系统，控制手柄，脚踏控制器及附件（手臂板、麻醉屏架、支肩架、侧挡板、大腿架）组成（图 5-16-17）。

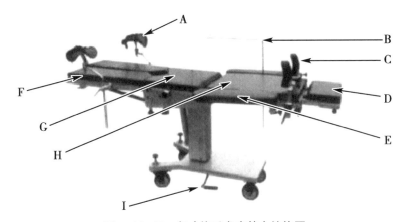

图 5-16-17 多功能手术床基本结构图

A.大腿架；B.麻醉屏架；C.支肩架；D.头板；E.手臂板；F.腿板；G.臀板；H.背板；I.控制手柄

2. 基本用途和特点　多功能手术床供胸、腹外科、眼科、耳鼻喉科、妇产科、泌尿外科实施一般手术时支撑患者身体用。可实现床面高度调节，背板、腿板角度变化等各种动作。

（1）展开步骤

1）一只手扶住背板，另一只手扳动背板操作手柄，转动背板到水平位置，松开背板操作杆。将头板插入背板对应孔，并将位于背板下方两旋钮锁紧使头板固定。

2）松开底座捆绑带，将两腿板取出后分别插入臀板对应孔，并将位于臀板下方两旋钮锁紧使腿板固定，完成腿板安装。

（2）手术床附件使用方法

1）将两夹具（卡子）分别滑入背板轨道上对称位置（靠近头板适当位置），松动两夹具旋钮（使夹具上凹槽插孔完全暴露），将麻醉屏架两端分别放于两夹具插孔内（距背板约30cm 高），锁紧两夹具旋钮，完成麻醉屏架安装。

2）将左右支肩架分别插入两夹具，弓背朝头板，滑入背板轨道后锁紧旋钮（根据手术所需体位调节安装位置）。

3）将手臂板插入夹具，旋紧旋钮安放于背板一侧（根据手术所需左右均可）。另一侧滑入输液杆夹具，将输液杆插入夹具内并旋紧旋钮固定。

4）将左右侧挡板分别插入两夹具，弓背朝外，滑入背板轨道后锁紧旋钮（根据手术所需体位调节安装位置）。

5）将大腿架夹具分别放于臀板轨道床尾端，将大腿架分别插入夹具对应孔（弓背朝头端），腿架平面与床平行，锁紧旋钮（根据手术所需调节腿架平面高低及外展情况）。

（3）撤收与装箱步骤：按上述安装方法卸下附件→卸下腿板→卸下头板→压下背板→松开刹车→卸下调平旋钮。

（三）CWM-302A 麻醉系统

1. 基本构造　麻醉系统主体、高压氧气软管、高压笑气软管、氧气减压器、笑气减压器、麻醉面罩、带"Y"接头呼吸管路（硅胶）、螺纹管（硅胶）、呼吸贮气囊、保险丝、电源线。

2. 基本用途和特点　需进行吸入式全身麻醉、静脉吸入复合全身麻醉；手术及术后复苏中需进行辅助或控制呼吸。

3. 展开步骤　CWM-302A 麻醉系统的展开步骤及注意事项如下：

（1）把麻醉机主体从包装箱取出放置于适当位置，踩下两处脚轮刹车。

（2）松开支架上面的四周卡子，将麻醉机主体旋转 180° 放置于支架上面并固定四周的卡子。

（3）连接螺纹管及麻醉面罩。

（4）连接呼吸贮气囊。

（5）连接电源线，高压氧气软管及减压器。

4. 使用方法

（1）打开机器后上部的电源开关，使呼吸机处于工作状态。

（2）进行麻醉通气系统的泄漏检查：旋转"气囊 – 呼吸机"选择旋钮至（手控），关闭"APL"阀；手控呼吸贮气囊接头接贮气囊，堵住病人连接口（"Y"接头），按压快速供氧开关，手控呼吸气囊开始充气；当气道压力表指示值为 3kPa 时，松开快速供氧开关，观察气道压力表，压力指示值在 1 分钟内下降应不大于 0.4kPa。

（3）检查完毕进入待机界面，根据病人情况调整通气模式，预设相应模式的通气参数及报警参数。

5. 撤收与装箱

（1）将蒸发器浓度调节旋钮转至"0"位。

（2）关闭氧气流量计。

（3）关闭麻醉机电源。

（4）撤除电源连接线。

（5）关闭气源，撤除高压氧气软管及减压器。

（6）撤除呼吸贮气囊。

（7）撤除螺纹管及麻醉面罩。

（8）松开支架上面的四周卡子，将麻醉机主体旋转 180° 放置于支架下面并固定四周的卡子。

（9）踩下两处脚轮刹车，将麻醉机放入包装箱。

（四）呼吸监护一体机

1. 基本构造

（1）呼吸机主要部件有呼吸机主体 1 台，湿化器 2 套，螺纹管 2 套，呼吸回路支架 1 套，模拟肺 1 个，温度计监测导线 1 根。

（2）监护仪主要部件包括心电监护连接导线 1 根，无创血压监测线 1 根，袖带血压计成人 / 小儿各 1 个，氧饱和度线 1 根，氧饱和度探头 1 个，有创血压监测线 1 根，监护仪电源 1 根（图 5-16-18）。

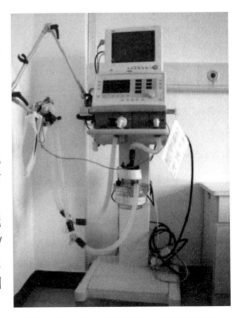

图 5-16-18　呼吸监护一体机结构图

2. 用途和特点　用于呼吸衰竭病人的呼吸支持治疗和麻醉期间病人的控制呼吸，但不能用于吸入麻醉。监护仪用于对病人进行心电、有创血压、无创血压及氧饱和度的监测。

3. 展开步骤　展开步骤及注意事项如下：

（1）呼吸机：搬出呼吸机主体→连接湿化器→安装呼吸回路支架→连接螺纹管→连接模拟肺→连接温度计监测导线。

（2）监护仪：连接至呼吸机主体→监护仪电源→心电监护连接导线→无创血压监测线→袖带血压计→氧饱和度线→氧饱和度探头→有创血压监测线。

4. 操作步骤

（1）取出呼吸机，安装呼吸机主体。

（2）取出附件，查看附件使用说明及注意事项。

（3）安装湿化器：需注入灭菌水，使用后要消毒。

（4）接螺纹管：一次性使用或使用后消毒。

（5）安装呼吸回路支架并保持其稳定性。

（6）接模拟肺，开通电源；观察呼吸运行情况，使用后清洁。

5. 撤收与装箱　撤收与装箱步骤如下：

（1）呼吸机：温度计监测导线→模拟肺→螺纹管→呼吸回路支架→湿化器→装箱和呼吸机主体一起装箱。

（2）监护仪：监护仪电源→有创血压监测线→氧饱和度探头→氧饱和度线→袖带血压计→无创血压监测线→心电监护连接导线→从呼吸机主体上取下装箱。

（五）氩气高频电刀

1. 基本构造　氩气高频电刀主要由高频电刀主机、氩气专用钢瓶、专用推车及附件（电源线、氩气电极、氩气减压阀、气管、脚踏开关、一次性负极板、电刀笔）。

2. 主要技术指标　电切功率 10~300W、电凝功率 5~120W、氩气电束 5~120W、双极电凝 5~100W。

3. 基本用途和特点　氩气高频电刀在普通外科手术和微创手术中用于切割和凝血的高频外科手术设备。

4. 展开步骤　展开步骤及注意事项如下：

（1）将主机拿出安放在专用的氩气专用推车上。

（2）将氩气专用钢瓶装入推车后箱内，接上减压阀。

（3）将气管与减压阀及主机连接、脚踏开关、最后连接电源线，完成安装步骤。

5. 操作步骤

（1）将一次性负极片贴在病人适当的位置，连接主机。

（2）将电源线接到插线板上，打开主机背后开关，自检后接电刀笔，根据病人的手术部位从低到高调节数据。

6. 撤收与装箱

（1）先撤开主机的所有连接线。

（2）撤下减压阀及气管。

（3）分离主机再装入相应的包装箱内。

（六）除颤仪

1. 基本构造 主要包括 DEFIGARD5000 主机、除颤手柄，ADE 模块，起搏模块，除颤电极膏，电源线，地线，3 导心电导联线，电极片，血氧探头及延长线，血压袖带及延长管，热敏记录纸，内置可充电锂电池，便携包（图 5-16-19）。

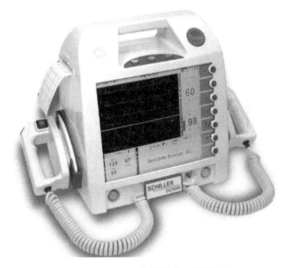

图 5-16-19 除颤仪外形结构图

2. 主要技术指标 电压 100~240V；电源功耗 120VA；电池续航 2 小时；外部电源供应，直流 11.5~48V、最大 2.5A。

3. 基本用途和特点

（1）用于治疗室颤和室速，还有起搏功能；同时还可以监护生命体征参数。

（2）发现无呼吸无脉搏时，才可以使用该除颤仪。

（3）以半自动工作时，如果病人出现：有反应，正在呼吸，有脉搏，不要使用除颤仪。

（4）除颤仪是急救设备，无论何时何地都必须处于可用状态，必须确保该设备总是与交流或汽车电源连接。

（5）在有爆炸危险，或有易燃气体如麻醉气体的地方，不要使用该设备。

4. 展开步骤

（1）将主机拿出安放在专用的除颤仪专用推车上。

（2）将除颤手柄安装在除颤仪前下卡槽内，依次连接 ECG、NIBP、SpO_2 的接口。

（3）最后连接电压：100~240V 或者直流 11.5~48V 电源线，完成安装步骤。

5. 操作步骤

（1）打开主机电源开关，取出除颤手柄电极。

（2）将除颤手柄电极上的电极板和手柄擦干。

（3）涂上电极导电膏。

（4）在合适的位置放置电极板（右胸骨位于右锁骨中线第二肋间，左侧位于心尖处）。

（5）选择需要的能量。

（6）按下两个手柄上的任意一个红色按键启动充电。

（7）在场人员不要触碰病人。

（8）手柄上两个红色按键点亮发出声音提示完成设备充电。

（9）用除颤手柄紧压胸部。

（10）同时按下除颤手柄上的两个红色按键。

（11）监护病人的心电图。

6. 撤收与装箱

（1）关闭主机电源，撤开主机的电源连接线。

（2）撤下除颤手柄接口以及 ECG、NIBP、SpO_2 的接口。

（3）分离主机再装入相应的包装箱内。

三、内科组装备配置及使用

（一）装备配置

国家级应急医疗救援队内科组的装备配置较多，分为八大模块。

1. 抗震救灾物资装备模块　详见表 5-16-3。

表 5-16-3　抗震物资装备模块

序号	名称	型号	规格	数量	备注
1	骨科基础手术器械包	STB-2G-Ⅱ	套	3	
2	普通外科基础手术器械清创急救包		套	20	
3	脑外手术器械缝合包	NKB-1	套	2	
4	外固定支架包		套	10	
5	气管切开器械包	SYB-1Q	套	8	
6	换药器械包		个	24	

2. 抗洪救灾物资模块　详见表 5-16-4。

表 5-16-4　抗洪物资装备模块

序号	名称	型号	规格	数量	备注
1	多功能心肺复苏机		台	2	
2	负压式急救担架	FDA-P 型	套	3	
3	人工呼吸气囊		套	10	
4	软体担架		副	2	
5	便携式复温袋		套	2	
6	漂浮担架	HLD-Ⅵ	副	9	

3. 火灾救援物资模块　详见表 5-16-5。

表 5-16-5　烧伤处置装备模块

序号	名称	型号	规格	数量	备注
1	隔热防护服及面罩	DTXF-93-Ⅰ型	套	20	
2	气管切开包		套	20	
3	换药器械包		套	20	
4	烧伤救护毯		条	20	
5	透气包扎头罩		个	20	
6	人工呼吸气囊		套	10	
7	烧伤敷料包		个	30	

4. 机械通气装备模块　主要是呼吸机等，详见表 5-16-6。

表 5-16-6　呼吸机装备模块

序号	名称	型号	规格	数量	备注
1	呼吸机	shangrila510（E）	台	5	
2	急救呼吸机	Resmed 瑞思迈	台	3	
3	氧气瓶		个	3	

5. 急救装备模块　以背囊为主，详见表 5-16-7。

表 5-16-7　背囊模块

序号	名称	型号	规格	数量	备注
1	急救背囊		个	4	
2	复苏背囊		个	1	注意包内物品有效期
3	药械供应背囊		个	1	
4	紧急手术背囊		个	1	
5	担架背囊		个	1	

6. 重症专用装备配置模块　以移动式 ICU 为主，详见表 5-16-8。

表 5-16-8　专用装备模块

序号	名称	型号	规格	数量	备注
1	移动式 ICU		台	1	注意物品有效期
2	医用背囊	移动式 ICU 配备	个	2	

7. 护理专用物资装备模块　详见表 5-16-9。

表 5-16-9　护理专用物资装备模块

序号	名称	型号	规格	数量	备注
1	综合护理补给箱		套	1	注意物品有效期
2	仪器车		个	2	
3	治疗车		个	1	

8. 其他物资装备模块　详见表 5-16-10。

表 5-16-10　内科组其他物资装备模块

序号	名称	型号	规格	数量	备注
1	半身固定式担架		副	4	
2	担架支架		副	6	
3	装尸袋		条	20	
4	被服包		包	12	
5	野战折叠桌		张	2	
6	野战折叠椅		把	3	
7	文件柜		个	1	

（二）MLST-1 移动式生命支持系统

1. 基本结构　MLST-1 移动式生命支持系统由多功能心电监护仪、呼吸机、除颤仪、负压吸引仪、微量输液泵以及自动心肺复苏仪组成，配以支撑的轮式担架车（图 5-16-20）。

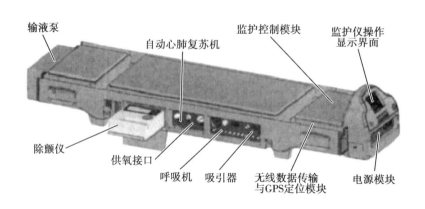

图 5-16-20　MLST-1 移动式生命支持系统结构图

2. 功能

（1）心电监护：完成对伤员在固定与移动状态下的心电等生命体征监护。

（2）机械通气：完成对呼吸心搏停止病人经复苏成功后，进行机械通气治疗。

（3）除颤：在心肺复苏过程中，对严重伤员进行有效的除颤治疗。

（4）负压吸引：可完成固定与移动病人的吸痰、吸引功能。

（5）微泵输液：满足对严重伤员输注药物的定时、定量要求。

（6）心肺复苏：对严重伤员心搏、呼吸停止后，及时有效地进行心肺复苏。

（7）轮式担架车：可让抢救病人处于固定位置或移动中，而不影响伤员的抢救。

3. 展开操作　四人操作时，将四人分为 A、B、C、D 四个位置，分布于"支持系统"的四周（图 5-16-21）。

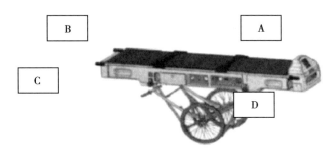

图 5-16-21　MLST-1 移动式生命支持系统使用中
的人员站位

（1）A、B 打开轮式担架并固定，C、D 二人开箱。

（2）四人抬出移动式生命支持系统，放置于轮式担架上。A、B 固定锁扣，C、D 固定输液架后，取出各附件包，并打开。

（3）A 打开电源总开关。接通心电监护电源，分别连接心电、氧饱和度、体温和无创血压电缆线。

（4）B 打开除颤仪，接通电源并连接电缆线，调试至除颤模式。

（5）C 接通自动心肺复苏仪电源，连接自动心肺复苏仪管路，调节参数。

（6）D 连接呼吸机管路，接通电源，并调试参数后接通吸引管路和吸引瓶及吸氧瓶。

（7）A、B、C、D 四人共同固定自动心肺复苏仪固定带。

（三）ResMed 呼吸机

1. 结构　ResMed 呼吸机为一款便携式呼吸机（图 5-16-22、图 5-16-23）。

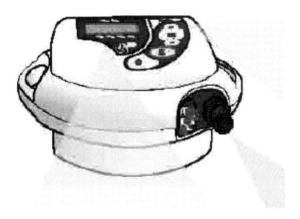

图 5-16-22　ResMed 呼吸机外观示意图

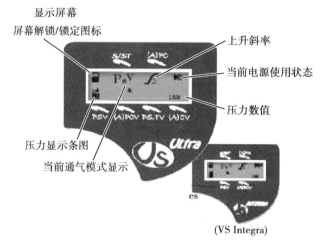

图 5-16-23　功能与使用图解示意图

2. 功能　主要用于病员的无创机械通气。包括高原缺氧、肺水肿、心力衰竭、呼吸睡眠暂停、哮喘等呼吸衰竭时的无创机械通气。

3. 展开操作

（1）流程：取出主机→固定→接电源→接连接管→模拟肺→供氧→开电源→调整参数。

（2）连接电源线。

（3）通过氧气管连接氧气瓶和主机。

（4）将呼吸机管路连接，接压力传感器，连接面罩或模拟肺（图 5-16-24）。

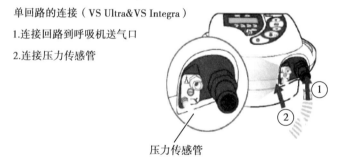

图 5-16-24　病人与呼吸机的连接

（5）打开氧气瓶阀门，调节氧流量。

（6）打开呼吸机电源，选择呼吸模式及其他参数。

（7）面罩或管路与伤员连接，并观察伤员呼吸情况。

4. 撤收步骤

（1）将面罩或管路与伤员断开。

（2）关闭主机电源，断开主机电源连接，按压启动 / 停止按钮 2 秒。

（3）按压报警消音按钮，消除报警音。

（4）关闭氧气瓶开关，取下氧气连接管。

（5）将呼吸管路、面罩归位复原。

（四）MSCPA-1A 多功能心肺复苏机的结构（图 5-16-25）

1. 结构特点

（1）主要采用高压气源为动力，按压装置在额定的安全气压下作为动力源，通过计算机控制按压装置和复苏充气装置。

（2）能按照设定的按压频率和按压通气比实施充气。

（3）可控制按压深度，20~50mm 可调。

（4）托板有固定带，可固定伤员，防止按压错位。

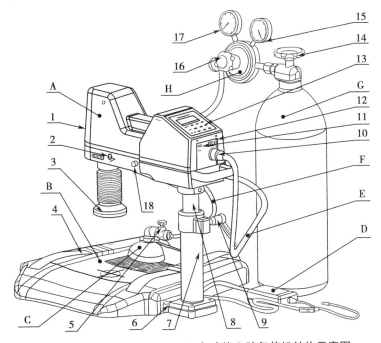

图 5-16-25　MSCPA-1A 多功能心肺复苏机结构示意图

A. 主机；B. 托板；C. 输氧面罩；D. 充电器；E. 气源管道；F. 输氧管道；G. 氧气瓶；H. 氧气减压器；1. 按压深度显示；2. 流量调节阀；3. 按压头；4. 固定带；5. 呼吸阀；6. 插板；7. 支柱；8. 升降柱；9. 锁紧扳手；10. 气管快接；11. 充电接口；12. 电源开关；13. 控制面板；14. 氧气开关阀；15. 气源压力指示表；16. 工作压力调整阀；17. 工作压力指示表；18. 保险管

2. 功能特点　MSCPA-1A 多功能心肺复苏功能对心搏骤停伤员提供持续的心肺复苏支持，消除施救者的疲劳，确保按压正确和有效。

3. 展开操作

（1）操作流程：患者平卧→开放气道→放入主机→连接氧气→开机→调整参数。

（2）患者仰面向上平卧于托板，用固定带固定；头部放置在托板后斜处，头颈干平直；头部后仰，开放气道。

（3）主机整体通过插板插进托板相应孔中，调整压头至合适位置。

（4）打开氧气开关阀，松开锁紧扳手，调整升降杆使压头接触人体胸骨下部 1/3 位置，旋紧锁紧扳手。

（5）控制面板上暂停 / 运行键，压头开始工作。

（6）调整参数：按压通气比→压频率→压深度→通气量→流量指示。

（7）将患者用固定带固定。

（8）单独供氧：按压控制面板供氧键。

4. 撤收步骤

（1）停止：按运行／暂停键。

（2）关闭电源：将连接心肺复苏机的电源关闭，拔除电线。

（3）解除固定带。

（4）将主机从病人托板下取出。

（5）根据病情采取不同供氧方式或不供氧。

（6）收拢各种管线后，将机器装箱。

四、医疗保障组装备及使用

（一）医用水保障挂车（图 5-16-26）

1. 结构

（1）制水系统：增压泵、高压泵、输水泵、反渗透组件、水箱、软体水囊、进水管、排水管。

（2）基本保障系统：冷（暖）风路、输氧台、保温帐篷、电源线。

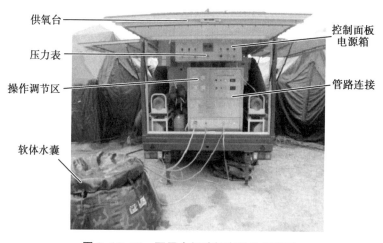

图 5-16-26　医用水保障挂车结构示意图

2. 主要技术参数　净水产水量 ≥ 200L/h（25℃）；纯水产水量 ≥ 20L/h（25℃）。

3. 功能模块

（1）天然水净化功能模块：主要将天然水（井水、河水、湖水）或自来水净化后使用。

（2）加温输水功能模块：对水箱加温，保障队伍的温水供应。

（3）医用纯化水制备功能模块：将净化水进一步纯化、杀菌后制备成医用纯化水，供医疗使用。

（4）药洗功能模块：通过酸碱洗液对制水系统中的反渗透膜进行清洗，恢复其制水产量及质量。

4. 展开操作

（1）把医用制水挂车置于医疗单元两功能帐篷之间的一端，拉上手刹。

（2）放下挂车支腿，调平挂车。

（3）按工作需要卸下风管。

（4）打开挂车四面上翻门。

（5）根据具体情况，连接冷（暖）风路。

5. 撤收与装箱

（1）关闭挂车上所有运行的设备。

（2）确保利用挂车转接电的所有设备均正常关闭，可以关闭电源。

（3）切断电源。

（4）将配电箱所有开关全部关闭，再关闭总电源。

（5）将与挂车连接的电缆、水管、水囊撤收盘好，并放置到各自位置。

（6）检查所有设施均放好之后，将挂车四面车门关闭，并锁紧。

（7）收起保障车支撑腿，松下手刹。

（二）数字化便携式彩色超声诊断系统

1. 结构

（1）外观尺寸：330mm×210mm×25mm；10.4"LCD显示屏；重3.0kg（图5-16-27）。

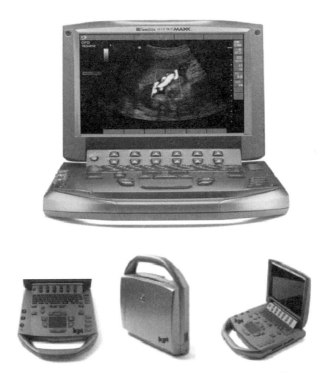

图 5-16-27 数字化便携式彩色超声诊断系统

（2）技术规格：Sonosite MicroMaxx新一代便携式数字化彩色超声系统，具有B型、M型、彩色\能量多普勒、脉冲及连续多普勒PW\CW、组织谐波成像TDI等功能。小巧便携、密封防水、操作界面简单，图像清晰。

（3）探头C60e：2~5MHz凸阵宽带变频探头，用于腹部及妇产科等超声检查；探头L38e：5~10MHz高频线阵探头，用于小器官、乳房、血管、神经等超声检查；探头P17：

1~5MHz 相控阵探头，用于心脏、腹部、产科、TCD 检查。

2. 辅助设备　电源适配器及扩展存储插槽。

3. 操作要点

（1）穿戴衣服、口罩、帽子。

（2）装入电池及电源线。

（3）根据需要连接相应探头，必要时连接扩展插槽。

（4）使用机器内置电源或外接电源。

（5）开机后，根据需要选择适当探头及检查条件。

（6）正确输入被检者姓名、性别等资料。

（7）在检查部位涂抹适当耦合剂，检查过程中，适当调节深度、聚焦、辉度、增益补偿等参数，使用彩色多普勒检查是尤其注意选择适当参数。

（8）检查过程中不得过度弯曲或扭曲探头缆线。

（9）超声检查后，出具超声检查报告，存档。

（三）多功能心电图机

1. 结构与功能

（1）外形尺寸：400mm×303mm×101mm，重约 5kg；内置显示器：120mm×90mm（图 5-16-28）。

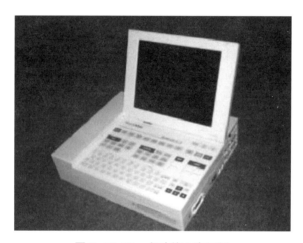

图 5-16-28　多功能心电图机

（2）型号：SCHILLER AT-10。

2. 特点　12 导联静态 ECG 同步采集、6/12 导联同步打印，报告模式多样化。

（1）自动测量，可做心脏起搏器检测。

（2）为达到最佳报告质量而设置数字平滑滤波器及基准滤波器 Filter^{TM}。

（3）高分辨率显示任意三导 ECG 波形、内置标准 RS-232/422 接口。

（4）可存储 60 份静态心电数据。

（5）SCHILLER 专利技术的 SSF 平滑滤波器及 SBS 基线稳定器。

（6）内置高质量 A4 热敏打印机；多种打印模式。

（7）防水键盘及直接单键功能操作。

3. 操作要点

（1）穿戴衣服、口罩、帽子。

（2）连接电源线及电极、导联线、装入热敏打印纸。

（3）受检者平卧休息约 5 分钟。

（4）暴露手腕、足踝部及胸前区。

（5）开机后，根据需要选择适当参数设置（可参考操作手册）包括：通道显示、滤波器状态（开 / 关）、电极接触状况、心率、灵敏度等。

（6）正确放置电极并选择适当的导联方式。

（7）正确输入被检者姓名、性别等资料，开始检测记录。

4. 撤收

（1）打印记录后，出具心电报告。

（2）取下各导联、收好电极及导联线、电源线。

（3）检查无误后，关机。

（四）野战综合检验系统

1. 结构与功能

（1）外观尺寸：180mm × 120mm × 61mm。

（2）模块组成：供电箱、血液分析模块、生化分析模块、尿液分析模块、血气电解质分析模块、笔记本电脑、电源线等（图 5-16-29）。

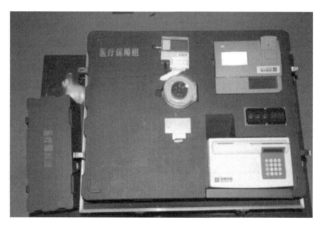

图 5-16-29　野战综合检验系统模组成块图

（3）特点：一机多用，即可行常规血液检查，又可以做尿液常规检查，还可行血生化、血气检查；方便快捷，标本进入后 2 分钟内可出结果；操作方便：一人便可操作。

（4）血液分析模块：可根据需要做病人的血液常规检查，项目包括红细胞、白细胞计数，血小板计数，血红蛋白，血细胞比容等。

（5）生化分析模块：可检测病人的血清尿素氮、肌酐等项目。

（6）尿液分析模块：可检测伤员尿液的比重，潜血，亚硝酸盐、尿胆原、胆红素、蛋白、酮体、尿糖等，还可进行尿液沉渣的细胞学检查，如白细胞、红细胞计数等。

（7）血气电解质分析模块：可检测病人血气结果，如血氧饱和度、氧分压、碳酸氢根、碱剩余等；血清电解质如钾、钠、氯、钙也能检出。

2. 操作要点

（1）穿戴衣服、口罩、帽子。

（2）开启电源预热机器。

（3）展开步骤及注意事项

1）把野战检验系统配电箱同电源连接，取出野战检验系统，将电源线同供电箱。

2）检查血液分析系统模块。

3）检查尿液分析系统模块。

4）检查血气电解质分析系统模块。

5）检查生化分析系统模块，最后将网线同笔记本电脑连接。

（4）操作要点

1）打开配电箱电源；观察野战综合检验系统指示灯是否正常。

2）打开血液分析系统模块。

3）打开尿液分析系统模块。

4）打开血气电解质分析系统模块。

5）打开生化分析系统模块，取出干化学试纸待测。

（5）撤收与装箱

1）关闭野战综合检验系统和供电箱电源。

2）取下电源线装箱及笔记本电脑网线。

3）收集干化学试纸。

4）将野战综合检验系统装箱，锁紧野战综合检验系统。

（五）制氧保障挂车操作使用流程

1. 基本构造

（1）制/供氧系统：制氧主机、空压机、加压泵、空气储罐、充氧机、氧气瓶、高压管路、供氧管路、吸氧终端（图5-16-30、图5-16-31）。

（2）基本保障系统：冷（暖）风路、输氧台、保温帐篷、电源线。

（3）主要技术指标：氧产量：$2m^3/h$；氧浓度：$\geq 90\%$；功耗：5kW。

（4）基本用途和特点：为系统提供制供氧气、转接电、冷暖空调及输氧保障。

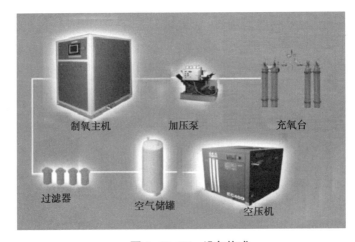

图5-16-30　设备构成

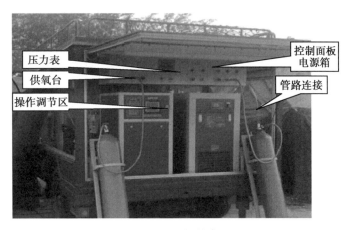

图 5-16-31 制氧挂车展开图

2. 展开操作要点

（1）把医用制氧气挂车置于医疗单元两功能帐篷之间的一端，拉上手刹。

（2）放下挂车支腿，调平挂车。

（3）按工作需要卸下风管。

（4）打开挂车四面上翻门。

（5）根据具体情况，连接冷（暖）风路。

3. 撤收步骤

（1）关闭电源。

（2）拆除各种连接管道及管线。

（3）关门，根据需要拆除通风管道。

4. 操作要点

（1）调试准备：检查机器外观、管路系统及零配件是否由于运输而损坏、丢失。确认各设备过滤装置、管路、供电系统等处于良好状态，确认各手动阀、设备三项电源相序等处于正确位。

（2）电源连接：合上控制箱上部的左侧空气开关（总电源），"电源指示"灯亮（图 5-16-32）。

（3）调试与运行

1）开机：制氧主机操作面板由液晶触摸屏和经济停机按钮组成，上电后，触摸屏显示首页界面，轻触进入操作系统键（图 5-16-33），进入主菜单界面（图 5-16-34），系统设有系统监控、参数设置、系统设定、报警信息。

2）自动开机：直接轻触系统监控界面自动开 / 关机，整个制氧系统将自动启动，运行过程由控制器全自动控制，并在监控界面上显示。

3）手动开机：启动空压机；待制氧主机进行压力升至 0.35MPa 时，轻触制氧主机手动开关键（图 5-16-35），启动制氧主机；根据需要在系统正常产氧后启动氧产机。手动操作状态下，制氧主机控制器不再控制空压机等配套设备的运行，只控制和检测制氧主机运行。

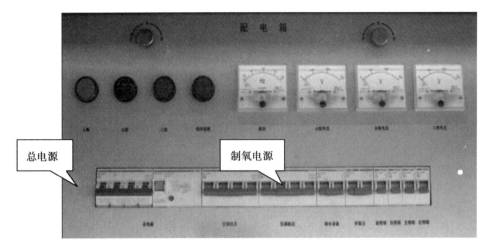

图 5-16-32　电源示意图

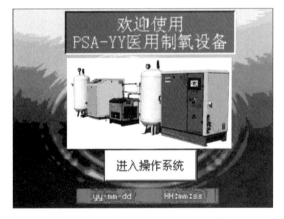

图 5-16-33　PSA-YY 医用制氧设备

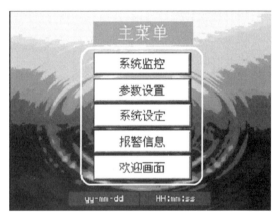

图 5-16-34　主菜单界面

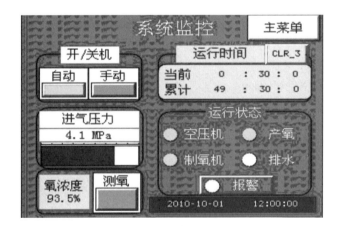

图 5-16-35　主机控制器

4）参数设置：启动压力为 0.35MPa，停机压力为 0。15MPa，出场默认为 10 分钟后自动产生氧气并充氧（图 5-16-36）。

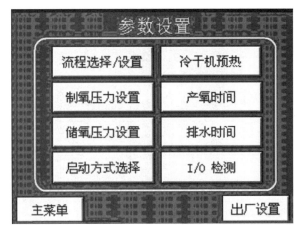

图 5-16-36 参数设置界面

（4）充氧操作

1）高压软管一端与待灌充的气瓶阀门连接，另一端与充/供氧装置的充氧气瓶接口连接；用扳手将接头拧紧。打开气瓶阀门和充氧阀门（图 5-16-37）。

2）打开供氧开关和充氧开关，此时充氧指示灯亮，表示可以充氧（图 5-16-38）。

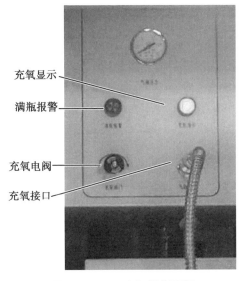

图 5-16-37 充氧操作面板

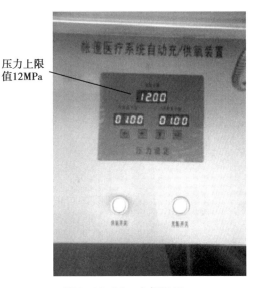

图 5-16-38 充氧显示

3）待制氧机开始产氧后，输出压力逐渐上升，当压力达到 0.3MPa 时，将氧压机开关置于自动状态，氧压机开始运行，运行指示灯亮（图 5-16-39）。

4）充氧报警：当充氧气瓶压力达到上限值时，充氧自动停止，且满瓶报警发出声光报警，提示更换气瓶。更换空气瓶后，报警停止，且能继续自动充氧。

（5）供氧操作

1）自动供氧：供氧管路展开：将管路绕盘展开，一端接入供氧出口，另一端接入帐篷内的吸氧终端（图5-16-40）。

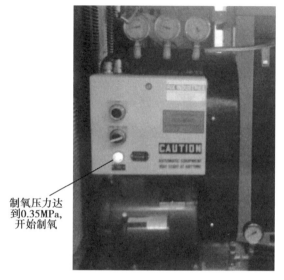

制氧压力达到0.35MPa，开始制氧

图5-16-39 制氧报警

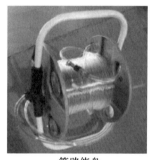 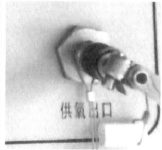 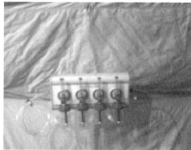

管路绕盘 供氧出口 吸氧终端

图5-16-40 自动供氧所需的连接设备

2）氧气瓶连接供氧：拉出气瓶；从配件箱内取出高压软管；高压软管一端与气瓶阀门连接，另一端与供氧装置的气瓶接口连接；用扳手将接头拧紧。

3）自动供氧：打开气瓶阀门，打开供氧阀门，观察压力表显示值。气瓶压力应大于1MPa，供氧压力范围为0.2~0.4MPa。如有压力异常应及时调整（图5-16-41）。

4）打开供氧电源，供气指示灯亮的一侧开始供气。压力设定面板显示设定的报警压力值。按住左键显示当前的气瓶压力值。

5）供氧切换：按下供氧切换开关可手动切换供氧侧，供氧指示灯亮表示该侧气瓶供气（图5-16-42）。

6）自动切换与报警：当供气侧气瓶压力下降到设定的压力下限值时，自动切换到一侧气瓶供气；且空瓶侧空瓶报警灯发出声光报警，提示更换气瓶。初始设定的压力下限值为1MPa。

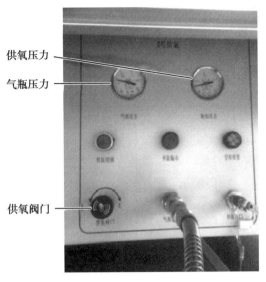

供氧压力
气瓶压力

供氧阀门

图 5-16-41　供氧操作及显示面板

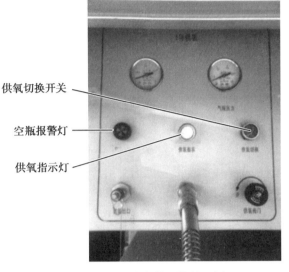

供氧切换开关

空瓶报警灯

供氧指示灯

图 5-16-42　供氧控制操作面板

5. 注意事项

（1）使用前请仔细阅读各设备的使用说明书。

（2）氧气装置使用场所应远离易燃易爆物品。

（3）氧气设备操作过程中不得接触油脂。

（4）更换气瓶时应注意清洁，如发现杂物应清除后再安装，防止杂物进入管路内。

（5）阀门的开启和关闭均应缓慢完成。

（6）系统处于运行状态时，应注意观察各设备仪表数值是否正常。

（7）管路系统应定期进行泄露检测，如发现漏气处应及时修理。

（8）出现安全阀排气等异常现象时，应停止使用，待故障排除后再运行设备。

（9）维修作业时应先排空管路内的气体。

第十七节　国家级应急医疗救援队物资装备

军队十六支国家级应急医疗救援队的装备，是严格按照军队执行非战争军事行动相关规定所配发的，暂时还没有增配和多配，根据任务需要以自购方式进行补充或增加。所配置物资按功能分为三大模块：

（1）以各种背囊为代表的携行模块，主要集成快速检诊、现场急救与复苏、紧急救治、分类与后送、侦检等作用的卫勤物资。

（2）以箱组、车辆、帐篷等各组室配置为代表的运行模块，包括指挥、分类后送、手术、重症监护、伤员留治、医疗保障、防护、辅助检查、后勤保障等子模块。

（3）以特殊箱组形式配置为代表的补充模块，包括火灾、地震、洪灾、冰雪灾害等箱组配备。配置的装备基本能满足现场急救、检伤分类、紧急救治、防护等多种任务需求。突出小型化、便携化、模块化、机动化、集成化的特点，立足自我保障，灵活组合，以适应各种不同的任务需求。

在执行非战争军事行动的过程中，受救援任务、救援时间、救援环境等条件的影响，若使用不当或操作不正确，都会增加其损耗，甚至导致其损坏。了解和掌握所配发医疗救援装备的性能、用途和基本操作，对保持救援装备状态良好非常重要。

一、大型装备

（一）运输车辆

为满足任务执行时人员、装备的运输需求，国家级应急医疗救援队配备指挥车 1 辆、救护车 2 辆、装备运输车（8 吨）7 辆、中型乘坐车（20 座）1 辆，叉车 1 辆。今后还可能根据所执行的任务不同而临时增配其他运输工具。

（二）组合式帐篷医疗单元

每单元含有功能帐篷 8 顶、保障挂车 4 台、通道帐篷 3 顶。具备供水、配电、制氧、压氧灌瓶、供氧、医用纯净水供应、内部通信、空调等功能。该系列帐篷与本标准规定的相关装备和配套药材组成的医疗箱组展开形成医疗所。按总部要求，展开急救帐篷（内科重症监护 1 顶、手术急救及重症监护 1 顶）2 顶，普通病房帐篷（内科轻、中度伤员）2 顶，手术帐篷 1 顶、X 线诊断帐篷 1 顶、检验帐篷（含防疫防护）1 顶、药房帐篷（含库房）1 顶。国家级应急医疗救援队根据自身特点进行了部分调整：展开指挥帐篷（指挥组）1 顶、分类后送帐篷（检伤分类组）1 顶、手术急救帐篷（手术组）2 顶、重症监护（内科组）1 顶、轻 / 中度伤留治（内科组）1 顶、医疗诊断及防护 1 顶、药械库房 1 顶。执行任务中，还可根据需要将指挥帐篷与检伤分类组帐篷合二为一，并增设生活帐篷。

（三）折叠式野战病床

含床头柜，10 名重症伤员和 20 名中度伤员使用的病床。

（四）保障挂车及生活保障装备

为保证帐篷式医疗单元的正常运作，配备制氧保障挂车 1 台、医用水保障挂车 1 台、基本保障挂车 2 台，每台挂车配备便携式发电机 1 台，同时生活保障装备有炊事挂车 1 辆、野战厕所 6 个。

二、组室装备

（一）指挥组

主要负责组织、协调伤员的前接后送工作，及时向上级汇报相关情况。同时负责与当地有关部门的联系、沟通及组织警戒防卫，确保队伍安全。

1. 组内配备　通信装备 1 套、卫勤综合作业箱组 1 套、军用笔记本电脑 4 台、传真机 1 台、野战折叠桌椅 4 套等装备。

2. 卫勤指挥装备　用于指挥组内部通信指挥和对外联络。含 1 个卫勤指挥作业箱、1 个卫勤作业通信箱组和 1 个卫勤作业终端箱及配套软件。

（二）信息组

主要负责国家级应急医疗救援队急救器材的改进、研制。救援的相关数据收集、整理、分析及全队信息化管理工作。

组内配备：固定电话一套、海事卫星电话一套、远程会诊车一台。

（三）检伤分类组

主要负责伤员前接后送、检伤分类工作。

1. 组内配备　检伤分类箱 2 个、折叠担架 4 副、铲式担架 2 副、复苏背囊 3 个、紧急手术背囊 3 个、药械供应背囊 3 个、担架背囊 3 个等。

2. 检伤分类箱　箱内含检伤标识（黑、红、黄、绿）、伤标、登记本等现场伤员病历记录器材；检伤分类腰带（含听诊器、血压计、叩诊锤、镊子、体温计、剪刀、压舌板、手电筒、旋压式止血带、口咽通气管、记录笔等检诊器材）。

3. 复苏背囊　含口咽通气管、喉镜、简易呼吸器、气管插管（盲插）、牙垫、骨内注射器、快速加温加压输液泵、机械式胸外按压复苏器、便携式吸引器、输注液体等。

4. 紧急手术背囊　含急救清创包、气管切开器械包、综合急救手术包、手术辅助包、清创敷料包等。

5. 药械供应背囊　含输液类、注射类、外用药类、内服药类、麻醉急救类、敷料类、耗材类等现场急救用品。

（四）手术组

主要负责术前准备，对伤员进行急救手术和其他手术处理。

1. 组内配备　野战手术床 1 张、多功能手术床 2 张、手术器械箱组 3 套、手术冲洗机 2 台、麻醉机 2 台、电动吸引器 4 台、呼吸监护一体机 2 台、除颤起搏监护仪 2 台等。

2. 手术器械箱组　每套箱组含三个箱，共 6 个手术器械模块。其中，基础与清创手术模块 1 个、胸外手术模块 1 个、脑外手术模块 1 个、普外手术模块 1 个、骨科手术模块 1 个、泌尿外科模块 1 个、五官手术和血管吻合器械模块 1 个。

（五）内科组

主要负责中、重度休克伤员复苏治疗，对不宜手术、等待后送的危重伤员和术后需观察的伤员以及其他重伤员的收容处置。

1. 组内配备　复苏背囊 1 个、紧急手术背囊 1 个、移动式 ICU1 台、呼吸机 6 台、除颤起搏监护仪 6 台、折叠式野战病床 6 张等。

2. 移动式 ICU　由多参数监护仪、呼吸机、吸引器、微量注射泵、除颤仪、快速加压输液装备、供氧系统、供电系统、数据传输及 GPS 全球卫星定位系统等构成。它既可依靠内部的电池、气源独立工作，也可依靠外界电源、气源工作。

（六）防护组

主要负责伤员的消毒和国家级应急医疗救援队自身的防护工作。组内配备有检水检毒箱 1 套、背负式电动喷雾器 1 台、单兵防护服（含面罩）1 套等。

（七）医疗保障组

主要负责开设药材供应室、检验室、X 线室和消毒供应室。组内配备有多导联心电图机 1 台、数字化便携彩色超声诊断系统 1 台、野战 DR 系统 1 台、野战综合检验系统（带耗材）1 套、消毒灭菌挂车 1 辆、野战医用冰箱 4 台等。

（八）生活保障组

主要负责伤员和医务人员的生活保障、运输车管理和血衣、血被清洗及白大衣的供应。组内配备有运输车 9 辆、叉车 1 辆、炊事挂车 1 辆、野战厕所 6 个等。

第十八节 国家级应急医疗救援队通用装备及使用

一、功能帐篷

(一)搭建流程

国家级应急医疗救援的展开是以帐篷式医疗单元为基础的,其中最主要的是功能帐篷,以下为功能帐篷的搭建流程(图5-18-1)。

(二)展开操作步骤及注意事项

1. 将包装箱侧倒,取出附件包和帐篷包,按包装明细表清点核对零部件数量。将外包装钢丝网放在一边,附件包及帐篷包的包布放于其中。

2. 解开帐篷主体包装袋,取下地布,在一相对平整区域内展开。

3. 展开地布时,有边条的一面向上,并将边条向里折叠(图5-18-2)。

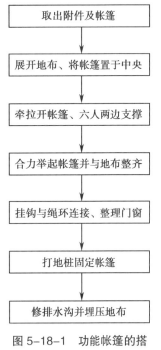

图 5-18-1 功能帐篷的搭建流程

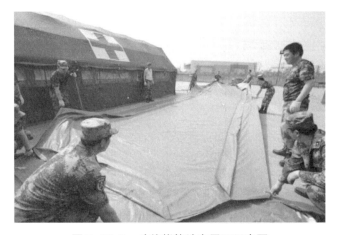

图 5-18-2 功能帐篷地布展开示意图

4. 将帐篷置于地布中央,使外篷布一端朝上,帐篷的长边与地布长边平行,然后松解、去除捆扎带(图5-18-3)。

5. 在帐篷两短边各站一人,两长边各站两人,分别抓住最外面的毂盘(图5-18-4),在统一口令下同时将帐篷提离地面,并一齐向后退行,直至帐篷最大限度的展开(图5-18-5)。退行时如发现拉绳篷布缠住毂盘,必须立即停止,及时清理。然后继续展开,以免将支架强行拉断。

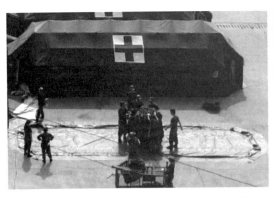

图 5-18-3　功能帐篷搭建前与地布的平行关系

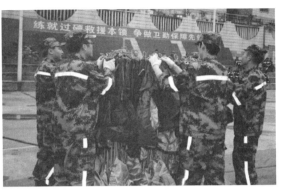

图 5-18-4　功能帐篷展开前人员站位

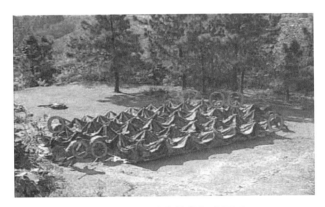

图 5-18-5　功能帐篷初步展开

6. 六人执架设杆，四人在帐篷四角门洞处就位，分别找到最外侧红色圆点标示的毂盘，在统一口令下用手托起毂盘，并迅速将架设杆支撑在托起的毂盘下面，完全与红色标示点重叠（图 5-18-6、图 5-18-7）。此时，另两人迅速从帐篷的一侧进入篷内，在帐篷中间紧贴原支撑处找到红色标示点的毂盘，并将架设杆支撑起来（图 5-18-7）；在统一口令下，门口处四人交替内移，将架设杆支撑在邻近有红色标示点的毂盘处（图 5-18-8）。注意 6 个支撑点在帐篷内是均匀分布的，且 6 根架设杆必须撑在红色标示点的毂盘处。

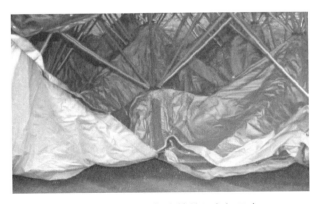

图 5-18-6　架设杆支撑的红色标示点

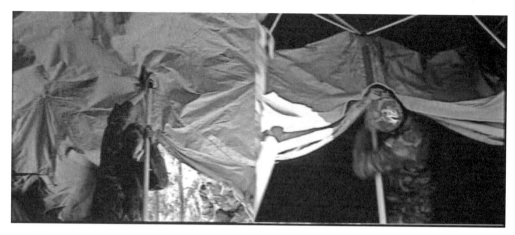

图 5-18-7　两人初步支撑

7. 支撑好架设杆以后应做认真检查，一是篷布不得缠裹毂盘，二是篷布与地布的尼龙搭扣不得粘连。然后人员回到架设杆处，在统一口令下六人同时将架设杆向上顶举直至帐篷四壁直立，调整帐篷位置，与地布对位后落下（图 5-18-9）。

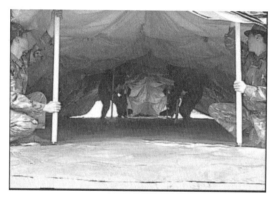

图 5-18-8　6人交叉换位

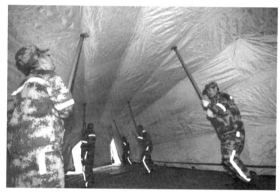

图 5-18-9　6人同时向上撑起帐篷

8. 局部抬起帐篷，将内篷落地布拉入篷内，安放在地布与边条之间。将地布上的挂钩与篷架上的钢丝绳环连接，粘贴好边条与内篷四周的尼龙搭扣，将外篷压土布平放在帐篷外面（图 5-18-10）。

9. 将钩桩依次穿入钢丝绳环地布拉环，定好钩桩。修排水沟并埋好帐篷四周的压土布，解开拉绳，打地桩及挖排水沟（图 5-18-11、图 5-18-12）。系拉绳并拉紧，封闭暂时不用的门洞。注意四个钩桩拉力一致；四周排水沟要够深，以免水满后溢入帐篷内；四周的压土布一定要埋好，避免水及爬虫从缝隙中进入到帐篷内。最后整理门窗（图 5-18-13）。

（三）撤收流程

功能帐篷的撤收也需遵循一定顺序，具体流程见图 5-18-14。

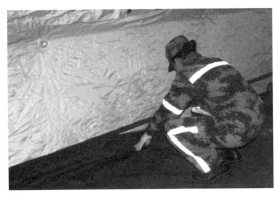

图 5-18-10　将地布上的挂钩与篷架上的钢丝绳环连接

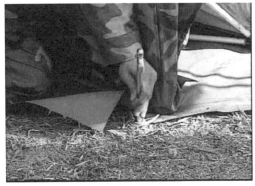

图 5-18-11　打地桩

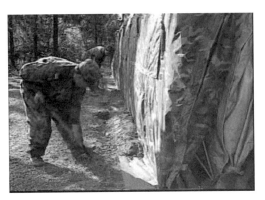

图 5-18-12　挖排水沟

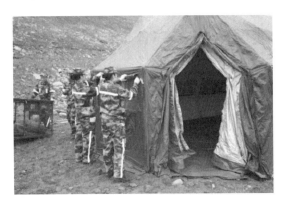

图 5-18-13　整理门窗

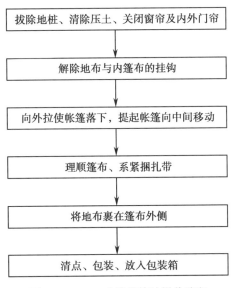

拔除地桩、清除压土、关闭窗帘及内外门帘

↓

解除地布与内篷布的挂钩

↓

向外拉使帐篷落下，提起帐篷向中间移动

↓

理顺篷布、系紧捆扎带

↓

将地布裹在篷布外侧

↓

清点、包装、放入包装箱

图 5-18-14　功能帐篷的撤收流程

（四）撤收操作步骤及注意事项

1. 从地桩上取下拉绳，拔出地桩，按原样挽好拉绳，拔出全部钩桩，清除压土，卸下窗户薄膜，关闭窗帘，分别收起内外门帘（图 5-18-15）。

2. 解除地布边条与内篷的全部尼龙搭扣与挂钩，将边条折向地布中间（图 5-18-16）。

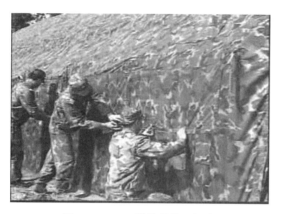

图 5-18-15　撤收前放下门窗

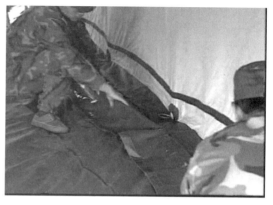

图 5-18-16　解除地布边条与内篷的全部尼龙搭扣与挂钩

3. 再次检查门帘是否分别捆好，篷布是否与地布、钩桩完全分离，检查帐篷周围 2m 以内有无障碍物。

4. 在帐篷两短边处各 1 人，两长边处各 2 人（图 5-18-17），分别抓住外侧下端的毂盘上的尼龙搭扣（图 5-18-18），同时外移约 20cm，在统一口令下同时向外拉，使整个帐篷落下，随即提起帐篷向中间移动（图 5-18-19），使整个帐篷收拢（图 5-18-20）。注意收拢帐篷时要握住毂盘提起帐篷，切不可抓握杆件，更不可将手指伸入杆件之间，以防夹伤手指，损坏杆件。移动过程中不可踏踩篷布。

5. 理顺篷布、拉绳，使毂盘全部外露，在毂盘下方约 40cm 处系紧捆扎带，翻转帐篷，用同样的方法捆紧另一端。注意捆扎带必须捆紧，否则会造成装箱困难。

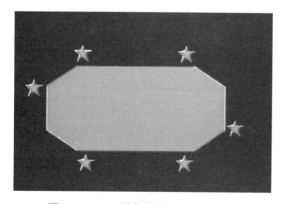

图 5-18-17　撤收前人员站位示意图

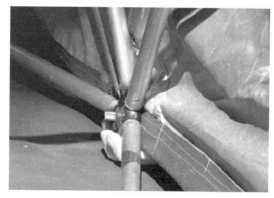

图 5-18-18　抓住外侧下端的毂盘上的尼龙搭扣

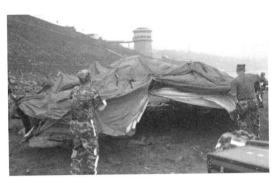

图 5-18-19 整个帐篷向中央移动

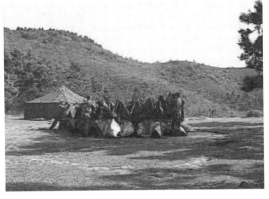

图 5-18-20 整个帐篷向中央收拢

6. 将地布折叠成宽约 1.4m 的长条，将捆扎好的帐篷放倒在地布上，用地布裹紧（图 5-18-21）。

7. 立起裹紧的帐篷，使内篷布一端朝上，套上包装袋，翻转后插入架设杆，扎紧袋口，捆好外捆扎带。清点全部附件并分别按原样包装，然后连同帐篷包一起装入包装箱内（图 5-18-22）。

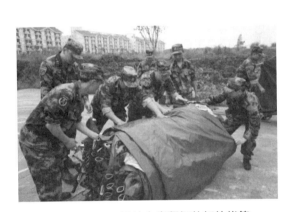

图 5-18-21 用地布裹紧捆扎好的帐篷

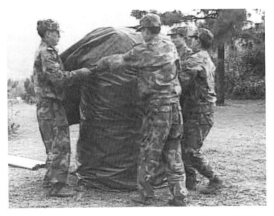

图 5-18-22 将内篷布一端朝上，套上包装袋

二、通道帐篷

（一）搭建流程

通道帐篷是帐篷式医疗单元不可缺少的一部分。搭建流程见图 5-18-23。

（二）操作步骤及注意事项

1. 从包装袋中取出地布、帐篷主体和地桩。

2. 将裹在主篷上的地布取下，展开摆放到预定架设帐篷的位置。

3. 将帐篷外篷布一端朝上放在地布中央，理顺篷布。四人站在四角立柱处，两人站在两中柱边，同步均匀的向四边拉开帐篷。此时应注意查看是否有篷布缠绕、绊住骨架，发现问题应及时清除，直至帐篷完全展开。

4. 翻起四角篷围和边围墙，同时上托销钉插头，将其插入立柱上对应的锁定插座内，锁住可销钉插头，帐篷即展开。

5. 6 人同时拔出可伸缩立柱，使弹簧销弹出，锁定伸缩立柱。

6. 理顺篷布，将帐篷到位。捆扎好篷内的捆柱带。

（三）撤收流程

通道式帐篷的撤收流程见图 5-18-24。

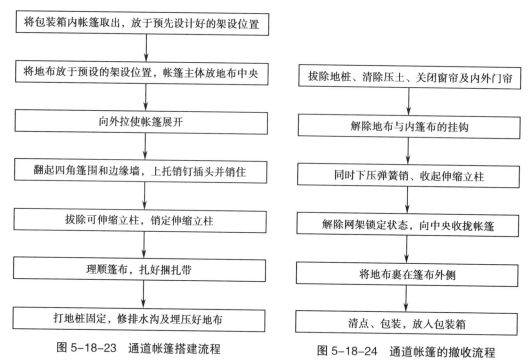

图 5-18-23　通道帐篷搭建流程　　　　图 5-18-24　通道帐篷的撤收流程

（四）撤收操作步骤及注意事项

1. 解除帐篷内所有捆柱带；关闭所有门窗，粘贴好窗帘尼龙搭扣。

2. 清除帐篷四周拖地布上的泥土。

3. 松开拉绳，拔起地桩，清理干净泥土装入地桩袋。

4. 六人同时下压弹簧销，收缩起伸缩立柱。

5. 四人站在帐篷四角，两人站在中柱边，同时上提篷围翻起，找到可销钉插头，下压定位销，使销钉插头脱离锁定插座，解除网架锁定状态。

6. 同时上推柱顶毂盘，下压销钉插头使网架折叠，向中心方向移动收拢帐篷。注意:向中心移动时，要六人同时均匀用力，若收拢遇到较大阻力，应检查是否有杆件错位阻碍收拢，并应及时排除，以免折断杆件，且不得用力强行收拢。将收拢帐篷的篷布理顺。

7. 将铺地布折叠成 1.5m 宽的长条（同收拢帐篷高度一样）。抬起收拢的帐篷，放倒在折叠好的铺地布一端，将两边外露帐篷布理顺折叠到收拢篷架上，卷起铺地布，连同主篷一起，边滚动边裹紧，将铺地布紧裹在收拢的帐篷上。

8. 将裹紧地布的主篷和通道连接件、地桩及附件包装袋装入包装箱。至此，撤收完成。

三、紧急手术背囊

（一）组成模块

紧急手术背囊外观、组成及功能模块见图 5-18-25、图 5-18-26 及表 5-18-1。

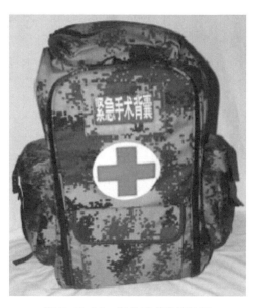

图 5-18-25 紧急手术背囊外观

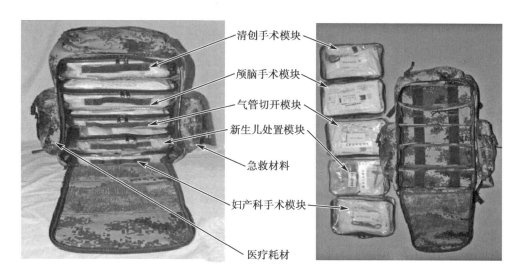

图 5-18-26 紧急手术背囊外观及展开模块示意图

表 5-18-1 紧急手术背囊的功能组成模块

序号	模块名称	内容	单位	数量	位置
1	清创	软组织清创包	套	2	第1层
2	颅脑手术及消毒物品	颅脑手术器械包	套	1	第2层
		无菌纱布块	块	10	
		碘伏消毒棉片	包	10	
		酒精消毒棉片	包	10	
		一次性导尿包	包	1	
3	气管切开手术及医用耗材	气管切开手术器械包	套	1	第3层
		胶原止血贴	套	5	
		自粘敷贴	套	2	
		医用透明胶布	卷	2	
		引流袋	套	2	
4	妇产科手术	妇产科手术器械包	套	1	第4层
5	新生儿处置	新生儿处置包	套	1	第5层
6	急救材料	三角巾急救包	包	2	第6层左侧包
		自粘弹性绷带	个	2	
		绷带剪	把	1	
		护目镜	副	1	
		防爆头灯	支	1	
7	医用耗材	医用无菌手套	副	5	右侧包
		医用无菌口罩	个	10	
		医用防护口罩	个	1	

（二）适用范围及操作

1. 适用于灾害救援时，急救人员在医疗救援或外出执行任务中，对伤员进行的现场与紧急救命手术。根据装备模块，可行气管切开、包扎、止血、清创、简单的开颅手术及新生儿处理。

2. 将背囊放下后，拉开拉链，将所需要的急救模块拿出即可使用。

四、急救背囊

（一）组成模块

急救背囊外观、组成及功能模块见图 5-18-27、图 5-18-28 及表 5-18-2。

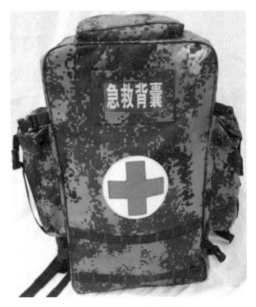

图 5-18-27　急救背囊外观

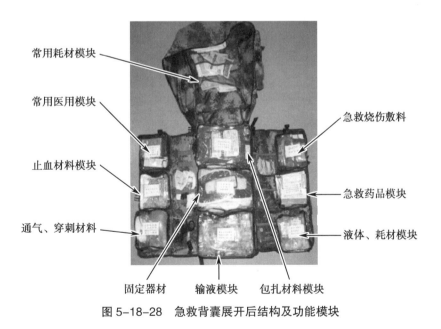

图 5-18-28　急救背囊展开后结构及功能模块

表 5-18-2　急救背囊的功能组成模块

序号	模块名称	内容	单位	数量	位置
1	清创	软组织清创包	套	2	第1层
2	颅脑手术及消毒物品	颅脑手术器械包	套	1	第2层
		无菌纱布块	块	10	
		碘伏消毒棉片	包	10	
		酒精消毒棉片	包	10	
		一次性导尿包	包	1	
3	气管切开手术及医用耗材	气管切开手术器械包	套	1	第3层
		胶原止血贴	套	5	
		自粘敷贴	套	2	
		医用透明胶布	卷	2	
		引流袋	套	2	
4	妇产科手术	妇产科手术器械包	套	1	第4层
5	新生儿处置	新生儿处置包	套	1	第5层
6	急救材料	三角巾急救包	包	2	第6层左侧包
		自粘弹性绷带	个	2	
		绷带剪	把	1	
		护目镜	副	1	
		防爆头灯	支	1	
7	医用耗材	医用无菌手套	副	5	右侧包
		医用无菌口罩	个	10	
		医用防护口罩	个	1	

（二）适用范围及操作

1. 适用于灾害救援时，急救人员在医疗救援或外出执行任务中，对伤员进行的现场与紧急救援。根据装备模块，可进行包扎、止血、固定、抗休克、止痛、脱水、胸腹腔穿刺等急救所需要的材料与药品。

2. 将背囊放下后，拉开拉链，将所需要的急救模块拿出即可使用。

五、复苏背囊

（一）组成模块

复苏背囊外观、组成及功能模块见图 5-18-29、图 5-18-30 及表 5-18-3。

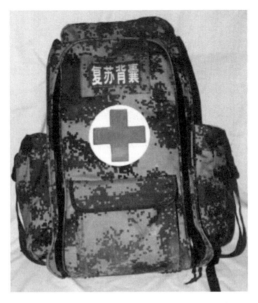

图 5-18-29　复苏背囊的功能结构模块

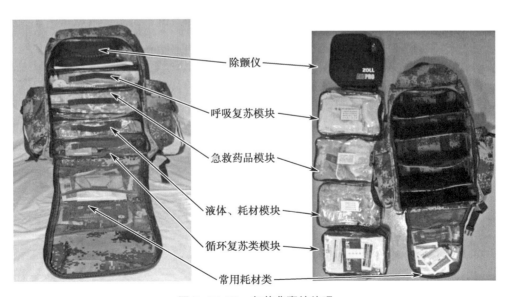

图 5-18-30　复苏背囊的外观

表 5-18-3 复苏背囊的功能组成模块

序号	模块名称	内容	单位	数量	位置
1	包扎材料	急救止血绷带	包	5	4
		多功能急救包扎包	套	1	4
		烧伤敷料	套	1	7
		自粘弹性绷带	个	5	4，1个放在侧包内
		伤口一抹得	支	5	8
2	止血材料	止血带	条	5	2
		凝血酶	支	5	8
		分子筛止血粉	袋	5	2
3	固定器材	卷式夹板	卷	5	5，3个放在侧包内
		急救颈托	套	2	5
4	急救药品	吗啡注射液（自备）	支	10	8
		速尿注射液	支	10	8
		精致破伤风抗病毒注射液	支	10	8
		季德胜蛇药片	袋	5	8
		湿润烧伤膏	支	5	7
		氯霉素眼药水	支	2	8
		藿香正气胶囊	盒	2	8
5	输注液体	葡萄糖氯化钠注射液	2	6	
		甘露醇注射液	2	9	
		羟乙基淀粉注射液	2	6	
		碳酸氢钠注射液	2	6	
6	耗材	一次性注射器	支	30	9
		一次性输液器	具	2	9
		一次性导尿包	包	1	5
		碘伏消毒棉片	包	10	10
		酒精消毒棉片	包	10	10
		无菌纱布块	块	20	10
		医用透明胶布	卷	2	10
		酒精棉球	瓶	1	10
		无菌干棉球	包	1	10
		医用无菌手套	副	5	14

续表

序号	模块名称	内容	单位	数量	位置
7	其他器材	简易呼吸器	套	1	3
		口对口人工呼吸器	个	1	3
		胸腔穿刺针	个	1	3
		腹腔穿刺针	个	1	3
		脉搏血氧仪	个	1	1
		听诊器	付	1	1
		血压计	付	1	1
		电子体温计	支	1	1
		开口器	把	1	12
		压舌板	片	2	11
		止血钳	把	1	11
		绷带剪	把	1	13
		医用防护口罩	个	2	14
		护目镜	副	1	侧包内
		防爆头灯	支	1	侧包内
		背囊	个	1	

（二）适用范围及操作

1. 适用于灾害救援时，急救人员在医疗救援或外出执行任务中，包含有对伤员复苏时所需要的材料与药品。根据装备模块，可进行休克复苏、心肺复苏、环甲膜穿刺及切开等急救。

2. 将背囊放下后，拉开拉链，将所需要的急救模块拿出即可使用。

六、药械供应背囊

（一）组成模块

药械供应背囊外观、组成及功能模块见图 5-18-31、图 5-18-32 和表 5-18-4。

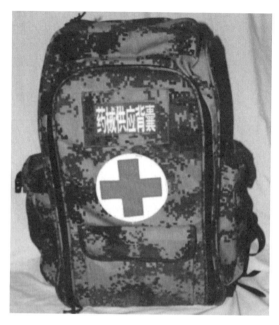

图 5-18-31　药械供应背囊外观

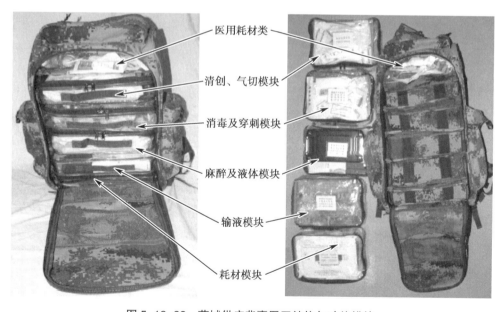

医用耗材类

清创、气切模块

消毒及穿刺模块

麻醉及液体模块

输液模块

耗材模块

图 5-18-32　药械供应背囊展开结构与功能模块

表5-18-4　药械供应背囊的功能组成模块

序号	模块名称	具体物品	单位	数量	位置
1	器械类	软组织清创包	套	1	1
		气管切开器械包	套	1	1
		颅脑手术器械包	套	1	2
		胸腔穿刺包	支	2	2
		膀胱穿刺针	支	2	2
		腹腔穿刺针	支	2	2
2	消毒类	聚维酮碘溶液	瓶	1	3
		0.9%氯化钠注射液	袋	1	3
		灭菌盒	个	1	3
3	麻醉	利多卡因注射液	支	10	3
		一次性硬膜外麻醉包	套	1	3
4	输注液体	葡萄糖氯化钠注射液	袋	2	4
		20%甘露醇	瓶	2	4
		碳酸氢钠注射液	袋	2	4
		羟乙基淀粉注射液	袋	2	4
5	耗材	自粘弹性绷带	个	10	6
		胶原止血贴	套	2	5
		自粘敷贴	套	2	5
		一次性输液器	具	2	5
		一次性注射器	支	10	5
		引流袋	套	2	5
		一次性导尿包	包	1	5
		碘伏消毒棉片	包	10	7
		酒精消毒棉片	包	10	7
		无菌纱布块	块	10	7
		医用透明胶布	卷	2	7
		医用无菌手套	副	5	7
		医用外科口罩	个	10	7
		医用防护口罩	个	2	7
		护目镜	副	1	6
		防爆头灯	支	1	6
		背囊	个	1	6

（二）适用范围及操作

1. 适用于灾害救援时，急救人员在医疗救援或外出执行任务中，对伤员进行的现场与紧急救治所需要的耗材与药品，以及其他急救补充模块。

2. 将背囊放下后，拉开拉链，将所需要的急救模块拿出即可使用。

七、单兵携行背囊

（一）结构与功能

单兵携行背囊由服装、寝具、餐具、水具、导航等多个功能模块组成（图5-18-33），可满足野战条件下非战争军事行动和应急医疗保障任务的单兵个人生活保障要求。各功能模块详见表5-18-5。

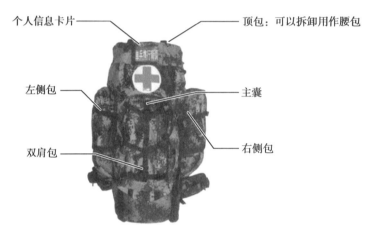

图 5-18-33 单兵携行背囊结构模块图

表 5-18-5 单兵携行背囊各功能模块

序号	模块名称	具体物品
1	个人信息卡片	
2	顶包	
3	主囊	马夹、作训服、羽绒服、防潮垫、帐篷、睡袋
4	左侧包	雨衣、折叠铲
5	右侧包	饭盒、多功能急救包
6	双肩包	GPS定位导航仪、组合工具、单兵净水器、强光手电、口哨、打火石、洗漱包、软式水桶、食品、驱蚊用品

（二）适用范围及操作

1. 适用于灾害救援时，急救人员在医疗救援或外出执行任务中，所需要的生活必备物品。

2. 将背囊放下后，拉开拉链，将所需要的急救模块拿出即可使用。

八、担架背囊

（一）结构和适用范围

1. 结构图　担架背囊外观、组成及功能模块见图 5-18-34、图 5-18-35。

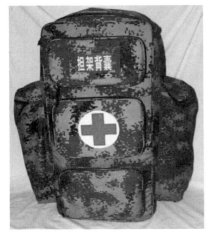

图 5-18-34　担架背囊外观

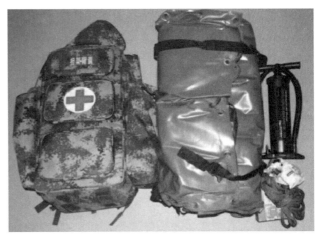

图 5-18-35　担架背囊内物品

2. 适用范围　用于国家级医疗队执行现场急救和紧急救治，实施伤员的固定与搬运。

（二）操作要点

1. 打开背囊，拿出真空担架，置于病人旁边，并将担架展开。

2. 将伤病人抬上担架上（图 5-18-36），简单固定胸、腰、腿部捆扎带（图 5-18-37），将担架包裹。

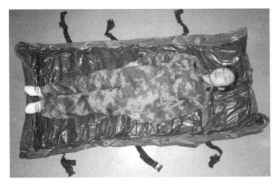

图 5-18-36　将伤员抬上担架

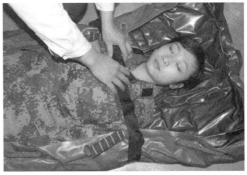

图 5-18-37　先后固定胸、腰、腿部捆扎带

3. 将负压抽气筒拿出，在担架体头侧找到打气孔（图5-18-38），开始向上提并抽气（图5-18-39），直到担架体变硬为止。

4. 担架变硬后，四人将担架两侧的吊绳提起，即可将伤员抬、拖走（图5-18-40）。

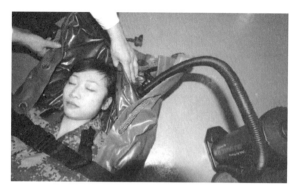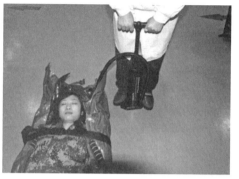

图5-18-38 在担架头侧找到打气孔　　　　图5-18-39 将担架体内部空气抽吸出

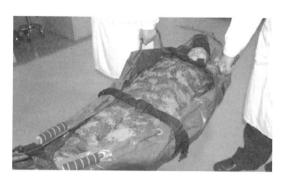

图5-18-40 四人搬运（图中只显示两人）

5. 如需将伤员放下时，找到气阀，反时针旋转后即可放气（图5-18-41），担架体即复原，此时将伤员抬下，将担架体卷曲后放入背囊中。

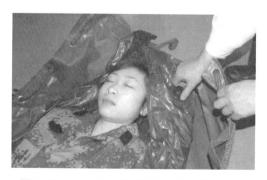

图5-18-41 反时针旋转后放气，担架复原

九、半身式吊具

（一）结构和适用范围

1. 结构　半身式吊具的外观及结构见图 5-18-42。

2. 适用范围　狭小空间内伤员的固定与吊运；特别适合脊柱损员的固定与吊运。

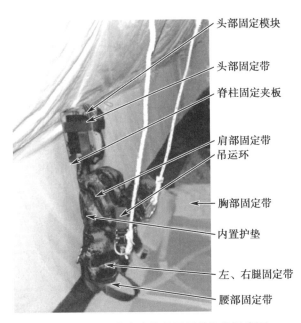

头部固定模块

头部固定带

脊柱固定夹板

肩部固定带
吊运环

胸部固定带

内置护垫

左、右腿固定带

腰部固定带

图 5-18-42　半身式伤员吊具的结构示意图

（二）操作要点

1. 将吊具主体从包布中取出，检查附件对数情况，见图 5-18-43。

2. 将吊具取出，尽可能靠近伤员，狭小空间时吊具头部与伤员头部齐平放置，小心将伤员抬到吊具上（图 5-19-44）。

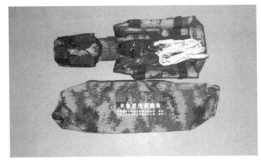

图 5-18-43　半身式吊具主体及附件

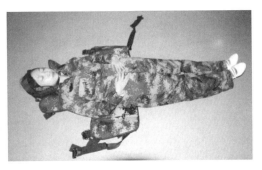

图 5-18-44　将伤员小心置于担架上

3. 先固定头部，先额部及下颌固定带拉向对侧粘贴牢靠（图 5-18-45）。

4. 将两侧胸部、腰部固定带向中央拉紧，在前面扣紧（图 5-18-46）。

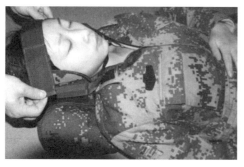

图 5-18-45　固定头部及下颌

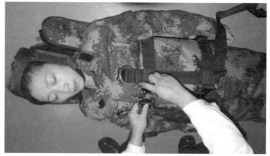

图 5-18-46　扣紧胸、腰部固定带

5. 将肩部固定带从后方绕过双肩在胸前扣紧（图 5-18-47）。

6. 将左、右腿固定带交叉向前，在对侧与相应的扣带相扣（图 5-18-48）。

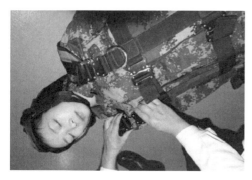

图 5-18-47　扣紧肩部固定带

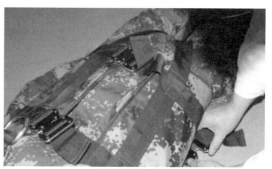

图 5-18-48　左、右腿固定

7. 将吊运带与吊运环相接后（图 5-18-49），便可将伤员起吊搬运（图 5-18-50）。

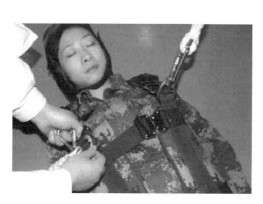

图 5-18-49　安放吊运带

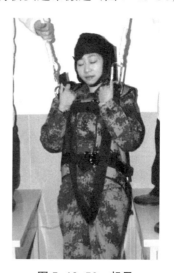

图 5-18-50　起吊

十、全身式担架

（一）结构和适用范围

1. 结构　全身式担架的外包装及结构组成见图 5-18-51、图 5-18-52。

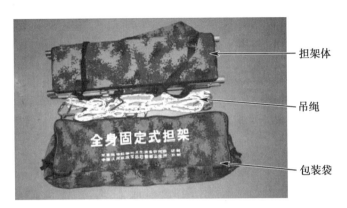

图 5-18-51　全身式固定担架的外观及附件

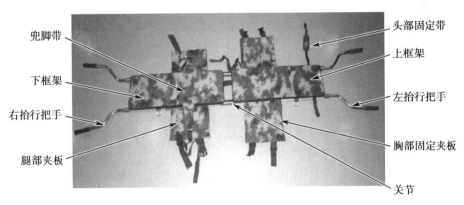

图 5-18-52　全身式固定担架的结构

2. 用途及适用范围　通过对相对狭小的空间内伤员进行头部、胸背部及腿部的固定、绑缚；搬运时可抬行或水平吊运。

（二）操作要点

1. 将全身固定式担架从包装袋中取出、展开，从背面的附件袋中拿出四支把手（图 5-18-53）。

2. 按下关节处的弹性按钮，将担架体一边的固定套筒滑向另一端，再将担架另一边的固定套筒同法锁死（图 5-18-54）。

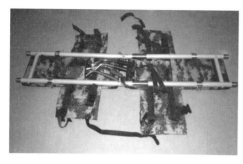

图 5-18-53　全身固定式担架展开状
（反面袋中装有四支把手）

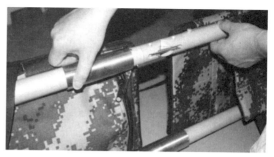

图 5-18-54　将担架体一边的
固定套筒滑向另一端锁死

3. 将 4 支把手从担架体背面取出，分别按下担架头部的弹性按钮，将把手插后锁死（图 5-18-55）。注意四支手把分为两种不同颜色，安放有一定的方向，安装好后四支把手呈上翘状即可。

4. 将伤员抬上担架后，开始固定伤员，先利用头部固定带将头部固定，将头部固定带绕过前额与另一侧粘贴牢固（图 5-18-56）。颈椎有损伤时应先固定颈椎。

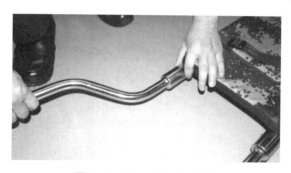

图 5-18-55　安装四支把手

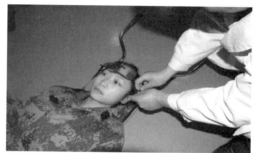

图 5-18-56　伤员的头部固定

5. 将腿带沿脚部绕向一侧，兜住双足后，调节安全带到合适的松紧程度（图 5-18-57）。

6. 固定胸部及双腿，分别将胸部固定带及双腿固定带向中央折叠覆盖，将锁扣锁死（图 5-18-58、图 5-18-59）。

7. 伤员固定完毕后状态（图 5-18-60），可以吊运或抬行操作（图 5-18-61）。

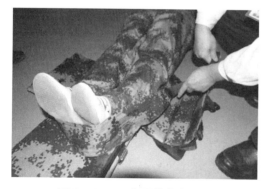

图 5-18-57　将腿带兜脚固定

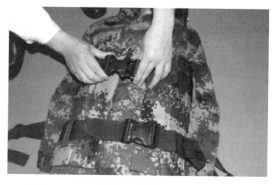

图 5-18-58　胸部固定夹板向中央折叠扣死

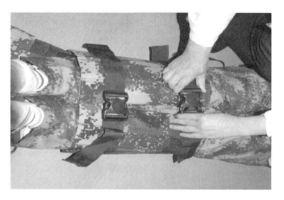

图 5-18-59　腿部固定夹板向中央折叠后扣死

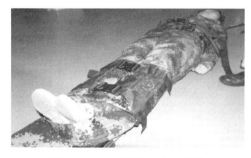

图 5-18-60　伤员固定完成状

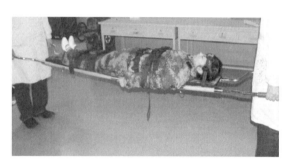

图 5-18-61　双人抬行搬运

十一、半身式担架

（一）结构和功能

1. 结构　半身式固定担架及附件见图 5-18-62、图 5-18-63。

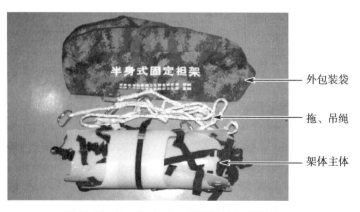

　　　　　　　　　　　　　　　　　　　外包装袋

　　　　　　　　　　　　　　　　　　　拖、吊绳

　　　　　　　　　　　　　　　　　　　架体主体

图 5-18-62　半身式固定担架的外观及附件

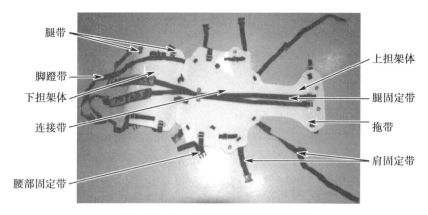

腿带
脚蹬带
下担架体
连接带
腰部固定带
上担架体
腿固定带
拖带
肩固定带

图 5-18-63　半身式担架结构示意图

2. 适用范围　用于狭小空间内伤员的搬运，可以拖、抬、吊等搬运形式。

（二）操作要点

1. 取出担架，平放于伤员旁边。

2. 将伤员头、颈部固定后轻抬于担架上。

3. 先固定肩部（图 5-18-64），将双侧肩固定带从后背部交叉，过前胸后与对侧下胸部肩带固定。

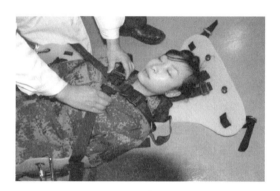

图 5-18-64　肩部交叉带固定

4. 固定腰部（图 5-18-65），将两侧腰带向中央收紧并扣紧。

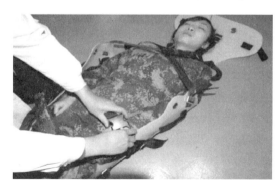

图 5-18-65　腰部固定

5. 固定大腿部（图 5-18-66），从双腿间将腿带拉出，交叉固定。

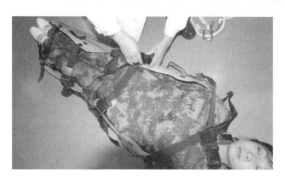

图 5-18-66　大腿交叉固定

6. 固定双小腿（图 5-18-67），将下担架体两侧的腿固定带向中央紧拉相扣。

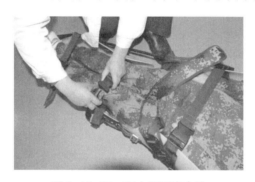

图 5-18-67　双小腿固定方法

7. 最后将脚蹬带从右向左从下担架体下方绕过双足，在对侧大腿外侧相扣（图 5-18-68）。

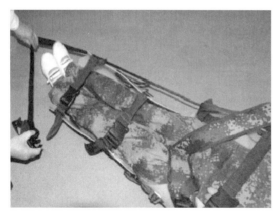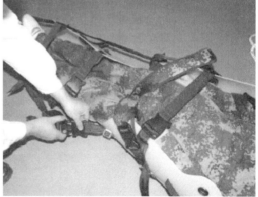

图 5-18-68　脚蹬带固定方法

8. 固定完成后可四人抬或拖移方式搬运（图 5-18-69）。

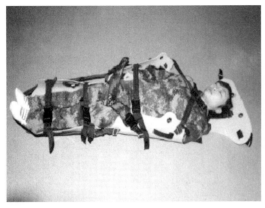
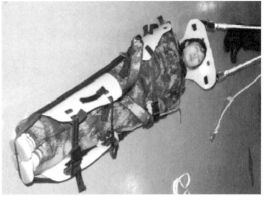

图 5-18-69 固定完成后状态及拖法搬运

十二、漂浮式担架

（一）结构和适用范围

1. 结构 漂浮式担架的外观及结构见图 5-18-70。

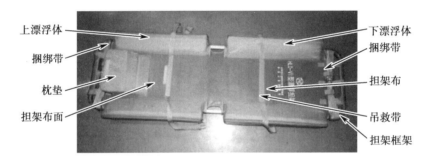

图 5-18-70 漂浮式担架结构示意图

2. 适用范围：对落水人员实施捞救的专用救生器材。

（二）操作要点

1. 将担架取出，撤开下方两侧的漂浮体，使担架在水中能保持一定的倾斜度。将担架抛入水中，接近伤员，推向担架上（图 5-18-71）。

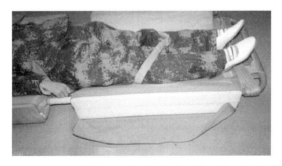

图 5-18-71 将伤员固定于担架前，先取出下漂浮体

2. 将伤员置于担架上，先固定上捆扎带（图 5-18-72）。

3. 固定下捆扎带（图 5-18-73）。就可以将溺水伤员推向岸边。

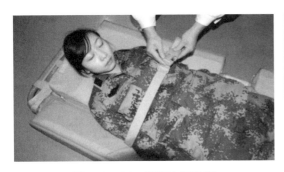 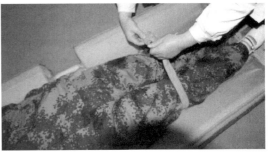

图 5-18-72　固定上捆扎带　　　　　图 5-18-73　将溺水伤员拖向岸边

第六章
灾害事故现场急救新方法

第一节　拓展心肺复苏中循环支持新方法

心肺复苏（CPR）时提供有效地循环支持，保证心脑等重要器官的灌注，是复苏成功的重要因素。如何应对临床不同原因导致的心脏骤停（CA），采取因人而异、因地制宜的差异化 CPR 循环支持方法，借以提高 CPR 复苏成功率，是我们心肺复苏工作者矢志不渝追求的目标。结合多年来的临床应用及实验观察，我们归结了 CPR 时循环支持的诸种新方法，借此与同道们进一步交流。

一、远距心前区叩击法

远距心前区叩击是体外给予心脏刺激的一种人工机械方法，需要操作者在发现心脏骤停即刻迅速握拳，距患者胸部 40~50cm，用拳内侧向患者胸骨中下 1/3 交界处用力快速叩击 1 次。它作用于心脏产生心电活动而影响心脏的节律，其机制是通过机械刺激，将机械能转换成一个短暂的电流（即电能）而起复律作用。心前区叩击产生的能量一般在 0.04~1.5J，Zoll 等认为心前叩击心脏复律只需要不足 1J 的能量，转化所产生的电流就足以在心肌的重要的部位产生除极化而终止心律失常的发生。

心室颤动是心脏骤停时最常见的心律失常，研究表明，每延迟 1 分钟除颤，复苏成功率下降 7%~10%，因此如何因地制宜选择合适的除颤方法，缩短首次除颤时间，提高患者生存率，是临床急救工作者面临的心肺复苏重要课题。20 世纪八九十年代曾有心前区叩击有效逆转室颤和室速病例的报道，笔者从临床实践中体会到，利用心前区叩击这一紧急除颤措施抢先一步瞬间完成，可部分达到除颤的目的。

笔者通过临床实验得出心前区叩击法的除颤成功率为 44%，复苏率为 22%，高于国外相关报道，分析原因可能为患者在 ICU 内心电监护下，专业急救人员能及时发现并迅速反应。而国内外研究表明，以往首次除颤时间需要数分钟或更长时间，严重影响了心脏骤停患者 CPR 成功率。虽然，通过普及院内使用 AED 和院前实施 AED 的措施，可以缩短除颤时间，提高生存率，但针对我国 AED 难以在院外普及的实情，应鼓励第一目击者和急救人员，在无除颤器和 AED 配置的情况下，对无循环体征的患者，无论是室上性心动过速、室性心动过速还是 VF，首先实施心前区叩击这一方法，可以早期除颤，为进一步准备电除颤和急救药品等救治做准备，亦是符合实情的明智之举。

二、胸外提压法

应用自行研制的杠杆吸盘式心肺复苏器，采用吸盘吸附固定于患者胸骨中下 1/3 交界处，通过手动杠杆向上提拉吸盘与复位交替进行，按压时胸骨压下 4~5cm，提拉约 10~15cm，提拉和按压时间比为 1∶1.5，频率 60~80 次 / 分，胸廓充分快速复张，即胸外提压法。杠杆吸盘式复苏器是"胸泵"原理的基础上，通过有节奏地提压胸廓，改变胸腔内压力，提压时可增大胸腔负压，增加左室回心血量，改善心室充盈；按压时有效按压心脏，使心脏充分摄血，提高了心输出量。

临床上多采用徒手胸外按压法即常规 CPR 方法进行急救复苏，最初是以"心泵"原理为依据，直接挤压心脏达到泵血恢复有效循环的目的。近年来日益强调的"胸泵"原理则是通过提高胸腔内压，增大胸内与胸外血管间的压差，从而增加心脏的泵血量。徒手胸外按压法仅是胸廓被动弹性复张来改变胸腔的容积和压力，不能有效地增大胸腔负压和回心血量，因而心脏充盈不足，心脏排血量也有限，仅使心搏出量达到正常时的 20%~30%，冠状动脉血流量为正常时的 5%~15%，随着缺血时间的延长，心肌顺应性下降，心脏按压效果也降低，且再灌注后各器官细胞凋亡，损伤进一步加重。同时在某些特殊病例，如非心源性心搏骤停患者，单纯的徒手胸部按压循环支持效果和复苏成功率均不理想。而笔者提出的胸外提压法弥补了徒手胸外按压上述缺陷，其利用吸盘主动扩大胸廓容积，增加胸腔负压，促进两肺扩张，改善循环，并增加潮气量。

观察杠杆吸盘式心肺复苏器心肺复苏时血压的变化，显示该器械实际升压作用优于徒手按压，动脉收缩压较徒手按压平均升高了近 9.31kPa，与 Cohen 等报道结果相一致，而舒张压平均升高 6.25kPa；该试验结果提示，使用杠杆吸盘式心肺复苏器进行心肺复苏时，不仅可能通过提高收缩压来保证重要脏器如脑、肾的血流供应，而且还可能通过升高舒张压来提高冠状动脉灌注压保障心脏血供。利用胸外提压方法连续 7 次心肺复苏成功抢救吉兰 – 巴雷综合征心搏、呼吸骤停患者的案例报道，也表明该方法能起到循环与呼吸双重支持功效。胸外提压法 CPR 复苏成功率远高于常规徒手胸外按压的方法，与急救时保持心肺功能协调一致密切相关。并且实际应用本器械有时按压幅度不必达到 4~5m 的深度，同时按压部位使用橡胶吸盘也避免了肋折等缺点。

三、腹部提 – 压法

临床实践证明，传统的心肺复苏方法有一定局限，如胸外按压要求施救者的操作达到足够的按压力度和按压幅度，有可能使得其中约 1/3 的被救者发生肋折；同时，传统 CPR 中口对口人工呼吸还能增加疾病传播的危险，不易被施救者接受。这些都阻碍了 CPR 的推广及有效实施。人们在寻找理想的替代方法时，发现了腹部按压，然而腹部按压在弥补了传统 CPR 不足的同时，亦有不尽如人意之处，如每次腹部按压放松时，膈肌自然下降回至原位，不能最大限度地增加膈肌移动幅度，故影响了有效的循环和呼吸。笔者发明设计了腹部提 – 压 CPR 装置，通过吸盘吸附于腹部，利用相连的手柄有节律地提拉和按压，进行有效地心肺复苏。

施救者于患者侧方通过提压手柄以 100 次 / 分的频率连续交替向下按压与向上提拉，向下按压时垂直用力，勿左右摆动，使腹部下移 3~5cm，提拉时垂直向上均衡用力，尽最大限度使腹部扩张，通常使膈肌于回归按压前腹部状态后再上移 3~5cm。腹部提 – 压过程中的按压腹部可使膈肌上升，抬挤心脏，发挥"心泵"作用，增加胸内压，提高心排血量，并能促使腹部器官中包含了 25% 人体血液供应量的血液流入心脏；提拉腹部时腹腔压力迅速降低，膈肌最大限度下移，扩大了胸腔的容积，增加了胸腔的负压，亦充分发挥了"胸泵"机制，促进了血液回流。在腹部按压和提拉过程中，在避免造成肋折等并发症的同时，一方面通过增加腹主动脉的阻力，使冠状动脉灌注压增加，即可以运送更多含氧丰富的新鲜血液流入心脏，并能促使下腔静脉血液回流入右心房；另一方面，可使膈肌上下移动，使得胸腔压力发生变化，膈肌下移时胸腔负压增大，有利于空气进入肺部，膈肌上移时则利于肺部气体排出，充分发挥了"肺泵"的作用。这一过程的完成，实现了吸气与呼气，达到了体外人工呼吸的目的，真正实现了一体化的 CPR。

腹部提压尤其适用于存在胸廓畸形、胸部外伤、血气胸、呼吸肌麻痹等心搏、呼吸骤停的患者；但在腹部外伤、膈肌破裂、腹腔脏器出血、腹主动脉瘤、腹腔巨大肿物等状况时禁用。另外，采用腹部提压方法进行 CPR 时，可省去传统 CPR 时一人负责按压、另一人负责人工呼吸的模式。

四、经膈肌下抬挤法

既往对于各种原因与环境下出现的心搏骤停，常用的心肺复苏方法有胸外按压 CPR 及开胸心脏按压术（OCCPR）。然而胸外按压 CPR 在开腹情况下难以充分发挥"胸泵"作用，且易产生胸肋折等严重并发症，不能保证重要器官的血液供应，故临床复苏成功率低，且复苏后患者的生存质量难以达到令人满意的程度。尽管 OCCPR 效果优于胸外按压 CPR，但存在需另辟切口、耗费时间、手术损伤大等诸多缺陷，故使其临床应用未能较好地普及。而利用腹部开放的切口，经膈肌下抬挤心脏，迅速建立有效的血液循环进行 CPR 的方法能够弥补上述传统 CPR 方法的不足，经临床及动物实验证明，经膈肌下抬挤心脏 CPR 方法能够提高患者的抢救成功率，不失为一种因地制宜、因人而异的个体化 CPR 方法。

膈肌下抬挤心肺复苏法最初应用于肝移植术中并发心脏呼吸骤停患者，报道有 5 例术中发生心脏呼吸骤停患者应用此方法均恢复自主心律，收到良好的复苏效果。复苏方法：术者位于患者右侧，将右手从手术切口处伸入膈肌下方，2~5 指并拢置于心脏后下方膈肌贴附面处，左手掌置于胸骨中下 1/3 处固定后，双手配合以右肘腕关节协调带动右手 2~5 掌指有节律冲击性地向胸骨处抬挤心脏，使膈肌上移 4~5cm，然后迅速放松时膈肌回至原位，如此规律交替进行，抬挤频率为 100~120 次 / 分。

经膈肌下抬挤心脏 CPR 能够发挥循环呼吸支持作用的原理在于：心脏前为胸骨，下抵膈肌，后靠脊柱，心包限制心脏左右移动，但是心脏缘于膈肌一面具有一定活动度。膈肌具有一定弹性，当操作者托起膈肌抬挤胸骨后方的心脏，通过"心泵"挤压机制达到泵血；同时膈肌上移，胸腔容积相对变小致胸内压升高而发挥了"胸泵"机制，亦提高了心排血量。当放下膈肌回位，胸腔容积相对变大致胸内压降低，使静脉血回流至心脏，如此有节律地经膈肌下抬挤心脏，而代替心脏自然搏动，以达到维持血液循环的目的；膈肌上下移动导致胸腔压力变化，亦发挥了"肺泵"作用，辅以一定的肺部通气。

研究证实标准胸外按压 CPR 方法与经膈肌下抬挤心脏 CPR 方法对心脏停搏兔的复苏效果相比，具有更高的存活率和更短的复苏成功所需时间，还可降低心肌细胞凋亡率。因此，经膈肌下抬挤心脏 CPR 方法可降低细胞凋亡率，减轻心肌组织的缺血再灌注损伤，从而保护心脏功能，并能产生较高的动脉压和心排血量，由此显著提高了心搏骤停的复苏成功率。临床病例观察发现，对 5 例腹腔手中发生心搏骤停的患者采用经膈肌下抬挤心脏 CPR 方法后，2 例转复为室上性心动过速，3 例恢复为窦性心动过速；全部病例恢复自主心律，收到良好效果。另外，我们应用该方法成功复苏了 1 名交通意外伤导致胸肋折合并心搏骤停的患者，为其后续的手术治疗赢得了宝贵的时间。

五、双下肢加压紧缩法

法洛氏四联症患儿在临床多采取蹲踞的方法来缓解缺氧发作，因为法洛四联症患儿心脏缺氧发作时主要是右室流出道痉挛或体循环阻力骤降，心内血液分流，其在蹲踞体位，可以使体循环阻力增加，心室内右向左分流量减少，肺血流量增加，左心室和主动脉内血氧含量增加，改善了大脑等地氧供。根据此原理，用成人血压袖带给法洛氏四联症患儿双下肢充气加压，加压大于收缩压，以足背动脉搏动消失为标准，加压持续 10 分钟，直到改善患儿缺氧症状。

充气加压下肢法也是应用了反搏机制：充气加压下肢，使体循环阻力增加。Nudel 等认为系统循环阻力增加可以使血流重新流向肺循环，因为右室漏斗部狭窄使肺循环的阻力是一定的，增加系统循环阻力迫使左心室的血流从中膈缺损处射出，而逆转心室分流。双下肢充气加压同理一方面促使下肢血液回流，增加回心血量。另一方面充气加压时外周动脉的阻力增加，使心脏在收缩和舒张时外周动脉压、主动脉压和左室压升高，这样在一定程度上利用反搏机制，减轻了右向左分流，使得右心室的血液更多的流经肺部而增加氧合，SaO_2 增加，缓解其缺氧症状；主动脉的升高，使冠状动脉灌注血流增加，提高了心肌供氧。笔者对这种方法的动脉血气和血流动力学进行了初步观察，充气加压下肢法能够在最短的时间内发挥作用，简单易行，给进一步治疗提供时间，由于法洛氏四联症患儿血液黏稠，在充气加压时血栓的形成概率也可能增加。

六、持续性腹主动脉按压

由于窒息导致的心搏骤停存在严重的高碳酸血症和高钾血症，对血管活性药不敏感，一般都是电机械分离或者心脏停搏（不是除颤的适应证），所以复苏难度很大。而且由于院外心搏骤停也无用药条件，更加给复苏提出了挑战，持续性腹主动脉按压（sustained abdominal aortic compression-CPR，SAAC-CPR）无疑给此类案例带来了曙光。Harris 等在 1967 年提出腹带复苏术，即在 STD-CPR 的基础上用束带绑扎腹部，后来采用充囊环绕腹部，在心肺复苏全过程中对腹部进行持续加压。腹带复苏术通过对腹部加压来限制膈肌的移动，在胸外按压时增加胸内压，增加心输出量，提高主动脉收缩压；同时对腹部大血管加压，减少腹腔内血管和下肢的血流，提高主动脉舒张压，增加心脑灌注。同时，Harris 等也报道了行持续人工腹部按压发生肝脏损伤的研究结果，但在后来的研究中均未见类似报道。关于腹带复苏术的复苏效果，Lottes 等认为，腹带复苏术可以提高 CPP，其效果与应用血管加压药相似，且其简单、无创、可控性强。在 Park 等做的持续性腹部按压的动物实验中，并未得出持续性腹部按压能够产生较高 CPP 的结果，因为伴随动脉压的升高还有右房压的增高，反而发现有肝脏损伤的出现，估计与腹部按压的位置和手法不同有关。有研究表明持续性腹部按压可以增加心肺复苏实验动物的冠状动脉灌注压，改善心搏骤停动物的预后。据 Zhou 等报道持续性腹主动脉按压能升高室颤猪的冠状动脉灌注压和自主循环恢复率，其作用强度达到使用肾上腺素水平。

心脏骤停复苏期间，尽量维持较高水平的 CPP 值以保证心脑重要脏器灌注，也是成功 ROSC 的关键。CPP 的提高有赖于外周血管阻力的增加，通常用血管升压药来增加外周血管阻力。然而在院外 CA 情景下，静脉给药难以实施，于是有研究者开始探索新的增加外周阻力的方法。众所周知，CPP 为舒张压与中心静脉压之差，该值与 ROSC 率呈正相关；而 MAP 为舒张压与 1/3 脉压之和，其高低水平与脑灌流呈正相关。研究显示，与标准复苏组比较，持续性腹主动脉按压能提高自主循环恢复率及存活率，而且复苏成功所需时间以及脑复苏成功时间均要明显缩短，其 24 小时脑功能分级也优于标准复苏组。究其原因就是在 CPR 最初的 5 分钟内，SAAC 组的 CPP 和 MAP 均显著高于 STD 组。

研究 Lottes 和 Park 的方法，他们提出的持续性腹部按压方法主要是作用于整个腹部，动脉压增高是腹内压和胸内压增高导致，由于不是直接作用于腹主动脉，对腹主动脉的影响并不大，反而由于腹内压增高和胸内压增高，就有了肝脏损伤的隐患。腹主动脉是人体的大动脉，直接延续于发自左心室的主动脉、胸主动脉，沿脊柱左侧下行，主要负责腹腔脏器和腹壁的血液供应。心肺复苏的关键就是尽早恢复心脑血流供应，而 STD-CPR 仅能产生 15%~20% 正常心肌血流和 20%~25% 的正常脑血流。通过实证，直接按压腹主动脉的方法可有效阻断腹主动脉的下向血流，从而保证了上向血流。与 STD-CPR 相比，收缩压和舒张压均升高，而静脉压升高不明显，最终使 CPP 和 MAP 明显增高。但由于该实验样本量太小，并未得出两组 ROSC 率和 24 小时存活率的差异具有统计学意义，因此该方法能否广泛运用于临床还有待于进一步进行大样本基础和临床的研究去验证。

七、插入式腹主动脉按压法

对于合并多发肋折、开放性胸部损伤、胸部手术、胸廓畸形等情况的心脏呼吸骤停患者，传统胸外按压是禁忌实施的。多年来诸多学者一直在探讨该情况下的适宜心肺复苏方法。1981 年，Rosborough 等最早报道了单纯性腹部按压心肺复苏术（only rhythmic abdominal compression, OAC-CPR）。有学者认为单纯腹部按压能够提供足够的肺通气和冠状动脉血流。研究 OAC-CPR 后，根据最初 Babbs 提出选择性腹主动脉按压的想法（并未在动物实验及临床上有进一步在研究），周满红等提出了在常规胸外按压的同时联合持续腹主动脉按压心肺复苏的方法，因为其认为 OAC-CPR 的作用压力可能是使腹腔压力升高间接作用于腹主动脉，如果直接作用于腹主动脉所需的压力要小于作用于整个腹部的压力，动脉压力升高更明显。动物实验证明 SAAC-CPR 直接作用于腹主动脉，主动脉压和右房压均升高，但是主动脉压升高比右房压要大，因此冠状动脉灌注压升高，该方法较常规胸外按压法能更好地提高复苏时的冠状动脉灌注压，从而提高自主循环恢复率，肯定了 SAAC-CPR 的有效循环支持作用。然而持续的腹主动脉按压增加了对腹部脏器损伤的概率，笔者提出插入式腹主动脉按压的 CPR 新方法既有腹主动脉按压的有效复苏效果亦减少了对腹部脏器的损伤。

插入式腹主动脉按压是在心脏骤停后给予胸部按压的间歇时，在上腹部腹中线左旁沿腹主动脉走行给予按压。在心脏收缩期，腹部无外来压力，常规胸外按压充分发挥"心泵"作用。在心脏舒张期，该法支持有效循环的原理与SAAC-CPR相似，对腹主动脉直接加压，反向搏动的血流向上流向胸主动脉，胸主动脉与右房的压差（即冠状动脉灌注压）增大，心肌灌注得到改善；而且按压时腹腔压力也有一定程度的升高，使腹腔脏器内的血液流入心脏，增加回心血量，当胸部按压时，心脏输出量也随之增加，各重要脏器的灌注及循环均有所改善。然而国内外未有相关文献报道，需要进一步的对其有效性进行动物和临床实验进行验证。

第二节　丰诺安联用维生素 B$_6$ 新疗法

创伤性凝血（trauma-induced coagulopathy，TIC）及凝血病（coagulopathy）是世界性的治疗难题，因为失血是创伤患者入院后早期死亡的首要原因，第一个 24 小时占 50%。25%~35% 的创伤患者存在凝血功能障碍，合并创伤性凝血功能障碍患者死亡率升高 4 倍。创伤性凝血障碍（trauma-induced coagulopathy，TIC）的定义是：创伤患者在急性创伤性凝血功能障碍（acute traumatic coagulopathy，ATC）的基础上，在低温、酸中毒、血液稀释、炎性反应等因素的共同作用下，出现凝血功能障碍，称为 TIC。

而创伤性凝血病（coagulopathy of trauma）是在严重创伤或大手术打击下，机体出现以凝血障碍为主要表现的临床病症。创伤性凝血障碍及凝血病实际上是在动态变化过程中的两个术语，其差别仅在于凝血障碍的程度不同而已。

创伤后早期死亡与无法控制的出血及创伤失血后凝血病有关。特别是严重创伤患者出现凝血病，死亡率更高，可以达到 80% 左右。近年来，人们认识到凝血功能障碍发展到凝血病在创伤早期起着非常巨大的作用，因此，尽早诊断和积极处理凝血功能障碍有助于更好地控制出血，也是降低创伤死亡率的关键。创伤性凝血障碍及凝血病是世界性的治疗难题，有关专家在 2006 年发起"针对创伤大出血的教育努力"（educational initiative on critical bleeding in trauma，EICBT）的国际行动，以提高创伤救治人员对创伤后凝血病的认识和救治水平。

英国学者 Brohi 等在 *J Trauma*（2003 年）创伤杂志上报告，在英国皇家伦敦医院收治的 1088 名创伤患者中有 24.4% 患者入院时就已经存在凝血功能障碍，凝血酶原时间（PT）> 18 秒，活化部分凝血酶原时间（aPTT）> 60 秒，凝血酶时间（TT）> 15 秒，最终结果是凝血功能异常者的死亡率升高了 4 倍 （46.0% vs 10.9%）。美国学者 MacLeod 等在 *J Trauma*（2003 年）杂志上报告，在美国 Ryder 创伤中心，迈阿密的 14397 名创伤患者中，28% 入院 PT 异常， 8% 入院 aPTT 异常，最终结果证明入院 PT 异常是院内死亡的独立危险因素。说明创伤后早期即可发生急性创伤性凝血功能障碍，ATC 的发生发展涉及多种系统及因素，ATC 可进一步进展为 TIC。

为了降低创伤性凝血障碍及凝血病患者的死亡率，就必须在严重创伤患者入院时就特别关注和警惕创伤性凝血障碍及凝血病的发生及发展，及时预防及时治疗，更应该针对这一世界性的治疗难题进行基础及临床救治研究。

（一）尽管近几年来创伤性凝血障碍及凝血病急救医学得到发展，但是国内外的专家们还没有找到一种简便、实用、经济、有效创伤性凝血障碍及凝血病的治疗方案，死亡率仍居高不下

近几年来创伤性凝血功能障碍及凝血病急救医学得到发展，主要表现在基础研究和临床医学的共同发展。临床医疗方面开始摆脱单一器官概念的束缚，患者的整体性和器官之间的相关性在实际工作中更加具体化。基础医学发展的特点从基因研究到蛋白质组学，基础研究的不断深入，使对创伤性凝血功能障碍及凝血病的理解逐渐加深，在此基础上，临床上在新的理念指导下的治疗方法正在逐步降低着危重病的死亡率，并正在被临床循证医学研究所证实。但是国内外的专家们还没有找到一种简便、实用、经济、有效创伤性凝血障碍及凝血病的治疗方案。

江苏大学附属武进医院在 2012—2013 年间，共救治的 32 例创伤性凝血例进行了回顾性分析，结果为 30 例死亡，2 例成活，死亡率为 93.75%，而这些患者在创伤发生前基本上是健康的。所以对此进行进一步的深入研究非常必要。

（二）创伤性凝血障碍及凝血病的发病机制

创伤性凝血障碍及凝血病是多因素共同作用的结果。其发生取决于凝血、抗凝、纤溶机制的相互调控。目前认为组织损伤、休克、酸中毒、血液稀释、低体温和炎性反应是创伤性凝血障碍及凝血病的 6 个关键启动因素。

1. 组织损伤　组织损伤是创伤性凝血病发生基础，血管内皮损伤后暴露内皮下的胶原蛋白Ⅲ和组织因子，通过与 von Willebrand 因子、血小板以及活化的 FⅦ（Ⅶ因子）结合启动凝血过程。内皮损伤后释放组织型纤溶酶原激活物增强纤溶功能，同时休克时纤溶酶原激活物抑制剂的功能受到抑制，从而促进了纤溶亢进。

2. 休克　休克是诱发创伤早期凝血病的关键因素：组织低灌注时，内皮细胞释放血栓调节蛋白增加，结合凝血并抑制其功能，同时激活蛋白 C 而抑制Ⅴ、Ⅷ因子的功能，使机体抗凝活性增强。

3. 酸中毒　创伤患者由于组织灌注不足等原因，代谢性酸中毒发生很常见，它可以抑制各种凝血因子的活性，也促进纤维蛋白原的降解。另外，酸中毒能抑制凝血酶生成，特别是合并有低体温时这种作用明显增强。

4. 血液稀释　出血致凝血因子丢失可迅速降低体内少量储备的纤维蛋白原和血小板。液体复苏时大量输血及输液，致使血小板及凝血因子被稀释，凝血因子稀释是外伤患者凝血功能障碍的主要原因。

5. 低体温　创伤患者由于失血、躯体暴露、环境低温、大量输注没有加温的液体、手术、肌肉产热减少等各种原因而发生低体温。低体温主要是抑制血小板的激活和聚集。

6. 炎性反应　凝血系统与免疫系统之间有很强的相互作用，如凝血蛋白酶的激活通过细胞表面跨膜的蛋白酶受体可以诱导炎性反应，而炎性反应的激活反过来可加剧凝血紊乱。

（三）创伤性凝血功能障碍的早期诊断

1. 急性创伤性凝血功能障碍（acute traumatic coagulopathy，ATC）的诊断标准　实验室标准（其中一项）：

检测凝血酶原时间（PT）＞ 18 秒。

活化部分凝血酶原时间（APTT）＞ 60 秒。

凝血酶时间（TT） > 15 秒。

凝血酶原时间比值（PTr） > 1.2。

2. 创伤凝血病（coagulopathy of trauma）的诊断标准 实验室标准（其中一项）：

检测凝血酶原时间（PT） > 18 秒。

活化部分凝血酶原时间（APTT） > 60 秒。

凝血酶时间（TT） > 15 秒。

凝血酶原时间比值（PTr） > 1.6。

有活动性出血或者潜在出血，需要血液制品或者替代治疗。

3. 应用血栓弹力图仪（TEG）测定 可以从整个动态过程来监测凝血过程。现已成为当今围术期监测凝血功能的最重要指标。同时也是世界上先进国家进行血制品管理的重要工具，从而为临床带来了快速、准确的监测血小板聚集功能的技术。国外国内近 4 000 份临床文献从各个角度对它对临床诊疗效果进行了论证。通过血栓弹力图仪（TEG）测定能够更早期诊断创伤性凝血功能障碍。

（四）目前国内外对创伤性凝血障碍及凝血病的综合治疗措施

目前治疗创伤性凝血障碍及凝血病大多采取以下治疗：

1. 注意体温监测，防治低体温。

2. 合理选择液体用于复苏为避免高氯性酸中毒，宜使用氯离子浓度接近生理水平的乳酸林格液，避免使用高氯的生理盐水。胶体如羟乙基淀粉和右旋糖酐也与凝血病的发展有关。

3. 处理酸中毒。

4. 允许性低血压复苏。允许性低血压是一种延迟的或限制性的液体复苏，应持续到出血控制，并在这一时期内保证终末器官灌注。

5. 早期积极补充凝血因子，恰当使用止血药物。

6. 损伤控制外科的实施 早期严重创伤的患者难以耐受长时间复杂的手术，在此基础上提出了创伤控制外科，其目的是用最简单的方法来快速止血和减少污染。

7. 适当补充钙剂，低钙血症在重患者中很常见，并且增加了病死率。钙是很多凝血因子的辅助因子。

8. 警惕后期的血液高凝状态和血栓形成，预防脓毒症的发生。归纳起来的综合治疗措施为：损伤控制性外科与复苏；成分输血；成分血制品的输注比例；凝血因子复合物；凝血酶原复合物；重组活化Ⅶ因子；止血药物——氨甲环酸；目标导向输血方案等。

（五）在综合治疗的基础上，采用复方氨基酸（20AA）联用维生素 B6 新疗法救治创伤性凝血障碍及凝血病患者取得了比较好的效果，它是救治凝血功能障碍及凝血病的一种简便实用、经济、有效的国内外具有独创性及唯一性的新疗法

我们在综合治疗的基础上，采用复方氨基酸（20AA）联用大剂量维生素 B6 新疗法救治创伤性凝血功能障碍及凝血病取得了比较好的效果，我们应用本法临床救治 39 例出血患者中，共死亡 8 例，死亡率 20.51%。在综合治疗基础上采用复方氨基酸（20AA）联用大剂量维生素 B6 新疗法治疗后，出血一般在 1.5~72 小时逐步得到控制，最快的 1 例在静脉输入 1.0 小时就明显控制了大出血。本组 5 例患者在治疗过程中大出血都有所控制，但均因为多器官功能进一步衰竭而死亡。

在常州地区及全国一些医院，已经有一批创伤后凝血病大出血患者在综合治疗的基础上，采用复方氨基酸（20AA）联用大剂量维生素 B_6 新疗法治疗后，奇迹般的生还了。

案例1：2010年10月有1例66岁男性患者，因胆囊结石行胆囊切除术，手术后二次出现大出血、休克，当晚上进行第三次手术时，患者已发生MODS，打开腹腔后发现血液像"阴雨天青石板上洇水一样"慢慢渗出，压迫止血、缝合止血和电凝止血等常规手段根本不起作用，于是连续给患者使用了大量的止血药物，包括血小板、凝血酶原复合物、冷沉淀、血浆等，但仍是不断。至止，大出血总量已经达到4600ml，专家们已无计可施。星夜请岳茂兴教授来会诊，停用所有药物及血制品，仅采用复方氨基酸（20AA）联用维生素 B_6 新疗法治疗：复方氨基酸（20AA）500ml 以及 0.9% 氯化钠注射液 250ml ＋维生素 B_6 5g ＋维生素 C 2g，分别从二个中心静脉同时快速滴注给药，30分钟输液完毕。0.5小时后，病人肝脏和周围的水肿有所消退，腹腔出血也有所减少；1小时后，出血更少了，至此关上腹腔结束了手术。术后连续应用复方氨基酸（20AA）联用维生素 B_6 新疗法治疗6天，患者顺利康复出院。随访至今，恢复良好，无并发症。本例患者的大出血救治中，复方氨基酸（20AA）联用大剂量维生素 B_6 新疗法起到了立竿见影的效果。

案例2：2012年3月23日救治的周某，患有肝脏硬化，脾脏肿大，凝血功能差，由于脾脏粉碎性破裂大出血达到 60 00ml 左右，经过紧急切除严重粘连并粉碎性破裂的脾脏，应用"复方氨基酸（20AA）联用大剂量维生素 B_6 新疗法"纠正了凝血功能，患者很快康复。现在已经痊愈出院。

案例3：2012年5月29日，39岁的张某因车祸造成多发伤，行肺叶切除等胸、腹部手术，造成出血不止创伤性凝血病大出血，大出血总量已经达到4000ml，专家们已无计可施。后采用复方氨基酸（20AA）联用大剂量维生素 B_6 新疗法治疗：丰诺安 500ml（1次／日）以及 5% 葡萄糖氯化钠注射液 250ml ＋维生素 B_6 5g ＋维生素 C 2g（2次／日），快速静脉滴注给药，1天后大出血控制，4周后痊愈出院。

案例4：2012年7月29日，近2个月来66岁的患者因肝硬化、门脉高压症、丙型肝炎并消化道发大出血，采取现有的治疗手段一直不能控制，血红蛋白只有 5.0g，最后致肾衰竭，胃肠道功能衰竭，在本地医院及上海大医院治疗大出血没有停止。后经医师介绍于2012年9月8日到岳茂兴所在的医院抢救。立即在综合治疗的基础上，采用"大剂量维生素 B_6（5.0g/d）联用复方氨基酸（20AA）（500ml/d）新疗法"治疗。应用1天以后，患者已经开始进食，病情有了改善，大出血停止，血红蛋白从 50g/L 上升到 100g/L；连续治疗10天后出院。

我们在外科手术中，遇到18例渗血比较多的患者，在应用复方氨基酸（20AA）联用大剂量维生素 B_6 新疗法治疗后能够看到创面渗血明显减少，另外在13例外科大手术后发现引流管渗血比较多的情况下，立即应用复方氨基酸（20AA）联用大剂量维生素 B_6 新疗法治疗后，也能观察到引流管渗血逐渐减少的情况。所以复方氨基酸（20AA）联用大剂量维生素 B_6 新疗法救治凝血功能障碍大出血患者的新疗法是可行的。

江苏省常州市第一人民医院、江苏省常州市第二人民医院、江苏省常州市第三人民医院、江苏省常州市中医院等都证实"复方氨基酸（20AA）联用大剂量维生素 B_6 新疗法"的临床确切治疗效果，对此都达成了共识。

（六）复方氨基酸（20AA）联用大剂量维生素 B_6 新疗法治疗创伤性凝血障碍及凝血病的作用机制

现有研究表明，岳茂兴独创的"维生素 B_6 联用 20AA 复方氨基酸（丰诺安）"新疗法作用机制如下：

1. 氨基酸是构成生物体蛋白质并同生命活动有关的最基本的物质，是在生物体内构成蛋白质分子的基本单位，与生物的生命活动有着密切的关系。它在抗体内具有特殊的生理功能，是生物体内不可缺少的营养成分之一。其在人体内通过代谢可以发挥下列一些作用：①合成蛋白质及核酸；②变成酶、激素、抗体、肌酸等含氮物质；③转变为碳水化合物和脂肪；④氧化成二氧化碳和水及尿素，产生能量。

2. L- 鸟氨酸是非蛋白氨基酸，在生物体内主要参与尿素循环，对体内氨态氮的排出有重要作用。在尿素循环中，氨甲酰磷酸合成酶Ⅰ是尿素循环中的酶，存在于线粒体中，以氨为氮源，需要 N- 乙酰谷氨酸，生成的氨甲酰磷酸用来合成尿素；氨甲酰磷酸合成酶Ⅱ存在于胞质溶胶中，利用谷氨酰胺作为氮源，不需要 N- 乙酰谷氨酸，合成的氨甲酰磷酸用来合成嘧啶。由氨甲酰磷酸合成酶Ⅰ催化的第一步反应是尿素循环的限速步骤。氨甲酰磷酸合成酶Ⅰ被 N- 乙酰谷氨酸别构酶活化。该代谢物是由谷氨酸和乙酰 CoA 在 N- 乙酰谷氨酸合成酶催化下合成。当氨基酸降解速率增加时，作为转氨作用的结果，谷氨酸的浓度也随之增加，谷氨酸浓度的增加促进了 N- 乙酰谷氨酸的合成，结果活化了氨甲酰磷酸合成酶，使尿素合成速率加快。因此氨基酸降解产生的过量氮，就被有效的排出体外。由于精氨酸是 N- 乙酰谷氨酸合成酶的激活剂，因此精氨酸浓度的增高，也会加速尿素的合成。

3. B 族维生素是水溶性维生素，包括维生素 B_1、维生素 B_2、维生素 B_6、维生素 B_{12}、烟酸、泛酸、叶酸等，是推动体内代谢，把糖、脂肪、蛋白质等转化成热量时不可缺少的物质。它们具有协同作用，调节新陈代谢，增进免疫系统促进细胞生长和分裂。维生素 B_6 可能是所有维生素 B 族中最重要的一种。维生素 B_6 又名吡哆素，包括吡哆醇、吡哆醛和吡哆胺 3 种化合物。在动物组织中吡哆醇可转化为吡哆醛或吡哆胺，且维生素 B_6 多以吡哆醛和吡哆胺形式存在与动物组织中。吡哆醛和吡哆胺，吡哆醛磷酸和吡哆胺磷酸都可以互变，最后都以活性较强的吡哆醛磷酸和吡哆胺磷酸形式存在于组织中，参加转氨作用。一般人体的肌肉里含有全身 70%~80% 的维生素 B_6。维生素 B_6 在蛋白、脂质和碳水化合物的代谢中发挥着关键的作用。所以，大量损耗维生素 B_6 的人会出现包括氨基酸代谢紊乱。维生素 B_6 是氨基酸的代谢与合成的重要辅酶，并参与不饱和脂肪酸的代谢等生理过程，是机体内许多重要酶系统的辅酶，是动物正常发育、细菌和酵母繁殖所需的营养成分。维生素 B_6 也是人体氨基酸代谢、神经递质 γ- 氨基丁酸（GABA）和谷氨酸（Glu）的辅酶，现已知肝脏有 60 多种酶需要维生素 B_6 参与，在促进机体正常酶代谢方面起到十分重要的作用，且维生素 B_6 在体内的半衰期短，很快就排出体外。并且吡哆醛磷酸还有一特殊的功能，其可以促进氨基酸和钾进入细胞的速率。但维生素 B_6 启动酶代谢开关值在大约在 3g 左右，只有较大剂量维生素 B_6 参与，人体的生命代谢活动才能被激活。另外维生素 B_6 有保护大脑及神经系统与协调神经递质的功能，还是一种天然的利尿剂，利尿就能解毒，静脉输入维生素 B_6 5g，能利出尿液 380ml 左右，且它半衰期短，很快排出体外，临床应用 20 万多例没有 1 例发生过量事件。

4. 复方氨基酸（20AA）（丰诺安）的氨基酸谱与人体基本一致，输入后能提供代谢底物及强劲的动能，并将机体有害物质及氨通过鸟氨酸代谢排出体外，快速使肝内酶代谢恢复。二者合用有促进机体酶代谢、利尿、解毒、保护大脑及神经系统功能、改善肝功能、提高机体凝血功能及机体营养状况的功效，促进损伤的细胞在一定程度上得到修复。临床治疗证实，能够使得损伤的细胞在一定程度上得到一定程度修复，从而改善病情。丰诺安与维生素 B_6 的巧妙搭配在人体新陈代谢中发挥着特别重要的作用。

5. 对受损细胞的修复作用。如运动神经元病患者脑脊液中的谷氨酸水平偏高，但是使用本发明后，脑脊液中的谷氨酸可以转化为谷氨酰胺和谷胱甘肽。

（1）人体通过谷氨酰胺可以从脑、肌肉等组织向肝或肾转运氨。谷氨酰胺没有毒性，是人体迅速解除氨毒的一种方式，在本病中也是迅速解除胞外过高的谷氨酸浓度对中枢神经系统产生的明显毒性作用，同时储藏和运输氨。当运至肝脏中，谷氨酰胺将氨释放出来以合成尿素；当运至肾脏中，谷氨酰胺将氨释放出来直接随尿排出；运至各种组织中可用于合成氨基酸和嘌呤、嘧啶等含氮物质。也就是说本发明可以促进谷氨酰胺的合成，解除胞外过高的谷氨酸浓度对中枢神经系统产生的明显毒性作用，并且谷氨酰胺能直接通过血脑屏障，为脑神经细胞的修复提供部分氨基酸、嘌呤和嘧啶。

（2）谷胱甘肽的合成可以有效地清除体内的自由基，减轻运动神经元病患者的症状。且本发明中的氨基酸也为神经营养因子提供能量以及原料，修复受损的神经细胞。虽然在此过程中氨基酸代谢产生的大量氨，但是由于 L- 鸟氨酸的存在，L- 鸟氨酸作为尿素循环的反应底物，迅速激活肝细胞内的尿素循环，将机体产生的有害氨通过尿素排除体外，保证了机体正常的代谢。由于本发明中含有天冬氨酸，其是多种氨基酸及嘌呤、嘧啶碱基的合成前体，并且它对细胞亲和力很强，可作为钾、镁离子载体，向心肌输送电解质，促进细胞去极化，维持心肌收缩能力。其不但可以为神经营养因子提供能量以及原料，修复受损的神经细胞，而且可以促进 K^+ 进入神经元细胞，维持心肌收缩能力。并且和 L- 鸟氨酸联合使用，可以刺激肝尿素循环活性增强肝脏排毒功能，迅速降低血氨，促进肝细胞自身的修复和再生，从而增强了人体自身免疫能力，从本质上本新疗法没任何毒副作用、治疗费用低，是救治创伤凝血病有确切疗效的新疗法。

总而言之，由于本发明中含有各种各样的氨基酸，其能够为血液提供新鲜的营养，通过氨基酸代谢以及血液循环能促进了受损细胞的再生。并且鸟氨酸和天冬氨酸可以刺激肝尿素循环活性，通过尿素循环可将氨基酸代谢过程中产生的大量的氨排出体外。生物体内无论是神经调节还是激素调节，最终都是通过酶起作用。所以本发明中添加的大剂量维生素 B_6 为人体氨基酸代谢、神经递质 γ - 氨基丁酸（GABA）和谷氨酸（Glu）的提供了充足的辅酶。

（七）防治可能发生的并发症

1. 大约有 0.5%~1% 的患者，静脉滴注后可能有胃肠道反应。肌注甲氧氯普胺（胃复安）10mg 就可以减轻反应。

2. 滴注速度快可能血管部位有胀痛，平时静脉滴注要慢一点，选择大一点的血管，粗一点的针头输液，反应就会小一点。

3. 有肾衰竭无尿患者停止应用。

（八）使用维生素 B$_6$ 的依据

维生素 B$_6$ 每日用量可达 10g 已批准为中华人民共和国军用标准 GJB–FL5340。2011 年 5 月 1 日已经正式公布实施。原解放军后勤部卫生部出版的《战伤救治规则》第 64 页第 148 条规定，首剂使用维生素 B$_6$1~6g，可重复使用，1 天总量不超过 10~15g。

由北京解放军第 306 医院（总装备部总医院）研制，石家庄四药股份有限公司生产，每袋 250ml 中含有 2.5g 的大剂量维生素 B$_6$，经过总后勤部批准已经在临床上使用。已经在载人航天航天员的医疗保障中广泛应用。美国现市场上的口服维生素 B$_6$ 每片为 500mg，是中国口服的维生素 B$_6$ 的 50 倍。

第三节　腹部外科疾病并发 MODS 及 MOF 的特点及其"四大一支持"综合冲击疗法

一、腹部外科疾病并发 MODS 及 MOF 的临床特点

1. 腹部外科 MODS 及 MOF 有明显的导致 MODS 及 MOF 的触发因素。就现代医学的急救水平而言，单器官功能衰竭一般并不致死，但若两个或两个以上器官发生序贯性功能衰竭，极易导致连锁反应，类似多米诺现象（Domino phenomenon），发生 MODS 及 MOF，如不能及早进行合理正确的，强有力的支持治疗，病人将死亡，在腹部外科病人中，明显的相关触发因素多为腹部严重感染、败血症，腹部创伤合并多发伤，急诊腹部大手术等。

2. 发生序贯性 MODS 及 MOF 时，病情发展十分迅猛。腹部外科病人一旦发生 MODS 及 MOF，病情十分迅猛，病程进展快，脏器衰竭的数目多为 2~4 个，4 个以上器官发生序贯性衰竭很少，MOF 的死亡原因大都直接为呼吸及循环系统衰竭等。

3. 这些触发因素如不解除，则将导致病人死亡。

4. 这些致死性的触发因素常需通过有效的手术加以彻底清除。诸如腹内脏器破裂及大出血，腹腔内不能控制的多发脓肿，嵌顿结石引起的急性化脓性梗阻性胆管炎，急性重症出血坏死性胰腺炎，较大范围腹内脏器坏死，保守治疗无效的急性肠梗阻、肠扭转、弥漫性腹膜炎。

5. 病人出现衰竭的器官不是直接受损的器官。病人出现衰竭的器官不是直接受损的器官，患者处在一个极其困难的时期，外科医师力图集中精力处理重症，期待病情平稳后再行手术治疗，但常规抢救却难以挽回生命。

6. 此类病人需在严密的 ICU 监测下采取强有力的支持手段，才能安全渡过手术关。

7. 损伤的器官是具有可逆性的。损伤的器官是具有可逆性的。一旦致死性的触发因素去除，病情将发生逆转，损伤的器官是可逆性的，病人最终有可能获得治愈。

二、造成腹部外科疾病并发 MODS 及 MOF 病人死亡的三大主要原因

（一）微循环病变不能及时控制和纠正

微循环病变（血管渗出和微血管栓塞）是腹部外科 MOF 的重要发病基础，当微循环障碍不能及时控制和纠正，并出现临床称之为微循环衰竭时，极易导致腹部外科 MOF 病人

死亡。

（二）严重感染不能控制

严重感染不能控制，常导致多种血管活性物质和炎性介质细胞因子等的增加以及内皮细胞损伤，加剧了 MOF 的进程，造成病人死亡。

（三）高分解代谢始终得不到纠正

高动力型循环状态始终得不到纠正，致使机体处于一种失控的代谢紊乱，免疫功能异常状态，常导致严重并发症的发生，造成死亡。

三、腹部外科疾病并发 MODS 及 MOF 病人的代谢特点

（一）氧的供需失衡，细胞氧利用障碍

1. 组织器官利用能源的途径　营养物质代谢产生能源有两种根本途径，即有氧代谢与无氧代谢。有氧代谢如糖的有化，脂肪酸的 B- 氧化和氨基酸的氧化分解。无氧代谢为糖的酵解。通常氧消耗量愈多的组织（如心肌）或血流量丰富的器官（如肝脏），有氧代谢愈是主要方式。

2. 激素分泌失调　当饥饿、创伤、大手术或严重感染后并发 MOF，激素分泌失调，如胰高糖素在饥饿时分泌增多；儿茶酚胺、促肾上腺皮质激素、皮质激素、胰高糖素在创伤、大手术或感染后分泌增多，会引起一系列代谢紊乱。

3. 血糖变化　肝糖原和肌糖原迅速分解，糖异生作用增强。肝脏将肌肉分解的丙氨酸，摄取后经皮酮酸转化为葡萄糖，因此肝脏可及时代谢肌肉大量释出的丙氨酸，供应机体葡萄糖的应激需要。同时组织利用葡萄糖能力降低，虽然脑组织等处消耗葡萄糖量大，但血糖尚可维持在 3.9mmol/L（70mg/dl）以上。但当严重感染影响肝脏功能时，肝脏糖异生速度降低。

4. 脂肪动员加速　生成的脂肪酸一部分被组织氧化，一部分成为糖异生作用的能量来源。脂肪酸还有一部分在肝中转化为酮体，供应脑组织作为能量来源；血中酮体增高，还可减少肌肉蛋白质分解，促进蛋白质合成。脂肪酸和酮体也成为心肌、肾皮质和骨骼肌的主要能量来源。

5. 肌肉释放氨基酸增多　激素分泌的不平衡，使骨骼肌的蛋白质分解加强。大部分氨基酸转变成丙氨酸和谷氨酸胺，进入血循环中。肌肉蛋白质大量分解，呈负氮平衡。组织利用葡萄糖降低，因心肌、骨骼肌、肾皮质等组织摄取和氧化脂肪酸与酮体增多，可减少对葡萄糖的摄取和利用。但大手术、创伤或感染，病变区对血糖消耗大量增加，加之病变影响肝脏时，使糖异生速度受到影响，有使血糖趋于下降倾向。

6. 机体处在高代谢高动力状态　机体处在高代谢高动力状态，能量物质分解亢进，旁路代谢激活、亢进，造成明显的代谢紊乱，高氧耗，耗氧与氧运送依赖，通气量增加，高血糖，蛋白质分解增加以及高乳酸血症等。

（二）负氮平衡加重

负氮平衡加重，整体蛋白分解加速，总体蛋白质合成速率下降约 1/3。

（三）糖原分解

糖原分解、糖异生增强，而胰岛素受体抑制，外周葡萄糖利用下降。

（四）脂肪分解

（五）各种介质系统的复杂演变

各种介质系统的复杂演变，使机体处于一种失控状态。

（六）机体急需补充营养素与其利用和排除矛盾突出

一方面机体处在代谢紊乱及营养素利用障碍状态，急需给予补充；另一方面由于 MODS 及 MOF 时多器官功能障碍，不能有效地利用营养素及排出代谢产物，这就是对传统的营养支持概念进行修正的主要理由，将代谢营养支持取代传统的营养支持。代谢支持的特点强调对正常代谢途径的支持和对不利的旁路代谢抑制，而并非盲目的营养补缺。

四、"四大一支持"综合疗法

腹部外科疾病并发 MODS 及 MOF 病人病情复杂，治疗难度大，死亡率高。在急救过程中，需要遏止住患者危重状态的发展，为紧急手术或下一步的治疗赢得时间并打下良好的基础。为探索有效合理的综合治疗方法，从 1982 年起，岳茂兴等以 ICU 急救外科为依托，对其临床特征、触发因素、死亡原因及有效治疗措施等，进行长达 17 年的临床与实验研究，在国内创用短程大剂量以地塞米松和山莨菪碱为主的"四大一支持"综合疗法。

（一）"四大一支持"综合疗法

1. 短程大剂量山莨菪碱　用法：0.66mg/kg，每 8 小时 1 次，静脉滴注，可连续用药 1~3 天，即可逐渐减量。

2. 短程大剂量地塞米松　用法：0.66mg/kg，每 8 小时 1 次，静脉滴注，可连续用药 1~3 天，即可逐渐减量。也可在去除病因并积极支持各主要器官功能基础上，联合大剂量应用地塞米松（40mg/8h）、654-2（20mg/8h）连续 3 天。

3. 大剂量抗需氧菌和抗厌氧菌抗生素联合正确合理应用　我们采用序贯性抗生素治疗。包括三个给药阶段：①在取得培养及药敏报告前，应按照经验性抗生素方案给药，抗生素的应用应该能覆盖引起感染的所有致病菌，采用对肝、肾功能影响极小的抗生素，如抗厌氧菌的甲硝唑或替硝唑和抗需氧菌的第三代头孢子菌素；②经 3~4 天取得药敏报告后，应选用针对性更强的抗生素治疗以取得最佳的疗效，并需预防二重感染的发生；③在抗生素治疗后 7~9 天，患者情况明显好转，可开始考虑改换口服治疗，以巩固疗效。

4. 大剂量应用腹腔灌洗液清洗腹腔　对胃、肠、胆穿孔或损伤破裂，急性坏死性胰腺炎，绞窄性肠梗阻、大范围肠坏死，小肠破裂或穿孔已有肠内容溢出或外漏者，应作全面的腹腔清洗，以减少坏死组织、细菌总数和稀释毒素。对于全腹膜炎伴严重感染的病人，可采用在上腹部放置硅胶管，滴注灌洗液，由下腹部硅胶管引出，持续灌洗直至流出液澄清为止。

5. "一支持"即完全的代谢营养支持　代谢营养支持的方法可分肠外（TPN）和肠内（TEN）两大类。

（1）采用分阶段代谢营养支持治疗：

（1）第一阶段即病人处于高度应激状态、有效循环量、水盐电解质平衡得到初步处理后，但胃肠功能仍处在明显障碍时，应采用完全的胃肠外营养（TPN），病人每日从中心静脉或周围静脉注射低热量营养支持，一般应用 83.6~146.3kcal/（kg·d），其中糖 < 5g/（kg·d），

脂肪 < 1.0g/（kg·d），而蛋白质则需达 1.5~2.0g/（kg·d），内加电解质、微量元素、胰岛素、ATP、辅酶 A 等。人体白蛋白强化治疗对提高机体的免疫能力有一定帮助，应积极加以补充。

（2）第二阶段即病情有缓解，胃肠道功能有明显恢复时，可肠内、肠外营养同时进行，其配方应合理组合，肠内营养可给予易于消化和吸收的要素饮食，如能全素，安素，爱伦多等。

（3）第三阶段即病情得到完全控制，胃肠道功能完全恢复时，逐步过渡直至全部应用肠内营养。代谢支持的重点是尽可能保持正氮平衡，而非普通的热量供给。应用根据不同组合的代谢支持配方，这是提高治愈率的一个重要条件。

在 MODS 及 MOF 时，机体处在高分解高动力状态，代谢营养支持已成为 MODS 及 MOF 时脏器支持的一个重要环节，营养代谢状态实际上决定了病人的最终预后。

（二）腹部外科疾病并发 MODS 及 MOF 时的代谢支持要点

1. 代谢支持的着眼点在于争取努力保持正氮平衡。

2. 给予 MODS 及 MOF 病人以低热量营养支持，但由于绝大多数 MODS 及 MOF 病人发生低白蛋白血症，况且血清白蛋白水平是疾病严重程度和预后的一个重要指标，所以应及时补充足量的人血白蛋白制剂。

3. 宜选用富含支链氨基酸的优质蛋白。

4. 重组人类生长激素（GH）能促进病人的合成代谢，动用脂肪而保存机体的蛋白质，能加速 MODS 及 MOF 病人的康复。

5. 谷氨酰胺在组织间氮转运起着重要的作用并能保护肠功能，一般推荐 0.57g/（kg·d），要素饮食爱伦多中含有谷氨酰胺，宜选用之。

6. 鱼肝油中大量存在 $\omega-3$ 多不饱和脂肪酸，在减轻机体对 MODS 及 MOF 时的应激反应和调节免疫反应方面起着重要的作用，在静脉营养中可加入 $\omega-3$ 多不饱和脂肪酸。

7. 宜选用中长链脂肪酸，因为它具有氧化快，廓清率高的优点。

8. 近来在静脉营养中对抗氧化剂十分重视，维生素 C、维生素 E、微量元素硒、锌、镁等都认为在防止氧自由基损害，增强机体免疫功能中十分重要，宜补充之。

（三）腹部外科疾病并发 MODS 及 MOF 时代谢支持的时机与途径

1. 腹部外科病人及高龄患者和 MODS 及 MOF 病人 术后胃肠道功能恢复有其特殊性，一般情况下恢复较慢，胃肠道蠕动减慢，张力减低。尽管患者术后 3~5 天恢复了排气功能，但恢复排气功能并不意味着消化、吸收、排泄功能的完全恢复，相当一部分病人仍不能耐受胃肠道营养。因为腹部外科病人及高龄患者和 MODS 及 MOF 病人的胃肠道功能恢复有其特殊性，即使患者恢复排气功能后也不要急于给予胃肠内营养。岳茂兴等用常规治疗两例高龄患者，在恢复排气功能以后就给予胃肠内营养，反而导致高度腹胀，胃肠内的营养液既不能排出，又不能用负压吸出，加重了脏器功能的负担，最后又一次并发多器官功能衰竭而死亡，实为教训。

2. 代谢支持的时机 应依临床情况而定，需分三个阶段进行：如急于求成，势必要加重病情。另外还应注意，一般应从病人需要量的 1/3~1/2 开始，逐步增加，以使机体的代谢能力有一个适应的过程。

目的是及早合理地给予全身的代谢营养支持治疗，分阶段治疗组病人在救治中证实，这是阻止病情进一步发展的关键性环节之一。而完全的代谢营养支持治疗确能保护和支持器官的功能，能推进各种代谢通路，使得病人的高分解代谢得到逆转，这对其他综合治疗措施的实施有着重要的临床意义，也为 MODS 病人最终获得治愈提供了一个极为有利的条件。

（四）其他综合治疗措施

1. 迅速组织强有力的抢救组进行抢救，加强治疗和护理；立即开放三条静脉通道积极扩容抗休克，进行及时、快速、足量的液体复苏；保持呼吸道通畅，改善氧供，给予血流动力学支持；采用诊断性腹腔穿刺，B 超检查迅速诊断；控制感染，合理应用抗生素；从速作好术前准备，抗休克的同时行紧急剖腹探查术，剖腹止血、控制来势凶猛的部位伤、彻底清创，修补破裂的脏器或切除已完全失活的组织；我们认为，当剖腹止血、控制来势凶猛的部位伤的决定性手术后，则应随时调整输液以求水、电解质、酸碱等体液的平衡；早期控制感染等是治疗本病的关键性措施，以挽救生命作为主要目标，严防漏诊、误诊，千万不能满足于探查出的 1~2 处脏器损伤，要高度警惕隐匿性损伤，合理处理多发伤。

2. 迅速消除病因；改善氧供，给予血流动力学支持；控制感染，合理应用抗生素，及时引流感染灶；改善微循环，防止微血栓形成；免疫治疗及抗凝治疗；积极促进机体的修复和愈合；从阻断全身炎性反应来防治 MODS 和 MOF；给予对炎性细胞因子的拮抗剂；症状治疗等。

五、联用山莨菪碱及地塞米松治疗 MODS 及 MOF 有关机制的研究

（一）动物实验研究

1. MODS 及 MOF 时细胞因子、病理学方面的改变　创伤失血、细菌感染是腹部外科疾病并发 MODS 及 MOF 的重要原因。一方面，创伤、感染、失血，引起全身主要器官包括心、肝、肺、肾、脑等缺血、缺氧；另一方面，创伤、感染致大量内毒素及全身炎性介质释放，作用于身体重要器官，最终使机体处于失代偿状态，如得不到纠正，则可能会发展为 MODS 或 MOF，最终导致机体死亡。岳茂兴、李成林、杨鹤鸣等在动物实验中发现感染、失血以及盲肠结扎加穿孔（CLP）所致的 MODS 动物：①肾脏 ET-1mRNA 表达水平升高；②胃黏膜内 pH 下降；血浆胃泌素水平增加、胃动素水平增加；③血浆肿瘤坏死因子（TNF）水平增加，血浆脂质过氧化物（LPO）水平增加；④兔耳微循环灌注量下降，微血管内移动微粒数量下降；⑤MODS 动物心、肝、肺、肾组织细胞变性、坏死、微血栓形成及细胞线粒体变性。在临床应用过程中也观察到，腹部外科疾病并发 MODS 患者血流动力学障碍、肺气体交换及氧运输障碍、肾脏排泄功能障碍、全身免疫力下降、主要器官功能严重受损。

以上综合研究发现，腹部外科疾病并发 MODS 及 MOF 的病理生理改变主要表现在"炎性介质、细菌、内外毒素、微循环、免疫功能、营养代谢、基础疾病、脏器功能"等方面，只有在整体上对其兼顾和并治，采取针对性很强的治疗措施，才能明显降低 MODS 及 MOF 的死亡率。

在了解 MODS 及 MOF 的病理生理、生物化学、分子生物学及组织学改变的基础上，

我们应用了一系列综合治疗措施进行 MODS 及 MOF 的救治。主要包括：①短程大剂量联合应用山莨菪碱和地塞米松；②"分阶段代谢营养支持"治疗；③中药"解毒固本汤"的应用；④消除病因、保证组织氧供、改善微循环、拮抗炎性介质等 14 条综合治疗措施的应用等。

2. 联用山莨菪碱和地塞米松的机制　山莨菪碱是传统的 M 胆碱能受体阻滞剂，具有抗内毒素、抗休克、改善微循环、稳定生物膜等的作用已普遍被人们接受。地塞米松也是常用的传统药物之一。它有拮抗机体的全身炎性反应、阻断中性粒细胞、激活巨噬细胞、降低血小板活化因子（PAF）和氧自由基（OFR）的产生、抑制 PLA_2 及花生四烯酸代谢产物的释放、保护生物膜、拮抗内毒素等作用。我们在动物实验中发现，将大剂量山莨菪碱和地塞米松短程联合应用，其保护器官功能、阻断炎性反应、改善微循环、对抗内毒素的作用更强。另外，大剂量山莨菪碱和地塞米松短程联合应用后，可以使内毒素注射小鼠 72 小时死亡率由 60% 下降到 30%，也显著较单独应用时下降。

动物实证了其作用机制：①能使肾脏 ET-1mRNA 表达水平明显降低；②增加微循环灌注量和微循环内移动微粒数量；③逆转胃黏膜内 pH 的下降；抑制血浆胃泌素、胃动素水平的升高；④降低血浆 TNF 和 LPO 的水平；⑤减轻组织细胞变性、坏死，减少微血栓的形成；⑥我们用光镜和电镜对实验兔 MODS 及 MOF 的病理学变化及山莨菪碱、地塞米松对其防护作用机制进行了研究，以山莨菪碱与地塞米松联合治疗织学改变最轻。表明山莨菪碱和地塞米松对 MODS 及 MOF 时器官组细胞的损害具有防护作用。能显著改善心、肝、肺、肾功能。能降低动物死亡率，减少药物副作用，优于单独应用。临床救治中证实它具有方便、经济、可靠、疗效显著的特点，能遏止住病人的危重状态，还为紧急手术和下一步的治疗赢得时间，降低了死亡率。而对重要脏器无损伤作用。

（二）临床研究

1. 山莨菪碱　临床观察到山莨菪碱在抗休克及改善微循环中有良好效果，术中并未出现血压降低和手术野渗血的副作用。其作用机制可能与解除平滑肌痉挛，改善和活跃微血管的循环，减少内皮细胞的损伤有关。也是多种心血管效应，保护能量代谢，钙离子拮抗作用和抗氧自由基作用的综合，有预防心肌损伤和再灌注损伤的作用。注射后能迅速从尿中排出，超剂量山莨菪碱静脉注入对心、肝、肾、肺等重要脏器无损伤作用。

2. 地塞米松　短程大剂量地塞米松静脉注入能结合内毒素，减轻毒素对机体的损害，稳定细胞及细胞器免受休克增加的自由基损害，有良好的降温、抗毒、抗炎、抗休克及促进症状缓解的作用。节约了输液量，为输血、配血和手术赢得了宝贵的时间，减少组织器官水肿的并发症。临床观察到短程大剂量山莨菪碱及地塞米松的联合应用能明显的减轻单独应用山莨菪碱所出现的面部潮红、口干、视力模糊、腹胀、心率加快等副作用，术后也并未出现切口延期愈合的副作用。

3. 大剂量联合使用抗需氧菌和抗厌氧菌抗生素　动物实验证实，大剂量联合使用抗需氧菌和抗厌氧菌抗生素，可以较成功地治疗和预防腹腔内感染。合理应用抗菌药物十分重要，一定要掌握好使用抗菌药物的时机，原则上要选择能有效覆盖最常见的感染病原菌，诸如革兰阴性肠道杆菌（大肠埃希菌，克雷伯菌群等）、铜绿假单胞菌（绿脓杆菌）和革兰阳性菌（金黄色葡萄球菌、凝固酶阴性葡萄球菌、肠球菌等）。所用药物的细菌覆盖率越高，治疗成功的可能性就越大。剂量要合适，宜用杀菌剂。联合用药时需选择有协同作用者。一般认为最理想的搭配是 β-内酰胺类和氨基糖苷类合用。还要尽量选用毒副作用小的抗生素。

4. 大剂量腹腔灌洗液冲洗腹腔　大剂量腹腔灌洗液冲洗腹腔能起到清除坏死组织、稀释毒素的作用，起到比腹膜透析更好的效果。

5. 完全的代谢营养支持　完全的代谢营养支持能保护和支持器官的功能，推进各种代谢通路，使得腹部外科疾病并发 MOF 病人的高分解代谢得到逆转。

6. 短程大剂量山莨菪碱与地塞米松联合应用　在临床中，短程大剂量山莨菪碱与地塞米松联合应用，能促进症状缓解，改善微循环及良好的降温、抗毒、抗炎、抗休克作用，能遏止危重状态进展。二者联合应用可以减轻其心率增快、感染扩散、应激性溃疡发生等副作用。大剂量地塞米松，具有良好的抗炎、抗休克、改善微循环的功能，可以降温、消肿、增进食欲、提高机体免疫能力及应激状态、帮助机体对抗创伤性休克、感染及 MOF。Ruetten 等在动物实验中发现内毒血症时环氧化酶 -2（COX-2）代谢物大量生成，应用地塞米松可减低 COX-2 活性，从而改善低血压、乳酸血症和低血糖症，减轻肾、肝、胰损害及防治 MOF。研究显示 TNF 在 MOF 的发生发展过程中起重要作用，资料显示 MOF 组 TNF 水平明显高于非 MOF 组（$P < 0.01$），而 TNF 组中死亡病例的 TNF 又明显高于生存患者（$P < 0.01$）。试用大剂量地塞米松防治 MOF，取得了较满意结果。起作用可能部分是通过抑制血浆 TNF 的分泌而发挥的。以往担心可能诱发消化道溃疡，在本研究中并未表现出来。654-2 对防止急性肾衰时肾小管的损伤，防止白细胞浸润和改善细胞与细胞间、细胞与基质间的黏附起重要作用。与地塞米松联合应用其改善肾微循环功能显著。联合大剂量应用地塞米松、654-2，对防治 MODS 及 MOF 有重要作用。

（三）"四大一支持"综合疗法的治疗机制探讨

"四大一支持"综合疗法是在特定的病情，特别危重的情况下，联合采用超常剂量，采用最佳组合，在 ICU 的严密监测下，使腹部外科 MODS 及 MOF 病人安全渡过手术关，去除了致死性的病因，便重危患者的病情得到逆转，最终获得治愈。实际上"四大一支持"综合疗法是针对导致腹部外科多器官功能衰竭死亡的三大死亡原因而提出的。其可能的作用机制见图 6-3-1。

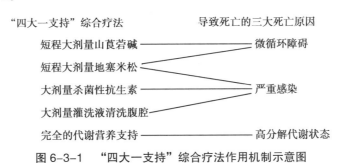

图 6-3-1　"四大一支持"综合疗法作用机制示意图

六、"四大一支持"综合疗法与传统治疗的区别

1. "四大一支持"综合疗法是将几种强有力的治疗措施几乎同时用在一个病人身上。

2. 给药的方式不同。一般需静脉小壶快速滴入，要求在最短时间内在血液中达到最大的药物浓度，以期发挥最大的效应。

3. 给药的剂量不同。一般给药的剂量是大剂量冲击治疗，而不是平时的均衡给药。

4. 给药的持续时间不同。本法强调的是短程，一旦病情缓解即可停药或逐渐减量。

5. 对于有致死性触发因素的危重病人，一定要在"四大一支持"综合治疗的同时，尽快去除致死性的因素，病情才会逆转。

七、严格掌握适应证及禁忌证

1. 应根据多器官功能衰竭患者的病情严重程度、个体差异来确定合适的用药方法。

2. 为防治可能发生的并发症应同时应用甲氰咪胍等药物静脉注入，一般情况西咪替丁（甲氰咪胍）每次 0.4g、每天 3 次，奥美拉唑（洛赛克）以预防应激性溃疡的发生。

3. 特别应该注意监测肠道菌群的变化，积极防治二重感染的发生，同时要连续动态监测电解质的变化，并及时给予纠正。

4. 既往有糖尿病、溃疡病出血、出血性疾病、青光眼等病史者慎用或禁用。

5. 本综合疗法在实际抢救过程中要根据具体情况、根据患者的个体差异，适当调整用药剂量和顺序，以便获得最佳救治效果。综合疗法并不等于各种治疗方法的简单叠加，是考虑和注意到了各种治疗方法疗效的互补性，从而避免了疗效的拮抗和毒副作用的叠加。本综合疗法的目的：一是要使腹部外科 MODS 及 MOF 患者安全渡过手术关，去除致死性病因，使危重患者的病情得到逆转，最终获得治愈；二是要同时设法阻断来自炎性反应的刺激物，阻断来自效应细胞的各类介质，以最大限度降低损伤的反应，促进组织的修复和患者的康复；三是考虑到细菌、内毒素、炎性介质、代谢障碍、免疫反应等因素给予全面的调控。

第四节　柴黄参祛毒固本冲剂治疗
严重化学性肺损伤

危险化学品事故有突发性、群体性、快速性和高度致命性的特点，中毒后极易引起急性及迟发性化学性肺损伤，治疗难度大，死亡率高，如 1984 年印度的甲基异氰酸酯（MIC）储罐泄漏，短时间内共有 20 余万人中毒，2500 余人中毒死亡，这的确是国际医学界的共同难题。作者在综合治疗的基础上加用柴黄参祛毒固本冲剂治疗严重化学性肺损伤，取得了比较好的效果。

（一）资料与方法

1. 病例　从 2009 年 5 月 11 日到 2011 年 6 月 11 日总计抢救了 1929 例突发性群体性有毒气体中毒的患者，对其中 132 例严重急性化学性肺损伤患者进行了临床研究，其西医结合治疗组 89 例，男性 51 例，女性 38 例，男女之比 1.34∶1；年龄 21~79 岁，平均年龄（41.9±0.83）岁。标准治疗组 43 例，男 27 例，女 16 例，男女之比 1.68∶1；年龄

19~82 岁，平均年龄（43.8±0.76）岁。病因：吸入某化工厂大量泄漏的氯气。患者在发病 1~23 小时入院治疗。

2. **临床表现** 标准治疗组 43 例，中西医结合治疗组 89 例，所有病例都有咳嗽、可有少量痰、喘息、咽痛、声音嘶哑、头痛、恶心呕吐、胸闷、胸痛等，两肺有干啰音或哮鸣音，可有少量湿啰音。X 线胸片显示局限性小斑片样模糊阴影。肺野有毛玻璃样改变。主要表现为支气管炎和支气管周围炎。严重的出现咳嗽、咯大量白色或粉红色泡沫痰，呼吸困难，胸部紧束感，明显发绀，两肺有弥漫性湿啰音。主要表现为支气管肺炎、间质性肺水肿或局限的肺泡性肺水肿。

3. **药物** 柴黄参祛毒固本冲剂以柴胡、黄芩、黄连、生大黄、丹参、人参、赤芍、生地、金银花等为主，每袋含生药 12g，由岳茂兴、姜玉峰、陆继好、贾祥波等研制。柴黄参祛毒固本中药已获得国家发明专利，专利号：ZL2011 1 0157186•8；证书号：第 1038336 号。授权公告日：2012 年 9 月 5 日。

4. **方法** 标准治疗组入院后均根据病情分别采取抗中毒、抗炎、补液、禁食水、大剂量维生素 B_6 及短程山莨菪碱联用地塞米松冲击疗法等综合治疗；中西医结合治疗组在标准治疗基础上加用柴黄参祛毒固本冲剂 24g/200ml 口服，禁食水患者不禁药，每次 10ml，间隔 30 分钟，分次饮入或从胃管内注入，个别患者采用肛管保留灌肠。分别于治疗后观测患者 ARDS 发生例数、多脏衰发生例数、排气排便时间、副作用，死亡率。严重化学性肺水肿患者痊愈后出院带柴黄参祛毒固本冲剂服用 2~3 个疗程。15 副为 1 个疗程。患者出院后进行随访，检查有否发生肺纤维化及肺部肿瘤的病例。

（二）结果

1. 柴黄参祛毒固本冲剂可以降低体温、脉搏、白细胞总数，缩短排气排便时间，可以缩短抗生素的使用时间。治疗的 89 例均治愈，无 1 例死亡。所有病例经过近 3 年随访，没有发现有肺纤维化及肺癌的病例。标准治疗组均治愈，无死亡。病例经过随访，发现有 2 例并发间质性细支气管炎，没有发现肺癌的病例。

2. 抗生素使用时间 2 组病例统计结果 标准治疗组抗生素使用时间平均为（12±0.6）天、中西医结合治疗组为（9±0.3）天。结果表明柴黄参祛毒固本冲剂能缩短抗生素的使用时间。

（三）中西医结合治疗特色相融合十分重要

通过标准治疗组 43 例与中西医结合治疗组 89 例的临床研究，初步结果表明在综合治疗的基础上，柴黄参祛毒固本冲剂治疗严重化学性肺损伤时可以降低体温、脉搏、白细胞总数，缩短排气排便时间。柴黄参祛毒固本冲剂应用于化学性肺损伤的预防和治疗，组方科学、临床基础广泛，通过多靶点多途径发挥药理作用，扶正祛邪，菌、毒、炎并治，抗感染效果明显，具有双向免疫调节作用，明显改善患者体征、缩短疗程、降低抗生素使用剂量，能有效扭转和截断病情发展并降低死亡率。

（四）柴黄参祛毒固本冲剂方义及方解（柴黄参祛毒固本中药已获得国家发明专利，专利号：ZL2011 1 0157186•8；证书号：第 1038336 号）

君：柴胡为少阳专药，气味轻清，善于宣透，能疏解少阳郁滞，助少阳之气外达，为君药。

臣：黄芩苦寒，善清少阳相火，为臣配合柴胡，一散一清，共解少阳之邪。大黄苦峻走下，既能荡涤气分邪热，又能荡涤血分邪热，使气血双清，在柴胡外引下，使血中之热清，络中之滞通，亦为臣药。黄连清热燥湿，泻火解毒，与黄芩、大黄相配即为三黄泻心汤，苦寒泻火，清泄三焦；连翘、双花为疮家圣药，善于清热解毒，散结消肿，亦共为臣药使积聚热毒消散。

佐：人参大补元气、固脱生津、益损安神；生地黄清热凉血，养阴生津，加玄参凉血滋阴，泻火解毒，以治疗热病汗后耗气伤阴劫液，复加活血祛瘀、养血安神、凉血消肿、功同四物的丹参共为佐药以使祛邪不伤正，清下仍存津，气血不淤滞，并能培补耗损之元气，稳定内热扰动之元神，以保攻伐之后不伤身。

使：甘草补脾益气，清热解毒，祛痰止咳，缓急止痛，调和诸药，合宣散外引之防风共为使药，更助柴胡宣散半表半里之邪毒。诸药合用：通过有寒有热，有清有补，有消有散，有行有缓的调节途径，实现祛邪不伤正，补虚不留邪的双向调节作用。本方剂通过多靶点，多途径发挥药理作用。具有较强的抗菌、抗病毒等病原微生物作用，还具有双向免疫调节作用，同时本方剂组成中有较好的脏器保护作用，能够通过促进机体维护自稳功能来发挥对化学性肺损伤的治疗作用。

（五）柴黄参祛毒固本冲剂对中毒性肺水肿后出现的肺纤维化及肿瘤发生等远期效应可能具有一定的预防作用

我们在长期的染毒大鼠的实验研究中发现严重中毒后远期效应明显，观察到中毒大鼠1年后远期可导致肺纤维化甚至肺癌，引起了我们的重视。另外我们调研专家组在调研中发现与有毒气体长期接触人员有呼吸系统损害、肝肾功能异常，血小板和白细胞减少。某室 65% 的人员血小板低于 $100 \times 10^9/L$。白细胞低于 $4 \times 10^9/L$ 的就有 34 人。有一名 32 岁的年轻高工，因长期接触四氧化二氮导致肺纤维化和免疫功能衰竭，经全力救治无效死亡。这与我们实验研究的结果基本上是一致的。这也与原苏联报道的结果相符合。报道阿波罗18 号飞船在返回过程中，由于航天员误操作，有毒的四氧化二氮进入舱内，结果造成 3 名航天员吸入中毒，经应急吸入纯氧，已丧失意识的 3 名航天员才苏醒过来，事后检查发现航天员肺部出现明显的远期损害。这些都提示我们在抢救治疗此类伤员时必须越快、越早、越好，同时应在整体治疗时，对致伤后可能发生的远期效应进行兼顾和并治，在可能的条件下进行预防。

"柴黄参祛毒固本冲剂"是由汉·张仲景《伤寒论》柴胡汤与血府逐瘀汤、三黄泻心汤合方化裁而成，本方系为临床验方的二次开发，已研究历经 16 年、积累了大量临床病例，取得了比较理想的效果。

待病情平稳后服用中药 "柴黄参祛毒固本冲剂"临床证实具有表里双解、气血同治、清热解毒、扶正固本、通经活脉的效果。我们对 89 例严重化学性肺损伤患者及 28 例确诊重症急性化学性肺水肿患者的长期随访中，发现本方对中毒性肺损伤及严重化学性肺水肿后可能出现的肺纤维化及肿瘤发生等远期效应具有一定的预防作用，有关机制还需要进一步深入研究。

附：抢救照片及突发性群体性氯气中毒致严重化学性肺水肿典型 CT 片（图 6-4-1~图 6-4-8）

在综合治疗基础上，采用柴黄参祛毒固本冲剂治疗效果良好。

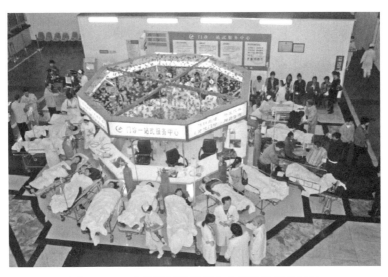

图 6-4-1 突发性群体性氯气中毒抢救部分场景

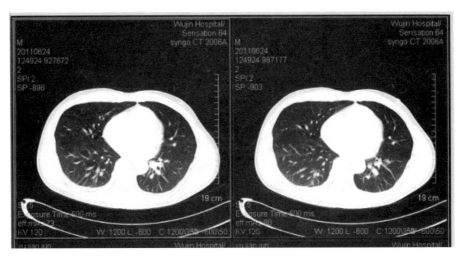

图 6-4-2 胸部 CT 表现为氯气中毒致典型的毛玻璃样肺

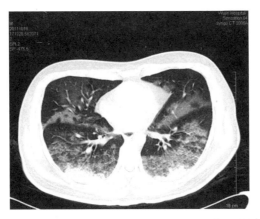

图 6-4-3 大量氯气吸入 1.5 小时后胸部 CT 表现为典型的化学性肺水肿

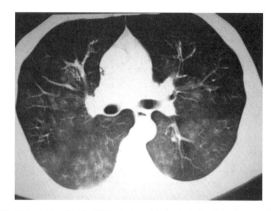

图 6-4-4 胸部 CT 显示两肺弥漫性病变，结合病史考虑氯气吸入性肺炎、肺水肿

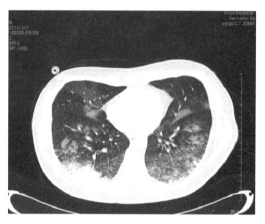

图 6-4-5 胸部 CT 显示两肺弥漫性病变，结合病史考虑氯气吸入性肺炎、肺水肿

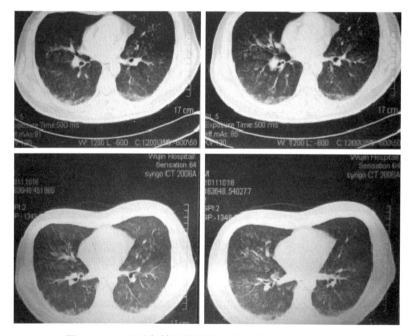

图 6-4-6 严重急性化学性肺水肿患者的胸部 CT 表现

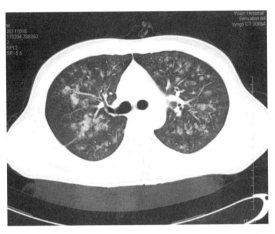

图 6-4-7　氯气致严重急性化学性肺水肿患者的典型胸部 CT 表现

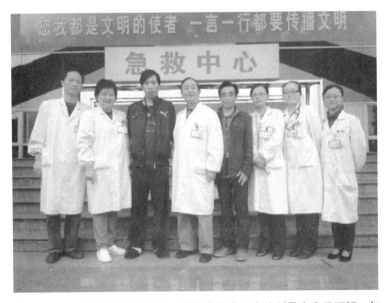

图 6-4-8　在综合治疗基础上，柴黄参祛毒固本冲剂具有表里双解、气血同治、清热解毒、扶正固本、通经活脉的临床治则。对于早期防治化学性肺损伤、扭转截断病情发展有着独特确切的效果，对严重化学性肺损伤后可能发生的远期效应具有一定的预防作用，效果良好

第五节　"双相预激"学说及灾害伤员如何渡过麻醉和手术的第三次打击

（一）"双相预激"学说及灾害伤员如何渡过麻醉和手术的第三次打击十分重要

灾害伤员死亡率比较高的原因是多方面的，但其中在"双相预激"学说中，最早的创伤、休克等致伤因素可被视为第一相打击。各种免疫细胞及其多种体液介质参与了早期的炎症

反应，在这个阶段最为重要的是免疫细胞被激活而处于一种"激发状态"（priming），此后，如果再次出现致机体损伤因素，即成为第二相打击。该相打击的一个非常突出的特点是反应具有放大效应，即使打击的强度不及第一相打击，也会引起处于激发状态的免疫细胞的更为剧烈的反应，从而超大量地释放体液介质。直接由免疫细胞释放的介质只是全部体液介质的一部分，它们作用于靶细胞后还可以导致"二级"、"三级"，甚至更多级别的新的介质产生，从而形成瀑布样的反应，体液介质的种类可达数十种之多，所涉及的系统也不只限于免疫系统的增加，从而导致或加重细胞缺氧。临床上日趋增加的液体正平衡提示全身炎症反应加剧，是预后不良的征兆。由于机体内抗炎机制的减弱、过度的应激反应以及坏死组织存留等能为"失控的全身炎症"提供持续的刺激，因此为第二次打击导致脓毒症和器官衰竭起了预激作用。灾害伤员在受到二次打击以后，还需通过有效的手术加以治疗脏器破裂及大出血，各种骨折的内固定，腹腔内不能控制的多发脓肿，嵌顿结石引起的急性化脓性梗阻性胆管炎，急性重症出血坏死性胰腺炎，较大范围腹内脏器坏死，保守治疗无效的急性肠梗阻、肠扭转、弥漫性腹膜炎。一些外科医师过多地注意了外科手术技术，而没有特别重视到此时各种多发伤骨折伤员、腹腔脏器破裂伤员、还需要强有力的支持治疗措施才能促进症状缓解、遏止危重状态进展，为伤员病情逆转赢得时间，从而降低多发伤骨折伤员、腹腔脏器破裂伤员的病死率。在没有得到强有力的支持治疗措施的情况下手术后死亡者实际上是没有能够渡过麻醉和手术的第三次打击。而采用改善微循环，拮抗炎性介质等治疗措施是可以遏止患者危重状态进展的。

（二）需要强有力的支持治疗措施，濒死伤员才能渡过麻醉和手术的第三次打击

采用"四大一支持"综合冲击疗法及丰诺安联用维生素 B_6 疗法救治，使得灾害重症伤员能够渡过麻醉和手术的第三次打击，从而去挽救一大批灾害危重病伤员的生命。

"双相预激"学说及脓毒症伤员如何渡过麻醉和手术的第三次打击具体见图 6-5-1。

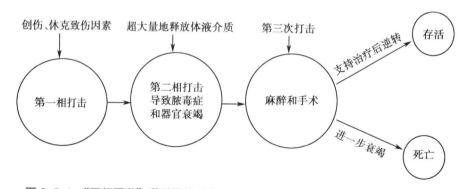

图 6-5-1 "双相预激"学说及外科危重病患者如何渡过麻醉和手术的第三次打击

（三）灾害濒死伤员手术后的调控及支持治疗十分重要

要特别重视灾害伤员手术后的调控及支持治疗。因为伤员在创伤后的变化过程一般分为四个阶段：

1. 急性损伤阶段 即垂体-肾上腺功能增进期。约在创伤后 1~3 天。使机体保钠排钾，水分潴留，血糖升高。若用药物过分抑制机体在创伤后的应激反应，对机体耐受创伤的刺激都不利。

2. 转折点阶段　即垂体 – 肾上腺功能减退期。约在创伤后第 4~8 天。

3. 代谢合成阶段　合成代谢阶段约在创伤后 8~14 天。适当的治疗和营养支持，对其预后及康复都有极大的影响。

4. 脂肪积累阶段　约创伤后 10~14 天开始。当体蛋白恢复至正常水平后，在营养支持充裕的情况下，转变为脂肪积累起来。此时，钠、钾、氮都处于平衡，尿量也正常。所以重度灾害伤员的应激反应期间不要强力过多干预而是需要调控。当内脏破裂伤员、多发伤骨折伤员手术后 2 天内出现体温升高、脉搏加快、血压上升、中心静脉压升高、呼吸频率加快等，这些实际上是急性损伤阶段的应激反应期，此时不要用强力的降压药降压，只需要适当的症状调控就可以了，因为在 2 天左右机体将有能力自动调节至正常。因此我们说手术后的调控及支持治疗与早期识别诊断和正确手术治疗是同等重要的。

应用简便实用廉价的新疗法，如"四大一支持"综合疗法，肺水肿 13 步救治法，大剂量维生素 B$_6$ 对抗急性中毒，中药解毒固本汤，免疫营养支持治疗等。采用院内整体化治疗模式将急救、手术、ICU 融合为一体，从接诊灾害伤员即开始急救，同时予以监护和术前准备，快速进行有效复苏和检查，立即进行确定性手术，全程进行 ICU 监护治疗。灾害特重症伤员的全部救治过程在急救部完成，这是一种快速、高效、新颖的急救模式。

第六节　可耐受的低灌注复苏

一、概述

当灾害伤并发休克生后，补液治疗是救治灾害伤危重症患者的主要治疗手段，需要尽快进行可耐受的低灌注复苏。其目标是在低容量缺血和过容量导致出血增加之间寻求一种平衡。其实质仍是以最大携氧量为复苏的理想目标，同时减少胸腔、腹腔的出血量，但对于颅脑外伤休克患者应该区别对待。

以往对灾害严重创伤失血休克强调早期充分扩容，并强调早期给予胶体溶液和全血。国外学者根据严重创伤休克病理生理特点及病程经过，对其液体复苏原则提出了新的看法。其要点是把严重创伤休克病程分为三个阶段，根据各阶段的病理生理特点采取不同的复苏原则与方案。第一阶段为活动性出血期，从受伤到手术止血约 8 小时，此期的主要病理生理特点是急性失血或失液。治疗原则主张用平衡盐液和浓缩红细胞复苏，比例为 2.5 : 1，血红蛋白（Hb）和血细胞比容分别控制在 100g/L 和 0.30。这一期不主张用高渗盐液、全血及过多的胶体溶液复苏。不主张用高渗溶液是因为高渗溶液增加有效血容量、升高血压是以组织间液、细胞内液降低为代价的，这对组织细胞代谢是不利的；不主张早期用全血及过多胶体液是为了防止一些小分子蛋白质在第二期进入到组织间，引起过多的血管外液体扣押，同时对后期恢复不利；另外，因为此期的交感神经系统强烈兴奋，血糖水平不低，此期可以不给予葡萄糖液。第二阶段为强制性血管外液体扣押期，历时大约 1~3 天，此期的主要病理生理特点是全身毛细血管通透性增加，大量血管内液体进入组织间，出现全身水肿，体重增加。此期的治疗原则是在心、肺功能耐受情况下积极复苏，维持机体足够的有效循环血量。同样此期也不主张输注过多的胶体溶液，特别是白蛋白，尿量控制在 20~40ml/h。值得注意的是此期由于大量血管内液体进入组织间隙，有效循环血量不足，可能会出现少尿甚至无尿，这时不主张大量用利尿剂，关键是补充有效循环血量。第三阶段为血管再充盈期，此期机体功能逐渐恢复，大量组织间液回流入血管内。此期的治疗原则是减慢输液速度，减少输液量。同时在心、肺功能监护下可使用利尿剂。

二、灾害创伤性休克紧急手术时机选择

灾害创伤性休克紧急手术最重要的原因是活动性的大出血和重要脏器伤所致的生理功能紊乱，有时只有紧急手术才能使休克向好的方向转化。手术对伤员固然是沉重的打击和负担，甚至可使休克加重，但如不除去病因，休克将继续恶化，故应果断采取手术治疗。如活动性大出血，只有迅速止血，休克才能得到救治，内出血一经确诊，应在输血补液的同时，选择有利的手术时机。如果内出血不严重，原则上应在血容量基本补足、血压上升到 80~90mmHg、休克初步纠正后进行手术；如出血速度快，伤情波动明显，估计不除去病因休克无法纠正时，则应在积极补充血容量的同时，紧急手术。紧急情况下的手术治疗，常只能根据有限体征和检查数据做出决定。绝不能因为缺少某些诊断依据而延误抢救时机。

三、灾害创伤性休克的早期判断

灾害创伤性休克的早期判断是最关键的环节：①询问病史：了解病人或家属，创伤的性质、时间、损伤部位，严重程度、判断是否有内出血存在。②密切观察临床症状变化：休克病人的诊断应遵循个体化原则，部分病人在临床表现达到休克诊断标准时，其休克过程已经进行了一半或到了不可逆转救治的程度，因此，对创伤入院病人重点强调测血压，并在血压明显变化之前，观察病人的呼吸频率、心率快慢、神志改变是欣快还是淡漠，精神紧张，皮肤温度、潮湿度、尿量是否减少，收缩压是否轻度升高，对病情及病人的状态给予正确评估，尤其对平卧病人颈部收缩、萎缩、紧张应有科学正确分析，尽早对灾害创伤性休克有早期认识，以便更早地采取救治措施，阻止休克进展到下一阶段。③查体及辅助检查提供休克早期发生的依据：注意体征上的变化，颜面血色是否存在渐苍白，皮温是否存在上腹部压痛、腹肌紧张等内出血的体征，四肢是否有畸形、肿胀等骨折，可及时行腹部超声或 X 线检查或行腹腔穿刺是否抽出不凝血液。对创伤性休克病人的及时恰当护理，也是成功救治的手段之一。对疑有休克者应采取仰卧位，下肢抬高 20°~30°，给予鼻管或面罩吸氧，若严重低血氧行气管插管和机械通气或用呼气末正压通气与高浓度吸氧，由最初吸入纯氧开始，根据血气分析监测结果调整吸入氧气的浓度，维持在 80mmHg 以上或血氧饱和度 > 95%。迅速开通静脉通道：创伤性休克由于失血造成低血容量，组织灌注不足，故患者末梢浅者静脉循环血量不足，血管不充盈，管腔扁窄，内径变小，静脉穿刺困难，延误抢救时机。

四、灾害严重创伤休克液体复苏终点标准

严重创伤患者休克的彻底复苏是外科大夫最关心的问题之一。传统的液体复苏标准是恢复血压、心率和尿量，但这些终点标准最终常导致许多患者死亡，因为这些指标不能完全反映组织灌流和氧合状况，特别是当患者处于代偿期时。近年来国外一些学者提出了一些新的复苏标准，包括氧供（DO_2）、氧耗（VO_2）超常值标准和乳酸、碱缺失和胃黏膜 pH

等。复苏的目标应是在 24 小时内恢复这些反映组织灌流的指标到正常值水平。总的来说，近年来在液体治疗方面已取得了重大的进展，但灾害严重创伤休克伤员病情比较复杂，需要综合正确判断，区别对待，更安全的液体治疗可使灾害创伤休克危重病患者的预后得到了改善。美国巴尔的摩创伤休克中心的复苏目标可供参考。见表 6-6-1。

表 6-6-1　巴尔的摩创伤休克中心的复苏目标

指标	目标
血压	收缩压 80mmHg，平均压 50~60mmHg
心率	< 120 次 / 分
氧合	SaO_2 > 96%（外周灌注使氧饱和监测仪可以显示出来结果）
尿量	> 0.5ml/（kg·h）
意识	正确遵嘱运动
乳酸水平	1.6mmol/L
储碱	> −5
血红蛋白	> 90g/L

注：其目标是在低容量缺血和过容量导致出血增加之间寻求一种平衡。其实质仍是以最大携氧量最为复苏的理想目标，同时减少胸腹腔出血量

第七章
大型灾害事故现场急救对策

进入 21 世纪以来，世界范围内的政治格局、经济状况、卫生环境、自然气候等诸多方面持续发生着剧烈的动荡，随之带来的是自然灾害、灾害事故、公共卫生事件、社会安全事件等突发事件的不断发生，给人类造成了重大的伤害和损失，同时严重影响了人类的生存与发展，使人类的生存状况遭到了前所未有的挑战。我国每年因自然灾害、灾害事故以及社会治安等公共安全问题造成的 GDP 损失高达 6%，并有约 20 万人被夺去生命。根据 2007 年 8 月 10 日原卫生部公布的由原卫生部疾病预防控制局、原卫生部统计信息中心、中国疾病预防控制中心联合提交的中国伤害预防报告，中国每年各类伤害发生约 2 亿人次，因伤害死亡人数约 70 万 ~75 万人，占死亡总人数的 9% 左右，是继恶性肿瘤、脑血管病、呼吸系统疾病和心脏病之后的第五位死亡原因。灾害为我们发出了强烈的信号，并警示我们必须开展对灾害事故现场紧急医疗救援的系统研究，通过反复深入的研究，建立一套科学的、完善的灾害紧急救援体系，只有这样，我们才能在灾害降临时迅速做出正确的反应，从而将损失减至最小。大规模灾害的现场救援模式和救援程序是灾害救援体系研究中最重要的内容，前者是现场救援的标准式样，后者则是救援工作的先后顺序。这两项内容的科学性、条理性、可行性和可操作性则直接关系的现场救援质量，必须投入大力加以深入研究。本节即是对上述内容做出的初步探讨。

第一节　我国灾害事故救援现状研究

总体研究：对我国当前的灾害事故现场救援的模式、手段、效率、结果等内容实施回顾性研究，总结经验并找到不足及需要改进之处，为后续的现场救援的前瞻性研究提供基线资料。

一、缺陷研究

缺陷研究即对我国既往的灾害事故现场救援不足之处的专项研究。对灾害及事故救援不足之处的研究十分重要，它是各项研究中的重点。只有找到了不足及缺陷，才能有效地改正及弥补。中国伤害预防报告指出，当前我国的伤害预防与控制工作尚处于一个初始阶段，总体上中国伤害的发生率与严重程度在居民疾病和死亡中仍处于较为突出的状态，伤害预防与控制的规划、策略和手段与预防控制工作的需要之间还有一定的差距。就拿我国道路交通事故救援来说，我国交通事故不仅发生率高，而且伤亡也大。以每万辆机动车保有量作为单位来看死亡的人数，我国高达到44.58人，美国仅1.83人，全球平均约4人。我国的交通事故致死率也是居高不下，就拿北京和东京来比较，东京的交通事故致死率是0.31%，而北京是16.45%，差距如此之大令人触目惊心。我国的交通事故的发生率之所以为全球之首，其主要原因是我国的人口基数大，而交通事故致死率之所以居高不下，其主要原因之一就是自救和救援不利！从总体上讲，目前我国灾害事故及伤害预防控制工作仍存在的主要问题有：对灾害事故及伤害预防与控制的认识尚不充分；不同灾害事故及伤害控制部门之间的力量和资源没有形成合力，在实施现场救援时亦未做到高效的配合；预防灾害事故及伤害的各个环节的监督比较薄弱；灾害事故及伤害信息收集有待整合与规范；灾害事故及伤害救治体系需进一步完善；灾害事故救援科研支撑不足，缺乏灾害事故及伤害的系统研究等。对上述内容展开深入研究，进而逐步改善相关不足，弥补漏洞，方能使我国的灾害救援水平得到提高。

二、大规模灾害事故的现场救援研究

现场救援的研究有很多内容，每一项内容分别代表不同的救援时期和阶段，每一个阶段都有各自处理的重点，各处理阶段的划分并无统一的规定和时间表。下面是从120医疗急救系统的角度对救援研究内容的分析。

（一）灾害事故损失早期评估研究

灾害及事故发生后，尽快对其造成的损失做出正确的评估十分重要。这是因为评估结果将决定启动救援预案的级别和投入的救援力量，而救援级别及救援力量是否与灾害事故相适应，将直接决定救援结果及救援质量，因此需要开展对灾害损失的早期评估的专项研究。主要研究内容有评估手段、评估依据、损失的量化指标、评估信息的来源分析、可靠性分析及信息传输手段的研究等。

（二）建立高素质、高效率的专业救援队伍的研究

在灾害事故频发的当今年代，各地均应建立自己的专业救援队伍，一旦发生大规模灾害事故，这支队伍就是现场救援的生力军。主要研究内容有救援队伍的规模、建制、编队、装备、分布及救援技能及能力的研究等。此外建立救援预备队的研究也不可缺少，当大型灾害事故发生后，有时有专业救援队伍是不够的，此时需要将训练有素的救援预备队投入使用。救援预备队的人员属于非专业救援人员，但应受过良好的救援训练并能在短时间迅速组织起来。

（三）救援物资及装备研究

对于大规模灾害事故救援来说救援物资必不可少。主要研究内容有救援物资及装备的种类及性能、基数及数量、保养及保管方式、存放地点等。

（四）灾害事故导致伤害的原因、种类、性质、特征、概率、后果和最佳应对方案研究

灾害和事故有多种，每种灾害及事故的性质、规模、发生概率、对人类造成的伤害不

尽相同，其严重性及后果，以及处理措施亦有很大的差异，就因此应该进行分别进行深入的研究，只有找到这些差异，找出才能真正采取有效地救援措施。如果不做区别，以不变应万变，就可能无法完成救援任务，甚至可能付出惨重的代价。震惊世界的莫斯科人质解救事件就是一个典型的例证。

2002 年 10 月 23 日，30 多名车臣恐怖分子在莫斯科的一家剧院扣押了 700 多名人质。为了解救人质，安全部队向现场施放了某种麻醉气体，结果恐怖分子被打死，全部人质获救。遗憾的是，整个事件中有 118 名人质死亡，其中仅有 2 名人质是被恐怖分子开枪打死，而剩下的 116 名人质是由于吸入了具有呼吸抑制作用的麻醉剂而死亡。使用麻醉剂无可厚非，但当局的营救方案缺乏对人质的保护和救援措施是这一悲剧的主要原因之一。参与营救的医疗单位不了解这种麻醉剂的性质和可能带来的后果，同时又对现场生命支持的手段认识不足，加之对营救行动缺乏应有的专业技术准备和物质供应准备，结果使营救现场混乱不堪，有很多深度昏迷的人质甚至是被抬到大公共汽车上直接送到医院的，根本就未在现场得到必要的生命支持。相关部门知道这种麻醉剂具有呼吸抑制作用，但救援时有针对性的救命药物纳洛酮和辅助呼吸设备都严重不足，总之，救援方案的严重缺陷导致了上百人质付出了生命的代价，让我们牢记这血的教训。

（五）人员和设备输送研究

大型灾害或事故发生后，如何把救援人员和物资运达现场也是非常值得研究的问题。由于事故现场的道路情况、气候情况、环境情况复杂，多种因素都可能对救援人员及物资的运送造成困难，使救助者和救援物资无法尽快到达现场，其结果将直接扩大灾害及事故造成的损失，增加伤员的死亡率。因此找出这些因素并提出相应的有针对性的解决措施就是该项研究的重点。主要研究内容有救援物资及人员的集结、运输方式的运用、运输道路的选择和改善、各种运输内容的协调等。

（六）现场救援的风险评估及对策研究

救援现场必定有很多伤害因素，这些因素可能对救援人员的生命和健康造成严重威胁，同时严重影响现场救援的实施。既往的灾害救援的研究多只谈如何去救人，而忽略了救援人员的自我防护的研究，由此导致了多起救援人员被伤害甚至有人失去了宝贵的生命的悲剧的发生，故应开展救援人员自我保护的研究。主要内容包括风险源查找、风险定性定量分析、风险预防及控制对策等。

（七）现场救援的组织管理研究

包括现场救援的程序设计、各级指挥员的职能、责任、位置、救援环境的建立以及现场指挥调度、协调（包括现场急救人员相互之间的协调、与上级领导的协调、与其他医疗单位和与政府其他职能部门的协调等）的研究等。

（八）受困人员生命探测搜索研究

对于受困于各种灾害事故现场的人员来说，早点发现他们并尽快将其解救出来是一项非常困难同时又非常重要的工作，既往有很多例子如汶川地震后有的伤员在受困一百多个小时后被解救、并被成功救活的例子，但也有更多的人没有及时被发现而付出了生命的代价。因此如何尽快发现还有生存可能的人员的研究就十分重要。其主要研究内容有：如何发现受困者发出的信号并根据这些信号找到受困者、信号发生仪的研制、如何利用仪器（如生命探测仪等）找到受困者以及各种探测仪器的研制、如何利用动物的本能（如嗅觉和听觉）寻找受困者以及这些动物的训练等。

（九）受困人员解救脱险研究

帮助受害者尽快脱离事故现场十分必要，一来现场可能存在二次伤害的因素，二来伤员急需得到医疗帮助。因此找到受困者后，如何尽快把他们解救出来也是非常值得研究的。其主要研究内容有：

1. 解救时机和解救适应证的研究　发现受困者后，并不是所有的情况下都应该立即把他们解救出来，例如对于长时间被挤压在狭小空间的患者，由于大量的横纹肌因长时间挤压被破坏，造成钾离子大量释放。在挤压状态下由于血液循环障碍，这些钾离子多存在于局部，因此尚未对患者的生命构成威胁。但此时如果贸然解救伤员，由于压力突然减轻或消失，患者的血液循环得到改善，此时高浓度的血钾突然暴露在心脏循环中就可能导致心搏骤停，甚至造成伤员猝死。这种情况在汶川地震的现场救援时就有突出的体现，我们应该引以为戒。因此必须开展对解救时机及解救适应证的研究，对某些特殊伤员应进行充分的准备后再实施解救。

2. 解救方法及手段的研究　使用正确的解救方法和手段也十分重要，方法不得当、手段不正确，就可能无法救出受困者或延长营救时间，甚至还可能造成或加重受困者的伤害。解救方法和手段的研究内容包括支撑及扩张器械的研发和使用的研究、挖掘器械的研发和使用的研究、特殊爆破技术的应用研究、解救过程中如何保护被解救者的研究等。

（十）检伤分类研究

检伤分类（TRIAGE）是在伤员的数量多于急救人员数量时，将受伤人员按其伤情的轻重缓急或立即治疗的可能性进行分检的过程。其目的在于迅速找到最有抢救价值的伤员并对其首先实施抢救。检伤分类法在全世界已经研究了多年，有十几种方法得到了应用，如类选对照指标、院前指数、CRAMS评分法、创伤计分法等，这些方法各有利弊，到目前为止，尚无一项公认的简单有效的方法，因此需要继续深入研究，期待找到简单易行，同时又能准确反映伤员情况的评估方法。

（十一）伤员潜在致命情况评估研究

伤员潜在致命情况评估有别于检伤分类，它是指现场急救时对某些患者在一定的时间内是否有生命危险的预测，这种预测十分重要。有些伤员目前看似平稳，但已经处在危机之中。例如吸入热气造成的呼吸道灼伤，早期患者情况平稳，似无生命危险，但随着时间的推移，患者的呼吸道将发生大量渗出和肿胀，进而导致窒息的发生。潜致命情况评估就是及时发现这类伤员，然后尽快采取有针对性的预防措施，扼杀致命因素于萌芽。主要研究内容有潜在致命情况的种类、发生的可能性、评估应尽可能采用量化分析，找到及制定能表示患者情况的具体指标及并将其量化。如对挤压综合征的伤员，受到挤压的部位、面积、程度、受压时间等与高钾血症及肾衰竭的关系等，都应有其看得见的量化指标值。

（十二）危重症患者现场生命支持研究

在现场对危重症患者实施生命支持至关重要，它是现场急救的意义所在。对于命悬一线、一息的患者，如果不做现场生命支持而将其拉走送医院，其结果是使很多本不应该失去生命的伤员丧失生命，既往已有大量的例证充分说明了这一点。生命支持主要研究内容包括：

1. 现场生命支持的硬件条件研究　包括医疗场所的选择、现场手术室的建立和应用、流动重症监护车及心肺复苏、人工呼吸器械的研究等;

2. 生命支持研究　就地心肺复苏技术、止血术特别是手术止血术、抗休克术、呼吸支持术(包括保持呼吸道通畅、人工通气、周围呼吸器官的修复及维护等)、降颅压术等。

（十三）战伤自救基本技术研究

包括徒手止血、包扎、骨折固定技术以及清创、消毒技术等。尽管战伤救护四大技术(止血、包扎、固定、搬运)的实践和教学已经进行了几十年,但该领域存在着巨大的缺陷,有些内容还存在于理论层面甚至是想象。例如头部、胸部的三角巾包扎,根据作者的观察,由于包扎时无法让三角巾形成有效的局部压力,这种包扎就是覆盖伤口,根本起不到有效止血的作用,以致包扎后瞬间三角巾就被浸满了鲜血。这种起不到止血作用的包扎还有多少意义?此外,止血带的研究也是势在必行。用不用止血带、用什么止血带、如何应用止血带都有待于进行深入的研究。多年来战伤自救四项基本技术研究的不到位或是理论与实际的脱节,势必在大型灾害或战争到来之时给伤员带来惨重的损失。

（十四）特殊情况导致的伤害救援研究

如放射性伤害、化学伤害、传染病防治研究等。

（十五）伤员分流及转运研究

大规模灾害事故造成很多伤员,如不能及时分流,就可能由于各个医疗单位的救治能力有限而贻误治疗,因此伤员的分流及转运研究也很重要。其主要研究内容有后送时机、后送顺序的选择和确认、后送目标救治机构的分配、运送途中的伤员的安全保障、运送工具的研制和应用等。

（十六）停止救援及现场清理研究

宣布停止救援,实施现场清理并非一些人想象的那么简单,如果不加以研究,就可能出现一些难以预料的情况,给救援带来严重的负面影响和伤员的重大损失。例如2011年7月的温州动车追尾事故的救援就暴露出诸多停止救援和清理现场的问题:首先救援指挥部过早地宣布救援行动结束;救援行动刚一结束,在尚未完成遇难者遗体搜检和确定车厢内是否仍有幸存者的情况下,就使用大型挖掘设备对脱轨的列厢进行拉拽、推倒、掩埋,而在这样的行动之后,若非一名特警队长对检查搜索的坚持,16号车厢的2岁幸存者"小伊伊"恐怕就无法被发现并成功救下了。因此,何时停止救援、明确清理目的、确认清理时间、选择清理手段和方法都是必须要展开研究的。

（十七）院内强化治疗研究

主要内容包括心肺复苏后的生命支持术、多脏器伤害的综合治疗、感染及脓毒症的防治、重症脱水及电解质失平衡及营养不良的治疗、肾衰竭的预防和治疗等。

（十八）群众现场避险逃生、自救互救及防灾减灾措施研究

宣传和普及急救知识,让广大群众掌握一些重要的避险逃生及自救互救技能十分重要,这将在灾害及事故救援时能够发挥非常重要的作用。研究内容有如何呼救(如怎样发出求救信号,发信号的设备及方式,以及信号的含义等)、如何针对不同的灾情及伤情采取有效的现场自救及避险逃生等。

第二节 突发群体事件现场紧急医疗
救援的组织与指挥预案的启动

　　大规模突发群体事件现场是混乱无序的，如何使救援工作迅速展开并有效地进行，取决于救援总指挥是否了解和掌握事件原因及规模以及应急组织指挥能力和随机应变能力。医疗救援总指挥必须按照预定的救援预案组织紧急医疗救援行动，要根据应急预案、救援进程和上级领导的指示随时做出指挥决策，其主要思考内容有：如何组织和协调现场各医疗救援队伍的统一行动？如何要求和规范各队伍的医疗救援行为？是否和什么时候需要组建后续梯队及投入后续梯队？是否和什么时候调集备用的救援装备及物资？是否和什么时候实施紧急救援的社会联动？是否和什么时候动员区域医院资源和其他地区的急救资源？是否和什么时候安排伤员分流？是否和什么时候组织分流医院？本文仅从下述几方面对救援预案的内容加以探讨。

一、启动预案

　　（一）启动指挥预案——迅速成立各级指挥部，形成责任明确的各级指挥员

　　指挥预案是指大型事故发生后建立各级指挥系统的方案。在大规模突发群体事件救援中最容易出现的问题是来自不同单位的抢救人员、志愿者和在场人员不知道谁是指挥员，致使上述人员我行我素，抢救工作一哄而上。突发群体事件出现后，必须有人承担起指挥员的作用，这样才能避免群龙无首、你东我西、乱作一团的局面，因此建立各级组织指挥系统十分必要。

　　整个指挥体系包括了从现场指挥部、120指挥中心、政府应急指挥中心、各专业机构指挥中心（110、119、122、999）、各专业部门总指挥（电力、煤气、航空、交通、地铁、铁路、药品供应、血液中心、防疫部门）、各二三级医院总指挥，直到一线各抢救单元，以及各种群众组织和志愿者。

　　所有救援相关的工作部门都必须按照预案迅速形成各自的指挥系统，并有自己的责任明确的指挥员，每一个人都必须服从各自的指挥系统发出的指令，而各自的指挥系统又必须服从上级指挥系统的调动和指挥，从而进行有条不紊地工作，提供高效的现场救援。从形式上，应该建立现场指挥部及后方指挥中心两级指挥部，前者负责现场救援指挥，后者为总指挥，负责救援的全盘指挥和协调，必要时指挥中心也应前移至事件现场。

　　对重大突发群体事件实施紧急医疗救援时，急救中心主管领导应作为紧急医疗救援总指挥率指挥组到现场。紧急医疗救援总指挥应明确指挥组的职责：即听取临时指挥的汇报、设置临时指挥部、向政府指挥部报到、接受上级指挥部的任务、联系社会应急机构、划分救援区域、建立相适应的急救场所、组织专业救援小组实施现场医疗救援、选择进出现场的通道、确定救护车的停放位置、联系有能力接收患者的医院、安排患者的分流运送、采集救援过程的音视频信息、维持正常的通信秩序、保证救援工作和救援人员必需的物资等。

　　指挥员的组织领导素质和能力至关重要，如果指挥员未能及时掌握灾情的真实情况，

或瞻前顾后、优柔寡断，或鲁莽行事、盲目决策，或没有切实可行及有效的实施方案，或缺乏对灾害事故中的特殊情况处理的灵活应变对策，或缺乏通畅的联络途径以致指令不能迅速下达，结果必然导致现场救援失控，场面一片混乱。大批医护人员、非医务抢救人员甚至群众混杂在一起，各行其是，而关键的现场救治措施没有在最需要的地方实施和发挥，导致患者失去抢救时机，这种状况已为国内外许多事例所证明。

因此，现场医疗救援总指挥应该亲临一线现场，靠前指挥，减少中间环节，可以提高决策效率，加快抢救进程。此外平时应对各级指挥员进行突发群体事件现场救援组织指挥培训，提高他们的组织指挥能力，真正做到有备无患。

（二）指挥长负责制——全盘统筹

指挥长是突发群体事件医疗救援的总指挥，在事件发生的初期，呼救信息到达指挥中心时，调度科该时间段的当组长即成为临时指挥长，他（她）在听取了调度员对灾情的初步汇报后，应通过回拨呼救者电话、回放呼救电话录音、回放派车电话录音（包括无线通话），核实呼救信息、判断事件真伪及首调的处置过程，然后迅速向上级报告。此后指挥长的级别将根据事件规模逐渐升高，从调度组长至科主任，再至120急救中心领导，直至更高职务的领导人员和相关部门的专家。

指挥长应首先应纵观全局形势，具备启动突发群体事件救援全盘统筹的能力，了解当时突发群体事件的发生情况和急救资源的应用情况，其主要工作内容包括对事件的进一步审阅、分析、评估、派出先遣队及首批救援力量奔赴事发现场、指导现场人员自救以及向上级请示汇报并承担相应责任。并在此基础上对第一调度员（首调）的处置进行调整，包括增援、撤销、暂停、改派、加派，以及对响应人员职责的调整等，包括指定先遣人员和临时指挥。

二、各项具体救援行动的组织和指挥——各司其职

突发群体事件现场救援是由多部门的工作共同完成，其现场急救的指挥网络应该像树状结构，在总指挥的领导下，不同部门各自有各自的分支，每个分支都必须有人负责和指挥。

（一）医护人员

在上级指挥员到达之前，首先到达现场的急救医生将成为现场医疗救援的指挥长，负责现场急救的诸项工作，了解及汇报事件情况，带领在场的非医务人员实施救援；如到达现场的是急救车队，则应由高年资及高职称急救医生担任现场指挥长，所有在场医务人员和其他人员都应该服从指挥长的指挥，实施情况核实及汇报、寻找伤员、伤情评估、生命支持、紧急疏散或撤离等工作。当高级别领导和相关专家到达现场后，现场救援的指挥权将自动上移。

（二）物资供应

救援物资供由各个急救分站的护士长或指定人员负责，根据事故规模提供相应的物资保障。突发群体事件的救援现场必须保证应急药品、医疗器械、抢救设备、快速检测、医用耗材和担架、被褥、雨布、帐篷、照明、供电等抢救物资的充分供应；必须保证处置突发公共卫生事件及核生化事件所需的口罩、眼镜、防毒面具、防护服、手套、雨鞋等个人防护材料和洗消设施的充分供应；必须保证抢救人员所需的饮食、饮水和休息设施的供

应等。

（三）迅速升高指挥级别——提高组织、指挥的权威性和有效性

大型事故发生后，现场救援需要多部门多单位的协同救援，此时仅 120 院前急救部门是无法单独完成救援任务的，因此升高指挥级别，让更高级别的领导和相关专家担任救援总指挥是必要的。这样可以提高组织指挥的权威性和有效性，以便调动的力量投入抢救。

三、启动"汇报及请示预案"——尽快取得上级的领导和支持

请示预案是指各级指挥人员在组织领导自己工作范围内的救援行动时必须随时向上级领导部门汇报和请示，只有这样，急救人员才能了解事故情况变化并能到科学的指导和帮助。制定汇报及请示预案的目的是明确请示的对象、时间和内容，以防遗漏情况的发生。指挥长在启动预案应急调度后的 3 分钟内应向领导报告，遗漏请示汇报或延误请示汇报者将承担严重的责任。

请示预案的内容包括提前制定请示对象（主要报告对象有科主任、分中心及中心领导、总值班、办公室、卫生局应急办，直至政府应急办）、请示途径、通信联络的方法，以及何等级别的灾情请示何等级别的上级首长。

指挥长报告的内容包括"报告事件发生的原因和过程"、"报告事件导致的伤亡和其他损失"、"报告已经实施的应急处置情况"、"记录领导的指示"、"汇报落实领导指示的执行情况"等。

报告中不容忽视的内容有突发群体事件发生的时间、地点、种类、涉及伤亡及失踪人数、派遣第一梯队救护车组的数量、现场需要的支持要求等。当领导有指示时，必须记录领导的姓名、指示的内容和时间，必须传达领导的指示、了解执行者执行指示的情况，向领导汇报指示的执行情况。

四、启动"先遣队预案"——尽快派出先遣队救护车

先遣队应急预案的主要内容是指突发群体事件发生后，调度医生在接到呼救电话后将在最短的时间内派出距事件发生地点最近的救护车或摩托车，争取在最短的时间内到达事件现场。先遣队由急救医生负责，承担着重大的责任，其工作内容有：尽快赶到事件现场，通过亲自看、听、问等手段了解和核实事件真实情况，对事件的性质、规模、伤员人数、伤情等情况等进行调查和评估，然后向指挥中心报告，为后续现场救援提供较为准确的资讯，让指挥长应对灾情和应急处置措施再次做评估和修正。急救人员汇报完毕后或边汇报边立即展开工作，指挥和带领在场人员实施现场救援行动。

五、启动预备队待命预案——随时准备增援

预备队预案是针对大型事故或灾害制定的后续支援力量（第二、第三梯队等）的建立、组织、准备及投入使用的方案。根据事故灾害程度按照预案内容将不同梯队人员及物质迅速在指定地点集结，并做好各种准备，以便随时可以在指挥部的命令下投入使用。第二梯队的预备队人员由 120 院前急救系统的非值班人员组成，第三、四梯队则由相关区域各个医疗单位的相关人员组成，必要时按照方案向外省市及解放军相关部门求助，以便能够根据情况投入足够的救援力量。在政府领导部门的协调下，各级预备队的建立和组织必须提

前进行并不断完善，各方人员必须明确自己的职责、权利和工作内容，各种物质及车辆都有可靠的来源保障，以便在突发群体事件发生后能够迅速投入使用。

六、启动"联络预案"——建立通畅的"上请下达"通道

联络预案是指在大规模事件发生后，120医疗急救指挥系统的联络方法。在大型突发群体事件发生后，120院前急救系统势必成为重要的指挥中心之一，此时必将有多种信息同时在这里交汇，此外，多途径了解事件情况、多方面汇报事件情况、多方向指挥各部门实施医疗救援信息的交流全部在短时间内集中，此时如果不能事先建立完善的通信联络方式，势必会影响各种指令的传达和交流，进而影响救援质量，此外不同急救部门之间的联络、现场个急救小组之间的联络都十分重要，因此提前建立完善的通信联络方式和途径十分必要。该预案的研究内容应包括根据事件等级设立、开通和增加相应的联络途径，包括有线无线通信途径等，必要时应开辟专用线路。组织和建立畅通的信息交互网络在突发群体事件救援中的作用至关重要，现场医疗救援总指挥应该通过多种通信方式和强化管理方式，组建有效的通信网络，实现整个指挥体系内语音、文字、数据、视频信息的互通与共享，实现整个指挥体系内紧急救援关系的协调和指挥技巧的发挥。现场指挥要强调信息的标准化，信息的及时性和信息的安全性，有效控制通信秩序。

七、启动现场医疗救援环境创建预案——建立临时现场急救点

对大型突发群体事件的医疗救援必须要有因地制宜的救治环境，因此，医疗救援总指挥应该根据现场的环境条件（建筑、场地、交通条件等）、气象条件（昼、夜、风、雨、雪）、医疗条件（心肺复苏、生命体征监测及创伤外科治疗条件等），搭建救援帐篷；提供救援床（毯、垫）、照明、通风等条件。设置安全的、便利的、能遮阳避雨（雪）的、采光和照明良好的医疗救援环境，并按伤情分类将不同地区化为红区、黄区、绿区的救治场地和尸体的停放场地。

八、启动"协调预案"——强调多部门的协调和协作

协调预案是指120院前急救部门在大型事故救援中应取得其他政府部门的协助，如需要警察维持秩序；需要消防人员实施专业破拆；需要武警帮助寻找和解救；需要工程人员协助解救脱险；需要交通警察指挥交通；需要施工单位开辟救援场地。此外120紧急医疗救援机构与社会救援机构及社会大众之间的协作是非常必要的，同时也是非常困难的。

当发生核、生、化事件或疑似传染病流行时，必须请疾病预防控制机构对现场有害因素进行检测或流行病学调查，做出卫生学评价，以便救援人员采取预防措施，也便于控制现场环境和事件的发展。所有的一切都需要在政府主管部门的领导和帮助下与相关部门共同制定和完成。

制定预案时应提前与这些部门建立联系，各方应明确自己的责任、义务和相关的工作内容。这项工作必须提前进行和完成，不能等事件发生后再实施。拿《北大西洋公约组织》（简称北约）举例，北约是美国与西欧、北美主要国家为实现防卫协作而建立的一个国际军事集团组织。其宗旨是强调"集体防御"，用"全方位应付危机战略"保障各成员国的安全，从而致力于建立一个完整、自由、统一的欧洲。一旦受到战争和各种威胁，各国需

要共同行动并各自承担自己的义务，并明确自己采取何种行动，这所有的一切都是提前制定的。

我们可以借鉴这种组织方式，在市政府的领导下建立大型突发群体事件救援协调指挥部，所有的工作都必须提前想到，只有做了充分准备后才能有备无患。其主要内容有：

1. 与交通部门协作　重大事故的救援离不开交通部门的协助，其主要内容包括驰援事故现场及转送成批患者时的交通疏导、大型交通事故的现场勘察和救援等。

2. 与治安部门协作　重大公共安全事件的现场救援必须在政府治安部门的协助下进行，因此需要对协助方法进行研究。

3. 与消防部门协作　严重火灾的现场救援必须在消防部门的协助下进行，特别是火灾事故的原因、救援人员的自我保护措施、如何进入火灾现场、如何寻找和发现事故受害者等，120 系统的急救人员是无法独立完成上述工作的，必须得到消防部门的协助。

4. 与传染病相关部门协作　大型公共卫生事件的医疗救援必须依赖有关部门特别是国家疾病预防和控制中心（CDC）的协助，盲目施救可能导致救援人员的自身危险和被感染。

5. 与气象部门协作　与气象部门协作的情况多见于大型自然灾害的救援，此外气温、天气条件等诸多因素都能影响到现场急救，亦需要气象部门的帮助。

6. 与相关工程部门协作　需要大型机械（如挖掘机、推土机等）时需要取得相关工程部门的协助，预案制定时应事先与相关工程救援部门一起制定出协作方案，以便在紧急情况下迅速派出大型救援机械。

7. 组成联合救险组　突发群体事件的原因是各种各样的，并不限于疾病，因此 120 院前急救医生有时无法单独完成现场救援任务，此时各个部门的专家应该组成联合救援组，如根据不同情况可组成公安人员与急救医生、消防人员、化学专家与急救医生的救援组，共同进入事故现场，这样可以互利互乘，即保障自己安全，又提高救援效率。

九、启动"专家预案"，充分发挥专家的专长和作用

专家是指在一定领域或学科有较深造诣和专业知识的人，专家的知识、经验和智慧能够在突发群体事件现场救援中发挥非常重要的作用。比如 2004 年 4 月 15 日，重庆市天原化工总厂的一个氯冷凝器泄漏，在抢修过程中因处置不当，于凌晨 2 时和下午 15 时发生两次爆炸，造成 9 人死亡 3 人受伤。由于现场条件复杂，爆炸随时可能发生，给救援工作带来极大的风险和困难。在无计可施的情况下，国务院及国家安全生产管理局及时组织了 5 位专家现场指挥抢险。专家对现场情况及救援措施进行了科学、客观的分析，在专家的建议下，抢险指挥部动用数量军用坦克向储气罐发射了具有强大穿甲威力而较小爆破威力的穿甲弹，瞬间消除了爆炸隐患，从而使救援顺利进展，终于圆满完成了救援任务，这是利用专家的知识和智慧使救援取得成功的典范。

因此，在特殊情况导致的突发群体事件的现场救援中，120 院前急救部门应能够想到求助于相关部门的专家，如气象专家、消防专家、传染病专家、相关化学品专家、放射性物质伤害专家等，充分利用和发挥专家的智慧、专长和作用。专家预案应提前制定，建立

专门的专家库，其内容和对象应囊括所有与突发群体事件相关的重要领域的一流专家，提前与他们建立某种形式的关系，明确其责任和义务，保持和更新他们的联系方式和通信方法，以便事件发生后能够及时得到这些智囊的帮助。

此外，大型突发群体事件救援预案还有许多需要研究的内容，如疏散预案——引导大规模人员撤离现场、不同原因大规模事件救援预案（如核、生化武器事件救援预案、传染病暴发流行处置预案、大规模自然灾害救援预案等）等。

第三节　大规模突发群体事件现场紧急医疗救援工作流程及注意点

突发群体事件的处置程序可以划分为不同的阶段，各个阶段的划分是相对的又是连续的，其工作是交叉进行的，不同阶段的任务侧重又有所不同。从政府和社会的角度来看，可划分为呼救响应阶段、现场抢救阶段、伤员运送阶段、现场清理阶段和现场秩序恢复阶段等。从实施紧急医疗救援的角度来看，突发群体事件的紧急医疗救援可以分为呼叫受理与评估判断、应急指挥与报告请示、启动救援预案、梯队组成与驰援现场、现场指挥与灵活应变、检伤分类与紧急救治、合理分流与安全运送、无缝交接与继续诊治和抢救小结与预案管理等过程。

突发群体事件紧急医疗救援的工作效率和成果主要取决于事件发生前救援预案的设计和制定是否科学、各种准备工作是否充足、救援行动落实情况是否完全、具体的贯彻执行情况是否坚决和彻底等，取决于现场救援指挥者的专业素质、心理素质、组织管理协调能力和应急决策能力，取决于整个救援团队的业务技术素质、心理素质和工风。其工作程序如下：

一、受理呼救、判断灾情

受理突发群体事件呼救电话是紧急医疗救援的第一步，首先接到呼救电话的调度员称为第一调度员或称首位调度员（简称首调）。首调的责任重大，他（她）是受理突发群体事件呼救电话的第一责任人，应该在一分钟之内完成对突发群体事件呼救信息的采集与核实，以及对灾种与灾情性质和程度的判断与评估，然后立即向指挥长汇报。其主要工作内容有：

信息收集

与常态普通事件有所不同，突发群体事件的信息收集的主要内容有：

1. 事故信息　①事件性质及原因；②事件发生时间；③事件发生确切地点；④事件涉及范围；⑤灾害事件描述等。

2. 患者信息　①患者数量；②伤员一般信息：姓名、性别、年龄、身份；③伤情信息：受伤原因、性质、程度、生命是否受到威胁等；④失踪人数等。

3. 呼救人信息　①呼救人的身份；②联系方式及主叫号码（呼救者呼救使用的电话号码）。

4. 环境信息　事故现场周围环境情况，包括环境条件、气象条件、交通情况、事故对现有建筑物、公路的破坏程度，以及对供水、供电、供气、供热和电信设施损坏的程度等。

了解突发群体事件的成因和种类至关重要，信息受理人员必须明确是常见的灾害事故、交通事故、工伤事故，公共卫生事件、还是化学中毒、核辐射或有毒生物制剂扩散等。其他重要信息还包括事件时间、地点、性质、程度等，上述信息需要随时得到更新、补充和修正。

最早的现场情况是由幸存者或轻伤员或旁观者提供的，他们可以叙述突发群体事件的细节，但由于遭到恶性突发群体事件的打击，以及展现在他们面前的可怕的灾害现场所引起的恐惧反应和心理伤害，他们对灾害的性质和损害的程度报告的不准确。最初的报告是含混的、概括性的，缺乏头绪的，顾此失彼，挂一漏万。此时调度医生应该首先稳定呼救者情绪，同时对某些重要问题加以提示和提醒，包括受灾的程度、范围、灾区的地理情况、涉及的人口、可能涉及的人数、可能的死伤人数、可能的失踪人数等，以及伤员的致伤原因和基本特点，如烧伤、砸伤、压埋、坠落等。为了取得可靠的事件真实信息，指挥长应以最快的速度派出先遣队救护车或摩托车赶赴现场，通过救护车医生对事件情况进一步了解核实，如有不当之处，应立即纠正，以完善应急处置。

注意：大型突发群体事件的信息获取费时很多，因此当"首调"得知是大型事故或灾害时应立即招呼在场其他人员协助受理呼救电话，必要时开辟双条或多条通信通道，边收集信息，边做出反应，尽快派出先遣队救护车奔赴现场。

二、情况评估

（一）受灾情况的定量评估

灾情的严重程度是派出救援力量规模的依据，因此应对不同灾情实施定量分析，根据事件性质和涉及人数评估灾情等级，一般将其分为四级，见表7-3-1。此外，事件发生地点和涉及某些特殊人物时与灾情等级有关，当突发群体事件发生在重要场所（如政府机构、外事单位、大型活动场所等）或事件涉及重要人士（如知名人士、高级政府官员）时，灾情等级应提升一级。

表 7-3-1　灾情评估等级表

灾情评估等级	灾情颜色	一次受伤或中毒	或一次死亡
一般（Ⅳ）	蓝色	3~5 人	1~2 人
较重（Ⅲ）	黄色	6~19 人	3~9 人
严重（Ⅱ）	橙色	20~49 人	10~19 人
特别严重（Ⅰ）	红色	≥ 50 人	> 20 人

（二）烈性传染病暴发的判断

目前烈性传染病特别是呼吸道传染病的大规模暴发和流行成为威胁人类健康的最严重的问题之一，从 2003 年的 SARS，到 2008 年的禽流感和 2009 年的甲型 H1N1 型流感，为人类一敲响了警钟，如果我们不能认真对待，认真监控和防护，那将导致不可估量的损失。由于 120 系统有强大的网络并处于紧急情况的最前沿，因此调度医生和院前急救医生必须具有对传染病监测的职业敏感性，能够在众多的现象中发现疑点，能够在众多的疑点中捕捉到某些传染病暴发的蛛丝马迹，然后尽快上报加以证实或排除，从而将其遏制在萌芽中。

1. 当多人出现相同症状时，无论是何症状，都要提高警惕。比如调度医生通过急救电话了解到某日的发热（或其他症状）患者超过数人，就应该将这种情况上报。

2. 注意询问患者有无疫源地生活史、经过史或停留史，以及与传染病患者的接触史等。

3. 有无呼吸道传染病特别是某些容易导致大规模流行的传染病（如流行性感冒等）的主要表现，如发热、头痛、咽痛、肌肉酸痛、咳嗽、咳痰等。

三、请示汇报、启动预案

应对突发群体事件，实行首调负责制，即接到突发群体事件呼救电话的第一位调度员负责先期处理，大型突发群体事件或灾情一经确认，由当班组长担任的临时指挥长应立即启动救援预案，将预案中的各种应急程序按照执行步骤同时或依次落实，其主要内容有：

（一）迅速向上级汇报

详情请参阅"启动请示及汇报预案"。

（二）迅速派出先遣队救护车

详情请参阅"启动先遣队预案"。

（三）派出第一梯队

如果是大型事故或灾害，调度员则应按"就近优先"的原则和应急预案的要求，调派相应数量的抢救小组和救护车，表格的内容是根据不同程度的灾情派出不同数量的救援力量，见表 7-3-2。

表 7-3-2　不同程度的灾情派出不同数量的救援力量表

灾情评估等级	颜色	应投入抢救组
一般（Ⅳ）	蓝色	1~3 组
较重（Ⅲ）	黄色	4~10 组
严重（Ⅱ）	橙色	11~30 组
特别严重（Ⅰ）	红色	＞ 30 组

（四）横向求助

首调在收集信息的同时要询问呼救者是否已经求助相关部门，如车祸是否已经求助 122、社会治安事件是否已经求助 110、火灾是否已经求助 119 系统等。由于事故及灾害等事件发生后，很多人在突然的打击下会忘记某些重要的事情，此时首调应立即通知相关部门参加救援。

（五）启动预备队待命预案

当发生橙色等级的突发群体事件时，指挥长应启用调度科的二线调度人员，增援调度力量。后续救援力量的紧急发动。当第一梯队的力量不足时应决定组建由专业急救机构或医院的应急抢救队组成的后续救援梯队，但动员医院的急救资源需要事先约定的或当时的政府授权。指挥长负责确定后续救援梯队的临时指挥，要求梯队内不同机构的组成人员服从临时指挥。详情请参阅"启动预备队待命预案"。

（六）指导在场人员自救与逃生

当首调对突发群体事件做了先期处理后，应立即指导呼救者该做什么和不该做什么，如果情况紧急，应在派车的同时尽快开通其他专线指导在场人员实施紧急避险和现场自救，其主要内容有：

1. 阻止在场人员进入有危险的事件现场，如火灾现场、毒气泄漏现场等。

2. 告知遇险人员尽快脱离及远离有毒或危险环境，尤其告知其帮助伤员撤离的方式和方法。

3. 告知在场人员保持肇事现场原有现状、不要随意破坏现场、保留现场残留物等。

4. 指导在场人员对伤员实施自救措施，如对出血伤员采取止血措施、对昏迷伤员检查呼吸心搏情况、对心搏骤停者实施心肺复苏、对有心搏的昏迷伤员保持其呼吸道通畅及防止窒息等。

四、梯队组成、驰援现场

大型事故及灾害发生后，各种救援梯队相继建立并在指挥部的命令下开赴事故现场，此时个梯队的急救人员的注意事项有：

（一）了解灾情，明确任务

各梯队的急救人员应该明确或基本明确事故原因、灾情程度、现场危险因素及自己的任务和职责，并在途中能与现场人员保持联系，以便随时得到最新的事故动态，从而有针对性地采用不同的救援措施。此外在行驶途中急救人员要对现场情况进行预先分析和思考，把能预见到的、有可能发生的各种情况和对策在心中反复酝酿，尽可能做到心中有数，这样到达现场后就能有准备地投入救援工作中。

（二）将各种装备置于良好状态

医务人员在途中应进一步检查各种装备（诊疗设备、防护装备等）的情况，做到有序存放且无故障，能够到现场后立即投入使用。

（三）尽可能得到相关部门的协助

对于大型事故需要出动急救车队时，调度医生及指挥部应与有关部门联系，如在交通部门的协助下保持相关道路通畅，必要时派出交警带路及疏导。

（四）进入现场，紧急救治

突发群体事件紧急医疗救援的医疗行为主要包括搜寻伤员、解救脱险、检伤分类、现场救治和监护运送，这既是几个不同阶段的先后的救援任务，又是相互交叉和重叠的救援任务，而实施的人员却都是相同的，如何让同一批人员实施不同的任务，又要保证医疗救援任务的顺利完成，这是医疗救援总指挥必须考虑与合理安排的，如需要有人协助解救脱险的行动、需要有人对脱离险境的遇险人员进行检伤分类、需要有人对经过检伤分类的伤员进行医学处置。现场医疗救治的实施由医疗救援总指挥或指定人员负责组织，成了搜寻组、检伤分类组、复苏组、紧急外科处置组（止血等）、手术组和转运组，必须要求实施规范的医疗救援行为。

1. 组织联合救援小组，尽快进入事件现场 在大型突发群体事件现场，医务人员不要单独行动，应与相关部门人员组成联合救援小组，小组成员出医护人员、担架员外还应根据不同情况配备警察及消防员等，各组配备无线对讲机及防护装备，然后迅速进入现场搜寻患者。

2. 创建现场医疗救援环境，合理安排现场救援力量 在对城区发生的大规模突发群体事件患者的救援时应在初步处置及生命支持下尽可能尽快将其后送，但如果事件发生地距后方医院较远及后送条件差（如路途遥远、交通不便等）时则必须展开现场急救，此外有的患者必须经过现场急救后方能后送，如果不经现场处置就盲目后送，有时就会使患者病情加重甚至死亡，因此现场急救十分重要。当部分急救人员进入现场搜寻患者时，现场指挥部应立即因地制宜创建现场急救医疗环境：

（1）根据现场条件开辟专用区域建立现场临时医疗救援中心，有条件时搭建救援帐篷，设置安全的、能遮阳避雨（雪）的、采光和照明良好的医疗救援环境，建立简易手术室等一系列医疗救援所必备的设施，并提供救援床、照明、通风等设施。

（2）在临时医疗中心的不同区域有针对性地配备强有力的医疗急救力量和设备，重点是心肺复苏、生命体征监测、呼吸支持、液体复苏及创伤外科治疗。

（3）开辟专用区域作为伤情分类区，并安排有经验的急救医生担任伤情分类工作。将不同地区化为红区、黄区、绿区的救治场地和尸体的停放场地（黑区），各区应有明显的标志。

3. 解救伤员脱离险境，同时给予生命支持 对困在某区域的遇险人员的解救脱险行动并不完全是医护人员的本职，但在解救脱险的过程中需要医护人员在旁边指导，提醒抢救人员注意保护伤员的头面部、颈部和躯干，清理口鼻腔、保持呼吸道的畅通，医护人员也要根据病情尽可能的采取给氧、止血、补液、固定颈部等应急措施，以坚实的担架与合理的体位实施科学搬运，尽可能维持伤员在解救脱险过程中的生命体征，避免发生次生损伤，提高抢救成活率、减少伤残率。

4. 实施检伤分类，区分轻重缓急 在突发群体事件现场存有众多伤亡人员，在患者的数量大于医务人员数量的情况下，必须对已脱离险境而要准备救治的伤员进行伤情评估和检伤分类，不仅把伤员的伤情按严重程度来分成各种类型，而且这些类型的标识还表明该伤员应该得到什么样的紧急救援服务。必要时，应对尚未脱离险境正在解救的伤员也尽可能的实施伤情评估和检伤分类。对伤情的评估标准必须有高度的一致性，在检伤分类的同时应不要忘记建立伤、病、亡人员名单，配置伤票号作为唯一识别标志，对意识不清的伤员尤其如此。（关于伤检分类的详细情况请看某页第三章中的成批伤——国际创伤救助优先原则）

5. 提供医疗救治，紧急处理伤情 在自我保护和保障安全的前提下，医护人员应遵循"先救命后治伤、先救重后救轻"的原则，对经过检伤分类的伤员给予相应的处置，对心搏骤停的伤员实施心肺复苏，对窒息和呼吸抑制及昏迷的伤员实施呼吸支持及开放呼吸道，对大出血伤员实施紧急止血，对多发伤和复合伤或尚未被解救出来的伤者开辟液体通道，使心搏骤停者恢复生命体征，使生命垂危者稳定生命体征，使伤员病情进展减缓。其他重要措施有对颈椎和脊柱实施固定、紧急止痛、处理骨折、处理烧伤、包扎伤口、固定肢体，以及必要的心理抚慰，对医疗救治过程和抢救效果应做记录。大规模突发群体事件现场医疗救援示意图见图 7-3-1。

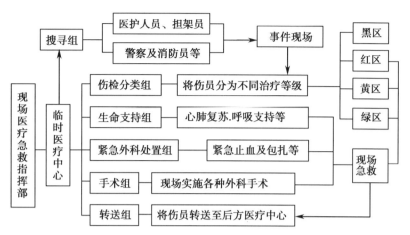

图 7-3-1　大规模突发群体事件现场医疗救援示意图

6. 迅速撤离现场，安全分流伤员　组织有序的患者分流后送是现场急救后的必要步骤，其目的是要降低死亡率和伤残率，但是要特别规范伤员转送的指征、分流的组织和目的地医院的选择。

（1）伤员分流运送时机的确定：伤员分流运送时机的确定原则上决定于两点：

1）伤员的情况：在运输力量暂时不足的情况下优先转运经积极抢救后伤病情相对平稳的危重伤员，这些患者必须尽快得到紧急后续治疗，否则仍然有生命丧失或致残危险，如心搏骤停复苏后心搏恢复、严重出血、严重颅脑及内脏损伤、窒息及呼吸抑制、严重烧伤、急性中毒、肢体断离等；其次是经过处置的中等级别的患者，如轻、中度出血和创伤、肢体骨折等；第三是轻病微伤的患者，为节约急救资源，可以将数人同时后送；最后是已经去世的患者。上述情况是伤员后送的基本原则，实际实施时也要看具体情况，有些危重伤员的解救过程很长，耗时很多，需要有救护车备用，而能够走出现场的人伤势都不太重，他们可以在经过初步处置后先行被运送，这需要现场指挥人员的临时应变。

2）运输力量的情况：运输力量包括救护车的数量和途中需要实施监护及救治工作的医务人员数量，此时要根据现有条件具体安排。在医务人员数量不足的情况下应该让危重患者暂时等待，同时呼叫更多的医务人员增援，千万不能让危重患者在无有力的医疗支援的情况下盲目后送。

（2）伤员分流医院的选择：选择正确的目的地医院，为目的地医院制定量力而行的接收计划，不使急、危、重症伤员过于集中，以便让伤员在最短的时间内得到与其伤情相适应的后续治疗是分流医院选择的要点。所有的一切需要现场指挥部事先掌握各个目的地医院的信息，然后在政府领导部门的协调下实现。选择分流伤员的目的地医院要根据如下信息来确定：①医院的位置及交通情况；②医院的技术条件、设备条件和救治能力，包括医院的空床位和空闲手术室数量、专业医护人员数量及技术水平特别是外科及手术水平；血液、特种药品、特种医用材料和特种医疗设备的数量等。

目的地医院确定后要提前通知该医院，将所送伤员的详细信息如致伤原因、伤情、现场治疗情况等实施通报，令该医院做好接收伤员的各项准备。

（3）伤员分流运送的安排：伤员运送必须在有组织、有秩序、有记录及信息互通的前提下进行。现场指挥负责调派运送伤员的救护车，所有的救护车应该有临时编号或编组。确定需要运送的伤员和救护车后，该车组的医护人员要查验伤员的伤票（编号或姓名、诊断及伤情等级），记录安排的医院及车组编号，现场指挥必须组织好救护车进出现场的秩序。

（4）伤员运送途中的监护和紧急治疗

1）伤员的运送首先要安全的、平稳的将担架抬上救护车，这需要医护人员的指导、帮扶，甚至是亲自抬运，避免造成二次损伤。担架上车后要将担架与车体牢靠固定，同时要让伤员保持舒适的体位，还有注意用约束带将伤员与担架牢靠的固定，对严重颅脑损伤、脊柱损伤及严重出血的伤员尽可能使用真空垫，必要时要有专人守护在伤员身边固定及稳定伤员，防止在行驶中因颠簸和前后左右的移位等原因使伤员再次受伤或病情加重。

2）保持静脉输液、氧气或排液管道的畅通和心电监测电极稳固的粘贴及导线牢靠的连接，调试输液、输气在合适的量，调试心电、呼吸监测的正常显示。

3）急救医生要运送途中对医疗仓内的患者观察伤情变化，包括伤员的生命体征、气道的通畅情况、有无活动性出血、止血部位的变换，出现异常及时给予紧急处置，同时将患者的病情变化和途中治疗认真记录，确保治疗内容持续性，也便于与后续治疗医院的交接。

五、无缝交接、救援总结

院前急救与院内救治的衔接必须是无缝隙的，患者必须按照现场指挥部的要求转送到指定医院，医院必须按约定接收伤员，彼此要做到运送的伤员伤情事先通报、接收医院事先准备、救护车到达时共同抬运伤员、运送方与接收方医护人员快速交接伤情、同时保持伤员生命体征的稳定、双方共同签收交接记录、运送完毕向指挥中心汇报运送结果、医院向指挥中心汇报接收结果等。

在突发群体事件的紧急医疗救援实施结束后应尽快对处置过程进行认真总结，包括对事件的判断评估、应急响应、组织指挥、现场救援、分流运送、无缝衔接、救援支持等主要内容，还应该总结事件处置过程中的缺憾与不足，及时对应急预案实施补充和修订，使其更加适应突发群体事件现场救援的需要。

参考文献

1. 汤钊猷，侯云德，秦伯益. 医学院士世纪谈 [M]. 杭州：浙江科学技术出版社，1998：182-193.

2. 岳茂兴，邹德威，张 坚，等. 流动便携式重症监护治疗病房的创建 [J]. 中国危重病急救医学，2004，16（10）：589-591.

3. 岳茂兴，夏锡仪，何 东，等. "流动便携式 ICU 急救车" 的研制及其在灾害事故急救中的实际应用 [J]. 中国危重病急救医学杂志，2009，21（10）：624-625.

4. 岳茂兴，夏锡仪，李瑛，等. "信息化、网络化、整体化、相扣无缝隙连接的现场救治" 新模式的创建体会 [J]. 中国全科医学杂志，2009，12（1B）：131-134.

5. 秦国良，路剑新，李华，等. 现代急救信息化网络化无线联网终端系统在提高抢救成功率方面的作用 [J]. 创伤外科杂志，2009，11（1）：56-58.

6. 郑琦涵，李瑛，岳茂兴 . 无线集群通信系统在创伤急救中的应用 [J]. 创伤外科杂志，2009，11（2）：113-115.

7. 岳茂兴，夏锡仪，李瑛，等 . 便携式乡村医师急救包的研制及应用 [J]. 临床急诊杂志，2011，1（1）：65-66.

8. 岳茂兴，李瑛，卜晓星，等 . 便携式"瞬锋急救切割器"在突发事故及创伤急救中的临床应用 [J/CD]. 中华损伤与修复杂志（电子版），2013，24（3）：655-657.

9. 岳茂兴·姜玉峰，李瑛，等 . 柴黄参祛毒固本冲剂治疗严重化学性肺损伤 89 例临床研究 [J]. 中国中西医结合急救学杂志，2013，20（3）：159-161.

10. 岳茂兴，夏锡仪，李瑛，等 . 丰诺安联用大剂量维生素 B_6 新疗法救治严重创伤后凝血病大出血患者的临床研究 [J]. 中华危重病急救医学杂志，2013，25（5）：310.

11. 俞森洋 . 现代机械通气的监护和临床应用 [M]. 北京：中国协和医科大学出版社，2000：398-657.

12. Regel G，Lobenhoffer P，Grotz M，et a1. Treatment results of patients with multipletrauma：an analysis of 3406 cases treated between 1972 and 1991 at a German level 1 trauma center[J]. J Trauma，1995, 38：70.

13. 岳茂兴 . 突发事故急救 [M]. 北京，化学工业出版社，2006：1-451.

14. 岳茂兴 . 危险化学品事故急救 [M]. 北京，化学工业出版社，2005：1-451.

15. 岳茂兴 . 反化学恐怖医疗手册 [M]. 北京，清华大学出版社，2004：1-341.

16. 岳茂兴 . 多器官功能障碍综合征现代救治 [M]. 北京，清华大学出版社，2004：1-478.

17. 岳茂兴 . 爆炸伤 101 例的救治 [J]. 中华急诊医学杂志，2003，12（3）：194-195.

18. 岳茂兴 . 灾害事故伤情评估及救护 [M]. 北京，化学工业出版社，2009.

19. 胡卫建，李元峰 . 建立灾害医学区域性紧急救援医疗体系的构想 [J]. 西部医学，2010，22（3）：393-395.

20. 冯庚，杨萍芬，付大庆 . 院前急救预案——现场急救攻防策略 [M]. 中国协和医科大学出版社，2010.

21. 岳茂兴，刘志国，闵庆旺，等 . 空降军医便携式航天员急救包的研制 [J]. 中华航空航天医学杂志，2004，15（3）：191-192.

22. 岳茂兴 . 现代特种战伤救治的特点及其应对策略 [J]. 人民军医，2003，46（1）：6-8.

23. 钟世镇 . 人体虚拟技术与创伤骨科 [J]. 中华创伤骨科杂志，2005，7（11）：1003.

24. 何忠杰，创伤急救的新概念——白金 10 分钟 [J]. 解放军医学杂志，2004，29（11）：1009-1010.

25. 何忠杰 . 白金 10 分钟——论现代抢救时间新观念与临床研究 [J]. 中国急诊医学，2004，24（10）：745-746.

26. Park CH，Jeung KW，Min YI，et al. Sustained manual abdominal compression during cardiopulmonary resuscitation in a pig model: a preliminary investigation[J]. Emerg Med J, 2010, 27: 8-12.

27. 王立祥，郑静晨，侯世科，等 . 腹部提压心肺复苏新装置 [J]. 武警医学，2009，20（5）：455-456.

28. 王立祥，郑静晨 . 单纯腹部提压：一种心肺复苏的新方法 [J]. 中国危重病急救医学，2009，21（6）：323-324.

29. 王立祥，沈洪 . 个体化心肺复苏 [J]. 中华急诊医学杂志，2007，16（5）：895-896.

30. 卓峰，王志远，陈光杰，等 . 野战担架及其附属装置应用现状 [J]. 医疗卫生装备，2003，（10）：17-18，23.

31. 朱弋，阮兴云，徐志荣 . 多功能野战急救车应用特点及远程医疗 [J]. 医疗装备，2002（3）：12-15.

32. 杨善芝 . 载人航天工程医疗救护实用知识概论 [M]. 北京：解放军出版社，2003.

33. Frey G. Wehrmed Mschr. 德国卫生直升机参加地方急救工作 [J]. 解放军医学情报，1994，8（1）：37-54.

34. 于琦 . 国外直升机救援体系及对我们的启示 [J]. 环球飞行，2008（7）：170-171.

35. 张建国 . 浅析救护直升机的使用与发展 [J]. 陆军航空兵学院学，2002，11（2）：73.

36. 张兵 . 通用航空应急救援规划思路 [J]. 中国民用航空，2008，91（7）：20.

37. 岳茂兴，周培根，梁华平，等.创伤性凝血功能障碍的早期诊断和 20AA 复方氨基酸联用大剂量维生素 B₆ 新疗法应用 [J/CD].中华卫生应急电子杂志，2015，1（1）：4-7.

38. 岳茂兴，李瑛，卞晓星，等.便携式"瞬锋急救切割器"在突发事故及创伤急救中的临床应用 [J/CD].中华损伤与修复杂志（电子版），2013，24（3）：655-657.

39. 岳茂兴，周培根，梁华平，等.创伤性凝血功能障碍的早期诊断及救治 [J/CD].中华卫生应急电子杂志，2014，1（5）：4-6.

40. 岳茂兴，夏锡仪，李瑛，等.丰诺安联用大剂量维生素 B₆ 新疗法救治凝血功能障碍及应激性溃疡大出血患者的临床研究 [J/CD].中华卫生应急电子版杂志，2012，1（1）：72-73.

41. Wang Z, Feng K, Yue M, et al. A non-synonymous SNP in the *NOS2* associated with septic shock in patients with sepsis in Chinese populations[J]. Hum Genet, 2013(132): 337-346.

42. 岳茂兴，姜玉峰，李瑛，等.柴黄参祛毒固本冲剂治疗严重化学性肺损伤 89 例临床研究 [J].中国中西医结合急救杂志，2013，20（3）：159-161.

43. 姜玉峰，岳茂兴.解毒固本汤对 CLP 大鼠 TNF、IL-2 及病理形态学的影响 [J].中国中西医结合学会急救医学杂志，2000，59（1）：39-41.

44. 楚鹰，刘政，包卿，等.大鼠多发伤致凝血功能障碍模型的建立 [J].中华危重病急救医学杂志，2015，27（2）：410-411.

45. 岳茂兴，李瑛，卞晓星，等.在突发事故及创伤急救中应用便携式"瞬锋急救切割器"369 例的经验体会 [J/CD].中华卫生应急电子杂志，2015，1（1）：37.

46. 岳茂兴，周培根，梁华平，等.20AA 复方氨基酸联用大剂量维生素 B₆ 治疗创伤凝血障碍的患者多中心前瞻性临床研究操作实施方案 [J/CD].中华卫生应急电子杂志，2015，1（1）：47-48.

47. 楚鹰，刘政，郑旭文，等.20AA 复方氨基酸联用大剂量维生素 B₆ 新疗法治疗创伤凝血障碍的实验研究 [J/CD].中华卫生应急电子杂志，2015，1（2）：88-89.

48. 万红贵，岳茂兴，夏锡仪，等.L-鸟氨酸复方氨基酸制剂联用大剂量维生素 B₆ 抢救大出血濒死患者的机制研究 [J/CD].中华卫生应急电子杂志，2013，1（3）：9-11.

49. 岳茂兴.狭窄空间医学 [M].北京：人民军医出版社，2013.

50. 顾建文，夏勋，李清杰，等.远程会诊在汶川大地震重症伤员救治中的作用 [J].解放军医院管理杂志，2008，15（8）：718-720.

51. 汪鹏，李刚荣.远程医疗会诊车在抗震救灾中的应用 [J].中国数字医学，2008，3（10）：39-42.

52. 关晓峰，李卫东，赵鹏飞.野战医疗方舱医院参加"5·12"抗震救灾的相关问题探讨 [J].解放军医院管理杂志，2008，15（6）：510-512.

53. 郑静晨，彭碧波.灾害救援医学 [M].北京：中国科学技术出版社，2014：474-478.

54. 秦银河.关于建立我国灾难医疗系统的设想 [J].中华危重病急救医学，2003，15（5）：259-261.

55. 武秀昆.有关突发公共事件的预警问题 [J].中国医院管理，2010，30（2）：9-10.

56. 黄志强.应重视医院对灾难和突发事件应对机制的研究 [J].中华危重病急救医学，2003，15（6）：324-325.

57. 岳茂兴.应加强对未来灾难现场抢救的方法研究 [J].中华危重病急救医学，2004，16（10）：577-578.

58. 陈冀胜.突发性化学毒性灾害的处理 [J/CD].中华卫生应急电子杂志，2015，1（2）：86-88.

59. 祁国明.灾害事故医疗卫生救援指南 [M].北京：华夏出版社，2003：167-256.

60. 岳茂兴.创新驱动促进我国卫生应急医学事业健康快速发展 [J/CD].中华卫生应急电子杂志，2015，1（5）：309-310.

61. 程天民.现代军事医学进展 [J/CD].中华卫生应急电子杂志，2015，1（3）：4-6.

62. 陈珍，张引，胡洲，等.贵州省突发公共卫生事件应急管理现状及对策 [J/CD].中华卫生应急电子杂志，2015，1（4）：35-36.

63. 张思森，孟志剑，刘青，等 . 腹部提压心肺复苏术在胸部创伤患者院前急救中的应用 [J]. 2015，1（1）：32-34.

64. 何忠杰 . 白金 10 分钟——论现代抢救时间新观念与临床研究 [J]. 中国急救医学，2004，24（10）：745-746.

65. 吴群红，杨维中 . 卫生应急管理 [M]. 北京：人民卫生出版社，2013.

66. 杨维中 . 中国卫生应急十年（2003-2013）[M]. 北京：人民卫生出版社，2013.

67. 毛群安 . 突发事件卫生应急培训教材·卫生应急风险沟通 [M]. 北京：人民卫生出版社，2013.

68. 黄伟灿，吕世伟，李堂林 . 试论我国公共卫生应急体系的构建 [J]. 中华医院管理杂志，2003，19（10）：577-579.

69. 王亚东，刘温文，李香蕊，等 . 我国卫生应急管理培训存在的问题及对策研究 [J]. 中华疾病控制杂志，2011，15（10）：827-830.

70. 王宏伟 . 我国卫生应急管理的问题与对策 [J]. 中国减灾，2007（4）：30-31.

附　录

附录一　危险化学品爆炸伤现场卫生应急处置专家共识（2016）

当前，重大突发事故、恐怖事件、特种意外伤害、局部战争等天灾人祸的发生日益频繁，已威胁到人类生存[1-3]。我国是一个化工、农药大国，也是化学毒物、农药、鼠药等化学中毒灾害的高发地区。据国家环境保护总局化学品登记中心公布的《中国现有化学物质名录（2003版）》，收载化学品39 176种。据国家安全生产监督管理总局统计资料显示，2010—2014年我国共发生危险化学品事故326起，其中危险化学品爆炸占80%左右，已成为危险化学品事故的主要类别[4]，死亡人数2 237人[1]。鉴于危险化学品事故具有突发性、群体性、快速性和高度致命性的特点[3]，在瞬间即可能出现大批化学中毒、爆炸致伤等伤员，处理困难，一般没有成熟的经验，特别是危险化学品爆炸杀伤强度大，其所致冲烧毒复合伤在平战时均可发生，具有作用时间长、伤亡种类复杂、群体伤员多、救治难度大等特点。爆炸时由冲击波、热力、毒物同时或相继作用于机体而造成的损伤，称之为冲烧毒复合伤[3]。其特点是难以诊断、难以把握救治时机，因此救治极其困难。2014年8月2日昆山发生特大铝粉尘爆炸事故和2015年8月12日天津危险化学品仓库爆炸所致伤害类型就是典型的冲烧毒复合伤，伤亡惨重。对此，快速卫生应急处置与正确的医学救援十分重要[5-11]。为此中国研究型医院学会卫生应急学专业委员会制定了"危险化学品爆炸伤现场卫生应急处置专家共识（2016）"，以规范和指导卫生应急工作者及医护人员在危险化学品事故发生时能够正确紧急处置，为抢救赢得时间，以救治更多危重病患者的生命。

一、危险化学品爆炸伤特点

（一）爆炸致伤类型

1. 平时意外事故致伤多见于化工厂、军工厂、危险化学品仓库等爆炸事故[3]。

2. 自杀式恐怖爆炸致伤。

3. 运载火箭、导弹和航天飞行器研制和使用过程中意外爆炸致伤。

4. 导弹、燃料空气炸弹（fuel air explosive，FAE）、联合攻击弹药（joint direct attack munition，JDAM）等爆炸性武器致伤。

5. 高能投射物击中飞机、舰艇、潜艇等致伤。

6. 特种武器发射致伤等。

（二）损伤特点

1. 离爆心的距离直接影响着冲烧毒复合伤的发生概率。离爆心越近，冲烧毒复合伤的发生率就越高[5]。

2. 爆炸伤事故突发性强，急救组织指挥困难。

3. 由于肺是中毒致伤及冲击波致伤最敏感的靶器官之一，也是呼吸道烧伤时主要的靶器官。因此，治疗冲烧毒复合伤应重点关注肺损伤。

4. 爆炸致冲烧毒复合伤，其重要特征就是难以诊断，难以把握救治时机。

5. 致伤机制复杂，外伤通常掩盖内脏损伤，易漏诊误诊。如果对此缺乏认识，易贻误抢救时机。

6. 复合效应，伤情互相叠加。爆炸致冲烧毒复合伤不只是单一致伤因素效应的总和，而是由各种致伤因素（热力、冲击波及毒物）相互协同、相互叠加而成的复合效应。因此伤情复杂，并发症多，治疗极其困难[6-11]。

7. 伤情发展迅速。对于重度以上冲烧毒复合员，尽管伤后短时间内将处于一个相对稳定的代偿期（维持基本的生命体征），但不久会因代偿失调而出现病情急剧恶化，尤其伴有严重颅脑损伤、两肺广泛出血、水肿或内脏破裂。因此，针对重度冲烧毒复合伤的伤员，应及时进行现场处置和早期救治[11-15]。

二、临床表现

冲烧毒复合伤病因多而杂，临床表现各异，可以表现为三种致伤因素的综合特征，也可以表现为一种致伤因素为主其他致伤因素为辅的特点，其主要临床表现如下。

（一）症状和体征

伤者基本情况差，出现咳嗽频繁、发绀、胸痛、胸闷、恶心、呕吐、头痛、眩晕、软弱无力等表现。呼吸和心率均加快，分别在 35~40 次 / 分和 125 次 / 分以上。胸部听诊时可有双肺呼吸音低并可闻及广泛性干湿啰音，合并支气管痉挛时出现喘鸣音和哮鸣音。创伤和烧伤严重时，可出现低血容量性休克。胃肠道损伤时有消化道出血表现，肾和膀胱损伤时有泌尿道出血表现，腹腔脏器损伤时则出现腹膜刺激征[2]。

（二）实验室检查

1. 血常规　一般出现白细胞总数升高，中性粒细胞比例升高。病情严重则表现为全血细胞减少甚至体温下降，预后不良。

2. X 线片　肺纹理增粗，肺野出现阴影，呈片状或云雾状；消化道空腔脏器破裂时膈下见游离气体。

3. 心电图　可见心率增快、幅度减低、ST-T 段下降甚至 T 波倒置。

4. 呼吸功能　血气分析可见 PaO_2 明显下降。王正国等[16]报告，犬冲击伤后 8 小时肺分流量平均由伤前的 4.7% 增至 21.6%。其他尚有肺顺应性降低和阻塞性通气功能障碍等改变。

5. 心肌损伤时谷草转氨酶（SGOT）、乳酸脱氢酶（LDH）、磷酸肌酸激酶同工酶（CPK-MB）等升高；肝破裂时谷丙转氨酶（SGPT）和SGOT升高。

6. 其他辅助检查　B超、CT可显示冲击波引起的肝、脾、肾破裂表现，并可对损伤程度进行分型。

根据伤者的致伤因素、临床表现和实验室检查结果可明确诊断冲烧毒复合伤。

三、危险化学品爆炸伤现场卫生应急处置与急救措施

（一）现场处置（附图1-1）

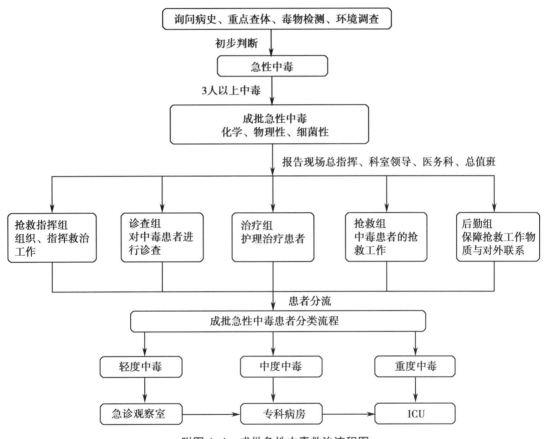

附图1-1　成批急性中毒救治流程图

1. 设立相应危险化学品爆炸伤事故的应急救援指挥机构　危险化学品事故的医学应急救援工作是一个完整的系统工程。需要一整套合理、高效、科学的管理方法和精干熟练的指挥管理人才。根据国家和地方政府《突发公共卫生事件应急条例》和事故等级，组建应急救援指挥机构，充分发挥现场一线救治和应急救援专家组的技术指导作用。

2. 健全的紧急报告制度

（1）明确的组织领导：负责对危险化学品事故医疗应急处理中的重大问题进行决策，全面协调指挥卫生应急处置工作。

（2）健全的紧急报告制度：建立各级紧急报告制度，做到下情上达，上情下传，确保

信息渠道通畅，反应及时。

（3）快速的紧急动员机制：针对不同规模的突发危险化学品事故制定相应的人员抽组与紧急收拢、药品器材储备与供应、车辆、通信等后勤保障方案等紧急动员预案。

（4）齐全的应急处理预案：包括院前处置与急救、院前接运、院内接诊、收容、救治、消毒隔离等方面的紧急救治方案，相关的分级救治方案等。

3. 现场处置原则　现场处置关键点包括减少死亡人数、减少暴露人数。危险化学品爆炸伤，尤其重视冲烧毒复合伤的伤员初期的现场处置。医护人员到达现场要迅速有效地对复合伤患者实行基础生命支持（BTLS）并及时把患者转运到技术条件相对较强的医院救治。通信、运输、医疗是突发事件有效救治的三大要素，重视伤后"白金10分钟"与"1小时"的黄金抢救，使伤员在尽可能短的时间内获得最确切的救治[17]。应坚持科学救治原则，对于危重症危险化学品爆炸复合伤患者，需对两种以上致伤因素造成的多重损伤进行兼顾和救治[17,26]。因此要加强现场急救工作，广泛普及CPR现场抢救技术，提高全民自救、互救的能力。

4. 现场救治原则　是先救命后治伤，先重伤后轻伤，先抢后救，抢中有救，尽快脱离事故现场，先分类再后送。医护人员以救为主，其他人员以抢为主，以免延误抢救时机[27]。采取"一戴二隔三救出"的急救措施，"一戴"即施救者应首先做好自身应急防护，"二隔"即做好自身防护的施救者应尽快隔绝毒气，防止中毒者的继续吸入，"三救出"即抢救人员在"一戴、二隔"的基础上，争分夺秒地将中毒者移离出危险区，进一步作医疗救护。以两名施救人员抢救一名中毒者为宜，可缩短救出时间[23-26]。

5. 现场处置主要措施

（1）尽快建立绿色安全有效的急救通道。

（2）快速切断事故源，达到灭火、控爆、防爆等是关键。

（3）污染区控制：检测确定污染区边界，给出明显标志，对周围交通实行管制，制止人员和车辆进入。

（4）抢救中毒人员：撤离中毒人员至安全区域抢救，随后送至医院进行紧急治疗。

（5）检测确定危险化学品性质及危害程度，以掌握毒物扩散情况。

（6）组织污染区居民防护与撤离：指导受污染区居民学习自我防护方法，必要时组织他们撤离。

（7）受污染区洗消：根据危险化学品理化性质和受污染情况进行洗消。

（8）寻找、处理动物尸体，防止腐烂危害环境。

（9）做好气象、交通、通信、物资、防护等保障工作。

（10）所有抢救小组人员应根据毒物情况穿戴相应防护器材，并严守防护纪律，危险化学品爆炸现场急救工作相当复杂，急救人员需要知道其理化、毒性特点，会自我防护及保护自身安全。由于现场情况瞬息万变，有关人员需要机动灵活、临时应变。基本原则：预有准备，快速反应；立体救护，建立体系；统一指挥，密切协同；集中力量，保障重点。只有这样，才能真正做到有效的科学救治[17,28-33]。

6. 脱离现场方法　应立即迅速脱离受伤环境，终止化学物质对机体的进一步损害，但也不能盲目求快而不做预处理即送医院。化学品的致伤作用与其浓度、作用时间密切相关。一定要尽快了解该危险化学品的理化特性，以便选择合适的洗消方法。一般来说，化学品浓度、作用时间与对机体危害成反比，所以第一步要立即脱去被化学品浸渍的衣物，紧接着大量清水冲洗创面及其周围皮肤，一是为了稀释，二是机械冲洗。如果同时存在烧伤，冲洗还有冷疗作用。需要强调的是，冲洗用水要足够多，冲洗时间要足够长；用一般清水（自来水、井水与河水等）即可；冲洗要持续，且持续时间大于1小时，尤其是碱烧伤，如果冲洗时间过短难以奏效。冲洗时可能会产热，但由于是持续冲洗，热量可以迅速消散。尽管有些有害化学品与水不相溶，但也可以通过冲洗的机械作用将创面清除干净。生石灰致伤时，应将石灰先去除再用大量清水冲洗，以免石灰遇水生热，加重创面损伤。大面积烧伤时注意保暖，因此要求冲洗用水的温度在40℃左右，持续冲洗后包裹创面，并迅速送往专科医院进一步治疗。

与其他灾害相比，化学灾害需提前规划，实施快速的局部（现场）去污染、后期的全身去污染、高效设立大量伤员去污染措施。但是，目前各国还无有关危险化学品污染的个人洗消技术，而其爆炸与泄漏污染人体的事故常有发生，所以污染危险化学品时个人洗消技术还需深入研究。因与化生武器除污染技术机制相同，二者可以同步研究。研制新型液体去污染系统所用材料最好丰富易得。同时要加紧步伐研制新型洗消器材，洗消效率高、速度快、洗消剂消耗少、环境适应性好、机动性强和多功能方向的新型洗消器材必将成为发展趋势。新型洗消方法如抗毒油漆、微波等离子体消毒、毒剂自动氧化、激光消毒、吸附剂消毒、热空气消毒及洗涤剂消毒等的研究，为寻找经济、简便、迅速、有效的消毒方法开辟了新途径，推动了我国洗消技术的发展[33]。

7. 特效抗毒　皮肤染毒后，最关键的是及时洗消染毒部位，并迅速应用特效抗毒药物[34-36]。特效抗毒药及抗休克药物的应用是化学中毒和烧伤的有效治疗方法，原则是尽快达到治疗的有效量，并注意防止药物副作用。研究表明[37-43]莨菪碱类药物0.33mg/（kg·d）联合地塞米松0.33mg/（kg·d）冲击疗法对大部分化学中毒性肺水肿有较好效果，值得推广[23-26]。大部分毒物迄今尚无特效解毒药物，迅速有效消除威胁生命的毒效应：凡心搏和呼吸停止的应迅速施行心肺复苏术（CPR）；对休克、严重心律失常、中毒性肺水肿、呼吸衰竭、中毒性脑病、脑水肿、脑疝应即时对症救治；切断毒源：使中毒患者迅速脱离染毒环境；迅速阻滞毒物的继续吸收：及早驱吐、洗胃、导泻、清洗皮肤和吸氧；尽快明确毒物接触史：接触史包括毒物名称、理化性质与状态、接触时间和吸收量及方式，若不能立即明确，须及时留取洗胃液或呕吐物、排泄物及可疑染毒物送毒物检测；有效的对症：当中毒的毒物不明者，以维持生命体征为先，对症处理与早期器官功能保护为主，有效的氧疗法，正确选用鼻导管、面罩、呼吸机、高压氧给氧；纠正低血压、休克：除补充血容量外，要重视应用纳洛酮和血管活性药物的应用和中药注射剂，生脉注射液和参附注射液有较好的保护心肌和提高血压作用；毒物明确，尽早足量使用特效解毒剂：早期、足量、尽快达到治疗有效量，注意防止副作用；选择正确的给药方法，使特殊解毒剂在最短的时间发挥最好的疗效；注意解毒剂的配伍，充分发挥解毒剂的联合作用如氰化物、苯胺或硝基苯等中毒所引起的严重高铁血红蛋白血症，除给氧外，可酌情输注适量新鲜全血，以改善缺氧状态，发生高铁血红蛋白血症时，应缓慢静脉推注1%美蓝（亚甲蓝）5ml+维生素C 2g+0.9%等渗盐水20ml。在皮肤染毒早期应减轻溶血反应，建议采用泼尼松、氢化可的松或地塞米松。

8. 注意清洗　对于头面部烧伤的情况，应特别注意清洗眼、鼻、耳及口腔，尤其是眼。

用清水冲洗眼部时，动作要轻柔，如使用等渗盐水冲洗更好。应立即用 0.9% 等渗盐水或蒸馏水持续冲洗半小时，防止出现眼睑痉挛、结膜充血、流泪、角膜上皮损伤及前房混浊等。对于特殊情况应特别处理，如碱烧伤需再用 3% 硼酸液冲洗，而酸烧伤则用 2% 碳酸氢钠液冲洗。冲洗完后需用 2% 荧光素染色检查角膜损伤情况，黄绿色为伤情较轻，瓷白色则伤情较重。对于虹膜睫状体炎的防治，可滴入 1% 阿托品液扩瞳，3~4 次 / 天，为防继发感染可用 0.25% 氯霉素液、1% 庆大霉素液或 1% 多粘霉素液滴眼，以及涂 0.5% 金霉素眼膏等，在减轻眼部的炎性反应方面，可采用醋酸可的松眼膏。若是眼部局部烧伤，为防止干燥所致眼部损害，应用单层油纱布覆盖以保护裸露的角膜，可不用眼罩或纱布包扎。

9. 及时紧急处理　在抢救化学烧伤的同时，需特别注意是否存在直接威胁生命的复合伤或多发伤，如脑外伤、心搏呼吸骤停、窒息、骨折或气胸等，若存在上述复合伤或多发伤应及时按外伤急救原则作相应的紧急处理。

10. 保护创面　保护化学烧伤创面免受感染是较为关键的环节，应用清洁的被单或衣物对创面进行简单包扎，原则为不弄破水疱，保护表皮。对于严重烧伤者不需涂抹任何药物，以免造成入院后的诊治困难。冲洗眼部烧伤时可用 0.9% 等渗盐水，用棉签拭除异物，涂抗生素眼膏或滴消炎眼药水。

11. 镇静止痛抗休克　在化学灾害中，烧员均存在不同程度的疼痛及烦躁不安，可给予口服安定镇静剂（如氯氮䓬、地西泮等）。当伤员出现脱水及早期休克等症状，若伤员尚能口服，可给予淡盐水（少量多次饮用），禁忌饮用白开水和糖水。而对于超过 40% 的大面积烧伤重伤员，伤后 24 小时须禁食，因为伤员极易发生呕吐现象，加上吞咽气体易致腹胀；若伤员出现口渴不止的情况，可给少量水滋润口咽，并注意保暖。

（二）伤员运送途中应注意的问题

伤员后送，即伤员运送，是将经过现场初步处理后的伤员送到具备更高级医疗技术条件医院的过程。伤员搬运方法和搬运工具的选择并不拘泥[44-45]，一般要根据具体情况做出合适的选择。现场的首批医学救援人员应掌握后送指征，对化学中毒与烧员的伤情及时做出分类，做好后送前的医疗处置，而且在后送途中要不间断地对危重伤员进行抢救和复苏，尽快后送，使伤员在最短时间内获得必要治疗。批量伤员救治时，应注意伤员持续性创伤的概率与其和爆炸中心的距离的远近有关。爆炸中心附近的伤员会遭受各种创伤，而那些离爆炸中心很远的伤员仅表现为穿透性损伤[46]。在后送途中应注意以下伤情的处理：

（1）伤员呼吸道的管理很重要，一般通过恰当的体位保持气道通畅，昏迷伤员转运时，采用伤侧卧位，保续性的吸氧、输液、人工控制呼吸和体外心脏按压等。

（2）对连枷胸伤员，加压包扎很重要；对开放性气胸伤员，用大块敷料密封胸壁创口很有效；若有张力性气胸，可用针排气。

（3）迅速明确损伤累及部位及是否直接危及伤员的生命。一般救治的顺序为心胸部外伤、腹部外伤、颅脑损伤、四肢、脊柱损伤等。准确判断伤情，并优先处理危及伤员性命的损伤。

（4）熟悉有效的诊断技术，并妥善应用，如行心包、胸腔穿刺引流术可确诊心脏压塞、血胸、气胸，腹腔穿刺或腹腔灌洗对腹内脏器伤情诊断的准确率可高达 95%。

（5）控制活动性外出血，遇有因肢体大血管撕裂要上止血带，并注意定时放松止血带。

（6）开放性骨折用无菌敷料包扎，闭合骨折用夹板或就地取材进行制动。

（7）止痛、镇静剂类药物可适量给予，有颅脑伤或呼吸功能不良者，禁用吗啡、哌替啶等。

（三）迅速抗休克抗中毒与预防脑水肿和肺水肿

严重危险化学品爆炸复合伤患者早期死亡的主要原因为休克、脑疝、重度烧伤、中毒、肺水肿、创伤后心脏停搏等，早期积极抗休克抗中毒及预防脑水肿、肺水肿治疗是抢救成功的关键。抗休克的重要措施为迅速建立两条以上静脉通道，进行扩容、输血及足够的氧气吸入，应在积极抗休克的同时果断手术，剖胸或剖腹探查以紧急控制来势凶猛的部位伤。早期降颅压纠正脑疝的主要措施仍为20%甘露醇快速静脉滴注，同时加用利尿剂。早期大剂量地塞米松及人体白蛋白应用可减轻脑水肿，但需积极术前准备尽快手术清除颅内血肿、挫裂伤灶或施行各种减压手术才是抢救重型颅脑损伤、脑疝的根本措施。但在颅脑损伤合并出血性休克时就会出现治疗上的矛盾，应遵循：先抗休克治疗，后用脱水剂；使用全血、血浆、低分子右旋糖酐等胶体溶液，既可扩容纠正休克，又不至于加重脑水肿。

（四）诊断要迅速、准确、全面

通常是边抢救，边检查和询问病史，然后再抢救、再检查以避免漏诊。诊断有疑问者在病情平稳时可借助一定的辅助检查（B超、X线、CT等）获得全面诊断。特别应注意：

（1）重型颅脑损伤患者是否合并休克、颈椎损伤。

（2）严重腹部挤压伤是否合并膈肌破裂。

（3）骨盆骨折注意有无盆腔或腹腔内脏器损伤。

（4）严重胸部外伤是否合并心脏伤。

（5）下胸部损伤注意有无肝脾破裂等。

（6）特别在烧冲复合伤或机械性创伤复合冲击伤时，机体冲击伤是最易被人们所忽略的。

（7）有无石棉、烟尘等及爆炸产生大量的氮氧化物的吸入中毒。

（五）合理选用麻醉

合理的麻醉是危险化学品爆炸复合伤患者紧急手术救治中的重要环节。在实际抢救过程中要根据具体情况和个体差异掌握：

（1）颈椎损伤和术后需长期置管者可采用清醒经鼻插管，耐受性好且能有效防止反流发生。

（2）如选用静脉复合麻醉，需作好术中监测，保证血流动力学及其他生理指标的稳定，同时注意早期防治可能发生的并发症。

（3）对合并颅脑伤者为避免挣扎引起颅内压升高宜行快速气管插管，但对估计插管困难者不合适，对此类患者经口插管失败者行喉镜明视、弯钳帮助下经鼻插管可很快完成。

（六）手术治疗的顺序

应遵循首先控制对生命威胁最大的创伤的原则来决定手术的先后。一般是按照紧急手术（心脏及大血管破裂）、急性手术（腹内脏器破裂、腹膜外血肿、开放骨折）和择期手术（四肢闭合骨折）的顺序，但如果同时都属急性时，先是颅脑手术，然后是胸腹盆腔脏器手术，最后为四肢、脊柱手术等。提倡急诊室内手术。对于严重复合伤患者来说时间就是生命，如心脏大血管损伤，手术越快越好，如再转送到病房手术室，许多患者将死在运送过程中。手术要求迅速有效，首先抢救生命，其次是保护功能。

做好各有关科室的组织协调工作。严重危险化学品爆炸复合伤的救治需要各有关科室，各专业组，麻醉科、急诊医学科、烧伤科、放射科等的大力配合，因此要做好组织协作，树立抢救中的整体观念。另外，医院还应成立由外科各专业组、麻醉科等各相关科室组成的危险化学品爆炸复合伤抢救组。

（七）术后积极预防治疗急性呼吸窘迫综合征（ARDS）和多器官功能衰竭（MOF）

ARDS 和 MOF 是爆炸复合伤患者创伤后期死亡的主要原因。因此早期防治应注意：

（1）迅速有效地抗休克治疗，改善组织低灌注状态，注意扩容中的晶胶比例，快速输液时注意肺功能检测，复合伤患者伴肺挫伤者尤为重要，应尽快输入新鲜血。

（2）早期进行呼吸机机械通气，改善氧供给，防止肺部感染。采取呼气末正压通气（PEEP）是治疗 ARDS 的有效方法。

（3）注意尿量监测、保护肾脏功能，慎用对肾功能有损害的药物。

（4）注意胃肠功能监测，早期行胃肠内营养。

（5）在病情危重的特定情况下，联合采用短程大剂量山莨菪碱与地塞米松为主的冲击疗法，使复合伤患者安全渡过手术关，去除致死性的病因，使病情得到逆转[23]。

（6）及时手术治疗，手术力求简洁有效，既减少遗漏又要减少手术创伤。

（7）合理应用抗生素。

（8）积极促进机体的修复和愈合。

（9）做好后续治疗和康复治疗等。

（八）急性化学性肺水肿的处理

危险化学品中毒后的关键性治疗为应用特效抗毒药物，其原则是早期、足量、尽快达到治疗的有效量，并注意防止副作用。急性化学性肺水肿主要处理措施包括[47-51]：

（1）卧床休息：肺损伤疑似伤员应卧床休息，以减轻心肺负担，防止肺出血加重。

（2）保持呼吸道通畅：如有呼吸道烧伤、严重上呼吸道阻塞或有窒息危险时，应尽早施行气管切开术。

（3）氧疗：间断高流量（3~5L/min）吸氧，同时湿化吸入 50% 的酒精抗泡或用 1% 二甲基硅油雾化剂消泡，每次 1~3 分钟，30 分钟 1 次。

（4）解除支气管痉挛：可采用 0.25%~0.5% 异丙基肾上腺素或 0.2% 舒喘灵（沙丁胺醇）或地塞米松气雾剂，每次吸数分钟；也可用支气管扩张药氨茶碱 0.25~0.50g 加入 50% 等渗盐水 20ml 中，由静脉缓慢注入；待症状改善后停止。

（5）机械辅助呼吸：如氧疗不能纠正氧分压的降低，全身缺氧情况也未见改善，则需采取机械辅助呼吸。一般可采用间歇加压呼吸（IPPB），以提高有效肺泡通气量，减少生理性无效腔和肺分流量，改善氧合作用。如 IPPB 不能使氧分压达到 10.7kPa（80mmHg，1mmHg = 0.133kPa），可考虑改用持续加压呼吸（CPPB）。但一般认为对冲击伤伴有气栓存在的患者，应禁止使用，若治疗中出现气栓，也应立即停用。有人推荐高频通气疗法，因为其提供的潮气量和气道压力都较低，可用于空气栓塞的伤员，减少气栓的危险性。

（6）脱水：一般采取速尿（呋塞米）20mg，每天 1~2 次，连续使用 2~3 天；或用 20% 甘露醇 250ml 静脉滴注，30 分钟内滴完。

（7）增强心肌收缩力：心率快者用 0.2~0.4mg 西地兰静推，出现循环衰竭现象时可用毒毛花苷 K 0.125~0.25mg 于 25% 葡萄糖溶液 20ml 中缓慢静注。

（8）维生素 B_6 联用 20AA 复方氨基酸新疗法[46-50]，确有利尿、解毒、抗氧化、减少渗出、促进机体酶代谢、保护大脑及神经系统功能的功效，治疗化学性肺水肿很有效。用法：20AA 复方氨基酸（丰诺安）联用维生素 B_6 的新疗法处方：①重症伤员：0.9% 等渗盐水 250ml+ 维生素 B_6 5g+ 维生素 C 2g，2 次 / 天静滴，20AA 复方氨基酸 500ml/d，静滴，1 次 / 天；连续使用直至病情控制。②中度伤员：20AA 复方氨基酸 500ml/d，静滴，1 次 / 天；0.9% NS 250ml+ 维生素 B_6 5g+ 维生素 C 2g，1 次 / 天静滴，连续使用直至病情控制。③轻度伤员：20AA 复方氨基酸 500ml/d，静滴，1 次 / 天；0.9%NS 250ml+ 维生素 B_6 3g/ 次 + 维生素 C 2g，1 次 / 天，静滴，连续使用直至病情控制。

四、关注公众心理危害

突发危险化学品事故的强烈刺激使部分公众在精神上难以适应，主要表现为恐惧、听信谣言等，对伤员造成的精神创伤尤其明显，因此要特别关注公众的心理危害程度并及时采取有效的应对策略。

五、染毒区人员现场处置与急救注意事项

（一）染毒区人员撤离现场注意事项

（1）做好防护再撤离：染毒区人员撤离前应自行或相互帮助戴好防毒面罩或者用湿毛巾捂住口鼻，同时穿好防毒衣或雨衣把暴露的皮肤保护起来免受损害。

（2）迅速判明上风方向：撤离现场的人员应迅速判明风向，利用旗帜、树枝、手帕来辨明风向。

（3）防止继发伤害：染毒区人员应尽可能利用交通工具撤离现场。

（4）应在安全区域实施急救。

（二）现场急救注意事项

正确对伤员进行冲洗、包扎、复位、固定、搬运及其他相应处理可以降低伤残率。通过一般及特殊的救护达到安定伤员情绪、减轻伤员痛苦的目的。

（三）做好自身防护

实行分工合作，做到任务到人，职责明确，团结协作。现场急救处理程序要有预案。

（四）处理污染物

需要注意对伤员污染衣物的处理，防止发生继发性损害。

（五）注意保护好伤员的眼睛

切记不要遗留对眼睛的检查和处理。

（六）医务人员需懂得防护知识

危险化学品事故现场急救是一项复杂的工作，医务人员除了要掌握一定的医疗急救技术外，还需要懂得危险化学品的理化特性和毒性特点，懂得防护知识。

六、对症治疗和支持疗法

危险化学品爆炸致冲烧毒复合伤救治的一个重要方面是对症治疗和支持疗法，该疗法的基本原则包括：

（1）密切关注伤员伤情变化，尤其是由爆炸冲击伤导致的动脉气体栓塞，迟发性胃肠

穿孔等。

（2）维持水、电解质及酸碱度平衡，及时纠正低氧血症。

（3）脏器功能支持，预防器官功能障碍，例如充分有效的复苏，清除和引流感染灶并对循环、呼吸和代谢功能进行支持等。

（4）适时、适量补充血浆或白蛋白等。

（5）有效控制抽搐与惊厥，当给予维生素 B_6 仍不能有效止痉时，可肌内注射 0.2g 苯巴比妥钠。

（6）应用抗氧化剂，如维生素 C、维生素 E、谷胱甘肽类脂酸或牛磺酸单独或联合应用，有利于减轻氮氧化物导致的肺效应。

（7）免疫调理，如给予人参皂苷、黄芪多糖、干扰素等，以增强机体免疫功能，促进机体的修复和愈合等。

七、警惕危险化学品中毒致迟发性严重化学性肺水肿发生

此类伤员多见于青壮年，临床表现：一开始无明显症状，活动自如，超过 20 小时后突发胸闷憋气，胸骨后疼痛；明显呼吸困难；咳血痰或泡沫状痰伴发绀；心动过速，心率在 125 次 / 分左右，心电图示肺型 P 波及多导联 ST 段下移；胸部 X 线征示小片云絮状阴影，有的呈团块状融合；高浓度吸氧情况下动脉血氧分压 5.3kPa。缺氧情况越来越重，终因呼吸循环衰竭而亡。一旦发病，病情危笃，使抢救措手不及，很快死亡。所以必须采取预防为主措施，由此将国家军用标准中毒留观时间由 24 小时改为 48 小时[49]。

临床上，危险化学品爆炸致冲烧毒复合伤病情进展迅速，救治十分困难，伤员病死率极高，因而综合有效的治疗至关重要。治疗方法主要包括心肺复苏、应用抗泡剂、超声雾化吸入、抗过敏或应用碱性中和剂、消除高铁血红蛋白血症、莨菪碱类药物联用地塞米松冲击疗法、维生素 B_6 联用 20AA 复方氨基酸疗法、采取适当的体位、进行高流量吸氧，以保证组织细胞供氧、维持重要脏器功能、纠正水、电解质紊乱和酸碱失衡等，积极对症治疗和支持疗法[46-55]，以促进机体的修复和愈合等。

八、结语

本专家共识的制定是基于目前对"危险化学品爆炸致复合伤现场急救与卫生应急处置"的理解并参考现有的循证医学证据及国内外有关文献完成的。而危险化学品爆炸复合伤的卫生应急处置与临床救治是不断发展的，其临床治疗也比较复杂，不断丰富的临床经验和循证医学证据将推动专家共识不断更新，以帮助现场急救与卫生应急医务人员提高诊疗水平，更好地服务于患者。需要注意的是，本专家共识不能完全覆盖患者所有的临床情况，在具体临床实践中，应根据医生经验进行诊断和治疗。

专家组成员名单（按姓氏汉语拼音排序）：

白俊清，卞晓星，崔　彦，曹　佳，曹广文，常李荣，陈　东，陈　力，陈建荣，
陈　彦，陈浩波，楚　鹰，都定元，董谢平，付　研，付守芝，顾建文，关永东，
何春来，何　梅，何　东，何忠杰，黄　毅，黄彤舸，黄琴梅，黄文杰，胡培阳，
何清源，花海明，姜成华，菅向东，景怀琦，贾群林，蒋龙元，刘明华，刘　宁，

刘保池，刘国栋，刘　斌，刘志礼，李奇林，李　静，李　瑛，李国民，李小兵，
林绍彬，林涌超，廖皓磊，路晓光，梁华平，黎清成，米玉红，秦国良，芮庆林，
史　红，申　捷，孙志辉，司少艳，谭杜勋，武巧元，卫俊才，王立祥，王　彬，
王祉武，王福利，王　醒，许　铁，徐春生，徐燕杰，夏锡仪，肖烈辉，岳茂兴，
阴赪宏，尹志勇，杨晓峰，杨晓兰，姚元章，岳　健，燕重远，周培根，周飞虎，
周　宁，张海涛，张　谦，张成岗，张文武，张　红，张　泓，张超先，张劲松，
张福林，张思森，张在其，赵朝阳，赵　枫，赵自更，赵容顺，邹小明，郑道新

　　执笔人：岳茂兴（100101，北京，总装备部总医院特种医学中心）；李奇林（510282，广州，南方医科大学珠江医院急诊科）

参考文献

1. 任继勤，穆咏雪．危化品事故的统计分析与管理启示 [J]．化工管理，2015（16）：28-31.

2. 岳茂兴．危险化学品事故急救 [M]．北京：化学工业出版社，2005：251-323.

3. 岳茂兴．反化学恐怖医疗手册 [M]．北京：清华大学出版社，2004：3-23.

4. Kang N. Safety Management of the Firefighters in Disposal of Hazardous Chemical Explosion Accidents[J]. China Public Security, 2012, 28(3): 26-29.

5. 岳茂兴．灾害事故伤情评估及救护 [M]．北京：化学工业出版社，2009: 38-78.

6. 黄洁夫．现代外科学 [M]．北京：人民军医出版社，2003: 286-298.

7. 岳茂兴．危险化学品爆炸致冲烧毒复合伤急救 [J]．中华灾害救援杂志，2015, 3（11）：601-606.

8. 岳茂兴．特种燃料爆炸致冲毒复合伤的急救 [J]．中华急诊医学杂志，2000, 9（2）：126-128.

9. 王一镗，岳茂兴．复合伤．实用临床急诊医学 [M]．南京：南京科技出版社，1999：1169-1325.

10. 岳茂兴．爆炸致冲烧毒复合伤的特点及其紧急救治 [J]．中华急诊医学杂志，2007, 16（6）：670-672.

11. 岳茂兴，魏荣贵，马华松，等．爆炸伤 101 例的救治 [J]．中华急诊医学杂志，2003, 12（3）：194-195.

12. 岳茂兴．复合伤的基本特点和初期急救原则及抢救程序 [J]．解放军医学杂志，2002, D73（急救医学专刊）：233.

13. 岳茂兴．特种燃料爆炸致复合伤的急救 [J]．中华急诊医学杂志，2000, 9（2）：126-128.

14. 岳茂兴，彭瑞云，王德文，等．冲击复合伤大鼠对血气变化及病理形态学的影响和 c-fos 蛋白表达的研究 [J]．中华急诊医学杂志，2003, 12（9）：591-593.

15. 岳茂兴，彭瑞云，杨志焕，等．冲击伤复合液体火箭推进剂染毒大鼠的远期效应研究 [J]．创伤外科杂志，2004, 6（5）：364-366.

16. 王正国，沈于干，郑世钢，等．冲击伤早期的肺分流量和血气变化 [J]．解放军医学杂志，1983, 8（1）：1-3.

17. 蒋俭．火箭推进剂突发事故与应急处理 [J]．毒理学杂志，1997, 11（1）：11-13.

18. 岳茂兴．氮氧化物中毒损伤的临床救治研究与进展 [J]．中华急诊医学杂志，2001, 10（4）：222-223.

19. 沈亚萍，李瑛，岳茂兴．急性双光气中毒 58 例临床分析 [J]．岭南急诊医学杂志，2010, 15（6）：479-480.

20. 岳茂兴，夏锡仪，李瑛，等．1336 例突发性群体性氯气中毒患者的临床救治 [M/CD]．中华卫生应急电子杂志，2012, 1（1）：15-18.

21. 岳茂兴．氯气中毒医疗卫生救援院前急救 [J]．中华急诊医学杂志，2008, 17（2）：224.

22. 李奇林．现代灾害伤院外急救进展 [M]．北京：军事医学科学院出版社，2004.

23. 陈冀胜 . 反化学恐怖对策与技术 [M]. 北京：科学出版社 , 2005：164.

24. 中国红十字总会 . 中国红十字总会救护师资培训教材 [M]. 北京：社会科技文献出版社 , 2003：130–141.

25. 中华医学会 . 临床技术操作规范——急诊医学分册 [M]. 北京：民军医出版社 , 2006.

26. 徐荣祥 . 烧伤治疗大全 [M]. 北京：中国科学技术出版社 , 2009：68–89.

27. Peña-Fernández A, Wyke S, Brooke N, et al. Factors influencing recovery and restoration following a chemical incident.[J]. Environment International, 2014, 72 (22)：98–108.

28. 岳茂兴 , 杨鹤鸣 , 李建忠 , 等 . 冲击波和液体火箭推进剂中毒致冲毒复合伤大鼠实验模型的建立 [J]. 中华航空航天医学杂志 , 2001, 12（1）：31–34.

29. 岳茂兴 , 张坚 , 刘志国 , 等 . 化学物质爆炸致化学和冲击复合伤的损伤特点及紧急救治 [J]. 中华急诊医学杂志 , 2004, 13（8）：515–517.

30. 岳茂兴 . 中西医结合治疗导弹和火箭推进剂爆炸致冲毒复合伤的基础和临床救治研究 [J]. 解放军医学杂志 , 2002, H7（急救医学专刊）：236.

31. 岳茂兴 . 导弹和火箭推进剂爆炸致复合伤的致伤特点和紧急救治研究 [J]. 解放军医学杂志 , 2002, D72（急救医学专刊）：233.

32. 岳茂兴 . 沾染液体火箭推进剂时的个人洗消技术进展 [J]. 中华航空航天医学杂志 , 2003, 14（3）：189–192.

33. 岳茂兴 , 杨鹤鸣 . 山莨菪碱联用地塞米松对四氧化二氮爆炸致冲毒复合伤大鼠血气的影响 [J]. 中华航空航天医学杂志 , 2001, 12（1）：35–39.

34. Nurulain SM. Different approaches to acute organophosphoruspoison treatment[J]. J Pak Med Assoc, 2012, 62(7): 712–717.

35. King AM, Aaron CK. Organophosphate and carbamate poisoning[J]. Archiv Intern Med, 2015, 33(1): 133–151.

36. Borron SW, Bebarta VS. Asphyxiants [J]. Emerg Med Clin North Am, 2015, 33(1): 89–115.

37. 夏锡仪 , 郑琦函 , 岳茂兴 . 大剂量地塞米松联合山莨菪碱治疗急性氯气中毒伴化学性肺损伤 526 例 [J]. 中华危重病急救医学杂志 , 2012, 24（11）：689.

38. 岳茂兴 , 李成林 , 杨鹤鸣 , 等 . 山莨菪碱联用地塞米松治疗多器官功能障碍综合征机制的研究 [J]. 中国危重病急救医学 , 2000, 12（6）：341–343.

39. 岳茂兴 , 杨鹤鸣 , 张建中 , 等 . 四氧化二氮爆炸致冲毒复合伤对家兔血流动力学及病理形态学的影响[J]. 中华急诊医学杂志 , 2001, 10（2）：104–107.

40. 岳茂兴 , 蔺宏伟 , 李建忠 , 等 . 人参二醇对四氧化二氮染毒鼠 1– 抗胰蛋白酶水平的影响 [J]. 中国急救医学杂志 , 2003, 23（9）：598–600.

41. 岳茂兴 , 李建忠 , 陈英 , 等 . 四氧化二氮对小鼠骨髓细胞姐妹染色单体互换（SCE）频率变化的影响[J]. 中华航空航天医学杂志 , 2005, 16（3）：168–170.

42. 岳茂兴 , 彭瑞云 , 王正国 , 等 . 飞船推进剂量四氧化二氮中毒损伤研究 [J]. 航天医学与医学工程 , 2004, 17（2）：117–120.

43. 岳茂兴 , 夏锡仪 , 何东 , 等 . 流动便携式重症监护病房急救车的研制及其在灾害事故急救中的实际应用 [J]. 中国危重病急救医学 , 2009, 21（10）：624–625.

44. 岳茂兴 , 邹德威 , 张坚 , 等 . 流动便携式重症监护治疗病房的创建 [J]. 中国危重病急救医学 , 2004, 16（10）：589–591.

45. 郑静晨 , 彭碧波 . 灾害救援医学 [M]. 北京：中国科学技术出版社 , 2014：474–478.

46. 岳茂兴 , 夏亚东 , 黄韶清 , 等 . 氮氧化物致急性化学中毒性肺水肿的临床救治研究 [J]. 中国急救医学杂志 , 2001, 21（3）：142–144.

47. 岳茂兴 , 李瑛 , 卞晓星 , 等 . 柴黄参祛毒固本冲剂治疗严重化学性肺损伤 89 例临床研究 [J]. 中国中西医结合急救学杂志 , 2013, 20（3）：159–161.

48. 岳茂兴，夏亚东，黄韶清，等．氮氧化物致急性化学中毒性肺水肿 19 例的临床救治 [J]. 中华航空航天医学杂志，2001，12（2）：115-116.

49. 岳茂兴，夏亚东．氮氧化物急性中毒致严重迟发性化学性肺水肿的特点和救治对策——附 2 例死亡病例分析 [J]. 中华危重病急救医学杂志，2002，14（12）：757-758.

50. 夏锡仪，岳茂兴，李瑛．严重急性化学性肺水肿 37 例临床救治分析 [J]. 中华全科医学杂志，2010，13（29）：3343-3345.

51. 万红贵，岳茂兴，夏锡仪，等．L- 鸟氨酸复方氨基酸制剂联用大剂量维生素 B_6 抢救大出血濒死伤员的机制研究 [M/CD]. 中华卫生应急电子杂志，2013，1（3）：9-11.

52. 岳茂兴，周培根，梁华平，等．创伤性凝血功能障碍的早期诊断和 20AA 复方氨基酸联用大剂量维生素 B_6 新疗法应用 [J]. 中华卫生应急电子杂志，2015，1（1）：4-7.

53. 楚鹰，刘政，郑旭文，等．20AA 复方氨基酸联用大剂量维生素 B_6 新疗法治疗创伤凝血障碍的实验研究 [J]. 中华卫生应急电子杂志，2015，1（2）：88-89.

54. 岳茂兴，夏锡仪，李瑛，等．丰诺安联用大剂量维生素 B_6 新疗法救治严重创伤后凝血病大出血患者的临床研究 [J]. 中华危重病急救医学杂志，2013，25（5）：310.

55. 岳茂兴，李建中，李瑛，等．复合氨基酸联用维生素 B_6 救治四氧化二氮吸入中毒小鼠的实验研究 [J]. 中华卫生应急电子杂志，2015，1（1）：23-25.

附录二　急性创伤性凝血功能障碍与凝血病诊断和卫生应急处理专家共识（2016）

急性创伤性凝血功能障碍（acute traumatic coagulopathy，ATC）和创伤性凝血病（trauma induced coagulopathy，TIC）是世界性的治疗难题 [1]，全球每年因创伤死亡的患者人数达 580 万左右，预测到 2020 年，这一数字将会超过 800 万 [2]。大出血是创伤患者入院后早期死亡的首要原因，后期主要是严重颅脑损伤、脓毒症以及多器官功能衰竭。创伤大出血导致的低体温、酸中毒、凝血病被称为死亡三联征，三者相互促进使病情进行性恶化，导致患者死亡 [3]。近年研究显示，液体复苏之前，约有 1/4~1/3 的患者伴有凝血功能障碍，其病死率是未发生凝血功能障碍患者的 4~6 倍 [4]。创伤患者在创伤后早期、接受医疗干预前即可出现 ATC [5-6]。而 TIC 是在严重创伤或大手术打击下，机体出现以凝血障碍为主要表现的临床病症，是一种多元性的凝血障碍疾病 [7-8]。ATC 和 TIC 实际上是在动态变化过程中的两个术语，其差别仅在于凝血障碍的程度不同而已 [9-10]。

一、目前急性 ATC 与 TIC 死亡率仍居高不下，应在严重创伤患者入院时就特别关注和警惕，及时预防及时治疗。

英国学者 Brohi 等 [11] 调查统计，在英国皇家伦敦医院收治的 1088 名创伤患者中有 24.4% 患者入院时就已经存在凝血功能障碍，凝血酶原时间（prothrombin time，PT） > 18s，活化部分凝血酶原时间（activated partial thromboplastin time，APTT） > 60s，凝血酶时间（thrombin time，TT） > 15s，最终结果是凝血功能异常患者的死亡率升高了 4 倍（46.0% vs 10.9%）。美国学者 MacLeod 等 [12] 调查发现在美国迈阿密 Ryder 创伤中心的 14397 例创伤患者中，28% 入院时 PT 异常，8% 入院时 APTT 异常，最终结果证明入院时 PT 异常是院内死亡的独立危险因素。说明创伤后早期即可发生 ATC。

欧洲严重创伤出血和凝血病处理指南自 2007 年由创伤出血高级处理特别工作小组发布 [13] 后，分别在 2010 年 [14]、2013 年 [15] 进行了更新，并在 2013 年作为欧洲止血运动的内容，2016 年再次进行更新，以提高创伤救治人员对 ATC 和 TIC 的认识和救治水平。

为了降低 ATC 和 TIC 患者的死亡率，就必须在严重创伤患者入院时就特别关注和警惕 ATC 和 TIC 的发生及发展，及时预防及时治疗，更应该针对这一世界性的治疗难题进行基础及临床救治研究。

二、ATC 和 TIC 的发病机制

ATC 的发生发展涉及多种系统及因素，是多因素共同作用的结果 [16]，并且可进一步进展为 TIC。其发生取决于凝血、抗凝、纤溶机制的相互调控。目前认为组织损伤、休克、酸中毒、血液稀释、低体温和炎性反应是 ATC 和 TIC 的 6 个关键启动因素。

（一）组织损伤 [17]

组织损伤是 ATC 和 TIC 发生的基础，血管内皮损伤后暴露内皮下的胶原蛋白Ⅲ和组织因子，通过与 von Willebrand 因子、血小板以及活化的 FⅦ（Ⅶ因子）结合启动凝血过程。内皮损伤后释放组织型纤溶酶原激活物增强纤溶功能，同时休克时纤溶酶原激活物抑制剂的功能受到抑制，从而促进了纤溶亢进。

（二）休克

休克是诱发创伤早期 TIC 的关键因素 [18]：组织低灌注时，内皮细胞释放血栓调节蛋白增加，结合凝血并抑制其功能，同时激活蛋白 C 而抑制Ⅴ、Ⅷ因子的功能，使机体抗凝活性增强 [19]。

（三）酸中毒

创伤患者由于组织灌注不足等原因，代谢性酸中毒发生很常见，它可以抑制各种凝血因子的活性，也促进纤维蛋白原的降解。另外，酸中毒能抑制凝血酶生成，特别是合并有低体温时这种作用明显增强 [20]。

（四）血液稀释

出血致凝血因子丢失及消耗可迅速降低体内少量储备的纤维蛋白原和血小板。同时，液体复苏时大量输血及输液，致使血小板及凝血因子被稀释 [21]，凝血因子稀释是外伤患者凝血功能障碍的主要原因。

（五）低体温 [22-23]

创伤患者由于失血、躯体暴露、环境低温、大量输注没有加温的液体、手术、肌肉产热减少等各种原因而发生低体温。低体温状态下，可通过抑制血小板的激活和聚集引起凝血障碍 [24]。

（六）炎性反应

凝血系统与免疫系统之间有很强的相互作用，如凝血蛋白酶的激活通过细胞表面跨膜的蛋白酶受体可以诱导炎性反应，而炎性反应的激活反过来可加剧凝血紊乱、参与内皮细胞损伤 [25]。

三、ATC 和 TIC 的早期诊断 [26]

（一）ATC 的诊断标准

实验室标准（其中一项）：① PT >18s；② APTT >60s；③ TT >15s；④凝血酶原时间比值（prothrombin time ratio，PTr）>1.2。

（二）TIC 的诊断标准

实验室标准（其中一项）：① PT >18 秒；② APTT >60 秒；③ TT >15 秒；④ PTr >1.6；⑤有活动性出血或潜在出血，需要血液制品或者替代治疗。

（三）应用血栓弹力图仪（TEG）测定可以从整个动态过程来监测凝血过程

TEG 是一项为临床带来了快速、准确监测血小板聚集功能的技术 [27-28]，现已成为当今围术期监测凝血功能的最重要指标，同时也是世界上先进国家进行血制品管理的重要工具 [29]。国内外近 4000 篇临床文献从各个角度对它的临床诊疗效果进行了论证。通过 TEG 测定能够更早期诊断 ATC。

四、ATC 和 TIC 的卫生应急处理措施

目前对 ATC 和 TIC 卫生应急处理大多采取以下措施：

（一）实施创伤现场急救新理念、新模式、新装备、新疗法 [30-31]

1. 创伤现场急救新理念　对于现场创伤急救来说，时间就是生命。传统的急救观念使得处于生死之际的伤员丧失了最宝贵的几分钟、几十分钟"救命的黄金时间"，因此提倡和实施现场急救新理念势在必行。

创伤现场急救新理念应该是"快速反应、立体救护、有效救治"，"医疗与伤员同在"，尽可能缩短急救反应时间，提高治疗施救效率，降低急援物资及人力消耗。而要想实施这些新理念，就必须有新模式、新装备、新疗法作保证。

2. "信息化、网络化、整体化、相扣、无缝隙连接"现场创伤救治新模式　努力实现创伤卫生应急救援的科学化、智能化、自动化、可视化、立体化的快速移动救援医疗。其核心是缩短伤员获得确定性治疗的时间并极大提高现场伤创伤员抢救的成功率。

3. 创伤现场急救新装备　在现场创伤急救中，应用新装备以提高急救的能力和水平，确保创伤现场急救"新理念"与"新模式"的转化落实。

如应用增加了救命性的手术功能及可移动的自动心肺复苏系统功能的"流动便携式 ICU"急救车，可确保伤员即使在城市交通阻塞的情况下也能在车上得到有效的救治，将救命性的处理延伸到创伤事故现场，降低创伤危重伤员的死亡率及伤残率。

应用 Autopulse™ MODEL100 型自动心肺复苏系统、腹部提压心肺复苏仪等 [32-33] 抢救心搏、呼吸骤停患者，能取得良好效果，同时节省医疗人力资源消耗，提升急救尤其是大批量伤员急救的效率。

应用便携式"瞬锋急救切割器"能在几秒钟内完成对创员衣物快速切割的操作，达到轻便快速、省力省时、伤员无痛苦的目的，为大批创员的检伤验伤争取到宝贵时间，降低 TIC 的发生率 [34]。

给创伤现场急救医师配置高速公路急救箱急救包、便携式各种急救包及急救箱器材，对创伤现场危重伤员实施快速医疗救护十分有利。

4. 创伤现场急救新疗法　已获美国（US8,952,040B2）、欧盟（EP10855546.7）及国家授权发明专利（ZL201010248451.9）的"维生素 B_6 联用丰诺安（20AA 复方氨基酸）"新疗法应用于难治性 ATC 和 TIC 患者能获得显著疗效[35]。

维生素 B_6 是人体各种氨基酸代谢的唯一辅酶，也是肝脏中几十种酶的重要辅酶，其促进人体酶代谢启动阈值在 3~5g，只有大剂量维生素 B_6 参与，人体的生命代谢活动才能被激活。但由于它在人体内代谢半衰期短，所以能很快被排出体外[36]。自 2007 年发明以来，已应用于全国 20 多万例各种危重病患者的治疗，未发生 1 例过量事件。

丰诺安所含氨基酸谱与人体基本一致，输入后能提供机体代谢底物及强劲的动能，并将机体有害物质及氨通过鸟氨酸循环排出体外，使肝内酶代谢快速恢复，凝血因子得以产生，迅速恢复内源性凝血途径，达到有效阻止大出血持续及进展的效果[37]。

丰诺安及维生素 B_6 都是人体生命活动不可缺少物质，二者合用有促进机体酶代谢、止血、利尿、解毒、保护大脑及神经系统功能、改善肝功能、提高机体凝血功能及机体营养状况的功效[38-39]。维生素 B_6 与丰诺安的巧妙搭配在人体新陈代谢中发挥着十分重要的作用[40]。动物实验证实[41-42]新疗法能显著缩短纤维蛋白凝块形成的时间，还可通过促进肝脏代谢，恢复凝血因子合成，明显改善创伤大鼠模型的凝血功能。利用实时荧光定量PCR法检测发现新疗法能够显著提高肝脏凝血因子基因 mRNA 表达水平，促进凝血因子在肝脏中的合成，从分子水平探索了新疗法改善凝血功能的作用机制[43]。具体用法：维生素 B_6 联用 20AA 复方氨基酸（丰诺安）的新疗法处方（附表 1-1）。

附表 1-1　维生素 B_6 联用 20AA 复方氨基酸（丰诺安）新疗法具体用法

病情	新疗法具体药物用量	给药途径	用法	疗程
重度伤员	0.9% 氯化钠注射液 250ml+ 维生素 B_6 5.0g+ 维生素 C 2.0g	ivgtt	bid	连续使用直至病情控制
	20AA 复方氨基酸 500ml	ivgtt	qd	
中度伤员	0.9% 氯化钠注射液 250ml+ 维生素 B_6 5.0g+ 维生素 C 2.0g	ivgtt	qd	连续使用直至病情控制
	20AA 复方氨基酸 500ml	ivgtt	qd	
轻度伤员	0.9% 氯化钠注射液 250ml+ 维生素 B_6 3.0g+ 维生素 C 2.0g	ivgtt	qd	连续使用直至病情控制
	20AA 复方氨基酸 500ml	ivgtt	qd	

注：轻中重度在急诊室以 ISS 评分以 9~15 分为轻度患者，16~25 分中度患者，大于 26 分重度患者。入院后进行 APACHE 评分。ivgtt 为静脉滴注；bid 为每日 2 次；qd 为每日 1 次

使用维生素 B_6 的依据：维生素 B_6 每日用量可达 10g 已批准为国家军用标准 GJB-FL5340，2009 年 12 月 16 日审查通过，已经正式公布实施。解放军后勤部卫生部出版的"战伤救治手册"规定，首剂使用维生素 B_6 1~5g，可重复使用，1 天总量不超过 10~15g[44]。由解放军第三〇六医院研制、石家庄四药生产，每袋 250ml 中含有 2.5g 的维生素 B_6，已获批军药准字 2011001 号，在临床使用。现美国市场上销售的口服维生素 B_6 比我国的剂量

大 50 倍，每片为 500mg。

（二）早期复苏和防止进一步出血的措施

1. 需要紧急外科手术止血的患者　尽量缩短受伤至手术的时间，严重创伤患者应直接送至合适的创伤中心。

2. 开放性四肢损伤存在威胁生命的大出血　在外科手术前推荐使用止血带，这样有利于术前尽量控制大出血，减少血液的丢失，减轻后续的病理生理改变，改善预后。

3. 骨盆环关闭与固定　对于有失血性休克的骨盆环破坏的患者，立即采用骨盆环关闭和稳定的措施。

4. 手术治疗的一般顺序　应遵循首先控制对生命威胁最大的创伤的原则来决定手术的先后。是按照紧急手术（心脏及大血管破裂）、急性手术（腹内脏器破裂、腹膜外血肿、开放骨折）和择期手术（四肢闭合骨折）的顺序，但如果同时都属急性时，先是颅脑手术，然后是胸、腹、盆腔脏器手术，最后为四肢、脊柱手术等。提倡急诊室内手术。对于严重多发伤患者来说时间就是生命，如心脏大血管损伤，手术越快越好，如再转送到病房手术室，许多患者将死在运送过程中。手术要求迅速有效，首先抢救生命，其次保护功能。

5. 损伤控制外科　对于合并重度失血性休克、有持续出血和凝血病征象的严重创伤患者需实施损伤控制外科。其他需要实施损伤控制外科的情况包括：严重凝血病、低体温、酸中毒、难以处理的解剖损伤、手术耗时过长且同时合并腹部以外的严重创伤。对于血流动力学稳定且不存在上述情况的患者，则实施确定性外科手术。

6. 对于没有脑疝征象的创伤患者，开始机械通气时可采用正常的通气量。

（三）诊断和监测出血

1. 应根据患者的生理指标、损伤的解剖类型、损伤机制以及患者对初始复苏的反应，综合评估患者出血的程度。

2. 明确出血部位的失血性休克患者，如果初始复苏无效，则应立即采取控制出血的措施。

3. 未明确出血部位的失血性休克患者，应立即进一步评估。

4. 怀疑有躯干部损伤的患者，需早期进行影像学检查（focused assessment with sonography in trauma，FAST）或 CT 以明确有无胸腹腔游离液体。

5. 对存在明显腹腔积液而血流动力学不稳定患者，应采取紧急的干预措施。

6. 对血流动力学稳定的患者，推荐使用 CT 进行进一步评估。

7. 检测血清乳酸或剩余碱（BE）作为评估、监测出血和休克程度敏感指标。

8. 常规评估创伤后的凝血障碍，包括早期、重复和联合检测 PT、APTT、纤维蛋白原（fibrinogen，Fib）和血小板（platelet，PLT）。

9. 使用血栓弹力图帮助明确凝血障碍的特征和指导止血治疗　鉴于严重创伤患者发生 ATC、TIC 的时间均在早期，因此急诊外科医师必须对严重创伤患者提高警惕，特别是对有严重创伤 [损伤严重程度评分（ISS）> 16 分] 或者颅脑损伤 [格拉斯哥昏迷评分（GCS）< 8 分] 的患者，采取入院后立即对此类患者行黏弹性试验，以利于快速诊断正在发生的凝血功能障碍，只有这样才有利于减少失血，逆转存在的凝血功能障碍，恢复止血功能。

（四）组织氧合、输液和低体温

1. 对于没有脑损伤的患者，在严重出血控制之前可将收缩压维持在 80~90mmHg。对于合并严重颅脑损伤 [（GCS）≤ 8 分] 的失血性休克患者，应维持平均动脉压至少80mmHg 以上，以保证脑灌注 [45-46]。

2. 对于低血压的创伤出血患者应进行液体治疗。首选液体为晶体液，为避免高氯性酸中毒，宜使用氯离子浓度接近生理水平的乳酸林格液，避免使用高氯的等渗盐水；胶体如羟乙基淀粉和右旋糖酐也与凝血病的发展有关，如需胶体液，其剂量也应限制在一定的范围内；在创伤大出血早期可以使用高渗溶液，然而效果并不优于晶体液或胶体液；对于血流动力学不稳定的躯干穿透伤患者，则可使用高渗液体，因其有利于维持患者血管内液体容量，可减少渗出。

3. 允许性低血压复苏 [47-48]。允许性低血压是一种延迟的或限制性的液体复苏，应持续到出血控制，并在这一时期内保证终末器官灌注。

4. 如液体复苏无效、血压持续偏低的患者，可使用缩血管药来维持目标平均动脉血压，首选药物为去甲肾上腺素；对于心功能不全，首先使用正性肌力药。维持目标平均压的根本目的是维持足够的灌注压，改善组织器官的微循环，减轻器官功能损伤。

5. 早期宜采取措施减少热量丢失，对低体温的患者进行复温，以达到并维持正常的体温；对于合并颅脑损伤的患者，一旦其他部位的出血得到控制，可使用 33~35℃的低温治疗并维持 > 48 小时以减少脑氧耗，减轻脑损害。

6. 大出血患者输血的目标血红蛋白值没有变化，仍为 70~90g/L。

五、迅速控制出血

1. 创伤大出血患者，应采取一切必要的措施迅速控制出血，包括填塞、直接外科手术以及局部止血措施等；对于严重大出血而濒临衰竭状态的患者，可以采取更极端的办法，如主动脉钳夹控制出血等。

2. 有失血性休克的骨盆环破裂的患者，推荐立即采用骨盆环关闭和稳定的措施；对于骨盆环稳定后持续血流动力学不稳定的患者，推荐早期实施腹膜外填塞、动脉造影栓塞或外科手术控制出血。

3. 合并重度失血性休克、有持续出血和凝血障碍征象的严重创伤患者，需实施损伤控制外科策略；其他需要实施损伤控制外科的情况包括严重凝血障碍、低体温、酸中毒、难以处理的解剖损伤、耗时的操作、同时合并腹部以外的严重创伤；对于血流动力学稳定且不存在上述情况的患者，则实施确定性外科手术。

4. 对于实质脏器损伤伴有静脉出血或中等程度的动脉出血患者，需联合使用局部止血药、其他外科方法或填塞法等，迅速控制出血，以减少血液的丢失，改善预后。

六、出血和凝血功能障碍的处理

1. 应尽早检测并采取措施维持凝血功能。

2. 对于出血或存在大出血风险的患者，尽早使用氨甲环酸，首剂 1g（给药时间 > 10分钟），后续 1g 输注持续 8 小时；创伤出血患者应该在伤后 3 小时内使用氨甲环酸；建议制定创伤出血处理流程时，在患者转送医院的途中应用首剂的氨甲环酸，激活机体促凝血功能的同时，纤溶功能也相应被激活，此时抑制纤溶，也就是增强了促凝血，减少出血，降低凝血因子的进一步消耗，改善预后。

3. 对于出血或存在大出血风险的患者，尽早使用维生素 B_6 联用丰诺安（20AA 复方氨基酸）疗法，快速使机体酶代谢与肝内酶代谢恢复，凝血因子又得以产生，迅速恢复内源性凝血途径，达到逐步止血的效果。

4. 适当补充钙剂　低钙血症在重患者中很常见，并且增加了病死率。钙是很多凝血因子的辅助因子；很多血制品中利用枸橼酸盐抗凝，枸橼酸盐螯合钙离子，进一步恶化了低钙血症；钙低于 0.7mmol/L 可以导致凝血功能障碍，因此建议至少维持在 0.9mmol/L[49]。对于大量输血的患者，需监测血浆离子钙水平并维持在正常范围。

5. 对于大出血的患者，早期应用血浆（新鲜冰冻血浆或病原体灭活的血浆）或纤维蛋白原；如果需要继续使用血浆，建议血浆与红细胞的输注比例至少达到 1:2，以补充足够的凝血因子[50]。

6. 如果患者有大出血，血栓弹力图提示功能性纤维蛋白原缺乏或血浆纤维蛋白原水平达 15~20g/L，则可输注纤维蛋白原或冷沉淀；纤维蛋白原的起始剂量为 3~4g，冷沉淀为 50mg/kg；然后根据血栓弹力图和纤维蛋白原的检测水平指导是否继续输注。

7. 输注血小板以维持血小板计数 $> 50 \times 10^9/L$；对于持续出血和（或）创伤性脑损伤的患者，建议将血小板计数维持在 $100 \times 10^9/L$ 以上；建议血小板输注的起始剂量为 4~8U，或者 1 个全血单位的血小板[51]。

8. 对接受抗血小板治疗的大出血或颅内出血的患者输注血小板；如果患者单独使用阿司匹林，使用去氨加压素（0.3μg/kg）；对于接受或怀疑接受抗血小板治疗的患者，应检测血小板功能，如果明确血小板功能不良且存在持续的微血管性出血患者，建议使用浓缩血小板治疗；对于血管性血友病的患者，同样可使用去氨加压素（0.3μg/kg）。

9. 对于口服维生素 K 依赖抗凝药的患者，可早期使用浓缩的凝血酶原复合物进行紧急拮抗；如果实施基于浓缩凝血酶原复合物的目标导向的治疗策略，血栓弹力图提示有凝血启动延迟的出血患者，则建议使用凝血酶原复合物。

10. 对于使用或怀疑使用抗 Xa 因子药物如利伐沙班、阿哌沙班、依度沙班的患者，建议检测底物特异的抗 Xa 因子活性；如果存在致命性出血，则可使用大剂量的凝血酶原复合物（25~50U/kg）以逆转阿哌沙班、依度沙班等的效应[52]。

11. 已经采取标准的控制出血策略和最佳传统止血措施的患者，如果大出血和 TIC 持续存在，建议使用基因重组的活化Ⅶ因子（rFⅦa）；对于单独颅脑损伤引起的颅内出血，则不建议使用 rFⅦa[53]。

12. 严重创伤患者，由于活动受限、止血治疗、血管损伤等因素，易诱发深静脉血栓形成，预防措施可以改善创伤患者的预后。可尽早采用物理措施预防深静脉血栓形成，包括间歇性气囊加压装置（IPC）和（或）抗血栓弹力袜；推荐出血控制后 24 小时内使用药物预防血栓。但是不主张常规使用下腔静脉滤器预防血栓，因为放置滤器需要二次手术或终身抗凝治疗。

13. 警惕后期血液高凝状态和血栓形成[54]，预防脓毒症的发生[55-56]。归纳起来的综合治疗措施为：损伤控制性外科与复苏；成分输血；成分血制品的输注比例；凝血因子复合物；凝血酶原复合物；重组活化Ⅶ因子；维生素B_6联用丰诺安（20AA复方氨基酸）"新疗法；止血药物氨甲环酸（tranexamic acid）；目标导向输血方案等。

七、救治流程

各单位对救治严重创伤的救治流程不尽相同，所以应大力加强创伤医师队伍建设，特别注意强化创伤急救的时效观念，在"以患者为中心"的原则指导下不断完善创伤急救流程，培训各种创伤急救诊治技能，从而提高ATC和TIC的救治成功率。同时应进行救治流程遵循情况等方面的质量评估，如早期复苏无效的低血压患者从受伤至启动止血措施的时间、从入院至得到全套血液检查结果的时间、离开急诊室前使用氨甲环酸的患者比例、不明确出血来源的出血患者从入院至CT检查的时间、损伤控制外科的执行情况、血栓预防的执行情况等，否则会明显增加创伤患者的病死率[57]。

八、结语

本专家共识的制定是基于目前对"ATC和TIC诊断和卫生应急处理"的理解并参考欧洲严重创伤出血和凝血病处理指南（2007年、2010年、2013年、2016年等）和现有循证医学证据及国内外有关文献完成的。而ATC和TIC的临床治疗也比较复杂，遵循专家共识能够改善严重创伤患者的救治效果。但需要注意的是，本专家共识不能完全覆盖患者所有的临床情况，在具体临床实践中需因病施治和因地（环境条件）施治，根据医师经验进行诊断和治疗。

专家组成员名单（按姓氏汉语拼音排序）：

白俊清，卞晓星，崔　彦，曹　佳，曹广文，常李荣，陈　东，陈　力，陈建荣，陈　彦，陈浩波，楚　鹰，都定元，董谢平，付　研，付守芝，顾建文，关永东，何春来，何　梅，何　东，何忠杰，黄　毅，黄彤舸，黄琴梅，黄文杰，胡培阳，何清源，花海明，姜成华，菅向东，景怀琦，贾群林，蒋龙元，刘明华，刘　宁，刘保池，刘国栋，刘　斌，刘志礼，李奇林，李　静，李　瑛，李国民，李小兵，林绍彬，林涌超，廖皓磊，路晓光，梁华平，黎清成，米玉红，秦国良，芮庆林，史　红，申　捷，孙志辉，司少艳，谭杜勋，武巧元，卫俊才，王立祥，王　彬，王祉武，王福利，王　醒，许　铁，徐春生，徐燕杰，夏锡仪，肖烈辉，岳茂兴，阴赪宏，尹志勇，杨晓峰，杨晓兰，姚元章，岳　健，燕重远，周培根，周飞虎，周　宁，张海涛，张　谦，张成岗，张文武，张　红，张　泓，张超先，张劲松，张福林，张思森，张在其，赵朝阳，赵　枫，赵自更，赵容顺，邹小明，郑道新，朱晓燧

执笔人：岳茂兴（100101，北京，解放军第三〇六医院特种医学中心；230002，常州，江苏大学附属武进医院）；梁华平（400042，重庆，第三军医大学大坪医院野战外科研究所，创伤烧伤与复合伤国家重点实验室）；都定元（400014，重庆市急救医疗中心、重庆市急救医学研究所）

参考文献

1. 徐少文，张茂. 重视对创伤性凝血病的认识与防治 [J]. 中华急诊医学杂志，2009, 18(4): 344-347.

2. Rossaint R, Bouillon B, Cerny V, et al. The European guideline on management of major bleeding and coagulopathy following trauma: four thedition[J]. Critical Care, 2016, 20(1): 1-55.

3. Poole D. Coagulopathy and transfusion strategies in trauma. Overwhelmed by literature, supported by weak evidence[J]. Blood Transfusion, 2016, 14(1): 3-7.

4. Brohi K, Cohen MJ, Ganter MT, et al. Acute coagulopathy of trauma: hypoperfusion induces systemic anticoagulation and hyperfibrinolysis[J]. J Trauma, 2008, 64(5): 1211-1217.

5. Holcomb JB, Jenkins D, Rhee P, et al. Damage control resuscitation: directly addressing the early coagulopathy of trauma[J]. J Trauma, 2007, 62(2): 307-310.

6. 李百强，孙海晨. 创伤休克性急性凝血功能障碍研究进展 [J]. 中华创伤杂志，2013, 29(7): 671-672.

7. Brenner M, Stein DM, Hu PF, et al. Traditional systolic blood pressure targets underestimate hypotension-induced secondary brain injury[J]. J Trauma & Acute Care Surg, 2012, 72(5): 1135-1139.

8. 黄顺伟，戴伟钢，管向东，等. 急性创伤性凝血病的诊疗进展 [J]. 医学综述，2010, 16(3): 407-410.

9. Jessica C, Cardenas, Charles E, et al. Mechanisms of trauma-induced coagulopathy[J]. Curr Opin Hematol, 2014, 21(5): 404-409.

10. Solomon C, Traintinger S, Ziegler B, et al. Platelet function following trauma: a multiple electrode aggregometry study[J]. Thromb Haemost, 2011, 106(2): 322-330.

11. Brohi K, Singh J, Heron M, et al. Acute traumatic coagulopathy[J]. J Trauma, 2003, 54: 1127-1130.

12. MacLeod JB, Lyn nM, McKenney MG, et al. Early coagulopathy predicts mortality in trauma[J]. J Trauma, 2003, 55(1): 39-44.

13. Spahn DR, Cerny V, Coats TJ, et al. Management of bleeding following major trauma: a European guideline[J]. J Critl Care, 2007, 11(1): 1-22.

14. Rossaint R, Bouillon B, Cerny V, et al. Management of bleeding following major trauma: an updated European guideline[J]. J Crit Care, 2010, 14(2): R52.

15. Spahn DR, Bouillon B, Cerny V, et al. Management of bleeding and coagulopathy following major trauma: an updated European guideline[J]. J Crit Care, 2013, 17(2): R76.

16. 张锦鑫，李俊杰，花蕾，等. 创伤性凝血病发病机制的研究进展 [J]. 国际外科学杂志，2015, 42(2): 142-144.

17. Hrafnkelsdóttir T, Erlinge D, Jern S. Extracellular nucleotides ATP and UTP induce a marked acute release of tissue-type plasminogen activator in vivo in man[J]. Thromb Haemost, 2001, 85(5): 875-881.

18. Brohi K, Cohen MJ, Ganter MT, et al. Acute traumatic coagulopathy: initiated by hypoperfusion: modulated through the protein Cpathway? [J]. Ann Surg, 2007, 245(5): 812-818.

19. Cardenas JC, Wade CE, Holcomb JB. Mechanisms of trauma-induced coagulopathy[J]. Curr Opin in Hematol, 2014, 21(5): 404-409.

20. Martini WZ, Pusateri AE, Uscilowicz JM, et al. Independent contributions of hypothermia and acidosis to coagulopathy in swine[J]. J Trauma & Acute Care Surg, 2005, 58(5): 1009-1010.

21. Malone DL, Hess JR, Fingerhut A. Massive transfusion practices around the globe and a suggestion for a common assive transfusion protocol[J]. J Trauma, 2006, 60(6Suppl): 91-96.

22. Frank SM, Beattie C, Christopherson R, et al. Unintentional hypothermia is associated with postoperative myocardial ischemia. The Perioperative Ischemia Randomized Anesthesia Trial Study Group[J].

Anesthesiology, 1993, 78(3): 468–476.

23. Gregory JS, Flancbaum L, Townsend MC, et al. Incidence and timing of hypothermia in trauma patients undergoing operations[J]. J Trauma, 1991, 31(6): 798–800.

24. Kermode JC, Zheng Q, Milner EP. Marked temperature dependence of the platelet calcium signal induced by human von Willebrand factor[J]. Blood, 1999, 94(1): 199–207.

25. Manson J, Thiemermann C, Brohi K. Trauma alarmins as activators of damage–induced in flammation[J]. Bri J Surg, 2012, 99(S1): 12–20.

26. 岳茂兴，周培根，梁华平，等. 创伤性凝血功能障碍的早期诊断及救治 [M/CD]. 中华卫生应急电子杂志，2014, 1(5): 4–6.

27. 王毅盟. 血栓弹力图仪的研究进展 [J]. 国际检验医学杂志，2011, 32(10): 1102–1103.

28. Wade CE, Dubick MA, Blackbourne LH, et al. It is time to assess the utility of thrombelastography in the administration of blood products to the patient with traumatic injuries[J]. J Trauma, 2009, 66(4): 1258.

29. 蔡海英，叶立刚，徐善祥，等. 血栓弹力图在严重多发伤患者中的初步应用[J]. 中华创伤杂志，2011, 27(12): 1115–1117.

30. 岳茂兴，周培根，李奇林，等. 灾害伤与成批伤伤员的现场救治策略、原则及关键新技术新方法应用[J]. 中华损伤与修复杂志 (电子版)，2014, 9(3): 7–10.

31. 岳茂兴. 创伤的现场急救与治疗模式探讨 [J]. 中华创伤杂志，2006, 22(9): 641–643.

32. 李瑛，岳茂兴，郑琦涵，等. Autopulse™ MODEL 100 型自动心肺复苏系统应用 13 例的体会 [J]. 世界急危重病医学杂志，2007, 4(6): 2131–2132.

33. 白鲲鹏，叶泽兵，覃海森，等. 自动心肺复苏系统在院前急救中的应用观察 [J]. 岭南急诊医学杂志，2012, 17(3): 219–221.

34. 岳茂兴，李瑛，卞晓星，等. 便携式"瞬锋急救切割器"在突发事故及创伤急救中的临床应用 [J]. 中华损伤与修复杂志 (电子版)，2013, 24(3): 655–657.

35. 岳茂兴，夏锡仪，李瑛，等. 丰诺安联用大剂量维生素 B_6 新疗法救治严重创伤后凝血病大出血患者的临床研究 [J]. 中华危重病急救医学杂志，2013, 25(5): 310.

36. 岳茂兴，周培根，梁华平，等. 20AA 复方氨基酸联用大剂量维生素 B_6 治疗创伤凝血障碍的患者多中心前瞻性临床研究操作实施方案 [J/CD]. 中华卫生应急电子杂志，2015, 1(1): 47–48.

37. 岳茂兴，夏锡仪，李瑛，等. 丰诺安联用大剂量维生素 B_6 新疗法救治凝血功能障碍及应激性溃疡大出血患者的临床研究 [M/CD]. 中华卫生应急电子杂志，2012, 1(1): 72–73.

38. 楚鹰，刘政，郑旭文，等. 20AA 复方氨基酸联用大剂量维生素 B_6 新疗法治疗创伤凝血障碍的实验研究 [J/CD]. 中华卫生应急电子杂志，2015, 1(2): 88–89.

39. 万红贵，岳茂兴，夏锡仪，等. L– 鸟氨酸复方氨基酸制剂联用大剂量维生素 B_6 抢救大出血濒死患者的机制研究 [M/CD]. 中华卫生应急电子杂志，2013, 1(3): 9–11.

40. 岳茂兴，周培根，梁华平，等. 创伤性凝血功能障碍的早期诊断和 20AA 复方氨基酸联用大剂量维生素 B_6 新疗法应用 [J/CD]. 中华卫生应急电子杂志，2015, 1(1): 4–7.

41. 楚鹰，刘政，包卿，等. 大鼠多发伤致凝血功能障碍模型的建立 [J]. 中华危重病急救医学杂志，2015, 27(2): 410–411.

42. 楚鹰，岳茂兴，包卿，等. 复方氨基酸联用维生素 B_6 对创伤凝血病大鼠凝血因子表达得到影响 [J]. 中华急诊医学杂志，2015, 25(5): 275–280.

43. 岳茂兴，楚鹰，包卿，等. 20AA 复方氨基酸联用大剂量维生素 B_6 新疗法对创伤性凝血病大鼠凝血功能的影响 [J]. 中华危重病急救医学杂志，2015, 27(11): 923–924.

44. 战伤救治规则 [S]. 北京：中国人民解放军总后勤部卫生部，2006.

45. Berry C, Ley EJ, Bukur M, et al. Redefining hypotension in traumatic brain injury[J]. Injury, 2011, 43(11): 1833–

1837.

46. Brenner M, Stein DM, Hu PF, et al. Traditional systolic blood pressure targets underestimate hypotension-induced secondary brain　injury[J]. J Trauma & Acute Care Surg, 2012, 72(5): 1135-1139.

47. 严静 . 低血容量休克复苏指南 [C]. 浙江省危重病术年会 , 2007: 129-134.

48. Roberts K, Revell M, Youssef H, et al. Hypotensive resuscitation in patients with ruptured abdominal aortic aneurysm[J]. European J Vasc endovasc surg, 2006, 31(4): 339-344.

49. Jansen JO, Thomas R, Loudon MA, et al. Damage control resuscitation for patients with major trauma[J]. BMJ, 2009, 338(338): 1436-1440.

50. Ho AM, Dion PW, Yeung JH, et al. Prevalence of survivor bias in observational studies on fresh frozen plasma: erythrocyte ratios in trauma requiring massive transfusion[J]. Anesthesiology, 2012, 116(3): 716-728.

51. 文爱清 , 张连阳 , 蒋东坡 , 等 . 严重创伤输血专家共识 [J]. 中华创伤杂志 , 2013, 29(8): 706-710.

52. Eerenberg ES, Kamphuisen PW, Sijpkens MK, et al. Reversal of rivaroxaban and dabigatran by prothrombin complex concentrate: a randomized, placebo-controlled, crossover study in healthy subjects[J]. Circulation, 2011, 124(14): 1573-1579.

53. Delougheryy EP, Lenfesty B, Deloughery TG. A retrospective case control study of recombinant factor Ⅶa in patients with intracranial haemorrhage caused by trauma[J]. Bri J Haematol, 2011, 152(5): 667-669.

54. Knudson MM, Collins JA, Goodman SB, et al. Thromboembolism following multiple trauma[J]. J Trauma, 1992, 32(1): 2-11.

55. Wang Z, Feng K, Yue M, et al. A non-synonymous SNP in the NOS_2 associated with septic shock in patients with sepsis in Chinese populations[J]. Human Genetics, 2013, 132(3): 337-346.

56. Bian XX, Yuan XS, Qi CP. Effect of recombinant human erythropoietin on serum S100B protein and interleukin-6 levels after traumatic brain injury in the rat[J]. Neurol Med-Chir, 2010, 50(5): 361-366.

57. Rice TW, Morris S, Tortella BJ, et al. Deviations from evidence-based clinical management guidelines increase mortality in critically injured trauma patients[J]. Crit Care Med, 2012, 40(3): 778-786.

附录三　狭窄空间事故现场急救与卫生应急处置专家共识（2016）

数不清的狭窄空间意外造成了非常惨痛的人员伤亡，其根本的原因就在于相关人员未能清楚地认识到狭窄空间内部或邻近区域存在或潜伏的危险[1]，或者狭窄空间本身并无重大危害，但未考虑到在狭窄空间内作业可能引起环境变化或引入与作业相关的新危害，使得狭窄空间成为一个又一个"安静的杀手"[2]。狭窄空间的危险因素十分复杂[3]，常见的危险包含缺氧[4]、富氧、有毒污染物[5]、可燃性污染物、吞没、陷入或窒息、缺少安全装置的机械或暴露的带电导体等。狭窄空间医学（confined space medicine，CSM）的特点有：医疗活动环境恶劣且受限、伤病需救助者的多样性等。灾后的狭窄空间有很多潜在的危险因素，为防止继发性损伤，在进行医疗救援时要有完善的准备及活动指导。CSM 活动包括进入前准备、进入、医疗活动、处置完成至救出、救出完成至搬送等，共5 个阶段[6]。

目前普及 CSM 的知识和救援技能非常重要[7]。近年来各类自然或人为性灾害呈现出多样性和复杂化的特点，尤其是工矿企业的无序扩展和开采[8]，建筑业的过度扩张和发展，一些质量问题不断暴露，加上频发的自然灾害，使得灾害救援难度越来越大。特别是灾害发生后，部分受灾人员被困于相对狭窄的空间，使得救援时间延长，增加了救援的难度。如何救治被围困于相对密闭、狭窄空间内或废墟下的受害者并提高他们的生存率，成为灾害医学研究的一个重要课题。在 2008 年山东胶州铁路事故和四川汶川大地震的医疗救援过程中，此问题尤为突出。例如，有部分幸存者在废墟下被掩埋数十小时后获救，却在转运途中或院内死亡。引起死亡的主要原因多为挤压综合征，因此该疾病在灾后救援中引起了急诊医学人士更多的关注，而这一疾病恰是 CSM 中的一个重要并发症。灾难医学是一门很重要的前沿医学科学，需要培养更多有经验的专业救治队伍，能在灾难发生时就地早期开始进行合理医学救治，即在狭窄空间内进行有组织、有效率的医学救援，尤其是治疗灾后短期内无法立即获救者，以减轻被困于狭窄空间内伤员的伤情并挽救其生命。

CSM 主要是针对特殊情况下个体受害者的救治，不仅体现了灾害中提前医疗干预的重要性，也体现了一个国家的综合救援能力。

一、狭窄空间的概念 [9]

美家标准学会（American National Standards Institute，ANSI）对于狭窄空间的定义原文如下：

An enclosed area that is large enough and so configured that an employee can bodily enter and has the following characteristics：

–its primary function is something other than human occupancy；

–has restricted entry and exit；

–may contain potential or known hazards.

（狭窄空间指一个封闭的，其形体大小和构造足够使人员身体进入其间并具有以下特征：主要用途并非供人员使用；进入及离开受限；存在潜在或已知的危害。）

另外，我国《密闭空间作业职业病危害防护规范》[10]对狭窄空间的定义：狭窄空间是指与外界相对隔离，进出口受限，自然通风不良，仅够容纳一人进入并从事非常规、非连续作业的有限空间。

"Confined Space"直译为密闭空间，也有人译为有限空间，最初假想为煤矿塌陷事故的受灾现场，远离地面所形成的密闭空间；在地震等引起建筑物坍塌后所形成的空间也被称为"Confined Space"。而翻译为密闭空间，极容易让人联想到单纯的宇宙飞船。而 CSM 是指在相对受限制的空间内进行的医疗活动。CSM 要救助的伤员与普通外伤患者不同。在 CSM 中最引人注目的病理生理改变是呼吸道疾病与挤压综合征。因此，对其治疗不能局限于开放呼吸道、呼吸与循环维持等常规处理，还应注重减轻患者疼痛；对出现挤压综合征的特殊需救助者在救出前进行大量输液、碳酸氢钠碱化血液等治疗，防止急性循环血容量锐减引起休克以及高钾血症诱发心律失常、心搏骤停；还应通过声音支援或肢体接触等方式对伤病需救助者进行心理帮助。

二、狭窄空间的类型 [9]

1. 狭窄空间不仅包括密闭空间，还包括受限制的空间。如储罐、管道、容器、坑道或隧道、井道和与之类似的结构（污水渠、下水道）、地窖、轮船隔舱、检修孔、洞穴、矿山及地下通道等黑暗狭窄的空间等。

2. 因灾害及突发事故造成人员被迫处在狭窄空间中，比较常见的有：

（1）地震建筑物坍塌。

（2）泥石流及倒塌的建筑物。

（3）爆炸造成的狭窄空间。

（4）交通事故也包括交通事故后变形的车内。

（5）煤矿事故狭窄空间等。

3. 特殊狭窄空间工作环境

（1）航天返回舱内。

（2）潜艇狭窄空间。

（3）风洞狭窄空间。

（4）狭窄空间中火箭推进剂作业。

（5）矿山狭窄作业空间等。

三、狭窄空间的危险因素

（一）狭窄空间常见的危险气体环境

空气有害因素包含缺氧、富氧、有毒污染物、可燃性污染物等。气体危害源于存在于狭窄空间之中的可能导致人员失能、伤害或影响人员自救，或者导致进入人员包括应急救援人员急性的伤害或死亡的任何气体。

狭窄空间常见的危险气体环境：

（1）易燃性的或爆炸性的气体、蒸气或雾，其浓度超过了 10% 的爆炸下限。

（2）易燃粉尘悬浮于空气中，使可视距离受到影响。

（3）空气中氧气浓度 < 19.5% 或 > 23.5%。

（4）空气中任何物质的浓度高于其允许暴露浓度，甚至达到立即威胁生命和健康浓度（immediately dangerous to life or health concentration，IDLH）。

（二）缺氧

在外界正常的大气环境中，按照体积分数，平均的氧气浓度约为 20.95%（氮气约占 78.08%）。氧是人体进行新陈代谢的关键物质，是人体生命活动的首要需求，缺氧可对人体的健康和安全造成伤害。对于狭窄空间，虽然一般情况下其硬件本身也处在外界大气环境之中，但可能因为内部的原因及其结构特点（如开口较小），以致通风不畅，最终导致狭窄空间内的氧气浓度偏低或不足，因此，当人员进入到有限空间内进行作业时将面对缺氧危险，或者因为氧气浓度偏低，人员作业极易疲劳而影响作业。

（三）潜在性危险因素

（1）可能存在容易导致进入人员被吞没的物料。

（2）其间含有向内侧聚合延伸的墙，或者层面向下呈斜坡状伸入一狭小区域，可能导致人员陷入或窒息。

（3）可能存在其他未确认可致严重危及人员安全和健康的危险，如缺少安全装置的机械或者暴露的带电导体等。

四、CSM 的特点 [9]

（一）活动环境恶劣

被困人员身处黑暗、狭窄、酷热、寒冷、潮湿、流水、大雪、粉尘的环境中，还会有锐利的障碍物（玻璃、破碎物品）、有毒气体、缺氧、漏电等各种危险物存在。这样的环境很可能会引起医疗人员和被困伤员继发性损害。比如高温 / 低温、多湿 / 干燥会引起体温异常和脱水；黑暗和狭窄会引起被困伤员情绪高度紧张、产生恐怖感，增加精神压力；在救援活动中，寒冷和过度疲劳等因素易引起医务人员体力不支，增加了他们受伤的可能性。此外须注意患者的血液、体液会引起继发性感染。

（二）活动受限

空间本身的不足势必造成各种医疗活动受限；救助人员应佩戴防护服、头盔、防风镜、防尘口罩、耳塞、手套、护腕、护膝等保护装置，也会影响医疗操作者视野和限制自身活动，妨碍了过细的医疗操作。

（三）需救助者的个体差异大

需救助者在年龄、性别、基础疾病（背景因素）、致伤机制等方面有较大差异。密闭空间场所的差异导致被困伤员的表现形式多样，以骨折、皮肤外伤、多发伤、头部外伤、低体温、脱水等常见。处置一些既往有基础慢性疾病的患者时要格外注意，因 CSM 处置患者的病理生理特征以进行性恶化为主，尤其对有慢性病史、长期服药治疗的患者，如高血压、糖尿病，要积极干预、防止恶化。对待外籍人士要考虑到语言交流的困难。

（四）正常急救医疗与狭窄空间医疗的区别 [11-12]

CSM 是院前急救医疗的延长。由于灾害环境的复杂性和疾病的特殊性，仅有日常外伤急救的经验是不足以应对的。从事 CSM 者不仅要具备丰富的院前救治经验和技术，还要牢记"在救治活动中自身安全第一"的大原则。CSM 与日常的外伤急救医疗相比有很大不同（附表 3-1）。

附表 3-1　外伤急救医疗与狭窄空间医疗的区别

项目	外伤	CSM
救治场所	救出后	狭窄空间内
现场处置所需时间	短	较长
现场急救危险物	无	较多
防护服	轻便	复杂装备
支援者	多位	无（仅为后方支援）
确认生命体征	容易	困难
救命处理	基本操作	复杂、困难
脊柱保护	必须、简单	困难、妨碍救出需救助者
镇痛	不必马上进行	首选

注：CSM 为狭窄空间医学

五、受困于狭窄空间与伤病在狭窄空间内，由于环境因素影响，会导致需救助者出现不同的病情。除日常急救常见疾病外，还有属于狭窄空间内所特有的疾病。

（一）一般疾病

1. 外伤　对狭窄空间中的外伤患者与日常外伤诊疗相同，如骨折、皮肤裂伤、头部外伤[13]、多发伤、血气胸等疾病。接触到患者后首先要排除即刻导致死亡的危险情况，如呼吸停止、严重发绀；呼吸心搏停止、双侧瞳孔散大；血压测不到、心搏微弱；口鼻腔鲜血涌出、血凝块、呕吐物填塞上呼吸道等。急救人员对可以接触到的创伤在进行简单的止血、包扎处置后，应使用夹板固定患肢；保护头颈部使用颈部固定器以及对脊柱进行固定、对紧张性气胸行胸腔穿刺等处理。对以上的处理一定要考虑到是在狭窄空间内进行。

2. 脱水　被困伤员因长时间不能经口摄取，再加上高温环境、外伤引起局部体液的转移以及呕吐和梗阻都会加重脱水。这是狭窄空间灾害发生时应特别注意的病理生理状态。在救出被困伤员前，急救人员要对其脱水程度要进行评估，采用经口或输液的方法积极补充水分，防止被困伤员在救出后瞬间陷入休克状态。应警惕经口给予时有因呕吐引起误吸或窒息的危险，但因空间有限，只能选择该方法。

3. 低体温　在狭窄空间内 90% 的患者都会发生低体温现象。低体温因体力消耗、出血增加而加重，发生机制包括自然放射、与空气的对流、接触物体的传导，尤其身体与混凝土或钢铁等直触后，体温丢失严重。此外狭窄空间内常较寒冷，患者短时间内即可出现低体温。急救人员应首先脱去被困伤员的潮湿衣物，并力求进行保温和加温。保温应使用塑料、毛毯或铝制薄膜等包裹需救助者，如身边没有也可就地取材使用报纸等物品，也可使用鼓风机向狭窄空间内吹热风。加温应采用温暖液体进行输注等。实际上，急救人员在狭窄空间内操作受到很大限制，实施时很不容易，所以急救人员应该就地取材，灵活应对。

（二）特殊疾病

1. 呼吸道疾病　粉尘对人的鼻腔、眼睛、上呼吸道、肺器官等都有害，比一般污染气体更有危害性。其吸附了很多有害物质（细菌等），且飘在空中不散，直径 < 2.5μm 的细小灰尘，可以直接进入人体肺泡，把细菌带入体内，严重时可引起窒息。石棉粉尘可诱发癌症发生，混凝土粉尘吸入可导致气管内结石形成，对既往有过敏性鼻炎、慢性支气管炎、肺气肿、哮喘等疾病的人极易再次复发。环境中还可能存在有毒有害气体（氮氧化物[14-15]等），由于空间的限制而易于蓄积，持续大量吸入将对呼吸系统甚至人体全身造成严重危害[16-18]。因此在狭窄空间内救助患者时，不仅对患者还要对施救者自身做好防护工作，对出现症状的患者要及时给予治疗，防止病情恶化。

2. 挤压综合征　是狭窄空间医学中最重要的一个疾病，是挤压伤典型的并发症。挤压综合征可发生在伤处解除挤压后，是以肌红蛋白尿、高血钾、高血磷、酸中毒及氮质血症等为特点的急性肾衰竭为主的症候群。患者在获救前及获救后短时间内症状并不严重，但在救出数小时后，症状突然出现急剧恶化，严重时可致呼吸、心搏停止。因此，在狭窄空间内就应给患者开放静脉通路，采用挤压伤鸡尾酒疗法（crush injury cocktail），大量输液、碱化尿液，防止高钾血症出现。使用包括止血带、截肢等手段将患者及时救出后，局部采用减张切开，并进行呼吸循环的全身管理以及血液滤过等方法救治患者。

3. 危险物污染　在狭窄空间内危险物包括两大类：能够看得见的危险物和看不见的危险物。玻璃、破碎物品等锐利的障碍物可以避开，但对一些如一氧化碳、低氧、挥发性物质等危险物无法预料，要注意防护。在脱离开狭窄空间后要对预想的暴露危险物质进行去污处理。

（三）原有基础疾病加重与发作

由于在狭窄空间内环境因素影响与心理影响等，会导致被困伤员出现原有基础疾病加重与发作：如糖尿病、高血压、冠心病、支气管哮喘、慢性阻塞性肺气肿、肺心病、神经衰弱、代谢异常性疾病、精神异常性疾病。

六、狭窄空间事故卫生应急救援处置原则 [6, 19]

灾难后的狭窄空间有很多潜在的危险因素，为防止继发性损伤，在进行医疗救援时要有完善的救援前准备及救援活动指导，以确保 CSM 活动进入前准备、进入、医疗活动、处置完成至救出、救出完成 – 搬送的 5 个阶段均能有序进行。

（一）进入前准备

1. 原则

（1）遵守和听从负责人的指挥，相互进行有效沟通。

（2）确认现场状况和危险程度。

（3）确认伤病需救助者的位置及状况。

（4）与消防共同制定救出计划，估测救出所需时间。

（5）使用的器材全部在外部准备。

（6）再次确认自身的安全装备和着装，要时刻铭记其关乎自身的生命安全。

2. 内容　医疗小组到达灾难现场后，首先应该向现场指挥总部报告，确认指挥命令系统。因在现场医疗小组需要和消防人员共同活动，相互之间需充分交流以构筑信任关系。现场指挥部承担救助活动的全部责任，医疗小组必须在其指挥下进动。自由行动只会给救助活动带来障碍，有时还会引起多人危险。

3. 收集现场资料　CSM 医疗小组的活动 80% 在狭窄空间外，内部活动仅占 20%，活动成败取决于进入前的准备和计划。因此，在进入前要通过消防组织尽可能收集现场资料（包括现场安全、狭窄空间内部状况、危险程度、被困伤员的情况、紧急状况下的应对以及天气、湿度、温度等）。

4. 与消防合作制定营救计划　计划包括医疗处置的范围、狭窄空间内活动的程序、医疗处置与救出之间的平衡关系，为此需准备好人手、医疗器械、物品等。

5. 配备必要物品

（1）个人安全防护用品配备时要牢记安全的"123 原则"：自身（self）、现场（scene）和生存者（survivor）。在现场救护中救护人员对掩埋在废墟下的伤员进行及早的医疗干预，至少要携带和穿着安全七件套：①带有灯光的安全帽；②防风镜；③防尘口罩（尽量使用带有吸附管的 N95）；④皮手套；⑤安全靴；⑥护肘、护膝；⑦通信器械、口哨。

（2）必要的医疗器材与药品。

6. 确保转运工具，与接收医院进行提前沟通　对出现挤压综合征的患者，转运时要考虑当地急救水平，如有必要可选择急救直升机远距离转运，并在转运前进行良好的沟通。

7. 记录　在混乱的灾害现场，为确保救助者和被救助者的安全，有关对活动的记录非常必要，记录内容应包括个人情况、现场危险程度、伤员的疾病状态和活动的时间与详细内容。

（二）进入

1. 原则

（1）原则上只允许1名人员进入、需特殊处理时可考虑2名人员进入。无超过2人进入救援的必要，且过多人员进入可导致继发性损害的风险增加。

（2）狭窄空间内的活动必须有外界的支援，狭窄空间外的人员需提前了解必要事项。

（3）即使在进入前做了周全的准备和计划，进入内部后其状况、事态的变化随时会发生，要随机应变。

（4）活动中要经常和需救助者进行联系，在处理伤情时要耐心说明。

2. 内容

（1）进入人员尽量选择1名队员进入，人员增多会导致危险增大，关于由谁进入，一般由指挥者以外的人员担当。

（2）再次确认个人装备：在进入前再次确认所携带的器械与个人装备，不仅自己确认，还要包括其他人的重新确认（尤其有经验者）。

（3）进入：在进入狭窄空间后，要牢记退路（标记符号）。提前同被困伤员进行语言交流，给予精神支持。根据其应答大致了解被困伤员状态、年龄、性别以及受伤人数等。

3. 到达被困伤员身边　从保护颈椎的角度来看，能够安装颈托最为妥当。无法安装颈托时，要告知需救助者不要活动头部。

4. 评估被困伤员全身状况和决定救出计划　在狭窄空间内对被困伤员进行全身观察几乎不可能，必须通过对能够看到的、触摸到的部分或听到的声音进行全身状态的评估。评估不仅包括气道、呼吸、循环、意识、体温，还应该预测有无发生挤压综合征的可能。根据以上判断，制订救出计划。

（三）医疗活动

1. 原则

（1）为确保需救助者的安全，救助者要迅速进行最低限度的医疗处置。

（2）准确判断实施医疗行为的可能性，不要浪费时间。

2. 内容

（1）稳定生命体征：通过确保气道开放[20]、管理呼吸[21]、维持循环[22]、防止挤压综合征的发生[23]、除颤以及保温等措施稳定生命体征。

（2）对骨折部位和脊柱进行保护和固定：狭窄空间内对患者必须进行的一个医疗处置就是对骨折和脊柱进行固定保护。对骨折部位进行固定不仅可以缓解患者的疼痛，也能使救出时移动需救助者身体或变换体位变得容易。

（3）切断四肢：在狭窄空间内救助需要较长时间时，对其中一部分伤患而言，四肢切断是唯一的救命手段。四肢切断尚未建立统一的标准，但不能简单草率地去判断。实际上在狭窄空间内进行四肢切断的操作并不容易，一般认为是当被困伤员出现生命危机或实施其他的救出手段无效，且有足够的准备情况下，急救人员确定的最终选择方法。

（4）镇痛：无论从人道，还是从预防疼痛防治疾病恶化的角度行来看，现场使用镇痛药是必要的。在美国，现场常使用吗啡和氧化亚氮等。

（5）精神支持：黑暗和狭窄会使被困伤员高度紧张、充满恐惧，将要经历的长时间痛苦、饮食和排泄等生理上的困难进一步增加了其不安和无助感。利用声音和肢体接触与被困伤员建立良好的信任关系，缓解被困伤员的不安并给予精神上的支持。支持和鼓励在治疗上是非常有效的手段。

（四）处置完成－救出

1. 原则

（1）处置完成后尽快离开狭窄空间。

（2）从被困伤员身体上方去除压迫物体时，要注意其病情变化并积极应对。

（3）在救出或转移患者时，要对其生命体征进行完整的再评估。

2. 内容

（1）判断挤压时间：一般认为挤压骨骼肌大约 30%（一侧上肢占 15%，一侧下肢占 30%）2 小时以上就有可能引起挤压综合征。挤压综合征容易导致心搏骤停，要准备各种抢救药物以及除颤仪。

（2）去除压迫时的医疗处置：止血带结扎。其有效性在临床的证据并不充足，但因挤压综合征的急剧恶化常发生在解除挤压后，因此为防止急性循环恶化，使用止血带结扎可能有效。但结扎止血应该在解除挤压前的最短时间内使用，然后转运至医疗机构进行处理。在出现室颤时要及时除颤。

（五）救出完成－搬送

1. 原则

（1）病情的再次评估与处置；与医院充分沟通后，决定转运方法。

（2）各部门的协调配合是成功的关键。

2. 内容

（1）对救出后的患者决不可麻痹大意，要再次观察和评估。如有必要应进行追加处置、确保安全地将其转运到医院。

（2）狭窄空间内外的协调、医疗和消防密切合作、医务人员与需救助者配合、以上三个合作是成功的关键。

七、狭窄空间事故卫生应急处置新技术新装备新疗法应用[24]

鉴于狭窄空间事故有很多潜在的危险因素，为防止继发性损伤，在进行医疗救援时要有完善的准备及活动指导，特别要采用实用有效便携安全的新技术新装备新疗法[25]。

1. "流动便携式 ICU 急救车"[26]　迅速组织强有力的抢救组乘"流动便携式 ICU 急救车"赶赴事故现场，车上具备自动心肺复苏功能及救命性手术功能等，被救出者立即上"流动便携式 ICU 急救车"要对其生命体征进行完整的再评估，同时进行抢救、加强治疗和护理。

2. 便携式急救包或急救箱　为防止继发性损伤，必须与消防共同制定救出计划，尽可能使用实用有效的便携安全救援器材，携带便携式急救包或急救箱[4]，这些全部需在外部准备，再次确认自身的安全装备和着装。

3. 现场采用生命探测仪探测有关生命迹象　尽快到达遇难者的身边是实施 CSM 救援的第一步，救援人员应该充分利用各种工具和设施，现场采用生命探测仪探测有关生命迹象，以便及早发现处在狭窄空间的被救助者，并与之建立有效的联系。

4. 有条件时可应用无人机对狭窄空间事故伤员实施卫生应急救援　无人机具有智能、可视、立体、搜索、安全、便携、可控等优点，可以空投救援急需的药品、急救器材，可以搜索定位事故伤员位置。

5. 应用 Autopulse™ MODEL 100 型自动心肺复苏系统[27-28]、腹部提压心肺复苏仪[29-31]、便携式心脏按压器[32-33] 等抢救心搏呼吸骤停患者，能取得良好效果。

6. 应用便携式"瞬锋急救切割器"能在几秒钟内完成对伤员衣物进行快速切割的操作，为伤员的检伤验伤争取到宝贵时间，减少伤员并发症的发生率[34-35]。

7. 在狭窄空间事故现场应用维生素 B₆ 联用 20AA 复方氨基酸（丰诺安）的新疗法[36-37] 具体处方如下：0.9% NS 250ml + 维生素 B₆ 3.0g[38] + 维生素 C 2.0g，静滴，1 次 / 天；20AA 复方氨基酸 500ml，静滴，1 次 / 天；连续使用直致病情控制[39]。丰诺安及维生素 B₆ 都是人体生命活动不可缺少物质，二者合用有促进机体酶代谢、止血[40]、利尿、解毒、保护大脑及神经系统功能、改善肝功能、提高机体凝血功能[41-42] 及机体营养状况[43] 的功效，对狭窄空间事故伤员的支持治疗十分有益。

8. 应用柴黄参祛毒固本冲剂　具有表里双解、气血同治、清热解毒、扶正固本、通经活脉的临床治则。对于早期防治脓毒症[44]、化学性肺损伤[45]、扭转截断病情发展有着独特确切的效果，对严重化学性肺损伤后可能发生的远期效应具有一定的预防作用。柴黄参祛毒固本冲剂方义及方解：君：柴胡为少阳专药，气味轻清，善于宣透，能疏解少阳郁滞，助少阳之气外达，为君药。臣：黄芩苦寒，善清少阳相火，为臣配合柴胡，一散一清，共解少阳之邪。大黄苦峻走下，既能荡涤气分邪热，又能荡涤血分邪热，使气血双清，在柴胡外引下，使血中之热清，络中之滞通，亦为臣药。黄连清热燥湿，泻火解毒，与黄芩、大黄相配即为三黄泻心汤，苦寒泻火，清泄三焦；连翘、双花为疮家圣药，善于清热解毒，散结消肿，亦共为臣药使积聚热毒消散。佐：人参大补元气、固脱生津、益损安神；生地黄清热凉血，养阴生津，加玄参凉血滋阴，泻火解毒，以治疗热病汗后耗气伤阴劫液，复加活血祛瘀、养血安神、凉血消肿、功同四物的丹参共为佐药以使祛邪不伤正，清下仍存津，气血不淤滞，并能培补耗损之元气，稳定内热扰动之元神，以保攻伐之后不伤身。使：甘草补脾益气，清热解毒，祛痰止咳，缓急止痛，调和诸药，合宣散外引之防风共为使药，更助柴胡宣散半表半里之邪毒。诸药合用：通过有寒有热，有清有补，有消有散，有行有缓的调节途径，实现祛邪不伤正，补虚不留邪的双向调节作用。本方剂通过多靶点，多途径发挥药理作用。具有较强的抗菌、抗病毒等病原微生物作用，还具有双向免疫调节作用，同时本方剂组成中有较好的脏器保护作用，能够通过促进机体维护自稳功能来发挥对脓毒症、化学性肺损伤的治疗作用。用法：以 200ml 开水冲泡、搅匀，于餐后 2 小时分次服用，每次 100ml，2 次 / 天，再次服用前适当加温。

八、CSM 的培训与练习

CSM 是狭窄空间救助（Confined Space Rescue，CSR）中的一个重要活动，必须与救助团队紧密合作，否则难以取得成功。CSM 为在实践中取得成功，防止二次损害的发生，定期进行培训和练习是必不可少的。

在 CSM 发达的国家，如美国、英国等，制订关于 CSM 的教育训练计划。CSM 教育对象主要为有丰富经验的院前急救人员、院内急诊医护人员，教育基地提供相关导师以及训练场地，每 1~2 年对他们进行 1 次特殊的训练和教育。教育的内容包括狭窄空间内团队的合作、CSM 医学的特殊处理事项以及救助活动的全部内容。

对医护人员进行特殊训练：因密闭空间进行救助时与日常急救活动不同，必须进行充分的训练达才能掌握卓越的技术。应对医疗组全体人员同其他救助人员进行同等的、最低限度（如绳索的使用法、密闭空间的进入和脱出法、破坏建筑以及坑道的救助法、危险物取掉方法等）的培训，全体医务人员必须达到全员掌握。

（一）培训过程与内容

1. 搜索和定位　到达事发现场后，首先评估和确认基本活动，即确认被困伤员在狭窄空间内的位置、封锁事故场所的面积大小、特定的工作任务。此后询问近邻居民以确认事故原因、受伤人员情况，通过被困伤员的声音、对现场进行观察、使用探查生命装置和设备（电磁波、音响、热、红外线、光纤、CCD红外摄像头等各种方式）以及搜救犬等进行搜索活动并锁定事发现场有生命迹象的地点。此阶段如果能正确、详细地确定特定位置，可明显缩短救出患者的时间。在本探索过程中相对应的训练项目是掌握生命探测装置和设备以及搜救犬的使用。

2. 确保入路安全，排除危险活动　搜索和定位后要确保救助者进入狭窄空间内部的入路，即为接近目标采取移动、清除、切断和破坏障碍物的过程。此阶段不仅是切断和破坏，还要防止二次损害的发生。本训练主要包括确保入路（破坏障碍物）和排除危险活动的训练。前者涉及到对障碍物材料的加固、移动、去除、切断和破坏，常需使用高度设备和专门的技术，故活动定为困难。

3. 进入狭窄空间内部以及活动　在进入尚不稳定的狭窄空间内部后移动和接近被困伤员。此时，在狭窄环境中的工作者全身穿着防护服、头盔、风镜、防尘口罩、耳塞、护腕、护膝以及手套等个人防护装备（Personal Protective Equipment PPE），影响操作者的视野和身体活动，而且在入路途中多数情况下存在障碍物，需配备进行移动、切断、破坏等活动所必要的器械，因此给操作者带来巨大的困难。此过程的训练项目在个人技能方面，主要是救援人员训练在密闭场所或黑暗环境下器械的使用技术和移动身体的方法；在团队活动方面，主要训练如何确保在狭窄空间内，急救人员的安全和出入管理、避难途径规划以及狭窄空间内外情报的流畅传递。

4. 救出　对直接挤压或围困伤病患者的障碍物、采取扩大间隙、移动、去除或切断等方法救出的过程。此阶段必要的训练项目与上述相同，此过程在密闭场所和黑暗环境下进行，目的是在确保伤病患者安全基础上使用救助设备，训练时建议使用模拟人。

5. 搬出　将患者固定在担架上，从狭窄、黑暗、不稳定的通路上转运至安全区域的过程。进入和搬出途径不一定是同一途径，搬出主求安全和快捷。此过程的训练主求救援人员掌握在密闭场所将患者搬上担架进行固定以及在该特殊环境下的移动技术或担架折叠、取回等要领。此外，还有安全管理、指挥训练等项目。

（二）针对医务人员必要的医疗训练项目

1. 病情观察与管理　狭窄空间内的医疗是急救前线的延伸，在给患者安装对病情观察使用的监护仪、医疗处置用的器械和设备后将其救出、搬出。在美国联邦应急管理局（Federal Emergency Management Agency，FEMA）训练的内容：由1名急救人员在狭窄空间内对患者进行监护、处理，在完成后使用毛毯等给予患者保温，再使用担架固定后搬出。

2. 基于医学知识进行保护和固定　对挤压综合征以及低体温的知识进行普及，训练急救医师在狭窄空间内判断患者病情的能力。考虑到在狭窄、复杂的空间内操作困难，需进行反复训练。对怀疑有头部或脊柱损伤的患者，要进行头颈部保护、脊柱固定或维持脊柱轴状态。在对患者进行保护、固定、轴位保持或移动时，要时刻注意其意识状态。

3. 不稳定体位、密闭场所、黑暗环境下的医疗处置　狭窄、复杂的空间内，在 PPE 影响视野、活动受限、限制使用怀疑存在可燃性气体的照明器具等不利因素情况下，对体位不稳定的患者进行医疗处置，若不经过特殊的训练则操作难度极大。在美国 FEMA 基础训练中就包括了对医疗操作者进行在患者处于异常体位、密闭场所以及黑暗环境等异常状态下完成静脉通路的开放和气管插管等实践技能的训练。

4. 密闭空间灾害特有增加现场急救困难状态下的搬出训练　密闭空间灾害特有的病理生理改变，如粉尘对气道的影响，患者呼叫时可加重气道损害，以及钢筋混凝土与身体直触吸收体热而降低体温等，可使伤病患者病情急剧恶化。因此，需要对以上密闭空间环境中患者出现的各种病理生理改变进行正确理解，而在训练中通过自身感觉进行理解是非常有效的。在美国 FEMA 训练中通过设定包括漏水（从上使用软管漏水）、噪声（音响）、粉尘（从上喷洒粉尘 / 使用吹风机）等恶劣条件下的环境，训练医护人员对患者病理生理变化的观察以及将患者保护性搬出狭窄空间。同时在训练过程中对装备、器材的使用方便性和抗耐磨性等进行检验。CSR/CSM 过程以及相对应的必要训练项目见附表 3-2。

附表 3-2　CSR/CSM 过程以及相对应的必要训练项目

训练项目	活动内容	使用器材等
探索生命	探索生命器材的使用和操作	电磁波、音响、光纤、CCD 红外摄像头
确保进入途径	对障碍物的破坏、切断和去除	切割机、电钻、油压式切割机等 / 起重机、绞盘
排除危险活动	送风、排热 / 粉尘、一氧化碳排气、缺氧、防止再次塌方和加固	鼓风机、大型风机 / 支持加固材料
进入	高处（车辆上部、邻近建筑物等）、不稳定脚架等	绳索等
内部活动	进入密闭场所、队员（器材）进入 / 退出管理、内部移动、队员替换、内部器材使用	绳索·梯子等 / 自身、装备（PPE）/ 器材、情报
观察	联系音讯、望、触、听、安装监护	手电筒、听诊器、监护仪
保护	保温、保护、固定处置、防止脱水、气道管理、对受伤部位覆盖	毛毯、夹板类等
医疗处置	气管插管、确保输液路开放、给药	插管套装、输液套装、药物类
开放，救出	对将患者挤压、围困直接原因的障碍物、采取扩大间隙、移动、去除或切断等方法开放或救出	液压泵、千斤顶器材等
担架收容	颈部和脊柱固定，监护仪、静脉输液等固定，各种担架绑缚	脊柱板、木板、毛毯、担架
搬出	拖动、取回担架的要领，高处、低处搬出，横、纵坑搬出	脊柱板、木板、毛毯、担架

注：CSR/CSM 为狭窄空间救助 / 医学

九、小结

CSM 是指在密闭、受限制的空间等困难状况下进行的医疗活动。是一门新兴而又十分重要的特种医学。由于在狭窄空间中，要救助的伤病患者与普通外伤患者不同，需要特殊的技术、规范以及新技术、新装备、新疗法的应用，才能达到较好的救治效果。实际上，我国是狭窄空间事故的多发地，但还未引起广大民众、专家、学者以及政府有关部门的足够重视。因此，CSM 的相关基础知识普及，以及切实可行的狭窄空间作业有关职业防护规范及卫生应急救援规则的制订，已迫在眉睫。

本专家共识的制订是基于目前对"狭窄空间事故现场急救与卫生应急处置"的理解并参考与现有循证医学证据及国内外有关文献完成的。而狭窄空间事故伤员的临床治疗也比较复杂，遵循专家共识能够改善狭窄空间事故伤员的救治效果。但需要注意的是，本专家共识不能完全覆盖患者所有的临床情况，在具体临床实践中需因病施治和因地（环境条件）施治，根据医师经验进行诊断和治疗。

审阅专家组成员名单（按姓氏汉语拼音排序）：

白俊清，卞晓星，崔　彦，曹　佳，曹广文，常李荣，陈　东，陈　力，陈建荣，陈　彦，陈浩波，陈昕昳，楚　鹰，初向全，都定元，董谢平，董茂龙，董善京，窦清理，付　研，付守芝，冯常森，顾建文，关永东，关　晶，高一凡，高志仁，何春来，何　梅，何　东，何忠杰，黄　毅，黄彤舸，黄琴梅，黄文杰，黄子通，黄煜民，黄国梁，胡培阳，胡志兵，何清源，赫兰学，花海明，姜成华，姜　骏，菅向东，景怀琦，贾群林，贾学军，蒋龙元，蒋崇慧，刘明华，刘　宁，刘保池，刘国栋，刘　斌，刘志礼，刘瑞华，刘晓辉，刘云涛，刘安成，刘璐庆，刘　峰，刘　青，李奇林，李　静，李　瑛，李国民，李小兵，李银平，李春明，李文升，李湘民，李健球，李兴杰，林绍彬，林涌超，廖皓磊，路晓光，梁华平，梁秀婧，黎清成，黎清香，梁诗颂，赖汉乐，喇建康，靳晨亭，蔺佩鸿，蔺际龚，励　国，梅　冰，米玉红，马青变，莫清波，潘东峰，秦国良，芮庆林，史　红，申　捷，孙志辉，司少艳，宋永欣，孙永涛，涂艳阳，谭杜勋，涂文斌，武巧元，卫俊才，文　丹，王立祥，王　彬，王祉武，王济纬，王大伟，王慎会，王延海，王旭东，王志翊，王福利，王　醒，王　勇，王桂峰，王东晓，王大东，王建强，魏友平，吴　辉，吴　强，汪宇扬，许　铁，徐春生，徐燕杰，徐彦立，徐亦男，夏锡仪，肖烈辉，谢　炎，席延琴，夏　飞，岳茂兴，阴赪宏，尹志勇，杨晓峰，杨晓兰，杨长春，杨智华，杨学兵，杨　毅，易石坚，姚元章，岳　健，燕重远，袁跃彬，叶自力，周培根，周飞虎，周　宁，周启棣，张海涛，张　谦，张成岗，张文武，张　红，张　泓，张超先，张　军，张劲松，张福林，张思森，张在其，张奕威，张富强，张国富，赵朝阳，赵　枫，赵自更，赵容顺，赵　刚，赵　伟，邹小明，郑道新，郑良孝，祝振忠，朱晓霞，朱晓胧

执笔人：岳茂兴（100101 北京，解放军第三〇六医院特种医学中心）；王立祥（100039 北京，武警总医院急诊科）；张海涛（570208 海南，中国急救网）

参考文献

1. 岳茂兴，夏锡仪，李瑛，等．狭窄空间事故的特点及医学应急救援策略 [J]. 中华危重病急救医学，2012, 24(11): 655–657.

2. Burletvienney D, Chinniah Y, Bahloul A. The need for acomprehensive approach to managing confined space entry: summary of the literature and recommendations for next steps [J]. Occup Environ Hyg, 2014, 11(8): 485–498.

3. Petinaux B. Confined space medicine and the medical management of complex rescues: a case series [J]. Disaster Medicine & Public Health Preparedness, 2014, 8(1): 1–10.

4. Linde L, Gustafsson C, Ornhagen H. Effects of reduced oxygen partial pressure on cognitive performance in confined spaces [J]. Mil Psychol, 1997, 9(2): 151–68.

5. Wilson M. Confined space emergency response: assessing employer and fire department practices[C]. Apha Meeting and Exposition, 2012.

6. 岳茂兴，张海涛．狭窄空间医学应急救援原则 [J]. 中华急诊医学杂志，2011, 20(10): 1118–1120.

7. Yoshimura A, Kako Y, Satoh F. A study on requirements for confined space rescue and confined space medicine training facilities in japan[J]. J Soc Safety Sci, 2007: 311–320.

8. Maiden RP. Managing trauma in the South African mining industry[J]. Int J Emerg Ment Health, 2005, 7(3): 213–217.

9. 岳茂兴．狭窄空间医学 [M]. 北京：人民军医出版社，2013.

10. 中华人民共和国卫生部．GBZ/T 205—2007 密闭空间作业职业危害防护规范 [S]. 北京：中华人民共和国卫生部，2007.

11. 岳茂兴，邹德威，张坚，等．神舟六号飞船主着陆场的医疗卫勤保障 [J]. 中华急诊医学杂志，2005, 14(12): 973–977.

12. 岳茂兴，邹德威，张坚，等．"神舟"五号和六号航天员医疗保障的特点及其救护对策研究 [J]. 中华危重病急救医学，2005, 17(12): 717–721.

13. Bian XX, Yuan XS, Qi CP. Effect of recombinant human erythropoietin on serum S100B protein and interleukin–6 levels after traumatic brain injury in the rat. [J]. Neurol Med Chir, 2010, 50(5): 361–366.

14. 岳茂兴，李建忠，陈英，等．四氧化二氮对小鼠骨髓细胞姐妹染色单体互换频率变化的影响 [J]. 中华航空航天医学杂志，2005, 16(3): 168–170.

15. 岳茂兴．氮氧化物中毒损伤的临床救治研究与进展 [J]. 中华急诊医学杂志，2001, 10(4): 222–223.

16. 岳茂兴，李建忠，刘志国，等．狭窄空间中氮氧化物吸入致肺损伤病理学改变及 SMAD 蛋白表达研究 [M/CD]. 中华卫生应急电子杂志，2014: 25–27.

17. 岳茂兴，李建忠，刘志国，等．狭窄空间中氮氧化物中毒致肺损伤后 ANP、MetHb 和病理学变化研究 [M/CD]. 中华卫生应急电子杂志，2014: 28–29.

18. 岳茂兴，夏亚东，黄韶清，等．氮氧化物致急性化学中毒性肺水肿 19 例的临床救治 [J]. 中华航空航天医学杂志，2001, 12(2): 115–116.

19. 岳茂兴．创伤的现场急救与治疗模式探讨 [J]. 中华创伤杂志，2006(9): 644–646.

20. Givens GC. Emergency cricothyrotomy in confined space airway emergencies: a comparison[J]. Prehospital and disaster medicine: the official journal of the National Association of EMS Physicians and the World Association for Emergency and Disaster Medicine in association with the Acute Care Foundation, 2011, 26(4): 1–3.

21. 刘亚华，王立祥，杨慧宁，等．地震狭窄空间医学救援的呼吸循环支持 [J]. 中华灾害救援医学，2013, 1(1): 45–47.

22. Handley AJ, Handley JA. Performing chest compressions in a confined space[J]. Resuscitation, 2004, 61(1): 55–61.

23. Graduate Student (PHD). Medical complications associated with earthquakes[J]. Lancet, 2011, 379(9817): 748–757.

24. 岳茂兴，夏锡仪．狭窄空间事故的类型与特点及医学应急救援新技术的应用 [J/CD]. 中华损伤与修复杂志：电子版，2013，8(3): 6–8.

25. 岳茂兴，周培根，李奇林，等．灾害伤与成批伤伤员的现场救治策略、原则以及关键新技术、新方法应用 [J/CD]. 中华损伤与修复杂志：电子版，2014，9(3): 7–10.

26. 奚静，岳茂兴．便携式笔记本超声诊断仪在突发性事故现场腹部闭合性损伤中的应用价值 [J]. 中华危重病急救医学，2013，25(9): 561–562.

27. 李瑛，岳茂兴，郑琦涵，等．Autopulse™ MODEL100 型自动心肺复苏系统应用 13 例的体会 [J]. 世界急危重病医学杂志，2007，4(6): 2131–2132.

28. 白鲲鹏，叶泽兵，覃海森，等．自动心肺复苏系统在院前急救中的应用观察 [J]. 岭南急诊医学杂志，2012，17(3): 219–221.

29. 中国腹部提压心肺复苏协作组．腹部提压心肺复苏专家共识 [J]. 中华急诊医学杂志，2013，22(9): 957–959.

30. 王立祥，郑静晨，侯世科，等．腹部提压心肺复苏新装置 [J]. 武警医学，2009，20(5): 455–456.

31. 张思森，孟志剑，刘青，等．腹部提压心肺复苏术在胸部创伤患者院前急救中的应用 [J/CD]. 中华卫生应急电子杂志，2015，(1): 32–34.

32. 王秀华．心脏停搏患者应用便携胸腔按压机复苏效果观察 [J]. 中国医疗器械信息，2012，(10): 57–59.

33. 武文君，贾建革，吴建刚，等．一种便携式胸外按压心肺复苏装置的研制 [J]. 中国医疗设备，2012，27(5): 13–14.

34. 岳茂兴，李瑛，卞晓星，等．便携式"瞬锋急救切割器"在突发事故及创伤急救中的临床应用 [J/CD]. 中华损伤与修复杂志：电子版，2013，8(3): 35–36.

35. 岳茂兴，李瑛，卞晓星等．在突发事故及创伤急救中应用便携式"瞬锋急救切割器"的经验体会 [J/CD]. 中华卫生应急电子杂志，2015，1(1): 38–38.

36. 岳茂兴，周培根，梁华平，等．20AA 复方氨基酸联用大剂量维生素 B_6 治疗创伤凝血障碍的患者多中心前瞻性临床研究操作实施方案 [J/CD]. 中华卫生应急电子杂志，2015，1(1): 47–48.

37. 岳茂兴，夏锡仪，李瑛，等．丰诺安联用大剂量维生素 B_6 新疗法救治严重创伤后凝血病大出血患者的临床研究 [J]. 中华危重病急救医学，2013，25(5): 310–310.

38. 战伤救治规则 [S]. 北京：中国人民解放军总后勤部卫生部，2006.

39. 岳茂兴，周培根，梁华平，等．创伤性凝血功能障碍的早期诊断和 20AA 复方氨基酸联用大剂量维生素 B_6 新疗法应用 [J/CD]. 中华卫生应急电子杂志，2015，1(1): 4–7.

40. 楚鹰，岳茂兴，包卿，等．复方氨基酸联用维生素 B_6 对创伤凝血病大鼠凝血因子表达得到影响 [J]. 中华急诊医学杂志，2015，25(5): 275–280.

41. 岳茂兴，楚鹰，包卿，等．20AA 复方氨基酸联用大剂量维生素 B_6 对创伤性凝血病大鼠凝血功能的影响 [J]. 中华危重病急救医学，2015，27(11): 920–921.

42. 岳茂兴，梁华平，楚鹰，等．20AA 复方氨基酸联用大剂量维生素 B_6 治疗创伤凝血障碍大鼠的实验研究 [J/CD]. 中华卫生应急电子杂志，2015，1(2): 96–99.

43. 万红贵，岳茂兴，夏锡仪，等．L– 鸟氨酸复方氨基酸制剂联用大剂量维生素 B_6 抢救大出血濒死患者的机制研究 [M/CD]. 中华卫生应急电子杂志，2013，1(3): 9–11.

44. 岳茂兴，姜玉峰，周培根，等．柴黄参祛毒固本冲剂治疗腹部外科脓毒症的临床研究 [J/CD]. 中华卫生应急电子杂志，2015，1(3): 45–47.

45. 岳茂兴, 李瑛, 卞晓星, 等. 柴黄参祛毒固本冲剂治疗严重化学性肺损伤 89 例临床研究 [J]. 中国中西医结合急救杂志, 2013, (3): 159–161.

附录四　混合气体中毒卫生应急处置与临床救治专家共识（2016）

急性混合性气体中毒是指短时间吸入的 2 种或 2 种以上高浓度混合化学物, 导致以呼吸系统损伤为主的全身中毒性疾病 [1]。近年来, 突发混合气体中毒事故越来越多, 鉴于混合气体中毒具有突发性、群体性、快速性和高度致命性的特点, 可致瞬间出现大批混合气体中毒伤员 [2-4], 处理比较困难, 救治团队一般缺乏成熟的处置经验。随着中国经济持续快速发展, 人民生活水平的不断提高, 人们对安全的需求比以往任何时候显得更加迫切。多年来, 国家也相继出台了《危险化学品安全管理条例》《危险化学品登记管理办法》《危险化学品登记管理办法》《危险化学品经营许可证管理办法》《危险化学品包装物、容器定点生产管理办法》《工作场所安全使用化学品的规定》《中华人民共和国安全生产法》《中华人民共和国职业病防治法》《危险化学品名录（2002 版）》《高毒物品目录（2002 版）》《剧毒化学品目录（2002 版）》等一系列法律法规。

世界各国重大危险化学品事故不断:

（1）博帕尔漏毒事故 [5-7]。1984 年 12 月 2 日, 美国联合碳化物公司印度博帕尔农药厂, 一个储存 45 吨异氰酸甲酯的贮罐内压力骤升, 凌晨 1 : 00, 贮罐阀门失灵发生气体外泄。异氰酸甲酯为易燃、易爆且具挥发性的剧毒液体, 除本身的剧毒外还可产生剧毒的氢氰酸气体及其他刺激性及毒性气体。浓烈、酸辣的乳白色有毒气体逐渐形成大片毒雾, 市区内笼罩面积达 65km²。事故发生 1 小时后, 地方政府派遣技术人员封闭了泄露的贮罐。事故发生后, 全市处于瘫痪状态, 交通中断 20 多小时。该事故累及人数达 50 万人, 其中 5 万人失明, 3150 人死亡, 其他幸存者的健康也受到严重危害。该事故引起剧烈的社会动荡, 生态环境受到严重破坏, 其善后处理达 5 年之久, 成为世界上最严重的毒气泄漏事故。

（2）塞维索空气污染事故 [8]。1976 年 7 月 10 日, 意大利北部塞维索地区的伊克梅萨化工厂爆炸, 导致二噁英等剧毒化学品泄漏, 造成严重环境污染。事故使多人中毒, 附近居民被迫外迁, 距事故发生地半径 1.5km 内的植物被铲除深埋, 数公顷土地被铲掉数厘米厚的表土层。二噁英有致癌和致畸作用, 致使几年内当地畸形儿的出生率增加。

我国同样是危险化学品事故的多发地区 [9]:

（1）清水河危险品仓库爆炸事故 [10]。1993 年 8 月 5 日 13：25~17：30, 中国深圳市罗湖区清水河附近的安贸化学危险品储运仓库发生多次爆炸。爆炸中, 3 栋仓库被炸毁, 12 层仓库局部燃烧, 造成 15 人死亡, 101 人受伤。干杂仓库被违章改作化学危险品仓库, 仓库内危险品存放严重违章是导致这次事故的主要原因。干杂仓库 4 号仓内混存氧化剂与还原剂接触而发热、燃烧是直接原因。

（2）2008 年 7 月 5 日至 8 日湖南怀化发生工业混合气体中毒。毒物鉴定为氟化氢、二氧化硫。该事故造成 86 人中毒, 当地医院与全国有关专家及时对中毒者进行联合会诊和积极抢救，最终患者全部获救。

（3）2011 年 6 月 16 日江苏省常州某地通天塔里发生混合气体中毒事件。毒物鉴定为氮氧化物、煤气及硫化氢。因事故发生在狭窄空间中，相关人员未能清楚地意识到内部或邻近区域存在氮氧化物、煤气及硫化氢等有毒有害气体中毒的直接危险和潜伏的危险，导致 1 人在事故空间内工作时出现严重中毒死亡。随后其余 6 人相继施救，最终 7 人均因严重中毒死亡。虽然 60 多名医务人员对患者进行了全力抢救，但该事故最终仍致 6 人死亡，仅 1 例患者痊愈出院，教训深刻。

为了规范和指导卫生应急与医护人员在混合气体中毒发生时对患者采取正确的紧急处置，为抢救患者生命赢得时间，以救治更多混合气体中毒危重病患者的生命。中国研究型医院学会卫生应急学专业委员会和中国中西医结合学会灾害医学专业委员会特别制定了《混合气体中毒卫生应急处置与临床救治专家共识 2016》。

一、混合气体中毒的特点 [11-12]

1. 突发性　混合气体中毒作用迅速、危及范围大，是突发的和难以预料的。染毒空气、土壤、食物和水中的毒物，可经由呼吸道、消化道、皮肤和黏膜等多途径被摄入吸收而致人中毒。

2. 群体性　混合气体中毒多发生于公共场所，具有同一污染源，因此极易出现区域内的群体性中毒。大批量患者需同时进行救护，若按常规医疗程序，则无法高质高效地完成救治任务。

3. 快速致病性和高度致命性　硫化氢、氮气、二氧化碳在较高浓度下均可于数秒钟内使人发生"电击样"死亡。其机制一般认为与急性反应性喉痉挛、反应性延髓中枢麻痹或呼吸中枢麻痹等有关。

4. 病因和救治复杂性　混合气体中毒初期有时很难确定是由何种毒物引起的中毒，毒物检验鉴定需要特定的设备和一定的时间。大部分中毒病因是根据事故现场情况和患者临床表现而进行判断的，易出现误诊误治。中毒现场救治要求医疗队伍具有一定的防护能力，否则极易导致医务人员中毒。而且，绝大多数化学毒物没有特效解毒剂，需要医护人员具备较强的综合救治能力，进行持续生命体征监护、呼吸支持、高压氧治疗和血液净化等特殊医疗手段。即使有特效解毒剂，但由于平时使用频率低，一般医院进行大量储备，国家和地方也储备不足，因而常出现千里送药或调用国家仅有的少量药品，甚至是临时生产。

5. 极大危害性　混合气体中毒在危害程度上大于其他一般事故。其实际杀伤威力，除与自身理化性质有关，还与事发当时天气和地理条件有很大的关系，危害范围、严重程度和远期影响难以预估和控制。

6. 作用时间长　混合气体致人中毒后，化学毒物对人体的作用时间较长，完全清除较为困难，毒力作用持久。具体表现为毒物毒性内在的持久效应、合并的心理作用和造成的社会影响。由于染毒空气、土壤、水中存在的以及进入体内的毒物在稀释、排泄或解除过程中需要一定的时间并借助一些处置手段，因此，在未有效处置和防护的情况下，还可能会出现患者二次中毒或其他人员新增染毒。

7. 救治紧迫性　一方面，就混合气体中毒患者的个体诊疗而言，不同毒物所致中毒后患者病程进展的速度不尽相同。很多化学物质毒性较强，可直接导致患者突发死亡；大部分患者呈进行性加重；还有些混合气体中毒可造成亚急性中毒或存在潜伏期。但无论病程进展速度如何，及早治疗才能最大限度降低患者受到的直接损伤或潜在危害。因此，只有在短时间内实施救治和清除毒物，才能增加救治成功的希望。另一方面，对同一地区同时出现的大批混合气体中毒患者进行救治时，需要充足的医疗物资和人力资源，若无完善的预案准备则降低抢救的时效性。而当事发地在不发达或偏远地区时，救治难度更大（如重庆开县天然气井喷事故中绝大部分患者在家中死亡）。即使急救体系非常完善的日本东京，当面对成千上万中毒患者同时出现时，救治能力也显得不足。

8. 带来的心理恐惧大　混合气体中毒的强烈刺激使部分患者在精神上难以适应，给患者造成的精神创伤是明显的。据统计，约 3/4 的患者出现不同程度的"恐怖综合征"：患者有时失去常态，表现为恐惧感、易轻信谣言等。

9. 需重视其远期效应　必须重视混合气体中毒对患者重要组织器官和生理功能的远期影响。研究证实[13]，混合气体中毒可致患者继发肺纤维化甚至致癌，故在完成中毒救治后，还应加强对其可能产生的远期效应的防治。

二、混合气体中毒的诊断分级标准

在事发现场及其周边的工作人员、居民、行人等，有明确的毒物吸入史，在暴露后出现以呼吸系统损伤为主或伴有其他脏器损伤临床表现，结合胸部影像学、动脉血气分析等辅助检查，以及现场卫生学调查结果，并排除其他病因引起的类似疾病，考虑诊断为"急性混合性气体中毒"（包括轻度、中度、重度）和"接触反应"[14]。

1. 接触反应　指未达到轻度中毒诊断级别但具有临床不适表现者。具有下列任何一项表现者可明确诊断：①具有一过性眼刺激症状和咽干、咽痛、咳嗽等上呼吸系统刺激症状，但肺部无阳性体征，胸部影像学等辅助检查无异常。②出现一过性头晕、乏力、恶心、呕吐、胸闷等不适，无相应临床辅助检查异常发现者。症状可在短时间内（一般在 24 小时）恢复。

2. 急性混合性气体中毒

（1）轻度中毒：眼睛和上呼吸道黏膜出现明显刺激症状；轻度头痛、头昏，乏力，四肢麻木，手足抽搐；轻度腹痛、恶心呕吐；轻度咳嗽、胸闷、气促，肺部有少量干、湿性啰音；胸部 X 线片示肺纹理增多、增粗、紊乱。具体有下列疾病表现之一者：①急性气管 - 支气管炎。②急性支气管周围炎。③轻度中毒性心脏病。④轻度中毒性肝病。⑤轻度中毒性肾病。⑥轻度中毒性脑病等。

（2）中度中毒：眼睛和上呼吸道黏膜出现显著刺激症状，或有视物模糊、眼结膜水肿；明显头痛、头昏并出现轻度意识障碍；明显胸闷、胸痛、心悸、气促伴咳嗽，出现化学性支气管炎、肺炎，肺部有较多干、湿啰音；胸部 X 线片示双肺中下肺野有散在点、片状阴影或伴有少量胸腔积液。具体有下列疾病表现之一者：①急性支气管肺炎。②局限性肺泡性肺水肿。③间质性肺水肿。④哮喘样发作。⑤中度中毒性心脏病。⑥中度中毒性肝病。⑦中度中毒性肾病。⑧中度中毒性脑病等。

（3）重度中毒：凡出现急性喉头水肿、肺水肿、呼吸循环衰竭、急性呼吸窘迫综合征（acute respiratory distress syndrome，ARDS）、气胸或纵隔气肿、昏迷和休克等症状之一者，可诊断重度中毒。胸部 X 线片示双肺野有大片状阴影或大量胸腔积液，甚至肺野有毛玻璃样改变。具体有下列疾病表现之一者：①弥漫性肺泡性肺水肿或中央性肺水肿。② ARDS。③严重窒息。④出现气胸、纵隔气肿等严重并发症。⑤重度中毒性心脏病。⑥重度中毒性肝病。⑦重度中毒性肾病。⑧重度中毒性脑病等。

三、收治标准

1. 留观处理　对于有刺激反应者及轻度中毒者应留观处理，需要留观 48 小时，以防止迟发性化学性肺水肿发生。给予相应对症治疗，监测血常规、胸部 X 线和心电图检查变化情况。当病情加重可随时收住院治疗。

2. 住院治疗　轻度及其以上的中毒患者一律收住院治疗。

四、现场卫生应急处置的主要内容

对突发混合气体中毒的应急处置与医学救援的方针是积极兼容、防救结合、以救为主[15]。基本原则是：防有准备，快速反应、立体救护，建立体系；统一指挥，密切协同；集中力量，保障重点；科学救治，技术救援。

具体现场处置内容包括[16-18]：

1. 创建一条安全有效的绿色抢救通道[19-20]。

2. 切断（控制）混合气体中毒事故源、灭火和控爆、防爆等工作是处置该类事件的关键。

3. 通过检测确定污染区边界，做出明显标志，制止人员和车辆进入，对周围交通实行管制以控制污染区。

4. 将中毒人员撤离至安全区进行抢救，并送至医院接受后续紧急治疗。

5. 检测确定有毒有害化学物质的性质及危害程度，掌握毒物扩散情况。

6. 指导染毒区居民进行自我防护，必要时组织群众撤离。

7. 根据有毒有害化学物质理化性质和污染情况对染毒区实施洗消[21]。

8. 寻找并处理各处的动物尸体，防止腐烂危害环境。

9. 做好通信、物资、气象、交通、防护保障[22]。

10. 抢救小组所有人员都应根据毒情穿戴相应的防护器材，并严守防护纪律。

11. 采取"一戴二隔三救出"及"六早"的急救措施。"一戴"即施救者应首先做好自身应急防护；"二隔"即做好自身防护的施救者应尽快隔绝毒气继续被中毒者吸入；"三救出"即抢救人员在"一戴、二隔"的基础上，争分夺秒地将中毒者移离出毒源区，进一步作医疗急救。一般以 2 名施救人员抢救 1 名中毒者为宜，按照"六早方案"实施中毒急救：①早期现场处理；②早期吸氧；③早期使用地塞米松和山莨菪碱（山莨菪碱 0.33mg/kg；地塞米松 0.33mg/kg，每 12 小时 1 次，连用 2 天）；④早期气道湿化，对重度吸入中毒患者早期气管切开；⑤早期预防肺水肿的发生；⑥早期进行综合治疗至关重要，尽早将中毒患者转移到空气新鲜处进行抢救。

五、现场防护的主要内容 [23-26]

1. 抢救小组所有人员都应根据毒情穿戴相应的防护器材，并严守防护纪律。

2. 询问情况：应掌握事件造成的人员伤亡情况、发生时间、发生地点和毒物量、形式及扩散范围。

3. 尽快明确毒物接触史[27] 包括毒物名称、理化性质与状态，患者与毒物的接触时间、吸收量及染毒方式。

4. 做好防护再撤离 染毒区人员撤离前应自行或相互帮助戴好防毒面罩，或者用湿毛巾捂住口鼻，同时穿好防毒衣或雨衣，把暴露的皮肤保护起来免受损害。

5. 迅速判明上风方向 撤离现场的人员可利用旗帜、树枝、手帕等迅速判明风向。

6. 防止继发伤害 染毒区人员应尽可能利用交通工具迅速撤离现场。

7. 控制污染区[28] 通过检测确定污染区边界，做出明显标志，禁止人员和车辆进入，对周围交通实行管制。

8. 对某些毒物（如氰化物、硫化氢）中毒的患者行人工呼吸时，要谨防救援人员间接性染毒，不宜进行口对口人工呼吸。

9. 进行群体性患者救援时，应采用军事医学原则，根据病情，对患者进行鉴别分类，实行分级救护，后送医疗[29]，紧急疏散中毒区内的严重中毒患者[30]。

六、救治原则与措施根据混合气体中毒的实际情况，分别采用下列治疗措施[31-32]。

1. 立即终止接触毒物 快速有效切断毒物进入途径，使中毒患者迅速脱离染毒环境。通过更换衣物并彻底清洗皮肤、口腔、鼻腔、毛发等，及时清除毒物[33]。

2. 清除尚未吸收的毒物、迅速有效消除威胁生命的毒效应 经皮肤染毒者，迅速、及时洗消是救治的关键。对心搏、呼吸停止者应迅速施行心肺复苏术。

3. 尽早足量使用特效解毒剂 对中物明确者，应尽早、足量地使用特效解毒剂；对引起中毒的毒物不明者，以对症处理和早期器官支持为主，并加强促进毒物的排泄等。

4. 现场急救时正确地对患者进行冲洗、包扎、复位、固定、搬运及其他相应处理可以地降低其伤残率[34]。

5. 迅速维持呼吸道通畅

（1）注意维持有利于患者保持气道通畅的体位。

（2）及时排除呼吸道分泌物。

（3）气道湿化、雾化：湿化有利于防治气管和支气管黏膜因干燥而受损，利于增强纤毛的活动能力，防止痰液堵塞；通过雾化吸入可进行气道药物治疗（如雾化吸入沙丁胺醇、布地奈德、沐舒坦等），解除支气管痉挛、减轻水肿。

（4）痰液黏稠时，可给予口服或静脉滴注盐酸氨溴索。

（5）根据病情，适时进行气管插管，必要时以呼吸机辅助呼吸，以改善全身器官组织缺氧状态。

6. 氧疗 维持最佳呼吸状态以获得最好的供氧，目的是使动脉血氧分压（arterial partial pressure of oxygen，PaO$_2$）提高至正常水平；原则是维持气体交换功能，纠正低氧血症。

（1）给氧浓度及压力：氧疗的浓度可分为低浓度（24%~35%）、中浓度（35%~60%）和高浓度（60%~100%）；根据给氧压力环境不同，可分为常压氧疗 1atm（1atm = 101.325kPa）和加压氧疗 [如正压通气和高压氧疗（患者在 2~3atm 的高气压环境下吸入纯氧）][35]。若 PaO$_2$ 降低，动脉血二氧化碳分压（arterial partial pressure of carbon dioxide，

PaCO₂）正常时，可予低浓度或中浓度氧疗；如出现高碳酸血症或呼吸衰竭时，应采取控制性氧疗，即给氧浓度不宜超过 35%。

（2）吸氧时间：一般认为长时间吸氧时，氧浓度不宜超过 50% ~ 60%。长时间吸入高浓度氧可致肺损伤，轻者胸痛、咳嗽；重者可出现肺顺应性下降、呼吸困难加重、肌无力、精神错乱，甚至死亡。

（3）给氧方法：除鼻导管吸氧外，还有氧罩、氧帐及机械通气。对暴露后引起的呼吸功能不全者，使用鼻导管或面罩给氧无效，一般需用正压给氧和机械通气。

（4）机械通气：混合气体中毒患者易合并不同程度的呼吸功能不全，若治疗不及时，可出现呼吸功能衰竭而危及生命。机械通气辅助呼吸是一种对症治疗和应急抢救措施，掌握其使用时机甚为重要。使用机械通气的指征如下：①临床表现：呼吸困难症状，呼吸频率 > 35 次 / 分。②血气分析：经常压高浓度吸氧后，仍存在 PaO₂ < 60mmHg 或 PaCO₂ > 50mmHg（1mmHg = 1.33kPa）。③肺部体征及胸部 X 线片：当患者出现呼吸衰竭时，早期胸片显示透明度低、肺纹理增多、增粗，与呼吸困难的严重程度不相符。当肺部出现干、湿啰音，胸片出现云片状阴影时，多已属晚期。有创机械通气虽能有效改善呼吸功能，但有增加肺部感染的机会，故首选无创通气。

7. 快速建立静脉通道，并使用救治药物。

8. 强心、利尿、扩张支气管　用支气管扩张药氨茶碱 0.25~0.50g 加入 0.9% 氯化钠注射液 20ml 中，由静脉缓慢注入，1 次 / 天，连用 3d。

9. 解除支气管痉挛　可选用 0.25%~0.5% 异丙基肾上腺素、0.2% 舒喘灵（沙丁胺醇）或地塞米松气雾剂雾化吸入，每次吸半分钟至几分钟，直至中毒者呼吸功能恢复时为止。

10. 减少组织间液及渗出　人血白蛋白 10g 静脉滴注完后即用呋塞米 20mg 或高渗氯化钠羟乙基淀粉 40 注射液 250ml 静脉滴注，1~2 次 / 天，连用 3 天。

11. 扼止危重状态进展，促进症状缓解，改善微循环、防止微血栓形成及抗毒、抗炎、抗休克，减少渗出 [36-38]：0.9% 氯化钠注射液 250ml + 山莨菪碱 0.33mg/kg，地塞米松 0.33mg/kg，2 次 / 天，连用 3 天。或用氢化可的松琥珀酸钠 400mg/d；静脉滴注或静脉推注，连用 3 天。

12. 维生素 B₆ 联用 20AA 复方氨基酸新疗法 [39-40]　有利尿、解毒、抗氧化、减少渗出、促进机体酶代谢、保护大脑及神经系统功能的功效，治疗化学性肺水肿疗效确切 [41]。具体使用方案：

（1）重度中毒：0.9% 氯化钠注射液 250ml + 维生素 B₆ 5g + 维生素 C 2g，2 次 / 天；20AA 复方氨基酸 500ml，1 次 / 天，静脉滴注，连续使用直至病情控制。

（2）中度中毒：0.9% 氯化钠注射液 250ml + 维生素 B₆ 5g + 维生素 C 2g，1 次 / 天；20AA 复方氨基酸 500ml，1 次 / 天；静脉滴注，连续使用直至病情控制。

（3）轻度中毒：0.9% 氯化钠注射液 250ml + 维生素 B₆ 3g + 维生素 C 2g，1 次 / 天；20AA 复方氨基酸 500ml，1 次 / 天；静脉滴注，连续使用直至病情控制。

13. 防治应急性溃疡　0.9% 氯化钠注射液 250ml + 奥美拉唑注射液 40mg，静脉滴注，1 次 / 天。

14. 抗过敏、促醒：盐酸异丙嗪 50mg 及钠洛酮 0.8mg，肌内注射，1 次 / 天。

15. 抗高铁血红蛋白　患者出现发绀时，予 5% 葡萄糖注射液 20ml + 1% 美蓝（亚甲蓝）

5ml + 维生素 C 2g，缓慢静脉注入，1~2 次 / 天。

16. 循环功能支持[42]　心率过快者，用半量西地兰（毛花苷丙）静脉推注，以降低心率，保护心功能；出现循环衰竭时，可注射 25% 葡萄糖注射液 20ml + 毒毛旋花子甙 K 0.125~0.25mg。

17. 抗炎性介质　10% 葡萄糖注射液 100ml + 血必净注射液 50ml，1~2 次 / 天。

18. 预防感染　多数患者在短期内出现外周血白细胞和中性粒细胞升高，多考虑反应性升高。当患者出现脓痰、体温持续进行性升高、降钙素原（PCT）升高、胸部影像学提示局灶性渗出影加重、接受机械通气等临床特征时，可考虑给予抗生素行经验性抗感染治疗。

19. 抗过敏[43]　0.9% 氯化钠注射液 100ml + 10% 葡萄糖酸钙 10ml，静脉滴注，1 次 / 天。

20. 纤维支气管镜吸痰和药物灌洗　对因肺部渗出及痰堵塞而导致的肺不张等，应立即行纤维支气管镜吸痰和药物灌洗，可有效地减少急性化学性肺水肿的发生，是降低病死率的一个重要环节。

21. 促进已吸收的毒物排出　毒物排出的方法有利尿、透析、血液灌流、血浆置换、高压氧疗法等。

22. 液体管理　遵循维持出入量平衡的原则，避免医源性肺水肿发生。对于严重肺水肿的患者，适当给予液体出入负平衡处理。

23. 适时选用中医中药治疗[44-45]　待病情平稳后可用中药"柴黄参祛毒固本汤"调理治疗。它具有表里双解、气血同治、清热解毒、扶正固本、通经活脉的临床治则。对于早期防治脓毒症[46]、化学性肺损伤[47]、扭转截断病情发展有着独特确切的效果，对严重化学性肺损伤后可能发生的远期效应具有一定的预防作用。

柴黄参祛毒固本汤方义及方解：君：柴胡为少阳专药，气味轻清，善于宣透，能疏解少阳郁滞，助少阳之气外达，为君药。臣：黄芩苦寒，善清少阳相火，为臣配合柴胡，一散一清，共解少阳之邪。大黄苦峻走下，既能荡涤气分邪热，又能荡涤血分邪热，使气血双清，在柴胡外引下，使血中之热清，络中之滞通，亦为臣药。黄连清热燥湿，泻火解毒，与黄芩、大黄相配即为三黄泻心汤，苦寒泻火，清泄三焦；连翘、双花为疮家圣药，善于清热解毒，散结消肿，亦共为臣药使积聚热毒消散。佐：人参大补元气、固脱生津、益损安神；生地黄清热凉血，养阴生津，加玄参凉血滋阴，泻火解毒，以治疗热病汗后耗气伤阴劫液，复加活血祛瘀、养血安神、凉血消肿、功同四物的丹参共为佐药以使祛邪不伤正，清下仍存津，气血不淤滞，并能培补耗损之元气，稳定内热扰动之元神，以保攻伐之后不伤身。使：甘草补脾益气，清热解毒，祛痰止咳，缓急止痛，调和诸药，合宣散外引之防风共为使药，更助柴胡宣散半表半里之邪毒。诸药合用：通过有寒有热，有清有补，有消有散，有行有缓的调节途径，实现祛邪不伤正，补虚不留邪的双向调节作用。

本方剂通过多靶点、多途径发挥药理作用，不仅具有较强的抗菌、抗病毒等病原微生物作用，还具有双向免疫调节作用。同时，本方剂组成中有较好的脏器保护作用，能够通过促进机体维护自稳功能来发挥对脓毒症、化学性肺损伤的治疗作用[47]。用法：各中药粉剂以 200ml 开水冲泡、搅匀，于餐后 2 小时分次服用，每次 100ml，2 次 / 天，再次服用前适当加温。还可以从胃管、肛管内注入。15 副为 1 个疗程。

24. 对重要脏器功能的监测支持治疗　保护心、肝、肾功能，对重要脏器的功能持续监测并及时对症治疗。

25. 进行相关检查　完善血常规、血生化、胸部X线片（病情复杂者行胸部CT检查）[48]、心电图，必要时行脑电图、脑血流图、诱发电位、心功能、肺功能检查。

26. 其他对症支持处理　嘱患者注意休息，加强营养支持，采取适当心理干预，保持呼吸道通畅，预防应激性消化道溃疡及深静脉血栓。

27. 对曾在染毒区停留的人员，即使当时未出现中毒症状，也要送到医疗单位进行观察；对接触反应者需密切观察，必要时对症治疗。

混合气体中毒病情发展迅猛，救治极为困难，死亡率极高，所以综合治疗是至关重要的[49]，不能将目光仅聚焦于单病单治。应密切监测患者病情变化和多器官功能状态，及时识别、诊断异常，积极采取包括心肺复苏、抗泡剂应用、超声雾化吸入、抗过敏或碱性中和剂的应用、消除高铁血红蛋白血症、适当的体位、高流量吸氧、保证组织细胞供氧、维护重要脏器功能、纠正电解质紊乱、酸碱失衡等多项对症治疗和支持疗法的综合性诊疗手段，以促进机体的修复和愈合等。

七、急性化学性肺水肿的处理

混合气体中毒致急性化学性肺水肿的关键性治疗为应用特效抗毒药物，其原则是早期、足量、尽快达到治疗的有效量，并注意防治药物副作用。对急性化学性肺水肿的主要处理措施如下[50-51]。

1. 卧床休息　肺损伤疑似患者应卧床休息，以减轻心肺负担，防止肺出血加重。

2. 保持呼吸道通畅　如有呼吸道烧伤、严重上呼吸道阻塞或有窒息危险时，应尽早施行气管切开术。

3. 氧疗　间断性高流量（3~5L/min）吸氧，同时湿化吸入50%乙醇抗泡或用1%二甲基硅油雾化剂消泡，每次1~3分钟，1次/30分。

4. 解除支气管痉挛[52]　可采用0.25%~0.5%异丙基肾上腺素或0.2%舒喘灵（沙丁胺醇）或地塞米松气雾剂，每次吸数分钟；也可用支气管扩张剂氨茶碱0.25~0.50g加入50%氯化钠注射液20ml中，由静脉缓慢注入，待症状改善后停药。

5. 机械通气辅助呼吸[53]　如常压氧疗不能纠正PaO$_2$的降低，全身缺氧情况也未见改善，则需采取机械通气辅助呼吸。一般可采用间歇正压通气（intermittent positive pressure breathing，IPPB）模式，以提高患者有效肺泡通气量，减少生理性无效腔和肺内分流量，改善机体氧合状态。如IPPB不能使PaO$_2 \geq$ 80mmHg，可考虑改用持续正压通气（continuous positive pressure breathing，CPPB）模式。但一般认为冲击伤伴有空气栓塞者，应禁止使用；若治疗中出现空气栓塞，也应立即停用。有人推荐高频通气疗法，因为其提供的潮气量和气道压力都较低，可用于空气栓塞的患者，降低气栓的危险性。

6. 脱水[53]　一般采取呋塞米20mg，1~2次/天，连续使用2~3天；或用20%甘露醇250ml静脉滴注，30分钟内滴完。

7. 增强心肌收缩力　同"六、16"中所述方法，用毛花苷丙（西地兰）纠正患者心率过快，对循环衰竭患者可应用毒毛旋花子甙K。

8. 应用维生素B$_6$联用20AA复方氨基酸新疗法[49, 51]，以利尿、解毒、抗氧化、减少渗出、促进机体酶代谢、保护大脑及神经系统功能，治疗化学性肺水肿。用法同"六、12"。

八、群体性混合气体中毒合并复合伤患者的救治 [54-55]

由于有毒混合气体多具有易燃、易爆等不稳定的理化性质，故紧急混合气体事件常伴发爆炸或火灾。反之，严重爆炸、火灾和地震等人为或自然灾害，也有引发紧急混合气体中毒事件的可能 [56-57]。因此，此类突发事故可在短时内产生大批混合气体中毒、爆炸伤、烧伤等多病因复合伤患者 [58]。由于进行群体性复合伤患者救援时，常规医疗救援程序无法高质高效地完成救治任务 [59]，故应采取有别于常规的救援模式 [60-63]。对于此类多发伤合并混合气体中毒的患者，需结合《危险化学品爆炸伤现场卫生应急处置专家共识（2016）》[64] 所述卫生应急处置方案，合理选择本专家共识所述内容，实施针对患者具体情况的合理救治方案。患者在转运途中应注意的问题同样可参见《危险化学品爆炸伤现场卫生应急处置专家共识（2016）》。

九、警惕混合气体中毒致迟发性严重化学性肺水肿发生

此类伤员多见于青壮年，患者在中毒初期无明显症状，可自如活动，20 多小时后突发胸闷憋气，胸骨后疼痛，明显呼吸困难，咳血痰或泡沫状痰伴发绀，心动过速（心率在 125 次 / 分左右）；心电图示肺型 P 波及多导联 ST 段下移；胸部 X 线片：肺部有小片云絮状阴影，有的呈团块状融合；高浓度吸氧情况下 PaO_2 < 40mmHg。迟发性肺水肿患者的缺氧情况将随病程进展越来越重，终因呼吸循环衰竭而亡 [65]。因此，患者一旦发病，病情危重，等不及抢救，很快死亡，必须采取以预防为主的措施。由此，将国家军用标准中毒留观时间由 24 小时延长为 48 小时 [66]。

十、公众心理干预和中毒远期效应防治

当混合气体中毒患者出现失去常态、异常恐惧感、易轻信谣言等心理症状时，应将患者及时后送，必要时可安排专业的心理医师对患者进行一对一的心理治疗等，以减轻其精神上受到的创伤 [67-68]。同时还应警惕对公众心理造成的危害，跟踪评估公众心理危害程度并立即采取正确的应对策略。此外，有毒气体吸入可产生进行性小气道功能降低 [69]、致癌症的发生 [70]、基因突变 [71-72]、致畸 [73]、痴呆 [74] 等远期效应，应予以充分重视，早期对症防治 [75]。

十一、符合下列情况可考虑出院

1. 临床症状明显改善，体征基本消失 2~3 天。
2. 重度中毒患者肺功能检查基本正常。在不吸氧的条件下血氧饱和度 > 95% 或 PaO_2 正常。
3. 胸部 X 线片恢复正常，肺部渗出病变明显吸收好转（有原发病者除外）。
4. 其他实验室检查及辅助检查无明显异常，血常规、血生化和心、肝、肾功能基本正常。
5. 一般情况好，饮食基本正常等。

十二、随访建议

1. 接触反应者可随访观察 2 个月。

2. 中毒者随访观察 2~6 个月，根据病情可适当延长。

十三、结语

本专家共识的制定是基于目前对"混合气体中毒卫生应急处置与临床救治"的理解并参考与现有的循证医学证据及国内外有关文献完成的。混合气体中毒患者的临床治疗比较复杂，遵循专家共识能够改善混合气体中毒患者的救治效果。但需要注意的是，本专家共识不能完全覆盖患者所有的临床情况，在具体临床实践中需因病施治和因地（环境条件）施治，根据医师经验进行诊断和治疗。

审阅专家组成员名单（按姓氏汉语拼音排序）：

白俊清，卞晓星，崔 彦，曹 佳，曹广文，陈 东，陈建荣，陈 彦，陈晓辉，陈浩波，楚 鹰，都定元，董谢平，付 研，付守芝，顾建文，关永东，何春来，何 梅，何忠杰，黄 毅，花海明，姜成华，贾群林，蒋龙元，刘明华，刘 宁，刘保池，刘国栋，刘 斌，刘志礼，李奇林，李 静，李 瑛，李国民，李小兵，林绍彬，路晓光，梁华平，黎清成，米玉红，秦国良，芮庆林，申 捷，孙志辉，司少艳，谭杜勋，武巧元，王祉武，王 醒，许 铁，徐燕杰，夏锡仪，肖烈辉，阴赪宏，尹志勇，尹进南，杨晓峰，姚元章，岳 健，周培根，周飞虎，周 宁，张海涛，张 谦，张成岗，张劲松，张文武，张 红，张 泓，张福林，张思森，张在其，赵 枫，邹小明，郑道新，朱晓燧

执笔人：岳茂兴（100101 北京，解放军第三〇六医院特种医学中心）；李奇林（510282 广州，南方医科大学珠江医院急诊科）

参考文献

1. 任继勤，穆咏雪．危化品事故的统计分析与管理启示 [J]．化工管理，2015(16): 28–31.

2. 岳茂兴．危险化学品事故急救 [M]．北京：化学工业出版社，2005: 251–323.

3. 岳茂兴．反化学恐怖医疗手册 [M]．北京：清华大学出版社，2004: 3–23.

4. 国家敏．一起急性混合性窒息性气体中毒事件报告 [J]．职业与健康，2010, 26(10): 封二 .

5. Chauhan RS, Shukla JB, Hallam TG. Disperson from a Time Dependent Point Source: Application to Methyl Isocynate Leakage in Bhopal, India[J]. Dev Environm Modelling, 1987, 11: 75–92.

6. Varadarajan S, Doraiswamy LK, Ayyangar NR, et al. Report on scientific studies on the factors related to bhopal toxic gas leakage[J]. Bhopal, 1985.

7. Sharan M, Gopalakrishnan SG. Bhopal gas accident: a numerical simulation of the gas dispersion event[J]. Environmental Modelling & Software, 1997, 12(2–3): 135–141.

8. Pocchiari F, Silano V, Zapponi G. The chemical risk management process in Italy. A case study: the Seveso accident[J]. Science of the Total Environment, 1986, 51(2): 227–235.

9. 郑静晨，彭碧波．灾害救援医学 [M]．北京：中国科学技术出版社，2014: 474–478.

10. 黄锦生．深圳市危险品仓库大爆炸后应急性的卫生监测与健康监护[J]．中国公共卫生，1994, 10(7): 334–334.

11. Mowry JB, Spyker DA, Brooks DE, et al. 2015 Annual Report of the American Association of Poison Control

Centers' National Poison Data System (NPDS): 33rd Annual Report [J]. Clin Toxicol (Philadelphia, Pa.), 2016, 54(10): 924.

12. 陈冀胜. 突发性化学毒性灾害的处理 [J/CD]. 中华卫生应急电子杂志, 2015, 1(2): 86–88.

13. 刘泽岩, 程景林, 李景荣, 等. 血必净联合血液灌流早期应用对百草枯农药中毒患者肺纤维化的疗效观察 [J]. 中药材, 2014, 37(11): 2120–2122.

14. Thompson TM, Theobald J, Lu J, et al. The general approach to the poisoned patient[J]. Disease a Month, 2014, 60(11): 509–524.

15. Rebera AP, Rafalowski C. On the Spot Ethical Decision Making in CBRN (Chemical, Biological, Radiological or Nuclear Event) Response[J]. Sci Eng Ethics, 2014, 20(3): 1–18.

16. 岳茂兴. 爆炸致冲烧毒复合伤的特点及其紧急救治 [J]. 中华急诊医学杂志, 2007, 16(6): 670–672.

17. 李奇林, 蔡学全, 岳茂兴, 等. 现代灾害伤院外急救进展 [M]. 北京: 军事医学科学院出版社, 2004.

18. 蒋俭. 火箭推进剂突发事故与应急处理 [J]. 毒理学杂志, 1997, 11(1): 11–13.

19. 沈君华, 陈建荣, 朱保锋, 等. 急性气体中毒救治查询软件的开发及临床应用 [J/CD]. 中华卫生应急电子杂志, 2015, 1(5): 367–369.

20. 冒海春, 沈君华, 陈建荣. 提升医院应急能力, 实施高效科学救援 [J/CD]. 中华卫生应急电子杂志, 2015, 1(5): 372–374.

21. 岳茂兴. 沾染液体火箭推进剂时的个人洗消技术进展 [J]. 中华航空航天医学杂志, 2003, 14(3): 189–192.

22. 岳茂兴, 邹德威, 张坚, 等. 流动便携式重症监护治疗病房的创建 [J]. 中华危重病急救医学, 2004, 16(10): 589–591.

23. 岳茂兴. 特种燃料爆炸致复合伤的急救 [J]. 中华急诊医学杂志, 2000, 9(2): 126–128.

24. 岳茂兴. 氯气中毒医疗卫生救援院前急救 [J]. 中华急诊医学杂志, 2008, 17(2): 224–224.

25. 陈冀胜. 反化学恐怖对策与技术 [M]. 北京: 科学出版社, 2005: 164–199.

26. 中国红十字总会. 救护 [M]. 北京: 社会科技文献出版社, 2003: 130–141.

27. Holland MG, Cawthon D. Personal protective equipment anddecontamination of adults and children[J]. Emerg Med Clin North Am, 2015, 33(1): 51–68.

28. Park, Bin S. Alert over South Korea toxic leaks[J]. Nature, 2013, 494(7435): 15–16.

29. 岳茂兴, 夏锡仪, 何东, 等. 流动便携式重症监护病房急救车的研制及其在灾害事故急救中的应用 [J]. 中华危重病急救医学, 2009, 21(10): 624–625.

30. 中华医学会. 临床技术操作规范: 急诊医学分册 [M]. 北京: 人民军医出版社, 2010.

31. 黄洁夫. 现代外科学 [M]. 北京: 人民军医出版社, 2003: 286–298.

32. 王一镗, 岳茂兴. 复合伤. 实用临床急诊医学 [M]. 南京: 南京科技出版社, 1999: 1169–1325.

33. 李文升, 唐雄修, 李奇林. 气管导管引导下插胃管洗胃在急性重度有机磷农药中毒急救中的应用价值 [J /CD]. 中华卫生应急电子杂志, 2015, 1(3): 199–201.

34. 岳茂兴. 危险化学品爆炸致冲烧毒复合伤急救 [J]. 中华灾害救援医学, 2015, 3(11): 601–606.

35. 周树荣. 高压氧对重度一氧化碳中毒伴合并症或并发症患者的疗效 [J/CD]. 中华卫生应急电子杂志, 2015, 1(4): 291.

36. 岳茂兴, 杨鹤鸣, 李建忠, 等. 山莨菪碱联用地塞米松对四氧化二氮爆炸致冲毒复合伤大鼠血气的影响 [J]. 中华航空航天医学杂志, 2001, 12(1): 35–39.

37. 夏锡仪, 郑琦涵, 岳茂兴. 大剂量地塞米松联合山莨菪碱治疗急性氯气中毒伴化学性肺损伤 526 例 [J]. 中华危重病急救医学, 2012, 24(11): 689.

38. 岳茂兴, 李成林, 杨鹤鸣, 等. 山莨菪碱联用地塞米松治疗多器官功能障碍综合征机制的研究 [J]. 中华危重病急救医学, 2000, 12(6): 341–343.

39. 岳茂兴, 李建忠, 李瑛, 等. 复合氨基酸联合维生素 B_6 救治四氧化二氮吸入中毒小鼠的实验研究 [J/

CD]. 中华卫生应急电子杂志, 2015, 1(1): 23–25.

40. 陈东升, 桑显富. 群体性 162 例毒鼠强中毒全部脱险康复的救治体会 [J]. 中国急救医学, 2003, 23(1): 60.

41. 岳茂兴, 夏锡仪, 周培根, 等. 大剂量维生素 B_6 联用 20AA 复方氨基酸治疗二例鼠药溴敌隆中毒致凝血障碍出血患者 [J/CD]. 中华卫生应急电子杂志, 2015, 1(2): 125–126.

42. 岳茂兴, 王正国. 四氧化二氮爆炸致冲毒复合伤对家兔血流动力学及病理形态学的影响 [J]. 中华急诊医学杂志, 2001, 10(2): 104–107.

43. 徐冰心, 刘志国, 李成林, 等. 火箭煤油染毒对二硝基氟苯所致小鼠迟发型过敏反应的免疫抑制作用 [J/CD]. 中华卫生应急电子杂志, 2015, 1(5): 332–335.

44. 岳茂兴, 蔺宏伟, 李建忠, 等. 人参二醇对四氧化二氮染毒鼠 α1- 胰蛋白酶水平的影响 [J]. 中国急救医学, 2003, 23(9): 598–600.

45. 段炼, 魏毅涛, 刘曼玲, 等. 中草药对急性肺损伤的保护机制研究进展 [J]. 医学研究生学报, 2016, 29(5): 533–537.

46. 姜玉峰, 岳茂兴. 解毒固本冲剂对大鼠肿瘤坏死因子 –α 和白介素 –2 及病理形态学改变的影响 [J]. 中国中西医结合急救杂志, 2000, 7(1): 51–53.

47. 岳茂兴, 李瑛, 卞晓星, 等. 柴黄参祛毒固本冲剂治疗严重化学性肺损伤 89 例临床研究 [J]. 中国中西医结合急救杂志, 2013, 20(3): 159–161.

48. 陈俊杰, 胡张顺, 况茂盛, 等. 急性混合气体中毒肺部损伤的 CT 诊断 [J]. 实用医技杂志, 2011, 18(9): 925–926.

49. 沈亚萍, 李瑛, 岳茂兴. 急性双光气中毒 58 例临床分析 [J]. 岭南急诊医学杂志, 2010, 15(6): 479–480.

50. 岳茂兴. 氮氧化物中毒损伤的临床救治研究与进展 [J]. 中华急诊医学杂志, 2001, 10(4): 222–223.

51. 岳茂兴, 夏亚东, 黄韶清, 等. 氮氧化物致急性化学中毒性肺水肿的临床救治研究 [J]. 中国急救医学, 2001, 21(3): 142–144.

52. 岳茂兴, 魏荣贵, 马华松, 等. 氮氧化物致急性化学中毒性肺水肿 19 例的临床救治 [J]. 中华航空航天医学杂志, 2001, 12(2): 115–116.

53. 夏锡仪, 岳茂兴, 李瑛. 严重急性化学性肺水肿 37 例临床救治分析 [J]. 中国全科医学, 2010, 13(29): 3343–3345.

54. 岳茂兴, 魏荣贵, 马华松, 等. 爆炸伤 101 例的救治 [J]. 中华急诊医学杂志, 2003, 12(3): 194–195.

55. 岳茂兴. 爆炸复合伤的基本特点和初期急救原则及抢救程序 [J]. 人民军医, 2002, 22(1): 186–187.

56. 岳茂兴. 中西医结合治疗导弹和火箭推进剂爆炸致冲毒复合伤的基础和临床救治研究 [J]. 解放军医学杂志, 2002, H7(急救医学专刊): 236.

57. 岳茂兴. 导弹和火箭推进剂爆炸致复合伤的致伤特点和紧急救治研究 [J]. 解放军医学杂志, 2002, D72(急救医学专刊): 233.

58. 岳茂兴, 张坚, 刘志国, 等. 化学物质爆炸致化学和冲击复合伤的损伤特点及紧急救治 [J]. 中华急诊医学杂志, 2004, 13(8): 515–517.

59. 都定元. 加强卫生应急与急救能力建设努力发挥急救先锋作用 [J/CD]. 中华卫生应急电子杂志, 2015, 1(1): 12–14.

60. 岳茂兴. 灾害事故伤情评估及救护 [M]. 北京: 化学工业出版社, 2009: 38–78.

61. 中华卫生应急电子杂志编辑部委员会. 公共突发事件应急预案及部分急救流程 [J/CD]. 中华卫生应急电子杂志, 2015, 1(1): 52–63.

62. 岳茂兴. 特种燃料爆炸致复合伤的急救 [J]. 中华急诊医学杂志, 2000, 9(2): 126–128.

63. 中国研究型医院学会卫生应急学专业委员会, 中国中西医结合学会灾害医学专业委员会. 急性创伤性凝血功能障碍与凝血病诊断和卫生应急处理专家共识 (2016)[J]. 中华卫生应急电子杂志, 2016, 2(4): 197–203.

64. 中国研究型医院学会卫生应急学专业委员会. 危险化学品爆炸伤现场卫生应急处置专家共识 (2016)[J]. 中华卫生应急电子杂志, 2016, 2(3): 148-156.

65. 岳茂兴, 杨鹤鸣, 李建忠, 等. 冲击波和液体火箭推进剂中毒致冲毒复合伤大鼠实验模型的建立 [J]. 中华航空航天医学杂志, 2001, 12(1): 31-34.

66. 岳茂兴, 夏亚东, 黄韶清, 等. 氮氧化物急性中毒致严重迟发性化学性肺水肿的特点和救治对策——附 2 例死亡病例分析 [J]. 中华危重病急救医学, 2002, 14(12): 757-758.

67. 邱泽武, 彭晓波, 王永安, 等. 危险化学品事故与中毒救治 [J/CD]. 中华卫生应急电子杂志, 2015, 1(6): 5-8.

68. 廖浩磊, 吴梓芳, 孙志辉, 等. 面对突发性生物灾害所致心理休克期的群体应急对策 [J/CD]. 中华卫生应急电子杂志, 2015, 1(2): 135-137.

69. 龚震宇, 邓中平, 蒋学之. 刺激性气体急性中毒对工人肺小气道功能的影响 [J]. 浙江预防医学, 1994(6): 23-24.

70. 岳茂兴, 彭瑞云, 杨志焕, 等. 冲击伤复合液体火箭推进剂染毒大鼠的远期效应研究 [J]. 创伤外科杂志, 2004, 6(5): 364-366.

71. 岳茂兴, 彭瑞云, 王正国, 等. 飞船推进剂四氧化二氮中毒损伤的研究 [J]. 航天医学与医学工程, 2004, 17(2): 117-120

72. 岳茂兴, 李建忠, 陈英, 等. 四氧化二氮对小鼠骨髓细胞姐妹染色单体互换频率变化的影响 [J]. 中华航空航天医学杂志, 2005, 16(3): 168-170.

73. 马玉娜. 二硫化碳对大鼠 F2 代的致畸作用及远期效应 [J]. 江苏预防医学, 1998, (4): 13-15.

74. 罗红敏. 一氧化碳中毒患者远期痴呆风险增加 [J]. 中华危重病急救医学, 2016, 28(10): 869-869.

75. 蔡芸. 动物芥子气全身吸收中毒防治药物及综合治疗方案研究 [D]. 上海: 第二军医大学, 2005.

附录五　灾害事故现场急救与卫生应急处置专家共识（2017）

突发事故是指突然发生且已经或可能造成重大人员伤亡、财产损失、生态环境破坏和严重社会危害的公共安全紧急事故 [1]。近几十年，全世界各类突发事故频发，成为"世界第一公害"，每年至数千万人以上死伤 [2]。2004 年 12 月 26 日印度洋大海啸 [3] 导致 22.5 万人丧生，自然灾害又一次为我们敲响警钟，并引起全世界对该事件进行沉重思考。震惊世界的美国"9·11"事件则是人为灾害给人类带来的阴影。1984 年，印度博帕尔市农药厂异氰酸甲酯储罐泄漏事件 [4] 瞬间引起当地约 20 多万居民中毒，其中 2500 多人因严重中毒而死亡，这是突发群体性毒气泄漏事件所造成的极为惨痛的教训。2008 年四川汶川特大地震 [5] 的受灾群众达 4625 万人，造成 69 227 人遇难、17 923 人失踪，需要紧急转移安置受灾群众达 1510 万人，造成直接经济损失 8 451 亿多元。在过去，一些特殊类型灾害事件的发生率和曝光率极低，如 2011 年日本福岛核泄漏事故等。回眸百年巨灾，瞩目未来，人身安全十分重要。鉴于灾害事故的危害性、复杂性、特殊性和不可预测性，一般处理难度大。正如原联合国秘书长安南所说："我们的世界比任何时候更容易受到灾害的伤害"。

众所周知，在灾害、局部战争或意外发生时，总伴随着批量伤员的产生，如地震、火灾、洪水、战争、恐怖事件、爆炸或建筑物倒塌。从美国世贸大厦爆炸到墨西哥地震，从我国 1998 年长江特大洪水到科索沃战争，以及平时的高速公路交通事故、飞机失事和火灾等，现场死亡人数是最多的。因此，对于灾害事故现场急救，时间就等同于生命[6]。传统的急救观念使得处于生死之际的伤员丧失了最宝贵的几分钟、几十分钟的"救命黄金时间"[7]，这就要求救援工作人员须加强现场急救工作，广泛普及心肺复苏现场抢救技术，提升全民自救、互救的知识和能力。而通信、运输、医疗是院前急救的3大要素，必须充分发挥各个因素的功能与作用。重视伤后1小时内的"黄金抢救时间"和伤后10分钟内的"白金抢救时间"[8-10]，使伤员在尽可能短的时间内获得最确切的救治，因此提倡和实施灾害事故现场急救新理念、新模式、新装备、新疗法势在必行。

我国是世界上遭受自然灾害最严重的国家之一，灾害种类多、发生频度高、区域性和季节性强。据不完全统计，气象、洪涝、海洋、地质、地震、农业、林业等7类自然灾害造成的直接经济损失约占国家财政总收入的1/6~1/4，年均因灾死亡人数连续数年达1万~2万人。特别是现代化建设进入新的阶段，改革和发展处于关键时期，工业化、城市化加速发展，新情况、新问题层出不穷，重大自然灾害、重大事故灾害、重大公共卫生事件和社会安全事件时有发生。应对灾害、减少威胁、降低损失是我们面临的共同挑战[11]。

一、灾害的定义和分类

（一）灾害的定义

客观条件的突变给人类社会造成人员伤亡、财产损失，生态破坏的现象为灾害。世界卫生组织对灾害的定义[12]：任何能引起设施破坏，经济严重损失、人员伤亡、人员的健康状况及社会卫生服务条件恶化的事件，当其破坏力超过了所发生地区所能承受的程度而不得不向该地区以外的地区求援时，就可以认为灾害发生了。国际减灾委员会对灾害的定义[13]：灾害是一种超过受影响地区现有资源承受能力的人类生态环境的破坏。

（二）灾害的分类[14-15]

1. 自然灾害

（1）天文灾害：陨石灾害、星球撞击、磁暴灾害、电离层扰动、极光灾害等。

（2）气象灾害：水灾、旱灾、台风、龙卷风、暴风、冻害、雹灾、雷电、沙尘暴等。

（3）地质灾害：地震、火山爆发等。

（4）地貌（表）灾害：滑坡、泥石流、崩塌等。

（5）水文灾害：海啸、厄尔尼诺现象等。

（6）生物灾害：病害、虫害、草害、鼠害等。

（7）环境灾害：水污染、大气污染、海洋污染、噪声污染、农药污染、其他污染等。

2. 人为灾害

（1）火灾：城市火灾、工矿火灾、农村火灾、森林火灾、其他火灾等。

（2）爆炸：锅炉爆炸、火药爆炸、石油化工制品爆炸、工业粉尘爆炸等。

（3）交通事故：公、铁路交通事故、民航事故、海事灾害等。

（4）建筑物事故：房屋倒塌、桥梁断裂、隧道崩塌等。

（5）工伤事故：电伤、烧伤、跌伤、撞伤、伤害等20余种。

（6）卫生灾害：医疗事故、中毒事故、职业病、地方病、传染病、其他疫病（呼吸系统病等）。

（7）矿山灾害：矿井崩塌、瓦斯爆炸等。

（8）科技事故：航天事故、核事故、生物工程事故等。

（9）战争及恐怖爆炸等。

二、灾害医学和灾害现场急救

在灾害面前，人类并非束手无策。运用人类现有的智慧、知识和科学技术，在灾害发生前采取有效对策（如建立预警系统、制定应急预案、设置避难设施、进行安全评估、划定危险地段等），完全有可能防范和减轻灾害造成的破坏和损失[16]。我国辽宁海城地震的成功预报，减少了人员伤亡[17]；三峡地区滑坡预警后，居民被提前疏散，使得有灾而无难；洪灾地区的"高脚楼"，在洪水突然来临时为人民创造了逃生机会。因此，如何最大限度减少"围灾害期"的伤病损害及死亡，这一严峻、复杂而又亟待解决的大课题摆在了世界医学面前[18]。为此，近年来各国政府非常重视灾害医学的发展，我国政府也于2003年5月9日由国务院总理温家宝亲自签署了国务院公布实施的《突发公共卫生事件应急条例》[19]。鉴于上述背景，灾害医学在世界范围内迅速发展，并在较短时间内形成了多维度的医疗协作体系[18]。第一，涉及医学预防、预警、急救、治疗、心理、康复、基础研究的顺序维度。第二，涉及各种灾害、事故、战争应急预案及救治方案方法的横向维度。第三，涉及不同类别医疗救援计划、组织、装备、实施的垂直维度。这3个维度共同组成了立体、完整的灾害医学体系。全球已进入"以人为本"[20-21]的新世纪，我们要认真地考虑灾害医学的大事，因为这件事直接关系到国家的发展和社会的进步，更关系到每一个人的生命安全。所以发展灾害医学已刻不容缓。

（一）灾害医学的定义

灾害医学是研究在各种自然灾害和人为事故所造成的灾害性损伤条件下实施紧急医学救治、疾病防治和卫生保障的一门科学，是为受灾伤员提供预防、救治、康复等卫生服务的科学，是介于灾害学与医学之间的学科[18]。灾害医学涉及多个相关学科的融合与应用。灾害医学由灾害卫勤组织指挥学、灾害流行病学、灾害救治医学、灾害医学管理、灾害康复医学、灾害心理医学、灾害基础医学多部分组成。灾害医学的整体防御可分为预警、防范、检测、诊断、防护、消除污染、现场救治与后送、院内进一步救治、康复、心理、基础研究等方面。灾害医学正在成为医学领域中的一门独立的新兴学科而崛起，越来越受到全世界各国的重视。

（二）灾害事故现场急救的主要特点[22-24]

1. 组织机构的临时性　由于灾难的突发性，不可能有全员配置完整的救灾医疗机构坐等任务。通常是灾难发生时才集中各方力量，临时组织高效救援、医疗机构，并在最短时间内立即开展工作。一般要求在12小时内到达指定地点展开救治工作。灾后2~4天是最紧张的急救阶段，10天内应基本完成救援任务，后续开始恢复和重建工作。紧凑的救援节奏要求有严密的组织措施和良好的协作精神。

2. 工作条件艰苦　救灾医疗救护工作需要到现场进行。灾区生态环境遭到严重破坏，公共设施无法正常运行。常缺电、少水，食物、药品不足，生活条件十分艰苦，医务人员在这种情况下执行繁重任务需要有良好体力素质和高度人道主义精神。

3. 紧急赴救　灾后瞬间可能出现大批伤员，拯救生命，分秒必争。亚美尼亚地震时伤员救护工作表明，灾后3小时内得到救护的伤员生存率可达90%；若＞6小时则生存率降至 50%。救援工作迅速展开的基础是配备训练有素的医务人员，除掌握精湛的医疗救护技术外，还应懂得灾难医学知识，以便适应灾区的紧张工作。运输工具和专项医疗设备的准备同样也是救灾医疗保障的关键问题。

4. 伤情复杂　因灾害类型、起因和受灾地区条件的不同，受灾人群的伤情也复杂多变，通常以多发伤多见（地震伤员平均每例有 3 处受伤部位）。受灾伤员常因得不到及时救治而发生创伤后感染，使伤情变得更为复杂。在特殊情况下还可能出现一些特殊疾病（如挤压综合征、急性肾衰竭、化学性烧伤等）。尤其在发生化学和放射性事故时，进行救护的医护人员除须具备特殊技能外，还需注重自我防护。这就要求医务人员掌握多科知识，对危重伤员进行及时有效的急救和复苏。

5. 大批量伤员需要同时救治　灾害突发后，常同时出现大批量伤员，且以需要急救和复苏的危重伤者居多，常规医疗办法无法完成救援任务。这时可依据军事医学原则，根据伤情对伤员进行鉴别分类，实行分级救治、后送医疗，紧急疏散灾区内的重伤员。

（三）国外灾害现场急救与卫生应急处置进展

近年来，国内外灾害现场急救都有明显发展，在许多发达国家，相继成立了地区性创伤救治中心、空运伤员、创伤医院、交通事故医院、急诊外科医院等专科医院集中收治创员。伤员相对集中，医护专业化，设备配置齐全，管理效率高，整体救治成功率高，创伤救治专业水平提高使急救相对快速。

1. 国际灾害现场急救的两大模式　目前在全球范围内存在多种灾害救援模式，相对成熟和主流的有两种模式，即英美模式和法德模式。

（1）英美模式或近似于英美模式。其主要救援方式是"把患者送到医院"；其主要观点是将患者送到以医院为基础的急诊科继而得到更好的医疗服务。在这种模式中，急诊医疗工作开始于患者来院之前，由专业人员（如急诊医师和护士）进行救护，到达医院急诊科后转由急诊医疗团队进行治疗。近些年来，一些西方发达国家的院外救援工作多由受过一定医学专业训练的消防救灾人员（如急救医助、急救技士等）来完成[25]，他们既有医学知识又有救援本领，在意外伤害、灾害事故的现场救护中发挥着重要作用。星罗棋布的急救站、多点急救网络组成该模式的急救通信指挥中心，能使呼救信号及时受理和下达，确保救援任务迅速有效地执行。此外，平时在社会上大力普及急救知识和技能，使更多的"第一目击者"在紧急情况下发挥作用。急救中起着重要作用的还有救护车、直升机，这些已不是运输患者的交通工具，更是重要的抢救场所，即所谓"流动的急诊室"。目前，采用美英灾害救援模式的国家和地区包括澳大利亚、加拿大、中国、爱尔兰、以色列、日本、新西兰、菲律宾、韩国等。

（2）法德模式或近似于法德模式。主要救援方式是"把医院带到患者家中"[26]。其具体操作是医师及有关专业人员（如技术人员或护理人员）到某一个有关地点对患者实施急救治疗。医师多为麻醉师，他们所采取的急救手段多为抢救和止痛。这一模式存在一些问题，如医师没有受过很好的培训和监管。因此并没有如英美模式的医疗质量保障，患者急诊待诊时间长、生存率低等。

2. 现代灾害现场急救与卫生应急处置的发展趋势　英美模式与法德模式各具特色和优点，但与"急救社会化，结构网络化，抢救现场化，知识普及化"的现代灾害现场急救与卫生应急处置最新的发展趋势尚有差距，需要在这些模式的基础上创建出更好的新模式。

现代灾害现场急救与卫生应急处置新模式要想把灾害带给人民群众生命财产损失降到最低，需要将处于世界科技前沿领域的现代灾害医学各板块整合起来（如灾害医学地理研究、慢性灾害致伤病研究和创伤流行病学研究等），还要将国际上有关灾害现场急救的大量基础与临床研究成果整合、提升为信息化、数字化的系统，使之更适合于各国灾害救援的临床推广与应用。

新世纪现代灾害现场急救最新的发展趋势应是"急救社会化，结构网络化，抢救现场化，知识普及化"。如何将现代科技发展的新技术、新设备应用到院前及院内急救中来，是一个值得重视的课题。院前急救作为现代灾害现场急救网络中的一个重要组成部分，怎样合理使用其现有的装备、提高其诊疗工作效率、缩短院前院内无缝衔接的时间，是提高院前急救效能、充分发挥院内急救资源、为危重伤患者赢得抢救时间的关键。"信息化、网络化、整体化"救治新模式能满足广大民众对农村急诊救治及社区卫生服务日益增长的需求，为城乡居民健康水平的提高提供科技支撑。

3. 目前灾害医学的主要研究方向　公共卫生相关紧急突发事件的原因是多样的、危害是直接的、发生是隐蔽的、表现是突然的。这些实际上就是灾害医学需要研究的课题，其相关研究取得的进展必将进一步推动灾害医学事业的迅速发展。今后需要组织有关专家深入开展以下研究。

（1）深入探索各种灾害发生规律和损伤特点，从基础开始对各种灾害进行科学、系统的研究，制定各种中西医结合的卫生应急保障方案。搞好各种灾害现场的卫生救护训练、优化卫生组织和完善各种灾害现场急救预案。

（2）研究、发展和引进有关预防各种灾害、减少患者数量、减轻损伤严重程度、加快患者后送速度和提高医疗能力等中西医结合方面的技术。研究和改进预测各种灾害伤患者类型、数量和分布的模型，为制定卫生计划提供依据，预测患者治疗和后送需求、后勤保障需求、医疗救护队展开的范围、作业环境和地理位置等。

（3）研发小型和高机动性的后送抢救工具、急救设备，建立和完善流动的便携式 ICU 病房等。这些设备应具备最先进、重量轻、可在各种后送平台上展开、模块化、标准化等特点，以便于快速交换、快速补给、快速维修和共同训练等。可将救命性的处理前移到灾害事故现场，对降低重大灾害事故和局部战争中伤员的伤残率和死亡率也具有重要的意义。

（4）开展各种灾害造成人体损伤与康复相关的基础研究（如机体创伤反应、各种灾害伤情严重度评估、多器官功能障碍综合征的机制和防治、创伤预防、创伤细胞分子生物学、创伤修复分子生物学机制及组织工程学研究、机体功能康复和心理创伤康复。和灾害流行病学的研究，此类研究必将有力地推动灾害医学的不断创新、发展与完善[27]。

（5）创建高效运行的信息化灾害医学网络体系。保证医疗救护网络、通信网络和交通网络的高效运行，提高在实际抗灾中医学科学新技术的含量。

（6）建立灾害事故救援组织指挥中心。灾害医学中的组织指挥是一个完整的系统工程，必须加强应急救援卫勤的组织指挥建设，由强有力的指挥机关来负责应急救援及抢救的总指挥，不断加强并完善临时医疗救护系统，这是保证救援成功的关键[28-29]。

（7）建立批量灾害伤员分类系统。建立一支高素质的抢救队伍，训练一批自救互救骨干,加强现场救治、加快伤员后送,尽可能缩短伤患者后得到手术治疗的时间。强调提高基础治疗技术是批量灾害员救治最重要的问题。

(8)医疗卫生部门及有关灾害医学部门日常应急救援准备。随时准备展开各类突发事件应对和伤员救治,圆满完成卫勤保障任务。①救治理论准备。②组织准备。③人才准备。④装备准备。

(9)合理、科学灾害事故现场救治原则的制定和完善。灾害事故现场救援有别于一般院外急救和院内抢救,合理而科学的救治原则将指导救援工作顺利展开,并充分合理利用有限的医疗资源。如严重灾害伤患者需要及时手术治疗,在有条件的医院处理严重灾害伤患者时应在急诊科就地进行手术;事故现场救援处理要突出"快、准、及时、高效"等。

(10)对公众心理危害的防治和对致伤患者造成远期效应的重视[30-32]。突发灾害事件的强烈刺激可使人失去常态,表现出恐惧感和对谣言的轻信等,给患者和公众造成的精神创伤是明显的[33-34]。自1991年海湾战争以后,海湾战争综合征[35]已受到越来越多的关注,不仅提示抢救治疗必须越快、越早、越好,同时还应在整体治疗时,对灾害事件致伤患者可能出现的远期效应兼顾并治,在可能的条件下进行预防[36-38]。

(11)对历次事件及时、准确的总结分析。总结历次灾害事件中暴露出来的问题,针对性加以改革和改组。大力开展对灾害的防治研究,更进一步提高对各类灾害及突发事件应急能力,保障在灾害条件下人民群众的身体健康和生命安全,努力降低灾害伤的发生率、伤残率和病死率。

4. 目前我国灾害事故现场急救存在的问题　随着国内外灾害事故现场急救的飞速发展,我国的一些大城市也相继建立了急救医疗中心(站),一些大型综合医院开设外科急诊及创伤救治专业组,提升了对于重症创伤患者的救治水平。但临床抢救和治疗环节尚不规范,体现在现场急救、转运到医院、院内抢救和护理、手术方式选择、脑保护药物使用、神经康复治疗等环节中存在较多不合理性和盲目性。

(1)时间是挽救重度创伤患者最关键的因素[39]。目前我国的急救网络尚不健全,从拨打电话、发出呼救信号到患者获得确定性救治的时间普遍在1.0~1.5小时,在一些农村地区的时间还要更长。

(2)在一些国内地区,灾害事故现场急救仍停留于"抢了就送入大医院"的层面,使患者获得确定性治疗的时间延长。

(3)我国对于普通民众和救援人员的现场急救技术培训的普及率偏低。

(4)目前国内大部分事故现场救援工作起到搬运患者的作用。而有关统计显示,约50%的事故死亡者是丧命于事故现场的。因此我国事故现场急救的模式亟须改进。

三、灾害现场自救、互救与卫生应急处置的基本原则[40]

(一)临时组织现场救护小组

快速临时组织现场救护小组统一指挥,加强灾害事故现场一线救治,是保证抢救成功的关键措施之一。建立一支高素质自救互救骨干的抢救队伍,加快伤员后送,尽可能缩短伤后至抢救的时间,强调提高基本治疗技术是提高灾害事故现场救治的最重要的问题。

（二）及时正确的呼救

当紧急灾害事故发生时，要采用灵敏的通信设施，缩短呼救至得到有力抢救的时间，这是提高院外抢救成功率的一个关键环节。应尽快拨打急救电话"120"、"110"呼叫急救车。力求通过清晰简明的言语让急救人员尽快了解事故现场人员的大概伤情，最重要的是要告知详细地址。

（三）灾害事故"第一目击者"的现场救援

灾害事故现场，意外伤害、突发事件，一般都发生在动荡不安全的现场，而专业人员到场需要十多分钟甚至更长时间。因此，作为"第一目击者"首先要评估现场情况，注意安全，对伤员所处的状态进行判断，分清伤情、病情的轻重缓急，不失时机地、尽可能地进行现场救护：迅速判断致命伤；保持呼吸道通畅；维持循环稳定；呼吸心搏骤停立即行心肺复苏。

现场救护的目的是挽救生命，减轻伤残。在生命得以挽救、伤病情的进一步恶化得以遏制这一最重要、最基本的前提下，还要注意减少伤残的发生和减轻患者病痛，对神志清醒者要注意做好心理护理，为日后伤员身心全面康复打下良好基础。总之，要记住现场救护的原则是：先救命，后治伤。无论是在作业场所、家庭或在马路等户外，还是在情况复杂、危险的事故现场，当发现危重伤员时，"第一目击者"对伤员的救护要做到：①保持镇定，沉着大胆，细心负责，理智科学的判断；②评估现场，确保自身与伤员的安全；③分清轻重缓急，先救命，后治伤，果断实施救护措施；④在可能的情况下，尽量采取措施减轻伤员的痛苦；⑤充分利用可支配的人力、物力协助救护。

（四）有条件时应快速创建绿色抢救通道

人类现已步入了网络信息化时代。因此，创建一条安全有效的绿色抢救通道十分重要，其内容包括保证医疗救护网络通道、通信网络通道和交通网络通道的高效运行和无缝连接。

（五）明确抢险救援原则

灾害事故现场的救治应遵循先救命后治伤，先重伤后轻伤；医护人员以救为主，其他人员以抢为主；先抢后救，抢中有救，尽快脱离事故现场的救援原则。在事故的抢救中救援人员常被轻伤员喊叫所迷惑，而危重伤员在最后被抢出时则已处在一息状态，或已经丧命，因此必须遵循先救命后治伤、先重伤后轻伤的抢救原则对患者进行分类救治。为提高救援效率和医疗资源的合理利用率，现场各部门救援人员应各负其责，相互配合，以免延误抢救时机，通常先到现场的医护人员应该担负现场抢救的组织指挥。进行一些特殊环境下的事故现场救援时（如飞机失火），为避免发生爆炸或有害气体中毒等二次损伤，应对患者进行"先抢后救，抢中有救，尽快脱离事故现场"的救援。

（六）消除患者的精神创伤[41]

一切有生命威胁的刺激对人都能引起强烈的心理效应，进而影响其行为[42]。灾害事件的强烈刺激，可使部分患者和群众的精神难以适应，出现所谓灾害综合征而失去常态（表现为有恐惧感，很容易轻信谣言等）。灾害造成的精神创伤是明显的[43-44]，必须采取正确的应对策略。对患者的救治除现场救护及早期治疗外，及时后送伤员在某种程度上可能减轻这种精神上的创伤。

（七）临时自制敷料用于包扎伤口

当医疗物资补给困难或储备不足时，可用其他东西代替敷料和绷带，如清洁的手帕（把未弄脏的一面翻出来，盖在伤口上）、干净纸巾（盖在伤口上）或卷装卫生纸（撕下数层，折成纸垫盖在伤口上）以及任何洁净的物品（如围巾、领带或旧床单等）；如需较大的敷料，可用干净的毛巾或枕巾代替。切勿把多毛多纤维的物品（如棉花）直接放在伤口上，以免纤维粘到伤口里。无论用什么东西做敷料，用于覆盖伤口的一面绝不可被触及，否则手指上的污物沾到伤口上，可能引起感染。

（八）严重损伤的处理[16, 45-47]

1. 出血　首要的方法是直接加压，肢体可用止血带。如果不能控制，立即快速后送是必要的。

2. 腹部损伤　遇到车祸、刀伤或高处坠落伤，腹内重要脏器均可能严重受损，伤口通常可清楚可见。若为纵向伤口，患者应取平直仰卧位，双脚用褥垫或衣物稍微垫高；若为横向伤口，患者应仰卧后膝部弯曲，头和肩部垫高。这两种卧式均有助于伤口闭合。解开或剪开伤口周围的衣服时，施救者应避免向伤口方向咳嗽、打喷嚏或喘气，以免造成伤口感染。

3. 腹腔脏器脱出　用浸湿纱布覆盖，不要急于将其还纳腹腔。

4. 断肢处理　在灾害事故中，处理肢体离断患者时，切勿试图自行接驳断肢（如用胶布把断肢接上原位），这样不但增加患者痛楚，还会加剧肌肉组织损坏，增加再植手术困难度。应保持断肢低温状态，如条件允许可用消毒干敷料包裹断肢后放入干燥容器中或袋中扎紧，再放入另一容器中或袋中扎紧后放入冰中。注意不要将断肢直接与冰或水接触。急救车到来后送患者时，将断肢一并交给急救人员。

5. 胸部开放损伤　用凡士林纱布包扎。如果发生张力性气胸（颈静脉怒张、发绀、气管移位、一侧呼吸音消失、血压下降、呼吸困难），应去除包扎，让空气排出后重新包扎。

6. 连枷胸　连枷胸时用手或枕头固定受伤区域。如果呼吸状况恶化或加压不能减轻疼痛则去除加压。如有需要可给予辅助呼吸。

7. 物品穿入身体　穿入的物品影响心肺复苏或气道的情况下才可去除。

8. 急性窒息性气体中毒[47-50]　窒息性气体引起急性中毒的共同特点是突发性、快速性和高度致命性。除一氧化碳在极高浓度下可于数分钟、数十分钟内致人死亡外，氰化物气体、硫化氢、氮气、二氧化碳在较高浓度下均可于数秒钟内使人发生"电击样"死亡。其机制一般认为与急性反应性喉痉挛、反应性延髓中枢麻痹或呼吸中枢麻痹等有关。应采取"一戴二隔三救出"及"六早"的急救措施[51]："一戴"即施救者应首先做好自身应急防护；"二隔"即做好自身防护的施救者应尽快隔绝毒气继续被中毒者吸入；"三救出"即抢救人员在"一戴、二隔"的基础上，争分夺秒地将中毒者轻移出毒源区，进一步作医疗急救。一般以2名施救人员抢救1名中毒者为宜，按照"六早方案"将中毒伤员转移到空气新鲜处进行抢救，即：①早期现场处理；②早期吸氧；③"早期使用地塞米松和山莨菪碱"[52-54]，剂量为山莨菪碱0.66mg/kg，地塞米松0.66mg/kg，每8小时1次，连用2天；④早期气道湿化，对重度吸入中毒患者早期行气管切开；⑤早期预防肺水肿的发生[55-57]；⑥早期进行综合治疗是至关重要的。

9. 化学毒剂伤[58]　及时注射解毒药，进行伤口洗消。

（九）维持呼吸道畅通

1. 舌后坠　昏迷及舌后坠伤员应将舌尖牵出固定于胸前，采取俯侧卧位。

2. 清理呼吸道　窒息伤员应清理呼吸道，结合体外心脏按压，行口对口人工呼吸。

（十）保护好事故现场

尽力保护好事故现场，设立救护区标志，对事故现场伤情进行评估，伤员评估分类并标记。

四、灾害现场急救与卫生应急处置关键技术应用

灾害伤与成批伤患者的早期复苏和有序、有效的救治可降低灾害对人的伤害以及死亡率和伤残率[59]。一旦灾害降临，为了达到最大的救灾效果，应调动现有的一切手段，采用合理而灵便的救灾措施和设备。研究灾害现场急救与卫生应急处置的关键技术，是摆在医务工作者面前的重大课题。

（一）建立应急快捷急救绿色通道是降低灾害伤与成批伤患者死亡率和伤残率的中心环节

救治灾害伤与成批伤患者需迅速成立各级指挥部，指定责任明确的各级指挥员[60]。灾害伤是来得突然，伤害的人群大，造成的损害重，在最短的时间内形成一条应急快捷急救绿色通道有利于挽救患者生命[61-63]。这不仅需要医疗单位和医务工作者的快速应急响应，还须有消防、公安、武警尤其是政府职能部门的快速应急响应。一切工作都必须服从救命，包括医疗队快速到达现场及时展开工作、道路和通信畅通的保障、急救物资的快速整合。

（二）灾害事故现场应急救援的有效组织指挥是救援有序有效的保证

灾害现场是混乱的而危险的地方，未经训练或没有受到安全监控者不应冒险进入。在这一秩序混乱的状况下，恢复秩序的目标是抢救生命，降低或消除危险，最终消除混乱。消防与救援紧急服务，警察和救护车服务应在各自的组织和行业的范围内工作。灾害现场管理的最佳状态，是所有紧急服务部门在统一协调现场救援指挥部的指挥下，紧张有序地做好各自的救援工作，如此才能达到最佳的救援效果。现场医疗救援总指挥应该亲临一线现场，靠前指挥，减少中间环节，以提高决策效率、加快抢救进程。此外，平时应对各级指挥员进行突发群体事件现场救援组织指挥培训，提高他们的组织指挥能力和事故现场应变能力，真正做到有备无患。

（三）灾害事故现场患者伤情快捷评估与分类是灾害伤有效救援的前提

1. 灾害事故现场的伤情评估　一般来说，灾害可分成几个不同的阶段，而每一阶段都应有特殊的处理方法。

按时间的先后可分为5期：①灾后数秒到数分钟，对患者进行最早的紧急处理，初步确定灾害的损伤程度；②灾后数分钟到1小时，对灾害现场作出详细估计，组织救灾、进行复苏救治；③灾后4~6小时，进行决定性的伤口处理和血管外科处理，以保存肢体和组织并预防并发症；④灾后1~5天，精心处理危重患者，密切观察病情变化，根据病情发展及时处理早期并发症；⑤灾后2~7天及以后，查明灾害引起的公共卫生问题。

院前救援主要前3期的处理，其目的是使医务人员到达现场能迅速明确患者应优先处理、次先处理、延期处理还是进行针对濒死伤员的处理，使有限的医疗资源发挥最佳的紧急救护效能。

2. 灾害伤与成批伤患者分类和处理原则 [64~65]

（1）Ⅰ类患者：危重伤，需立即抢救，用红色标志带；包括严重头部伤，大出血，昏迷，各类休克，开放性或多发性骨折，严重挤压伤，内脏损伤，大面积烧伤（30% 以上），窒息性气胸、颈、上颌和面部伤，严重烟雾吸入（窒息）等。实践经验证明，休克、窒息、大出血和重要脏器损伤是伤员早期死亡的主要原因，要尽一切努力确保此类伤患得到优先抢救，待伤情稳定后优先由救护车送至相应医院。

（2）Ⅱ类患者：中重伤，允许暂缓抢救，用黄色标志带；包括非窒息性胸腔创伤、长骨闭合性骨折、小面积烧伤（30% 以下）、无昏迷或休克的头颅和软组织伤等。

（3）Ⅲ类患者：轻伤，用绿色标志带。

（4）Ⅳ类患者：致命伤（死亡），用黑色标志带，按规定程序对死者进行处理。在空难中幸存而又未受伤的人员，由于已经在瞬间受到生与死的考验，通常其中一部分人员受到精神刺激，对这些人可不加标记，但也要注意监护，给予妥当安置。

3. 医疗救援队分组协作，各司其职

（1）检伤分类组：主要负责对伤员进行检伤分类。

（2）危重患者救治组：主要负责Ⅰ类伤员的救护。

（3）患者后送组：负责Ⅱ类患者的后送工作。

（4）诊治组：负责Ⅲ类伤员的救护。

（5）善后组：负责Ⅳ类患者的善后工作和其他后勤保障联络工作。在检伤分类基础上，陆续到达现场参加抢救工作的医务人员按照"先救命、后治病、先重后轻、先急后缓"的原则，立即救治红色标志患者，优先救治黄色标志患者，然后治疗绿色标志患者，危重症患者必须在进行必要的现场处置后再转送医院。其他现场医疗队到达现场后服从"现场指挥医疗队"的指挥，首先处理危重症患者，然后将现场处理后的患者转送到医院救治，在起点至医院的路上将患者情况立即向"120"指挥中心报告，直接（或由"120"指挥中心）通知医院做好接收患者和再次出车的准备。及时将现场信息反馈给市急救医疗指挥部，待市急救医疗指挥中心或市卫生局领导到达后，"现场指挥医疗队"的医师向其报告患者情况并移交指挥权。医疗卫生救援现场指挥所的职责是：组织医疗卫生救援队伍赴现场开展紧急救援工作；根据救援需要，调集后续救援力量；确定收治伤病人员的医疗机构，安排重症患者的转送；做好现场信息收集，保证通信畅通，及时上报现场医疗卫生救援情况；协调相关部门做好医疗卫生救援保障工作。

4. 应急医疗队进入灾害现场，面对成批伤患者时要及时实行分区救援：根据现场救援需要将医疗救援区分为 5 个区，分别由指定救援小组负责相应处理 [66]。

（1）初检分类区：主要进行检伤分类，一般可在灾害现场进行。

（2）危重症患者处理区：插红色彩旗显示，主要救治Ⅰ类患者。

（3）伤员后送区：插黄色彩旗显示，主要为Ⅱ类患者后送等待转运和救护车待命的地点。

（4）诊治接收区：插绿色彩旗显示，主要对Ⅲ类患者进行诊治。

（5）临时停尸站：插黑色旗显示，为Ⅳ类患者善后地点。

（四）现场组成联合救险组及专家支援平台十分重要

突发群体事件的原因是多种多样的，并不限于疾病，因此，"120"院前急救医师有时无法单独完成现场救援任务，此时各部门专家应该组成联合救援组（如根据不同情况可组成公安人员、消防人员、化学专家与急救医师的救援组），共同进入事故现场。这样可以互利互乘，既保障自己安全，又提高救援效率。另外，专家的知识、经验和智慧能够在突发群体事件现场救援中发挥非常重要的作用。因此，在特殊情况导致的突发群体事件的现场救援中，120院前急救部门应及时求助于相关部门专家（如气象专家、消防专家、传染病专家、相关化学品专家、放射性物质伤害专家等），充分利用和发挥专家的智慧、专长和作用。专家预案应提前制定：建立专家库，其内容和对象应囊括所有与突发群体事件相关重要领域的一流专家；提前与他们建立某种形式的关系，明确其责任和义务；保持和更新他们的联系方式和通信方法，以便事件发生后能够及时得到这些智囊的帮助。

（五）灾害伤与成批伤伤员的现场急救新技术新疗法的应用

1. "流动便携式ICU"急救车　在"流动便携式ICU"急救车上增加了救命性的手术功能及可移动的自动心肺复苏系统功能，将救命性的处理等延伸到事故现场[67]，即使在城市交通阻塞的情况下，危重症患者也能在车上得到有效的救治。在多次突发性群体性事故中均发挥了重要的作用，可明显降低灾害伤与成批患者的死亡率及伤残率[68]。

2. "信息化、网络化、整体化现场救治"新模式　信息化、网络化、整体化，相扣、无缝隙连接的现场救治新模式，能整体提高地方政府应对突发事件的医学救援能力，缩短患者获得确定性治疗的时间，确保突发事件意外情况下群体伤员的安全。如对于灾害伤与成批伤患者现场急救来讲，创建安全有效的绿色抢救通道十分重要；广泛利用先进交通工具，使救治过程信息化、网络化以达到迅速救援；流动便携式ICU病房能将救命性处理延伸到事故现场，降低危重症患者的死亡率及伤残率，为灾害事故中伤员现场救治提供新模式和新理论；ZX120急救信息预告急诊室无线联网终端系统，可以覆盖农村基层，真正实现院前院内急救的无缝衔接，使得急诊绿色通道更加畅通，患者得到更加快速、有效地救治，做到了信息化、网络化救治。在院内采用急诊医学系统、损伤控制外科治疗和整体监护治疗等对危重病伤员进行整体化治疗，该整体化治疗模式将急救、手术、ICU融合为一体，从接诊危重症患者即开始急救，同时予以监护和术前准备，快速进行有效复苏和检查，立即进行确定性手术，全程进行ICU监护治疗。特重症伤员的全部救治过程均在急救部完成，这是一种快速、高效、新颖的现场急救模式。

3. 便携式乡村医师急救包、急救箱　根据农村可能出现的各种危及生命的意外伤害，为其现场急救研制的"便携式乡村医师急救包"采用防水拉链和防水迷彩布制作，重4kg，内部有多个分袋；分别装有急救器材和药品。药品用药盒固定，有标签。背带质量承受能力可靠，接口牢固。水中漂浮30分钟，内部无明显渗漏水。包内配备了50类药品及20套器材，基本能满足急救应急的需要。本包有机动性强、速度快等优点，在草原、沙漠、复杂地形条件下都可实施救护。这对农村危重员实施快速医疗救护十分有利。

4. 便携式瞬锋急救切割器　其应用价值在"4·20"雅安大地震大批伤员检伤验伤救治中得到了实际验证，并获国家实用专利（ZL 2011 2 0198164·1）和国家医疗器械注册证，在救治灾害伤与成批伤患者时可发挥重要作用。

5. 柴黄参祛毒固本新药　临床研究证实[69-70]，该专利中药组合方剂（ZL 2011 1 067186·8）有表里双解、气血同治、清热解毒、扶正固本的双向调节作用，具有较强的抗菌、抗病毒等作用，还具有较好的脏器保护作用，能够缩短灾害伤与成批伤患者的抗生素使用时间及痊愈病程。

6. 维生素 B$_6$ 联用丰诺安新疗法 [71-72]　在综合治疗基础上采用该新疗法救治灾害伤与成批伤患者效果明显，是一种简便、实用、经济、有效的国内外具有独创性及唯一性的治疗方案 [73-74]，并已获国家授权发明专利（ZL 2010 1 0248451·9）。其具体实施方案 [75]：

（1）重症灾害伤与成批伤患者：丰诺安 500ml，静脉滴注，1 次 / 天；0.9% 氯化钠注射液 250ml + 维生素 B$_6$ 5g + 维生素 C 2g，静脉滴注，2 次 / 天；连续使用直至病情控制。

（2）中度灾害伤与成批伤患者：丰诺安 500ml，静脉滴注，1 次 / 天；0.9% 氯化钠注射液 250ml + 维生素 B$_6$ 5g + 维生素 C 2g，静脉滴注，1 次 / 天；连续使用直至病情控制。

（3）轻度灾害伤与成批伤患者：丰诺安 500ml，静脉滴注，1 次 / 天；0.9% 氯化钠注射液 250ml + 维生素 B$_6$ 3g + 维生素 C 2g，静脉滴注，1 次 / 天；连续使用直至病情控制。

轻中重度在急诊室以损伤严重程度评分（injury severity score，ISS）进行评估：9~15 分为轻度患者，16~25 分为中度患者，> 26 分为重度患者。入院后进行 APACHE 评分。

五、结语

本专家共识的制定是基于目前对"灾害事故现场急救与卫生应急处置"的理解并参考与现有循证医学证据及国内外有关文献完成的。而实际现场救治环境和临床治疗方法均比较复杂，遵循专家共识能够改善灾害事故现场危重和批量伤员的救治效果。但需要注意的是，本专家共识不能完全覆盖患者所有的临床情况，在具体临床实践中需因病施治和因地（环境条件）施治，根据医师经验进行现场急救、诊断和治疗。

审阅专家组成员名单（按姓氏汉语拼音排序）：

白俊清，卞晓星，崔　彦，曹　佳，曹广文，常李荣，陈　东，陈　力，陈建荣，陈　彦，陈浩波，楚　鹰，都定元，董谢平，付　研，付守芝，顾建文，关永东，何春来，何　梅，何　东，何忠杰，黄　毅，黄彤舸，黄琴梅，黄文杰，胡培阳，何清源，花海明，姜成华，菅向东，景怀琦，贾群林，蒋龙元，刘明华，刘　宁，刘保池，刘国栋，刘　斌，刘志礼，李奇林，李　静，李　瑛，李国民，李小兵，林绍彬，林涌超，廖皓磊，路晓光，梁华平，黎清成，米玉红，秦国良，芮庆林，史　红，申　捷，孙志辉，司少艳，谭杜勋，武巧元，卫俊才，王立祥，王　彬，王祉武，王福利，王　醒，许　铁，徐春生，徐燕杰，夏锡仪，肖烈辉，岳茂兴，阴赪宏，尹志勇，杨晓峰，杨晓兰，姚元章，岳　健，燕重远，周培根，周飞虎，周　宁，张海涛，张　谦，张成岗，张文武，张　红，张　泓，张超先，张劲松，张福林，张思森，张在其，赵朝阳，赵　枫，赵自更，赵容顺，邹小明，郑道新，朱晓陡

执笔人：岳茂兴（100101 北京，解放军第三〇六医院特种医学中心；230002 常州，江苏大学附属武进医院）；王立祥（100039 北京，武警总医院急诊科）；李奇林（510282 广州，南方医科大学珠江医院急诊科）；梁华平（400042 重庆，第三军医大学大坪医院野战外科研究所，创伤、烧伤与复合伤国家重点实验室）；曹佳（400038 重庆，第三军医大学军事预防医学院毒理学研究所）

参考文献

1. 武秀昆. 有关突发公共事件的预警问题 [J]. 中国医院管理, 2010, 30(2): 9–10.

2. 黄志强. 应重视医院对灾难和突发事件应对机制的研究 [J]. 中华危重病急救医学, 2003, 15(6): 324–325.

3. Mellon D. Evaluating evidence aid as a complex, multicomponent knowledge translation intervention[J]. J Evid Based Med, 2015, 8(1): 25–30.

4. Sarangi S, Zaidi T, Pal RK, et al. Effects of exposure of parents totoxic gases in Bhopal on the offspring[J]. Am J Indl Med, 2010, 53(8): 836–841.

5. 郑长德. 四川汶川特大地震受灾地区人口统计特征研究 [J]. 西南民族大报 (人文社科版), 2008, 29(9): 21–28.

6. 岳茂兴. 应加强对未来灾难现场抢救的方法研究 [J]. 中华危重病急救医学, 2004, 16(10): 577–578.

7. Carr BG, Caplan JM, Pryor JP, et al. A meta–ananlysis of prehospital care times for trauma [J]. Prehosp Emerg Care, 2006, 10(2): 198–206.

8. Fuse A, Yokota H. Lessons learned from the Japan earthquake and tsunami, 2011[J]. J Nippon Med Sch, 2012, 79(4): 312–315.

9. 何忠杰. 创伤急救的新概念——白金 10 分钟 [J]. 解放军医学杂志, 2004, 29(11): 1009–1010.

10. Emami MJ, Tavakoli AR, Alemzadeh H, et al. Strategies in evaluation and management of Bam earthquake victims [J]. Prehosp Disater Med, 2005, 20(5): 327–330.

11. 秦银河. 关于建立我国灾难医疗系统的设想 [J]. 中华危重病急救医学, 2003, 15(5): 259–261.

12. 陈冀胜. 突发性化学毒性灾害的处理 [J/CD]. 中华卫生应急电子杂志, 2015, 1(2): 86–88.

13. 孙妍. 灾难医学中的伦理问题 [J]. 中华现代护理杂志, 2013, 48(34): 4308–4309.

14. 庞西磊, 黄崇福, 张英菊. 自然灾害动态风险评估的一种基本模式 [J]. 灾害学, 2016, 31(1): 1–6.

15. 吴系科. 重视自然灾害的流行病学问题 [J]. 中华流行病学杂志, 2010, 31(10): 1083–1085.

16. 祁国明. 灾害事故医疗卫生救援指南 [M]. 北京: 华夏出版社, 2003: 167–256.

17. 肖和平. 1975 年辽宁海城地震预报之回顾 [J]. 城市防震减灾, 2000(3): 15–16.

18. 岳茂兴. 灾害医学的定义及其主要研究方向 [J]. 世界急危重病医学杂志, 2006, 3(5): 1476–1479.

19. 国务院. 突发公共卫生事件应急条例 [M]. 北京: 中国方正出版社, 2003: 16–19.

20. 鄢虎, 冯雄, 欧阳洪波, 等. 论以人为本的抢险救灾原则 [J]. 湖南科技学院学报, 2010, 31(10): 107–111.

21. 鄢虎, 伍霞. 论我国抢险救灾的人本原则 [J]. 湖南安全与防灾, 2010(11): 54.

22. 岳茂兴, 刘志国, 蔺宏伟, 等. 灾害事故现场医学应急救援的主要特点及救护原则 [J]. 中国全科医学, 2004, 7(18): 1327–1329.

23. 岳茂兴. 爆炸复合伤的基本特点和初期急救原则及抢救程序 [J]. 中国急救医学, 2002, 22(3): 186–187.

24. 余丽敏. 我国紧急医疗救援指挥队伍建设的探讨 [J]. 岭南急诊医学杂志, 2006, 11(1): 49–50.

25. Macintyre AG, Barbera JA, Petinaux BP. Survival interval in earthquake entrapments: research findings reinforced during the 2010 Haiti earthquake response[J]. Disaster Med Public Health Prep, 2011, 5(1): 13–22.

26. 赵金龙, 熊光仲. 浅谈我国医学救援模式与装备 [J]. 中国急救复苏与灾害医学杂志, 2013, 8(7): 641–643.

27. 陈钰, 鲁波. 流行病学研究在我国自然灾害防治中的应用 [J]. 环境卫生学杂志, 2016, 6(2): 149–152.

28. 岳茂兴. 反化学恐怖医疗手册 [M]. 北京: 清华大学出版社, 2004: 123–238.

29. 岳茂兴. 危险化学品事故急救 [M]. 北京: 化学工业出版社, 2005: 167–256.

30. 岳茂兴, 彭瑞云, 杨志焕, 等. 冲击伤复合液体火箭推进剂染毒大鼠的远期效应研究 [J]. 创伤外科杂志, 2004, 6(5): 364–366.

31. 马玉娜. 二硫化碳对大鼠 F_2 代的致畸作用及远期效应 [J]. 江苏预防医学, 1998(4): 13–15.

32. 罗红敏. 一氧化碳中毒患者远期痴呆风险增加 [J]. 中华危重病急救医学, 2016, 28(10): 869–869.

33. 邱泽武，彭晓波，王永安 . 危险化学品事故与中毒救治 [J/CD]. 中华卫生应急电子杂志 , 2015, 1(6): 5–8.

34. 廖浩磊，吴梓芳，孙志辉，等 . 面对突发性生物灾害所致心理休克期的群体应急对策 [J/CD]. 中华卫生应急电子杂志 , 2015, 1(2): 135–137.

35. 张勇，曲方 . 海湾战争综合征研究进展 [J]. 解放军预防医学杂志 , 2010, 28(3): 227–229.

36. 蔡芸 . 动物芥子气全身吸收中毒防治药物及综合治疗方案研究 [D]. 上海 : 第二军医大学 , 2005.

37. 岳茂兴，李建忠，陈英，等 . 四氧化二氮对小鼠骨髓细胞姐妹染色单体互换频率变化的影响 [J]. 中华航空航天医学杂志 , 2005, 16(3): 168–170.

38. 岳茂兴，彭瑞云，王正国，等 . 飞船推进剂四氧化二氮中毒损伤的研究 [J]. 航天医学与医学工程 , 2004, 17(2): 117–120.

39. 吴敏 . 严重多发创伤患者急救护理 [J]. 医学信息 , 2014, 27(4): 249.

40. 岳茂兴 . 灾害事故现场急救 [M]. 2 版 . 北京 : 化学工业出版社 , 2013: 5–8.

41. 岳茂兴 . 灾害事故现场急救 [M]. 2 版 . 北京 : 化学工业出版社 , 2013: 57–63.

42. 唐岩，沈红梅，刘迎霞，等 . 自然灾害 (地震) 后心理救援模式研究 [J]. 心理医生 , 2016, 22(18): 15–17.

43. 钟贵陵，顾双虎，宋启哲，等 . "11·13" 雅溪自然灾害心理救援的做法 [J]. 东南国防医药 , 2016, 18(1): 107–108.

44. 杨燕，韦国永，黄永偶 . 2004—2014 年创伤后应激障碍文献的内容分析 [J]. 中国心理卫生杂志 , 2016, 30(9): 689–693.

45. 王一镗 . 现代临床急诊医学 [M]. 北京 : 中国医药科技出版社 , 2002: 566–582.

46. 岳茂兴 . 窒息性气体中毒的机制及特点和现场急救原则 [J]. 中国全科医学 , 2003, 6(2): 150–152.

47. 岳茂兴 . 危险化学品事故的特点及紧急救治对策 [J]. 解放军医学杂志 , 2005, 30(2): 171–172.

48. 袁庆华 . 危险化学品安全卫生基础知识 [M]. 北京 : 中国工人出版社 , 2003: 217.

49. 张丽娜，陆娟，王英，等 . 窒息性混合气体中毒合并重症吸入性肺炎患者的急救与护理 [J]. 解放军护理杂志 , 2014, 31(14): 40–41.

50. 史志澄 . 急性窒息性气体中毒 [J]. 工业卫生与职业病 , 2001, 27(4): 243–247.

51. 岳茂兴 . 氮氧化物中毒损伤的临床救治研究与进展 [J]. 中华急诊医学杂志 , 2001, 10(4): 222–223.

52. 岳茂兴，杨鹤鸣 . 山莨菪碱联用地塞米松对四氧化二氮爆炸致冲毒复合伤大鼠血气的影响 [J]. 中华航空航天医学杂志 , 2001, 12(1): 35–39.

53. 夏锡仪，郑琦涵，岳茂兴 . 大剂量地塞米松联合山莨菪碱治疗急性氯气中毒伴化学性肺损伤 526 例 [J]. 中华危重病急救医学 , 2012, 24(11): 689.

54. 岳茂兴，李成林，杨鹤鸣，等 . 山莨菪碱联用地塞米松治疗多器官功能障碍综合征机制的研究 [J]. 中华危重病急救医学 , 2000, 12(6): 341–343.

55. 岳茂兴，夏亚东，黄韶清，等 . 氮氧化物致急性化学中毒性肺水肿的临床救治研究 [J]. 中国急救医学 , 2001, 21(3): 142–144.

56. 岳茂兴，魏荣贵，马华松，等 . 氮氧化物致急性化学中毒性肺水肿 19 例的临床救治 [J]. 中华航空航天医学杂志 , 2001, 12(2): 115–116.

57. 夏锡仪，岳茂兴，李瑛 . 严重急性化学性肺水肿 37 例临床救治分析 [J]. 中国全科医学 , 2010, 13(29): 3343–3345.

58. 中国研究型医院学会卫生应急学专业委员会 . 危险化学品爆炸伤现场卫生应急处置专家共识 (2016)[J/CD]. 中华卫生应急电子杂志 , 2016, 2(3): 148–156.

59. 岳茂兴，周培根，李奇林，等 . 灾害伤与成批伤伤员的现场救治策略、原则以及关键新技术、新方法应用 [J/CD]. 中华损伤与修复杂志 : 电子版 , 2014, 9(3): 7–10.

60. 赵炜 . 急救医疗服务体系在突发灾害中的紧急救援作用 [J]. 中国急救医学 , 2003, 23(5): 314–315.

61. 杨兴易，林兆奋，赵良，等 . 关于加强二三级医院急诊绿色通道建设的指导意见 [J]. 中国急救医学，2003, 23(5): 333.

62. 沈君华，陈建荣，朱保锋，等 . 急性气体中毒救治查询软件的开发及临床应用 [J/CD]. 中华卫生应急电子杂志，2015, 1(5): 367–369.

63. 冒海春，沈君华，陈建荣 . 提升医院应急能力，实施高效科学救援 [J/CD]. 中华卫生应急电子杂志，2015, 1(5): 372–374.

64. Sasser SM, Hunt RC, Faul M, et al. Guidelines for field triage of injured patients: recommendations of the National Expert Panel on Field Triage, 2011 [J]. MMWR Recomm Rep, 2012, 61 (RP–1): 1–20.

65. Newgard CD, Rudser K, Hedges JR, et al. A critical assessment of the out–of– hospital trauma triage guidelines for physiologic abnormality[J]. J Trauma, 2010, 68(2): 452–462.

66. 刘久成，施巍，邱泽武，等 . 化学性事故医学应急救援探讨 [J]. 中国急救复苏与灾害医学杂志，2014, 9(12): 1079–1082.

67. 岳茂兴，夏锡仪，何东，等 . 流动便携式重症监护病房急救车的研制及其在灾害事故急救中的应用 [J]. 中华危重病急救医学，2009, 21(10): 624–625.

68. 岳茂兴，邹德威，张坚，等 . 流动便携式重症监护治疗病房的创建 [J]. 中华危重病急救医学，2004, 16(10): 589–591.

69. 岳茂兴，姜玉峰，周培根，等 . 柴黄参祛毒固本冲剂治疗腹部外科脓毒症的临床研究 [J/CD]. 中华卫生应急电子杂志，2015, 1(3): 45–47.

70. 岳茂兴，李瑛，卞晓星，等 . 柴黄参祛毒固本冲剂治疗严重化学性肺损伤 89 例临床研究 [J]. 中国中西医结合急救杂志，2013, 20(3): 159–161.

71. 楚鹰，刘政，郑旭文，等 . 20AA 复方氨基酸联用大剂量维生素 B_6 新疗法治疗创伤凝血障碍的实验研究 [J/CD]. 中华卫生应急电子杂志，2015, 1(2): 88–89.

72. 万红贵，岳茂兴，夏锡仪，等 . L– 鸟氨酸复方氨基酸制剂联用大剂量维生素 B_6 抢救大出血濒死伤员的机制研究 [M/CD]. 中华卫生应急电子杂志，2013, 1(3): 9–11.

73. 岳茂兴，夏锡仪，李瑛，等 . 丰诺安联用大剂量维生素 B_6 新疗法救治严重创伤后凝血病大出血患者的临床研究 [J]. 中华危重病急救医学杂志，2013, 25(5): 310.

74. 岳茂兴，周培根，梁华平，等 . 创伤性凝血功能障碍的早期诊断和 20AA 复方氨基酸联用大剂量维生素 B_6 新疗法应用 [J/CD]. 中华卫生应急电子杂志，2015, 1(1): 4–7.

75. 中国研究型医院学会卫生应急学专业委员会，中国中西医结合学会灾害医学专业委员会 . 急性创伤性凝血功能障碍与凝血病诊断和卫生应急处理专家共识 (2016)[J/CD]. 中华卫生应急电子杂志，2016, 2(4): 197–203.

附录六　2016 中国心肺复苏专家共识

心搏骤停（cardiac arrest, CA）是指心脏泵血功能机械活动的突然停止，造成全身血液循环中断、呼吸停止和意识丧失。而作为抢救 CA 这一直接威胁人们生命急症的主要手段——心肺复苏术（CPR）就成了能使临危患者"起死回生"的主角[1-2]。在我国，心血管疾病患者已接近 3 亿人，心血管疾病已成为我国居民死亡的首要原因，并仍然呈逐年增长的趋势[3]。近年来，我国 CA 的发生率也明显增加，并成为青壮年人群的主要杀手，目前每年约有 54.4 万人发生 CA，发病率已渐近发达国家水平，但整体抢救水平远低于发达国家和地区，CA 患者神经功能良好的出院生存率仅为 1% 左右[4-8]。

引发 CA 常见的心律失常类型包括心室颤动（VF）、无脉性室性心动过速（VT）、心室停顿以及无脉性电活动（PEA），后者并称为电机械分离。CA 本质上是一种临床综合征，是多种疾病或疾病状态的终末表现，也可以是某些疾病的首发症状，是心源性猝死的直接首要因素[9]。CA 发作突然，约 10 秒左右即可出现意识丧失，如在 4~6 分钟黄金时段及时救治可获存活，贻误者将出现生物学死亡，且罕见自发逆转者。CPR 就是应对 CA，能形成暂时的人工循环与人工呼吸，以求达到心脏自主循环恢复（ROSC）、自主呼吸和自主意识的挽救生命技术。因此，大力提升临床急救的施救能力，切施高质量的 CPR，也就成为 CA 抢救能否成功的关键和根本保证[10]。已经证实，大部分 CA 发生在院外，部分人 CA 发作前会有先兆，及早识别 CA 发作，发作时第一反应者及时实施 CPR，获得自动体外除颤仪（AED）及时除颤，当地有高效、专业的急诊医疗服务体系（EMSS）是决定患者生存的关键[11]。我国仍是发展中国家，幅员辽阔，地区间发展水平差距较大，医疗资源有限且分布不均，要从根本上提高我国 CA 患者的整体抢救成功率，必须构建具有中国特色的科学和高效的 CA 综合防治体系[12-15]。这一防治体系贯穿 CA 前预防，CA 抢救的 CPR 全程直至 CA 复苏后处理的完整过程。强调 CA 前要以"预"字为纲，变被动抢救为主动防控；突出抢救中以"化"字为主，使 CPR 科学技术与临床实践紧密结合，准确把握 CA 患者和 CPR 技术共性标准和个性特点，辨证施救与科学化解；CA 后则以"生"字为重，尽显敬畏生命、拓展生命的 CPR 发展观，优化 CPR 后管理的全过程，使生命得以恢复和延续。

从古人的唤醒和刺激复苏法，到口对口人工呼吸法、胸外按压人工循环法及体外心脏电除颤法三大要素构成的现代复苏术，均是人类对死亡发生机制逐步认识的结果。随着时代进步与医学科技的发展，人们对死亡的认知与复苏方法的认识相向而行永无止境。为规范和指导我国 CPR 的理论探索与临床实践、突出具有中国特色的 CPR 整体方略与目标，提高 CPR 临床医疗水平，中国研究型医院学会心肺复苏学专业委员会汇集国内 CPR 领域专家，基于国际CPR指南的科学共识，结合我情和具体实践，涵盖了 CA 前期的预防、预识、预警的"三预"方针，CA 中期的标准化、多元化、个体化的"三化"方法与 CA 后期复生、超生、延生的"三生"方略，共同制定了《2016 中国心肺复苏专家共识》，作为指导我国 CA 综合防治体系构建和 CPR 临床实践的行动指南，为政府部门机构、医院、企事业单位、学校、社团、公益组织、各级管理人员、广大医务工作者、公务人员、教师、市民及群众等单位、团体和个人，提供有关 CPR 科学的专业指引和参考[16]。

一、CA 前期的"三预"方针

CA 前期是指患者未发生心搏、呼吸骤停前的时段。狭义的理解是指发生 CA 前极短暂的先兆症状时间，只有数分钟至数小时。这里定义的 CA 前期应该涵盖患者真正出现 CA 前的整个时间过程，这期间从个人到家庭、社区和医疗卫生服务系统乃至整个社会，每个相关要素的构成都会成为决定 CA 患者生存与否的关键。CA 猝然发生，抢救过程中任何失误和延误均可导致不良预后，因此在 CA 发生之前应强调"三预"方针：预防、预识和预警。

（一）CA 前期的预防

CA 前期预防首要是应该建立相对全面的综合预防体系，"预"强调的是意识，"防"侧重的是措施。CA 前期预防体系是指组建专家委员会制定相应的方案，相关部门配备防治器材，普及培训志愿者，筛选 CA 前期高危患者，评估其风险后及时采取干预措施，从而建立的一套有效运行的综合预防体系。该综合体系应该涵盖从个人到家庭，从社区到社会，从医院到整个医疗服务体系，从救护到医疗，从群体到个人，从健康个体到冠心病（CHD）患者的多维立体预防体系。建立"家庭初级预防、社区中级预防、医院高级预防"的三位一体院外心搏骤停（OHCA）预防急救新模式。

1. CA 前期的家庭预防　　对于每个家庭来说，每个年龄段的成员都有出现猝死的风险和可能。婴幼儿缺乏自我保护能力，容易因为各种意外和环境因素导致 CA[17]。冬季容易发生的婴儿猝死综合征、气道异物窒息和环境温度过高/过低等都是婴幼儿出现 CA 的常见原因[18]。儿童 CA 多因为感染、癫痫、各种意外、哮喘或先天性心脏病等病因引起[19]。各种意外、毒物接触、过劳猝死、激动猝死、房事猝死等都可能是导致成人 CA 的原因[20]。然而，对于成年人，尤其是中老年人，发生 CA 的首要病因还是 CHD 等各种心血管疾病[21]。60 岁以上老年人一般存在慢性基础疾病，加之自身特殊的生理改变以及自我防护能力降低，容易因为慢性疾病的急性发作、气候、窒息以及心理刺激引发 CA[22]。因此，每个家庭应该树立健康、和谐的家庭文化，彼此关心健康问题；定期进行健康体检，掌握个人健康状况；及时就医治疗，相互督促规范治疗；积极配合社区慢性疾病的管理。首先，家庭中每一个成员都应学习急救特别是 CA 的相关科学知识，知晓不同年龄段的家庭成员可能出现的 CA 高危因素，采取措施避免和预防其可能受到的伤害和意外。其次，每个家庭应该掌握力所能及的急救技能，制定家庭急救预案或计划，拟定转运路线[23]。第一，要学会正确启动 EMSS，正确拨打"120"急救电话，学会启动、利用当地社区或单位的辅助应急救护资源。第二，要掌握哈姆立克（Heimlich）手法，能够为气道阻塞（食物嵌顿或窒息）的家庭成员进行现场急救。第三，要掌握正确的 CPR 技术，学会 AED 的使用，最好是参加规范的 CPR 技术学习班（医疗机构、社区或各种公益组织开办），在专业人员的指导下掌握正确的 CPR 技术，也可以利用网络和视频等形式开展自学。第四，要根据家庭成员的健康和疾病状况掌握特殊的健康监测和急救知识，例如监测体温、血糖和血压，应用家庭远程生命监测装置等。最后，应该配备适当的急救装备，以防万一，例如建立家庭急救信息卡，包括家庭具体住址及附近地标建筑、联系人电话、家庭主要成员既往慢性疾病史、药敏史等，放置于固定电话旁或固定位置，便于拨打急救电话时快速、准确提供相关信息；设立家庭急救药箱，配备常见急救物品（乙醇、方纱、绷带、手套等）和慢性疾病家庭成员可能需要的急救药品（如硝酸甘油、卡托普利、安宫牛黄丸、止喘药等）；特殊的抢救设备，如 AED、腹部提压心肺复苏仪、制氧机等。友好、互助的邻里关系不仅促进日常的心理、生理健康，也有助于在危急时刻相互扶持，共渡难关。

2. CA 前期的社区预防　　OHCA 患者的生存依赖于社区内各种相互支持的要素，即旁观者第一时间识别 CA，呼救，启动 EMSS，立即实施 CPR 并及早电除颤，直到 EMSS 专业急救人员到达、接手，并将患者快速转运至医院急诊科或导管室，之后转入重症监护病房（ICU）进行复苏后治疗。理想情况下，所有 OHCA 患者都应该接受旁观者 CPR 和除颤，否则等到专业急救人员到达后才实施 CPR 和除颤，患者生存的概率极低[24]。因此，秉承王一镗教授"三分提高、七分普及"的"三七"理念，在社区建立完整、有效的预防体系是 OHCA 防治的关键[25-27]。

不同社区 CA 者的复苏效果有明显差异，这与患者的基本健康状况、合并症严重程度和社区条件差异有关，后者关系到院前急救生命链各个环节的细节差异，涉及社区是否有经过培训的非专业"急救员"及其数量和实施 CPR 的质量、社区医疗转运人员和工具、社区有无除颤设备、呼叫系统、应急预案、反应策略、经常性的急救演练和社区生命关爱文化氛围等[28]。理想的社区 CA 预防体系建设应包括以下几个方面：

（1）科普：全面、全员宣传动员，普及 OHCA 的科学和知识，提高居民健康和急救意识，营造互助和谐、关爱生命的文化氛围。科普教育应该利用全媒体（广播、电影、电视、报纸、海报、宣传单张、手册、微信、微视频、流媒体等）进行广泛、持续的宣传，内容应该科学、准确，形式多样，充分利用社区医疗的一级预防和健康教育平台。

（2）培训：开展形式多样、群众喜闻乐见、讲求实效 的 CPR 普及培训。首先从社区医务人员、工作人员、公安干警、消防警察、教师、公共交通系统（机场、车站、地铁等）工作人员、安保人员、导游等开始，逐步扩展到慢性病（心血管疾病）患者家属、大中小学生、公司白领、职员、普通百姓等广大社区人群。同时广泛开展志愿者、企事业单位、公司、工矿企业、社团机构、公益组织等社会团体和个人的 CPR 技能培训。广大医疗卫生机构、专业学（协）会、红十字会组织、专业医务人员等专业机构提供必要的科学技术支持和咨询，指导并带领社区的各种机构、团体开展有偿、无偿的培训活动。培训活动形式、规模可灵活多样，但一定要理论结合实践，真正使参加培训的人员掌握正确的 CPR 技能并敢于在必要时实施。鼓励学校、机关、企事业单位等机构将 CPR 纳入教育对象、成员的基本安全技能教育和培训[29]。

（3）人员：经过培训的各类社会人员都是第一反应者的最佳人选，培训人员的数量越大，第一反应者 CPR 的比例就会越高。针对我国 CPR 普及率低于 1%，医务人员向家庭成员传授 CPR 技术低于 1%，院外突发 CA 患者复苏成功率低于 1% 的"三低"窘境，中华医学会科学普及分会与中国研究型医院学会心肺复苏学专业委员会启动了"全国心肺复苏普及进亿家精准健康工程"——525 +（我爱我家）工程，即 5 年内 CPR 普及共 2 亿人，每人培训 5 户家庭，真正走出一条符合我情的精准 CPR 普及之路，以此提高公众的 CPR 意识和技能[29-30]。

（4）装备：AED 能够自动识别可除颤心律，适用于各种类别的施救者使用[31]。近年来欧美等国家能够迅速提升 OHCA 患者的抢救成功率，与 AED 在这些国家的广泛普及密切相关。基于此，本专家共识强烈推荐在 CA 高发的公共场所应该实施公众除颤（PAD）计划。PAD 计划是在很有可能有目击者、OHCA 发生率相对较高的公共场所，例如机场、火车站、地铁、商场、游乐场、宾馆、赌场、学校、写字楼等设置 AED，便于第一反应者能够快速获得并实施除颤。在欧洲以及美国、日本、新加坡、中国香港、中国台湾等国家和地区已广泛实施 PAD 计划，使得越来越多 CA 患者得以及时救治并存活出院[32]。我国仅在个别地区和场所（机场）配置 AED，但由于培训和相关法律等配套落后，这些 AED 也未能发挥应有的作用。同时，应积极推进基于胸外按压禁忌证应运而生的腹部提压 CPR 技术，该项技术为切实执行高质量胸外按压 CPR，如保障按压深度、充分的胸廓回弹及不中断胸外按压，并协同 AED 发挥了积极作用[33]。鼓励有条件的地区、社区、机关单位、家庭配备 AED 和腹部提压心肺复苏仪等急救装备。

（5）预案：各企事业单位、公司、工矿企业、学校等机构应该建立灾害防范、急救应对的规章和制度，落实安全救护员制度并配备急救装备，保障员工安全，明确机构范围内突发事件的第一时间应急救护的责任和义务。除了第一反应者启动 EMSS 外，社区医疗卫生机构、学校、公共场所（公交系统、公园、广场、商场、娱乐场所等）、公司、企事业单位、工矿企业等机构，都应该结合各自的实际情况制定针对 CA 等紧急事件的应急处置预案和流程，组织开展应急演练并持续改进，确保 EMSS 急救人员能够迅速到达现场，与现场施救人员快速衔接。

（6）文化：在 CA 普及教育、CPR 普及培训中应该始终贯穿和培养公众勇于施救、互助互爱的急救文化。及时表彰并宣传报道第一反应者对 OHCA 的急救案例，弘扬社会主义的精神文明风尚，宣扬关爱生命、乐于助人社会主义先进文化。逐步营造积极、和谐、互助的社会环境和急救文化。

（7）其他：为保障社区预防体系的建设和有效运行，应同步加快相关的法律配套，例如保护施救者的"好心人法"，规范 EMSS 的"院前急救法"，推动公共场所配备必要急救装备（AED 和急救箱等）的相关法律或条文。应该充分鼓励和引导社会慈善、公益团体和知名公司企业加入到 CA 社区预防体系的建设当中，重点支持我国西部、偏远和经济落后地区的社区预防体系建设，推动全国性社区预防体系的建立和完善。

3. CA 前期的医院预防　医院是 CA 救治的关键主体，既是对 OHCA 患者高级生命支持和复苏的终点站，也是院内心搏骤停（IHCA）整体防治的主战场[34]。医院是 CA 救治医疗卫生应急救援体系的终极环节和代表，对 CA 前的医院预防也包括了与之紧密相连的院前急救反应系统的建设和发展。

（1）院前急救反应体系：对于 OHCA，除了有效的社区预防体系，还应该建立完善、高效的 EMSS。EMSS 是包含了院前急救（"120"急救中心）、院内急诊（医院急诊科）和危重症监护〔ICU 或急诊重症监护病房（EICU）〕一体的应急医疗救援体系。无论城市还是乡村，都应该创造条件，建立具效院前急救能力的急救中心、站和点，为民众提供基础的急救服务。我国院前急救模式多样，但各急救（指挥）中心、站和点要建立从调度指挥、现场急救、安全转运和交接、培训质控等涵盖院前急救全程，提高抢救水平的 CA 综合救治规范，并通过质量控制体系进行持续质量改进。首先，要提升科学指挥调度能力，院前急救调度人员在快速派遣急救任务的同时，要能够指导和帮助电话求救的市民对 CA 做出识别[35-36]；能够通过电话指导市民对 OHCA 患者进行现场 CPR（即调度员指导下的 CPR）[37-38]。有条件的地区，还应该积极尝试通过现代信息技术呼救、调度 CA 现场附近的社会急救资源参与第一时间的 CPR 和电除颤等急救[39-41]。高水平的院前急救队伍是高效 EMSS 的一个关键环节，应强化院前急救人员培训，制定院前急救规范和流程，提高对急性冠状动脉综合征（ACS）、脑卒中、创伤等急危重症的现场快速诊断和施救能力，减少 CA 的发生，改善患者预后。有条件的地区和单位可在院前环境下保证高质量 CPR 的同时，开展实施高级心血管生命支持（ACLS）[42]。急救中心应该加强和规范院前病历的记录，逐步完善信息化建设，并建立持续质量改进的机制，不断提升院前急救能力和水平[43]。院前急救系统与医院急诊科要建立一体的无缝连接抢救流程和体系，保障患者的快捷、安全转运和交接。

（2）IHCA 预防体系：我国 IHCA 发生的情况与国外大致相同，但复苏成功率同样不理想[44]。不管是成人还是儿童，大部分（超过 60%）的 IHCA 发生在 ICU、急诊科、手术室或操作治疗单元（导管室、腔镜室等）[45-46]，这就要求这些部门的医疗团队能够提供最高水平的医疗救治。一旦有 CA 发生，应立即识别，启动院内反应系统，复苏团队实施高质量 CPR，快速除颤，有效的 ACLS 及综合的复苏后治疗。与社区预防体系一样，医院内不同专业之间能否紧密协调配合决定患者的生死。无论在院内的任何地方，IHCA 现场的医护人员还必须面对人群拥挤、家属在场、空间局限、转运等复杂的环境，是否能够立即获得像急诊科或 ICU 一样额外的 CPR 抢救资源，保证高质量的 CPR 和有效的 ACLS 实施，是 IHCA 预防系统建设的关键[24]。与 OHCA 相反，IHCA 患者的生存依赖于医院内有效的监测和预防体系。IHCA 预防体系包括建立早期预警系统（EWSS）和快速反应系统（机制），组建院内快速反应小组（RRT）或紧急医疗小组（MET）。组建 RRT 和 MET 的目的是为了早期对病情恶化的患者进行干预，预防 IHCA 的发生[47-48]。RRT 和 MET 由 ICU 或急诊医师、护士、呼吸治疗师组成，携带监护和复苏的装备和药物。当院内其他医务人员（尤其是普通病房）发现患者病情恶化时应立即通知 RRT 和 MET 到达现场进行救治。RRT 和MET 能够显著降低 IHCA 的发生率和病死率，尤其是在普通病房[49-51]。

（3）CPR 培训与质量控制：预防措施是否有效，最终还是要看 CA 发生时是否有人及时实施了高质量 CPR。CA 患者的生存率取决于是否有经过培训的医务人员和第一反应者在场施救，以及功能良好、相扣的生存链。科学与实践之间总存在一定的差距，要弥合反应者和医务人员在实施 CPR 实践与科学之间的差距，真正提高复苏成功率，必须建立科学、完善的 CPR 培训机制[52]。运用科学、先进的培训方法（例如模拟培训教育等），强化培训的质量和效果，则是将科学知识转化为实际操作，以提升 CPR 质量和效果的根本途径；建议使用 CPR 反馈装置帮助学习 CPR 的实践技能[53]。对于专业人员而言，以团队形式实施的 CPR 仍然是临床实践的首选[54]。鼓励在具备基础设施和培训师资的培训机构及部门（国家级、省级急诊、全科医师住院医师规范化培训基地）中，使用高仿真模型。在 ACLS课程中，应该融入对领导能力和团队合作原则的强化培训，以提升受训人员的实际抢救水平和能力[55]。对于学习的形式可采用标准的、科学的手段和灵活多样的方式进行。为保持专业人员高质量的 CPR 水平，应该建立定期的培训考核和认证体系，将 CPR 的专业技能纳入医学执业的基本资质条件[52]。

对于院内医务人员的教育培训内容应该包括对 IHCA 患者的早期识别和处理，例如急性致命性突发事件的识别和治疗课程，增加 CA 前的处理，减少 IHCA 数量，最终提高IHCA 患者的出院生存率[56]。应不定期对医护人员进行 IHCA 患者病情恶化早期识别能力的培训，除了标准的 ACLS 课程外，还应模拟院内场景进行培训和演练，不断提高院内反应的速度和效能。要建立院内 CPR 的质量监测和控制体系，不断改进和提升院内团队的复苏质量和能力[29]。

（二）CA 前期的预识

CA 前期预识是指对于针对可能发生 CA 的高危患者进行预先性识别，及时采取可能的干预措施，预防 CA 或及早启动 CPR 流程。预识包括 3 个方面，对可能发生 CA 的高危患者进行溯源性预识；院内危重症及高危患者的动态性预识以及对 OHCA 患者发作前的即时性预识。

1. CA 前期的溯源性预识　溯源性预识就是要抓住 CA 的病原和病因，明确高危患者存在的危险因素，采取有针对性的预防措施。成人 OHCA 多为心源性 CA[57]。心血管疾病是 CA 最常见且最重要的原因[25]，其中以 CHD 最为常见，尤其是急性心肌梗死（AMI）早期。因此，对 CHD 患者实施积极、有效的一级和二级预防措施意义重大。规范使用 β 受体阻滞剂、抗血小板药物、血管紧张素转化酶抑制剂（ACEI）类药物和调脂药物，及时行冠状动脉造影及经皮冠状动脉腔内成形术或冠状动脉旁路移植术，适时进行射频消融治疗，使用埋藏式心脏复律除颤器（ICD）能够预防和（或）减少 CA 的发生[58-59]。除了 CHD，其他心血管疾病也会引起 CA，如先天性冠状动脉异常、马方综合征、心肌病（扩张型心肌病、肥厚型心肌病等）、心肌炎、心脏瓣膜损害（如主动脉瓣病变及二尖瓣脱垂）、原发性心电生理紊乱（如窦房结病变、预激综合征、Q-T 间期延长综合征和 Brugada 综合征）、遗传性心律失常性疾病、中重度慢性心功能不全、心震荡等。对这些患者也应该积极采取预防性措施，ICD 较其他方法能更好地预防心源性猝死的发生。基础疾病的治疗及抗心律失常药物（β 受体阻滞剂和胺碘酮）的应用也十分重要[58, 60]。此外，对有心源性猝死家族史、既往有 CA 发作史的患者也应该高度重视，采取必要的防护措施[61]。

2. CA 前期的动态性预识　动态性预识是对 CA 高危患者院内观察、监测的重要方法。CA 前的动态性预识依赖于院内 EWSS 的建立。超过半数的 IHCA 继发于呼吸、循环衰竭和各种原因所致的休克，这些事件发生前都会有生理变化的早期表现，例如气促、心动过速以及低血压等。IHCA 患者会出现生理不稳定状态的恶化，且难于及时发现并处理。这种状况多发生于普通病房，不同于 ICU 或手术室，普通病房由于缺乏足够高的患者护士比例以及监护的警惕性，对生命体征的手动监测和医护人员对患者巡视频次的减少，会延误对病情的识别更易出现 IHCA。因此，要建立动态性预识机制，这可以通过增加对高危患者的远程心电监测，包括对呼吸频率和心律的监测，或者增加巡视的频率来实现。临床也可以通过应用和组合各种评分系统对危重患者进行病情评估，早期识别潜在的危重患者[24]。对早期临床表现不明显或症状不典型的患者，应该坚持动态、连续和反复的监测，多次评估，及早发现。对已经被识别出的高危患者，经过治疗处理后还应持续的严密监测和观察，评价治疗效果和病情恶化风险，直至病情稳定。

3. CA 前期的即时性预识　部分患者在发生 CA 前有数天或数周，甚至数月的前驱症状，如心绞痛、气急或心悸的加重，易于疲劳，及其他主诉。但这些症状无特异性，并非心源性猝死所特有。前驱症状仅提示有发生心血管疾病的危险，而不能预测心脏性猝死的发生。部分患者可无前驱症状，瞬即发生 CA；如此时能够意识到发生 CA 的风险而尽早就医、诊治，有可能避免恶性事件的发生[62]。部分 CA 患者从心血管状态出现急剧变化到 CA 发生前的时间为瞬间至持续 1 小时不等；由于猝死的病因不同，发病期的临床表现也各异；典型的表现包括严重胸痛、急性呼吸困难、突然心悸、持续心动过速或头晕目眩等[63]。若 CA 瞬间发生，事先无预兆，则大部分是心源性的。在猝死前数小时或数分钟内常有心电活动的改变，其中以心率加快及室性异位搏动增加最常见；另有少部分患者以循环衰竭发病[59]。此时尽快启动急救反应系统，采取一定的自救措施（休息、平卧、口服硝酸甘油等急救药物），或许能够争取部分宝贵的院前急救时间。

（三）CA 前期的预警

CA 前期预警是基于循证医学为依据的易发生 CA 的病症、基于现代医学检测筛查的高危个体，通过现代医学大数据分析而得出的预警模式。通过有效、规范的实施可能发生 CA 个体的"精准定位"，而发出预先警告信息，达到防患于未然的目的。

1. 机体预警　OHCA 多为心源性疾病所致，年轻人和年长者发生 CA 的原因不同。年轻人多表现为遗传性离子通道疾病和心肌病变引发的恶性心律失常，还有心肌炎和药物滥用等原因。而年长者则表现为慢性退行性心脏改变，如 CHD、心瓣膜病变及心力衰竭。

所以作为不同的个体和人群，可供预测 CA 发生的机体特征也不尽相同。对没有已知心脏病的人群，筛查并控制缺血性心脏病的危险因素（血脂、血压、血糖、吸烟、体质指数）是最有效的 CA 预防措施。家族性猝死的研究成果提示基因学检测将成为预测 CA 的重要手段。在缺血性心脏病患者中，尽管曾提出一系列包括晚电位、QT 间期离散度、微伏级 T 波电交替等预测因子，但未获得欧洲心脏协会（ESC）指南的推荐，左心室射血分数（LVEF）仍是目前唯一临床常用的 CA 预测指标。遗传性心律失常疾病的预测因子则有高度异质性，不同类型的遗传性心律失常预测因子不同[64]。

IHCA 主要由非心源性病因所致，包括严重电解质紊乱和酸碱平衡失调、窒息、各种原因所致的休克、恶性心律失常、药物过敏反应、手术、治疗操作、麻醉意外、脑卒中、药物过量、呼吸衰竭（呼衰）等。虽然 IHCA 也突然发生，但起病前存在基础疾病的恶化和演变过程，也会出现特异性的血流动力学不稳定改变，因此重视 CA 前疾病和主要生命体征（心电图、血压、心率、呼吸频率、血氧饱和度等）的监测，建立预警机制，早期干预、处理，也能够有效降低 IHCA 的发生率。

2. 心理预警　在院外条件下，CA 的诱因还有一个不可忽视的心理因素——情绪，即指因为情绪（喜、怒、哀、思、悲、恐、惊）、精神因素而引发的 CA。资料表明，情绪因素能显著的影响和改变心、肺、脑疾病的发生率。情绪因素可以是发病的病源性因素，也可以是促发因素，或者使疾病加剧的因素[65]。近年来在临床上也见到，由于情绪波动而引起的 CA。

过度情绪（喜、怒、哀、思、悲、恐、惊）、精神因素可引发交感神经兴奋和迷走神经抑制导致的原发性 CA，也可通过影响呼吸中枢调节，引发呼吸性碱中毒导致心搏、呼吸骤停，还可诱发原有心脑血管疾病，引发的继发性心搏、呼吸骤停[66]。临床上与心理因素关系比较密切，且容易引发 CA 的几种高危情况应引起大家的警惕，提前做好预防工作。儿茶酚胺敏感性多形性室性心动过速（CPVT）是一种常见的遗传性心脏病，多发生于无器质性心脏病、QT 间期正常的青少年，以运动或情绪激动时出现双向性或多形性室性心动过速，导致晕厥和猝死为特征[67]。章鱼壶心肌病又称为心碎综合征或心尖球形综合征，因发作时左心室心尖呈气球样，与传统日本章篓的圆形底部和窄口相似而得名[68]。近 1/3 的章鱼壶心肌病患者是因为受到精神因素的影响（如悲伤、惊恐、焦虑、人际冲突、愤怒、挫折等）而发病。有些患者会发生多灶性的冠状动脉痉挛或短暂的心肌灌注不良，甚至有部分诱发 VF 而出现心搏、呼吸骤停。QT 间期延长综合征（LQTS）也是一种与情绪改变及其心脏事件发生相关的遗传性心脏疾病[69]。这一类疾病的治疗都是以 β 受体阻滞剂为代表的抗心律失常药物和 ICD 治疗为主，同时应该避免剧烈运动、过度情绪改变以及远离令人产生应激的环境等[70]。另外，对于有 CHD 及心脑血管异常（主动脉瘤、脑动脉瘤、主动脉夹层）基础病的患者，在情绪失调等应激状态时儿茶酚胺分泌量明显增加。儿茶酚胺除可引起恶性心律失常外，还可使血压增高、微血管内血小板聚集作用增加，导致心脑血管恶性事件的发生，严重者可致心搏、呼吸骤停[60]。

3. 仪器预警　对于已知的高危患者，应用适当的仪器设备进行检查分析，对 CA 发生的风险进行筛查是有意义的。不主张对普通人群进行常规筛查，但建议对年轻的竞技体育运动员进行赛前 CA 风险筛查。对猝死患者直系亲属筛查是识别风险个体、积极防治 CA 的重要手段[71]。

对于室性心律失常（VA）患者，首先要准确采集病史，再根据患者的具体情况选择最佳的检查方式[60]。对于陈旧性心肌梗死合并心悸、晕厥或接近晕厥、晕厥可疑为缓慢或快速心律失常所致以及鉴别致心律失常性右室心肌病（ARVC）和右心室流出道心动过速，推荐使用冠状动脉造影和电生理检查这一类有创性检查。而致死性 VA 或 CA 生还者合并中、高危 CHD 风险的患者则推荐使用无创性检查，具体包括：静息 12 导联心电图适用于可疑或已知 VA 的患者；动态心电图用于检测和诊断心律失常，12 导联动态心电图用于评估 QT 间期或 ST 段的变化；心脏事件记录器用于症状偶发者，判断是否与短暂心律失常相关；埋藏式心电记录器用于偶发症状可疑与心律失常相关，而应用现有手段无法明确者；信号叠加心电图用于合并 VA 或致命 VA 风险的 ARVC 人群的诊断；运动负荷试验可于年龄、症状提示为中高风险的 CHD 患者诱发心肌缺血或 VA，用于已知或可疑运动诱发的 VA，包括 CPVT 的诊断及预后评估，运动诱发的 VA 进行药物或消融治疗的效果评估；建议超声心动图均适于可疑或确诊 VA 的所有患者以评估左心室功能，检出心脏结构异常；对严重 VA 或 SCD 高危患者应行超声心动图评价左心室和右心室功能并检出结构性心脏病，如扩张型、肥厚型或右室心肌病患者，AMI 存活者，SCD 生还有遗传基因异常患者的亲属；运动试验 + 影像（运动负荷超声心动图或心肌灌注显像，SPECT）用于心电图诊断缺血不可靠 [应用地高辛、左心室肥厚、静息时心电图 ST 段压低 > 1mm，预激综合征或左束支传导阻滞（LBBB）]，中度罹患 CHD 风险合并 VA 的患者以检出潜在缺血；药物负荷 + 影像用于不能进行运动负荷试验，中度罹患 CHD 风险的 VA 人群以检出潜在缺血；当超声心动图不能准确判断 VA 患者的左心室和右室功能和 / 或结构异常时，可考虑行 CMR 或 CT 检查。

二、CA 中期的"三化"方法

CA 中期是指针对患者心搏、呼吸骤停期间进 行初级或高级生命支持的时段，应采用标准化、多元化和个体化并重的"三化"方法，借以最大限度提高 CPR 的抢救成功率与生存率。自 1960 年现代 CPR 诞生之日起，胸外按压（产生并维持人工循环，前向血流）、人工呼吸（保持人工通气）和电除颤（尽快终止可除颤心律）就是 CPR 的基本核心技术，也是 CPR 技术不断优化和发展的目标。在复杂多变的临床条件下，要获得最佳的复苏治疗与复苏效果应切实执行"三化"方法。

（一）CA 中期的标准化

传统的徒手 CPR 不受装备和条件限制，能够快速实施，仍然是当今 CPR 的首选复苏策略，我们也称之为标准 CPR（STD-CPR）。受制于施救者的身体条件和疲劳产生，施救者的复苏质量会存在明显差异。因此，要确保高质量的人工循环产生，便于培训、推广和质量控制，必须建立标准化的 CPR 方法学[72]。

1. 成人 CPR[基础生命支持（BLS）] 标准

（1）判断患者意识：只要发病地点不存在危险并适合，应就地抢救。急救人员在患者身旁快速判断有无损伤和反应。可轻拍或摇动患者，并大声呼叫"您怎么了"。如果患者有头颈部创伤或怀疑有颈部损伤，要避免造成脊髓损伤，对患者不适当地搬动可能造成截瘫[35]。

（2）判断患者呼吸和脉搏（非医务人员只判断呼吸即可）：患者心脏停搏后会出现呼吸减慢、停止，甚至出现濒死叹气样呼吸或也称为喘息，而部分 CA 的原因正是呼吸停止或窒息[35, 73-74]。因此，一旦患者呼吸异常（停止、过缓或喘息），即可认定出现 CA，应该立即予以 CPR。通常，我们通过直接观察胸廓的起伏来确定患者的呼吸状况；也可以通过患者鼻、口部有无气流或在光滑表面产生雾气等方法来参考判断。对于经过培训的医务人员，建议判断呼吸的同时应该判断患者的循环征象。循环征象包括颈动脉搏动和患者任何发声、肢体活动等[75-76]。检查颈动脉搏动时，患者头后仰，急救人员找到甲状软骨，沿甲状软骨外侧 0.5~1.0cm 处，气管与胸锁乳突肌间沟内即可触及颈动脉[77]。同时判断呼吸、脉搏的时间限定在 5~10 秒[72]。

（3）启动 EMSS：对于第一反应者来说，如发现患者无反应、无意识及无呼吸，只有 1 人在现场，对成人要先拨打当地急救电话（"120"），启动 EMSS，目的是求救于专业急救人员，并快速携带除颤器到现场。现场有其他人在场时，第一反应者应该指定现场某人拨打急救电话，获取 AED，自己马上开始实施 CPR。EMSS 是贯穿 OHCA 患者抢救全程的关键，是整个生存链串联、稳固的核心[35]。对于 OHCA 患者，高效、完善的 EMSS 应该包括专业的调度系统、快速反应的院前急救队伍和优秀的转运、抢救体系。专业的调度系统能够快速派遣专业的院前急救队伍的同时，通过辅助呼救者正确、及时识别 CA，鼓励并指导报警者实施 CPR[78-79]。对于 IHCA 患者，启动院内应急反应体系包括呼救，组织现场医务人员 CPR 的同时，启动院内专有的应急体系代码，呼叫负责院内 CPR 的复苏小组或团队。需要特别注意的是，有时短暂的、全身性的抽搐可能是 CA 的首发表现[80-81]。

（4）实施高质量的 CPR：①胸外按压技术标准：CPR 时为保证组织器官的血流灌注，必须实施有效的胸外按压。有效的胸外按压必须快速、有力。按压频率 100~120 次 / 分，按压深度成人不少于 5cm，但不超过 6cm，每次按压后胸廓完全回复，按压与放松比大致相等[82-87]。尽量避免胸外按压中断，按压分数（即胸外按压时间占整个 CPR 时间的比例）应 ≥ 60%[88-91]。在建立人工气道前，成人单人 CPR 或双人 CPR，按压 / 通气比都为 30∶2，建立高级气道（如气管插管）以后，按压与通气可能不同步，通气频率为 10 次 / 分[92]。②胸外按压实施标准[93-98]：患者应仰卧平躺于硬质平面，术者位于其旁侧。若胸外按压在床上进行，应在患者背部垫以硬板。按压部位在胸骨下半段，按压点位于双乳头连线中点。用一只手掌根部置于按压部位，另一手掌根部叠放其上，双手指紧扣，以手掌根部为着力点进行按压。身体稍前倾，使肩、肘、腕位于同一轴线上，与患者身体平面垂直。用上身重力按压，按压与放松时间相同。每次按压后胸廓完全回复，但放松时手掌不离开胸壁。按压暂停间隙施救者不可双手倚靠患者。③仅胸外按压的 CPR：如果旁观者未经过 CPR 培训，则应进行单纯胸外按压 CPR，即仅为突然倒下的成人患者进行胸外按压并强调在胸部中央用力快速按压，或者按照急救调度的指示操作。施救者应继续实施单纯胸外按压 CPR，直至 AED 到达且可供使用，或者急救人员或其他相关施救者已接管患者。所有经过培训的非专业施救者应至少为 CA 患者进行胸外按压[97-98]。另外，如果经过培训的非专业施救者有能力进行人工呼吸，应按照按压∶人工呼吸为 30∶2 进行[99-101]。单纯胸外按压(仅按压)CPR 对于未经培训的施救者更容易实施，而且更便于调度员通过电话进行指导。另外，对于心脏病因导致的 CA，单纯胸外按压 CPR 或同时进行按压和人工呼吸 CPR 的生存率相近。

（5）人工通气

1）开放气道：如果患者无反应，急救人员应判断患者有无呼吸或是否异常呼吸，先使患者取复苏体位（仰卧位），即先行 30 次心脏按压，再开放气道。如无颈部创伤，可以采用仰头抬颏或托颌法，开放气道，对非专业人员因托颌法难于学习，故不推荐采用，专业急救人员对怀疑有颈椎脊髓损伤的患者，应避免头颈部的延伸，可使用托颌法。

仰头抬颏法：完成仰头动作应把一只手放在患者前额，用手掌把额头用力向后推，使头部向后仰，另一只手的手指放在下颌骨处，向上抬颏，使牙关紧闭，下颏向上抬动，匆用力压迫下颌部软组织，以免可能造成气道梗阻[102]。也不要用拇指抬下颏。气道开放后有利于患者自主呼吸，也便于 CPR 时进行口对口人工呼吸。如果患者假牙（义齿）松动，应取下，以防其脱落阻塞气道。

托颌法：把手放置患者头部两侧，肘部支撑在患者躺的平面上，托紧下颌角，用力向上托下颌，如患者紧闭双唇，可用拇指把口唇分开。如果需要行口对口人工呼吸，则将下颌持续上托，用面颊贴紧患者的鼻孔。此法效果肯定，但费力，有一定技术难度。对于怀疑有头、颈部创伤患者，此法更安全，不会因颈部活动而加重损伤[103-107]。

2）人工通气：采用人工呼吸时，每次通气必须使患者的肺脏膨胀充分，可见胸廓上抬即可，切忌过度通气。在建立高级气道后，实施连续通气的频率统一为每 6 秒 1 次（10次／分）[72]。但应该强调，在人工通气时应该使用个人保护装置（如面膜、带单向阀的通气面罩、球囊面罩等）对施救者实施保护。

口对口呼吸：口对口呼吸是一种快捷有效的通气方法，呼出气体中的氧气足以满足患者需求。人工呼吸时，要确保气道通畅，捏住患者的鼻孔，防止漏气，急救者用口把患者的口完全罩住，呈密封状，缓慢吹气，每次吹气应持续 1 秒以上，确保通气时可见胸廓起伏。口对口呼吸常会导致患者胃胀气，并可能出现严重合并症，如胃内容物反流导致误吸或吸入性肺炎、胃内压升高后膈肌上抬而限制肺的运动。所以应缓慢吹气，不可过快或过度用力，减少吹气量及气道压峰值水平，有助于减低食管内压，减少胃胀气的发生。对大多数未建立人工气道的成人，推荐约 500~600ml 潮气量，既可降低胃胀气危险，又可提供足够的氧合[108]。

球囊面罩通气：使用球囊面罩可提供正压通气，但未建立人工气道容易导致胃膨胀，需要送气时间长，潮气量控制在可见胸廓起伏[109]。但急救中挤压气囊难保不漏气，因此，单人复苏时易出现通气不足，双人复苏时效果较好。双人操作时，一人压紧面罩，一人挤压皮囊通气。如果气道开放不漏气，挤压 1L 成人球囊 1/2~2/3 量或 2L 成人球囊 1/3 量可获得满意的潮气量[110]。如果仅单人提供呼吸支持，急救者位于患者头顶。如果没有颈部损伤，可使患者头后仰或枕部垫毛巾或枕头，使之处于嗅闻位，便于打开气道，一手压住面罩，一手挤压球囊，并观察通气是否充分，双人球囊面罩通气效果更好。

（6）电除颤：大多数成人突发非创伤性 CA 的原因是 VF，电除颤是救治 VF 最为有效的方法[31]。研究证实，对于 VF 患者每延迟 1 分钟除颤，抢救成功率降低 7%~10%，因此早期电除颤是 CA 患者复苏成功的关键之一[111-112]。心律分析证实为 VF/ 无脉性 VT 应立即行电除颤，之后做 5 组 CPR，再检查心律，必要时再次除颤[113-114]。单相波除颤器首次电击能量选择 360J，双相波除颤器首次电击能量选择应根据除颤仪的品牌或型号推荐，一般为 120J 或 150J[115]。对心室静止（心电图示呈直线）与 PEA 患者不可电除颤，而应立即实施 CPR[116]。

AED 能够自动识别可除颤心律，适用于各种类型的施救者使用。如果施救者目睹发生

OHCA 且现场有 AED，施救者应从胸外按压开始 CPR，并尽快使用 AED。在能够使用现场 AED 或除颤器治疗 CA 的医院和其他机构，医务人员应立即先进行 CPR，并且尽快使用准备好的 AED/ 除颤器[117-118]。以上建议旨在支持尽早进行 CPR 和早期除颤，特别是在发生 CA 时现场有 AED 或除颤器的情况下。如果 OHCA 的反应者不是院前急救人员，则急救人员可以先开始 CPR，同时使用 AED 或通过心电图检查节律并准备进行除颤。在上述情况下，可以考虑进行 2 分钟的 CPR，然后再尝试除颤。如果有 2 名或 3 名施救者在现场，应进行 CPR，同时拿到除颤器。对于 IHCA，没有足够的证据支持或反对在除颤之前进行 CPR。但对于有心电监护的患者，从 VF 到给予电击的时间不应超过 3 分钟，并且应在等待除颤器就绪时进行 CPR[119]。电除颤的作用是终止 VF 而非起搏心脏，因此，在完成除颤后应该马上恢复实施胸外按压直至 2 分钟后确定 ROSC 或患者有明显的循环恢复征象（如咳嗽、讲话、肢体明显的自主运动等）。

（7）CPR 的药物应用：迄今为止，未能证实任何药物应用与 CA 患者生存预后有关。CPR 时，用药应考虑在其他方法之后，如急救人员应首先开展 BLS、电除颤、适当的气道管理，而非先应用药物。开始 BLS 后，尽快建立静脉通道，同时考虑应用药物抢救，抢救药物的给药途径限于静脉通道（IV）或经骨通道（IO）。

1）肾上腺素：肾上腺素作为血管收缩药已有 100 年的历史，作为 CPR 基本用药已有 40 多年的历史。主要药理作用：增强心肌收缩力，增加冠状动脉及脑血流量，增加心肌自律性和使 VF 易被电复律等。肾上腺素仍被认为是复苏的一线选择用药，可用于电击无效的 VF/ 无脉性 VT、心脏静止或 PEA。肾上腺素用法：1mg 静脉推注，每 3~5 分钟 重复 1 次。每次从周围静脉给药后应该使用 20ml 9% 氯化钠等渗盐水冲管，以保证药物能够到达心脏。因心内注射可增加发生冠状动脉损伤、心脏压塞和气胸的危险，同时也会延误胸外按压和肺通气开始的时间，因此，仅在开胸或其他给药方法失败或困难时才考虑应用[120-121]。

2）胺碘酮（可达龙）：胺碘酮属Ⅲ类抗心律失常药物。胺碘酮仍是治疗各种心律失常的主流选择，更适宜于严重心功能不全患者的治疗，如射血分数 < 0.40 或有充血性心衰征象时，胺碘酮应作为首选的抗心律失常药物。因为在相同条件下，胺碘酮作用更强，且比其他药物致心律失常的可能性更小。当 CPR、2 次电除颤以及给予血管加压素后，如 VF/ 无脉性 VT 仍持续时，应考虑给予抗心律失常药物，优先选用胺碘酮静脉注射（静注）；若无胺碘酮时，可使用利多卡因 75mg 静注。胺碘酮用法：CA 患者如为 VF/ 无脉性 VT，初始剂量为 300mg 溶入 20~30ml 葡萄糖液内快速推注，3~5 分钟 后再推注 150mg，维持剂量为 1mg/min 持续静脉滴注（静滴）6 小时。非 CA 患者，先静推负荷量 150mg（3~5mg/kg），10 分钟内注入，后按 1.0~1.5mg/min 持续静滴 6 小时。对反复或顽固性 VF/VT 患者，必要时应增加剂量再快速推注 150mg。一般建议每日最大剂量不超过 2g 胺碘酮的临床药物中含有负性心肌收缩力和扩血管的作用的成分，可引起低血压和心动过缓。这常与给药的量和速度有关，预防的方法就是减慢给药速度，尤其是对心功能明显障碍或心脏明显扩大者，更要注意注射速度，监测血压[122-123]。

3）利多卡因：利多卡因仅作为无胺碘酮时的替代药物。初始剂量为 1.0 ~1.5mg/kg 静推。如 VF/VT 持续，可给予额外剂量 0.50~0.75mg /kg，5~10 分钟 1 次，最大剂量为 3mg/kg[124]。

4）硫酸镁：硫酸镁仅用于尖端扭转型 VT（Ⅱ b 类推荐）和伴有低镁血症的 VF/VT 以及其他心律失常两种情况。用法：对于尖端扭转型 VT，紧急情况下可用硫酸镁 1~2g 稀释后静注，5~20 分钟注射完毕；或 1~2g 加入 50~100ml 液体中静滴。必须注意，硫酸镁快速给药有可能导致严重低血压和 CA[122]。

5）碳酸氢钠：在 CA 和复苏后期，足量的肺泡通气是控制酸碱平衡的关键。CA 和复苏时，由于低血流造成的组织酸中毒和酸血症是一动态发展过程。这一过程的发展取决于 CA 的持续时间和 CPR 时血流水平。目前关于在 CA 和复苏时酸碱失衡病理生理学的解释是，低血流条件下组织中产生的 CO_2 发生弥散障碍。所以在 CA 时，足量的肺泡通气和组织血流的恢复是控制酸碱平衡的基础，这就要求首先要进行胸外心脏按压，然后迅速恢复自主循环。目前实验室和临床研究尚无肯定的认识，血液低 pH 会影响除颤成功率、影响 ROSC 或短期的存活率[125-126]。交感神经的反应性也不会因为组织酸中毒而受影响。只有在一定的情况下，应用碳酸氢盐才有效，如患者原有代谢性酸中毒、高钾血症、三环类或苯巴比妥类药物过量。此外，对于 CA 时间较长的患者，应用碳酸氢盐治疗可能有益，但只有在除颤、胸外心脏按压、气管插管、机械通气和血管收缩药治疗无效时方可考虑应用该药。应根据患者的临床状态应用碳酸氢盐，使用时以 1mmol/kg 作为起始量，在持续 CPR 过程中每 15 分钟给予 1/2 量，最好根据血气分析结果调整补碱量，防止产生碱中毒。

（8）CPR 质量的监测与评估：对于 CPR 质量的监测，最简单、直接的方法就是施救者本人或团队成员通过观察，凭借训练和抢救的经验评估 CPR 的质量，再结合患者面色改变、大动脉搏动、瞳孔改变等情况综合评价 CPR 实施的质量，并通过相互提醒提供信息反馈。但这样的监测显然不够客观、准确，事实上效果也不佳。CPR 质量监测技术已经成功转化为临床可用的成熟产品，而这些监测和反馈技术无论是在临床实践和培训中都被证实能够有利于对临床 CPR 过程的质量监控。这些监测、反馈技术虽然未被证实能够改善患者的生存预后[54]，但对于及时记录 CPR 的实施质量，并持续改善 CPR 的质量意义重大。

目前监测 CPR 质量的方法和技术主要包括三类：第一类是能够直接反映 CPR 效果的技术。冠状动脉灌注压（CPP）是最经典的指标，也是 CPR 质量评价的"金标准"[127]，但在临床实践中常难以获得，通常建议以舒张期的有创动脉血压作为参考和替代。呼气末二氧化碳波形图是国际复苏指南的重点推荐，能够很好地反映人工循环时的心排血量（CO）水平，还可确定高级气道的放置位置和 ROSC，最新指南还推荐其可以作为复苏预后评价的指标，是不错的监测指标，但前提是需要建立高级气道。心电图波形分析也是经典的评价指标之一，可反映心肌灌注及电活动的状态，作为除颤时机的判断指标更为合适。脑部血氧饱和度监测提供了一种全新的无创监测 CPR 质量的方法，可以了解 CPR 过程中实时脑灌注及脑组织供氧情况，但还需进一步临床验证。第二类是目前最常用的对 CPR 实施技术的监测，包括按压深度、频率，胸廓回弹、按压分数等指标，系统还可提供实时的语音或图文的反馈提示。该类技术主要通过测量按压位置的加速度改变或者胸部阻抗等参数的改变来测算，精度和准确度也在不断提高。而且这类数据能够被完整记录，还可用于复苏后的小结和质量分析研究。第三类技术虽不能直接反映复苏质量，却能显著改善 CPR 的质量。例如心电滤波技术能够将按压干扰波形从心电监测的波形中滤除，在无须停止按压的情况下，即可判断心律失常类型，可显著提高按压分数以及除颤成功率。血氧饱和度监测易受环境温度、患者外周循环等条件影响，并不是良好的质量监测指标，但联合心电图协同分析，却能很好地判定复苏后 ROSC[1]。

强调对 CPR 操作的标准化，核心是要确保实施高质量 CPR 的实施。高质量 CPR 的内容包括：快速（按压速率 100~120 次 / 分）、用力按压（成人按压深度 5~6cm），胸廓充分回弹，尽量减少按压中断（按压分数 > 60%）和避免过度通气。对于专业的急救人员，建议以团队形式实施 CPR 作为基本原则，以最大限度保证高质量 CPR 的实施，减少抢救过程中的错误和疏漏 [72]。

2. 儿童和婴儿 CPR（BLS）标准　界定儿童的年龄在 1 周岁至青春期，婴儿则是指出生后至年满 1 周岁。不同于成人患者，儿童和婴儿患者出现 CA 多由于各种意外和非心脏原因（特别是窒息）。因此，注重预防是儿童和婴儿 CPR 的首要原则。在 CPR 实施过程中，相对于成年人，对儿童和婴儿的复苏应该更加重视人工通气的重要性，不建议对儿童实施单纯胸外按压的复苏策略。此外，对年轻患者，包括儿童和婴儿，应该延长 CPR 的时间，不轻易终止 CPR。

儿童 CPR 标准的操作流程与成人大致相同，主要的差别是胸外按压的深度，儿童应控制在 5cm 左右，在实施双人儿童 CPR 时，按压 / 通气比例应该为 15 : 2（成人为 30 : 2）。高质量 CPR 的标准与成人相同。为婴儿实施 CPR 时，判断患儿意识采用拍打足底的方法，胸外按压时采用二指垂直按压（单人）或双拇指环抱法（双人），按压深度约为 4cm，按压 / 通气比与儿童一致 [128]。

（二）CA 中期的"多元化"

CA 发生时间无法预测，发病起点和情况也千差万别，采用 STD-CPR 有时难以应对特殊的条件和环境。"多元化"的 CPR 方法学和装备为特殊情况下的 CPR 提供重要的途径，为特殊的患者带来生的希望。目前临床和基础研究证实一些非传统 CPR 方法与装备能够提高患者的生存率和改善神经功能预后，但尚需掌握好适应证并充分发挥各自的优势和长处，多元化的 CPR 手段尤其为特殊情况下 CA 患者提高了生存概率。

1. 单纯胸外按压 CPR　单纯胸外按压 CPR 是指只进行胸外按压而不进行人工通气的复苏方法，适用于非专业医务人员无能力或不愿意进行人工呼吸时对 OHCA 患者实施的 CPR [129]。与 STD-CPR 相比，该方法能获得较好的 CPP、肺通气 / 灌注比值和存活率 [98]；另外能减少因直触患者而传染疾病等个人顾虑，并能提高院外环境下第一反应者进行 CPR 的比例 [24]。对于医务人员或经过培训的非专业施救者，建议实施 STD-CPR。

2. 腹部提压 CPR　腹部提压 CPR 是一种突破传统复苏理念，我国自主研发的创新性复苏技术 [130]。该技术依据"腹泵""心泵""肺泵"和"胸泵"的原理，采用腹部提压心肺复苏仪对腹部进行提拉与按压，通过使膈肌上下移动改变胸腹内压力，建立有效的循环和呼吸支持。实施时通过底板吸盘吸附于患者中上腹部，以 100 次 / 分 的频率连续交替对腹部实施向下按压（按力 40~50kg）和向上提拉（提力 20~30kg），达到同步建立人工循环和通气，以实现 ROSC。该技术需要施救者持续循环往复，直至患者 ROSC 或复苏终止。

其适应证包括：①开放性胸外伤或心脏贯通伤、胸部挤压伤伴 CA 且无开胸手术条件；②胸部重度烧伤及严重剥脱性皮炎伴 CA；③大面积胸壁不稳定（连枷胸）、胸壁肿瘤、胸廓畸形伴 CA；④大量胸腔积液及严重胸膜病变伴 CA；⑤张力性及交通性气胸、严重肺大疱和重度肺实变伴 CA；⑥复杂先天性心脏病、严重心包积液、心脏压塞以及某些人工瓣膜置换术者（胸外按压加压于置换瓣环可导致心脏创伤）；⑦主动脉缩窄、主动脉夹层、主动脉瘤破裂继发 CA；⑧纵隔感染或纵隔肿瘤伴 CA；⑨食管破裂、气管破裂和膈肌破裂伴 CA；⑩胸椎、胸廓畸形、颈椎、胸椎损伤伴 CA；⑪STD-CPR 过程中出现胸肋折者。腹部外伤、腹主动脉瘤、膈肌破裂、腹腔器官出血、腹腔巨大肿物为禁忌证[131]。鉴于 STD-CPR 通常并发胸肋折，而影响到胸外按压深度及胸廓回弹幅度，不能保证高质量的 CPR，腹部提压 CPR 弥补了 STD-CPR 的不足，尤其在创伤、灾害及窒息等特殊条件下的 CA 抢救中已逐步显现出特别的优势[132-133]，与 STD-CPR 协同在完善高质量 CPR 中发挥重要作用。

3. 开胸直接心脏挤压 CPR　直接心脏挤压是一种特殊的 CPR 方法，可能会为脑和心脏提供接近正常的血流灌注[134]。该方法多在胸部外伤、心脏压塞、心胸外科手术等特殊的条件下才使用[135-136]。研究表明，CA 早期，经短期体外 CPR 无效后，直接心脏挤压可提高患者的存活率；急诊开胸心脏挤压是有创的，可能会导致部分患者死亡，因此进行这一操作需要有经验的抢救团队，并能在事后给予最佳护理[137]。故不提倡常规实施开胸直接心脏挤压的 CPR。今后，有必要进行相关的临床研究以评价其 CA 复苏效果。开胸心脏挤压 CPR 可用于某些特殊情况，但不应作为复苏后期的最后补救措施。目前 CA 开胸的指征包括：胸部穿透伤引起的 CA；体温过低、肺栓塞或心脏压塞；胸廓畸形，体外 CPR 无效；穿透性腹部损伤，病情恶化并发 CA。

4. 膈下抬挤 CPR　膈下抬挤 CPR 在规避徒手胸外按压和开胸心脏按压不足的同时，结合临床实际针对不同境遇下出现的 CA，依据只有贴近心脏的挤压才能保证较好心搏出量的原则，由我国医生设计的开腹经膈肌下向上向前抬挤心脏的 CPR 方法[138]。如果患者开腹手术时出现 CA，常规应用胸外按压进行 CPR，由于腹部切口敞开，胸外按压难以充分发挥"心泵"和"胸泵"的作用，使临床 CPR 成功率大幅降低。使用经膈肌下抬挤 CPR 法，可以用手经腹部切口自左侧膈肌将心脏直接挤压至胸壁内侧，实现对心脏的挤压，产生 CPR 的效果。具体操作方法：施救者将右手从手术切口伸入膈肌下方，将 2~5 指并拢，放置于心脏后下方膈肌贴附面处，左手掌置于胸骨中下 1/3 处固定后，双手配合以右肘关节协调带动右手 2~5 掌指有节律冲击性地向胸骨处抬挤，使膈肌上移 4~5cm，然后迅速放松使膈肌回至原位，如此交替进行，抬挤心脏频率为 100~120 次 / 分。

5. 体外膜肺 CPR（ECPR）　体外膜肺氧合（ECMO）已经是非常成熟的常规心肺重症治疗技术。通过紧急建立急诊体外循环也可作为 CA 治疗的循环辅助措施，该方法是通过股动脉和股静脉连接旁路泵而不必开胸。实验和临床研究已经证实，救治延迟的 CA 时，ECPR 可改善血流动力学状况及存活率和神经功能预后[139-141]。鉴于该项复苏技术的复杂性以及昂贵的使用成本，ECPR 不能作为一种常规复苏选择，只有在可能对患者很有利的情况下才考虑使用，例如存在可逆的病因（急性冠状动脉闭塞、大面积肺栓塞、顽固的 VF、深低温、心脏损伤、重度心肌炎、心肌病、充血性心力衰竭和药物中毒）或等待心脏移植[142]。

6. 机械复苏装置 CPR　机械复苏装置的一个优点是始终保持一定的按压频率和按压幅度，从而消除了施救者疲劳或其他因素引起的操作变动，延长了高质量胸外按压的时间，但仅限于成人使用[143]。然而所有机械复苏装置都有一个缺点，即在安装和启动仪器时需中断胸外按压，这也是多项大规模随机对照临床研究未能获得较理想的实验结果支持机械复苏的主要原因[144-145]。目前尚无证据显示机械复苏在改善血流动力学指标和存活率方面比 STD-CPR 更有优势，因此不推荐常规使用，但在进行人工胸外按压困难时或危险时的特殊条件下（如转运途中在救护车内、野外环境、长时间的 CPR、人员不足或者在血管造影室内 CPR 等），机械复苏可以替代 STD-CPR[142]。

目前较成熟的机械复苏装置有活塞式机械复苏装置、主动式胸部按压减压复苏装置、压力分布带式复苏装置和微型机械复苏装置。

（1）活塞式机械复苏装置虽可以模拟徒手按压的手法，但此类仪器放置或操作不当，会造成通气和 / 或按压不充分。此外，按压器加在胸部的重量会限制减压时胸部回弹和静脉回流，尤其在发生单根或多根肋折时更为明显。

（2）主动式胸部按压减压复苏装置按压时与传统按压类似，而放松时因上提手柄而使胸壁主动上提。与 STD-CPR 相比，主动式胸部按压减压装置 CPR 可改善 CPR 时血流动力学，临床应用的长期预后也优于 STDCPR，因此在欧美该类装置已在临床上被广泛使用。但这两类机械复苏装置本身也存在一些问题，例如 CPR 过程中按压位置的移动可造成胸折、价格昂贵、难以搬动（因体积重量的限制）及活塞脱位等；另外，按压部位可能移动的风险也限制了其在转运中的应用。

（3）压力分布带式复苏装置是一类特殊设计的机械复苏装置，该装置的按压板作用于胸前壁大部分区域，胸部加压时两条拉力带可防止胸廓向两边扩张，从而提高了按压效率。与传统复苏技术相比，压力分布带式复苏装置是一种安全有效的 CPR 机械复苏装置，因为它可以保证持续有效的胸部按压。该复苏装置的独特设计使按压位置不易移位，甚至是在转运过程之中仍能保持高质量的 CPR，这使该装置可作为野外救援、转运和 CT 检查中维持 CPR 的首选推荐[146]。另外，该装置在急诊经皮冠状动脉介入治疗（PCI）时不遮挡视野，因此它也是 CA 患者在急诊 PCI 时实施 CPR 唯一可行的方案。

（4）微型机械复苏装置也称 Weil MCC 装置，该装置采用第三代 3D 按压技术，通过 CPR 的"胸泵"和"心泵"机制，高效率地改善血流动力学效应，减少复苏过程引起的损伤[147]。由于采用微型化技术，使用该装置时能够缩短设备准备和转换的时间窗，能够进一步提高机械复苏的抢救效能，但其仍需更多的临床数据支持。

7. 其他 CPR 技术　一些新的 CPR 辅助机械装置作为复苏时的辅助手段，虽然不能替代传统 CPR 技术，但可与各种 CPR 方法联合使用，如主动式胸部按压减压装置、气背心 CPR 和机械 CPR 等。但目前这些技术仍缺乏足够的临床数据支持，不推荐常规应用[142]。

（三）CA 中期的"个体化"

对于 CA 患者具体实施 CPR 时，要充分考虑到不同国家、不同地区、不同社会、不同人群等诸多差异，并结合 CA 时的多重因素加以灵活运用。怎样针对不同个体在不同境遇下出现的心搏、呼吸骤停，因地制宜、因人而异地进行个体化 CPR，在标准 CPR 的基础上进行适当调整，根据"个体化"的治疗原则对这些患者采用更为有效的 CPR 策略和流程，借以提高 CPR 的抢救成功率。

1. 特殊程序　自 1960 年现代 CPR（由 Peter Safar 提出）诞生以来的 50 年里，A—B—C 抢救程序（A—airway，打开气道；B—breath，人工呼吸；C—circulation，人工循环）一直为人们所遵循。2010 版和 2015 版 CPR 指南特别强调了高质量胸外按压的重要性，将成人和儿童（不包括新生儿）BLS 中的 A—B—C 流程更改为 C—A—B 流程。这是对 CPR 认识上的一次飞跃，然而临床实践中每次 CPR 实施的对象有不同的特点，如果不顾实际需求"刻板化"地采用 A—B—C 或 C—A—B 流程则有可能达不到最佳复苏效果而致使复苏失败。所以，实施 CPR 步骤应根据实际情况遵循"个体化"原则[148-149]。

（1）救助对象的状况：由于儿童和成人 CA 病因不同，对婴儿和儿童患者复苏程序的推荐不同于成人患者。成人 CA 大多由 VF 引起，而儿童 CA 大多数由窒息导致。以往对原发性和继发性 CA 者都推荐同样的复苏程序，但前者因心搏停止时体内动脉血氧含量丰富，故可首先采用胸外按压（C—A—B 流程）；后者多因呼吸停止导致体内动脉血严重缺氧继发 CA，应先进行口对口人工呼吸（A—B—C 流程），以提高患者动脉血中的血氧含量。

（2）救助人员的能力：由于专业和非专业救助人员的技能水准不同，两者在 CPR 操作程序上有相应改变。如不再教授非专业救护人员在实施 CPR 时如何评估患者的脉搏和循环；在院外 CPR 时，如果救助人员不会人工呼吸或是因惧怕传染不愿施行口对口人工呼吸，则可不受 C—A—B 流程限制，立即开始不间断的胸外按压。即使在院内 CPR 时，也可首先仅进行胸外按压，而不必一味等待专业人员进行气管插管。因此，在遇到 CA 患者时，不要被口对口人工呼吸的步骤所误导，高质量的徒手胸外按压才是最重要的。

（3）救助环境的设施：在院外大多数患者发生 CA 是由 VF 引起的，如果能在倒下的 5 分钟之内完成除颤，复苏的成功率非常高。随着 AED 的问世，救助者能够便捷地对 VF 患者率先实施紧急除颤，以及时转复心律，恢复循环。

2. 特殊原因　除了心脏本身的原因，引起 CA 的常见病因还包括：缺氧、高 / 低血钾、高 / 低体温、低血容量、创伤、张力性气胸、心脏压塞、血栓、中毒等[150]。

（1）缺氧：单纯因为低氧血症导致的 CA 不常见，但临床上最常见的因缺氧导致 CA 的原因是窒息。窒息性 CA 可由多种原因（气道梗阻、贫血、哮喘、淹溺、上吊、肺炎、张力性气胸、创伤等）导致，且发现时初始心律多为不可除颤心律（心搏停止或 PEA），此类患者复苏后神经功能损害较重，预后较差。CPR 的关键是保证高质量胸外按压的同时优先补充氧气，有效通气[97-98, 151]。

（2）高 / 低血钾及其他电解质异常：电解质异常可诱发恶性心律失常，引起 CA。致命性心律失常多与血钾有关，尤其是高血钾。所以，对肾衰竭、心力衰竭、严重烧伤和糖尿病患者应警惕电解质紊乱。高血钾是诱发 CA 的最常见病因，可通过心电图检查早期发现，以血中钾离子浓度高于 5.5mmol/L 确诊。CPR 时高血钾的处理包括心肌保护，转移钾离子进入胞内，排钾，监测血钾、血糖以及预防复发[152-153]。CPR 低血钾也是临床常见的恶性心律失常和 CA 的诱因，可以通过心电图早期识别。CPR 时低血钾处理的关键是快速补钾，同时也应补镁[154]。

（3）高 / 低体温：①低体温：意外低温（核心体温 < 35℃）也会导致 CA，由于低温对大脑和心脏具有保护作用，所以对低温患者 CPR 时间应该延长，不能轻易宣布患者临床死亡。院前条件下，除非确认患者 CA 是因为致命伤、致死疾病、长时间窒息而引起，或者胸廓无法按压，否则 CPR 不应该停止。如按压困难可以考虑使用机械复苏装置。如有指征应该及时气管插管，但要小心插管刺激引起 VF。检查生命体征的时间不少于 1 分钟，可结合心电监护、心脏彩超等判断心脏血流情况，有疑问应当立即 CPR。低温条件下的心脏对电治疗（起搏和除颤）以及药物不敏感，因此，当核心体温 < 30℃ 时不考虑上述治疗。复温超过 30℃ 但仍未正常（ < 35℃ ）时，用药间隔时间应该翻倍。复温是对该类患者抢救的重要措施，复温可采用皮肤保暖的被动复温方式，也可采用温盐水输注、体腔灌洗、体外循环装置等主动复温方式[155-157]。②高体温：高体温多继发于外界环境及内源性产热过多。高体温患者出现 CA 常预后不良，神经功能损害较重[158]。对此类患者 CPR 时除遵

循标准方法外，应进行持续降温，方法与复苏后温度管理相同[159]。

（4）低血容量：低血容量是 CA 的可逆病因，多由于血管内血容量减少（如出血）或严重血管扩张（如脓毒症和过敏反应）导致。过敏原激发的血管扩张以及毛细血管通透性增加是严重过敏反应引起 CA 的主要原因。外出血通常显而易见，例如外伤、呕血、咯血等，有时出血较隐匿，例如消化道出血或主动脉夹层破裂。大手术患者可能因为术后出血而存在低血容量风险，易出现围术期 CA。无论什么原因引起的低血容量，复苏时首要的是尽快恢复有效循环容量（大量常温血制品或晶体液快速输注）的同时，立即针对病因治疗及控制出血。

1）过敏反应：过敏反应是指严重的、致命的广泛或全身性超敏反应，表现为快速进展的威胁生命的气道、呼吸和循环障碍，通常伴有皮肤黏膜改变，如抢救及时，患者预后良好。在过敏反应人群中，儿童的过敏反应多见于食物源性过敏，成人过敏反应多见于临床用药或昆虫蜇伤。对于过敏反应的抢救措施包括：①体位：存在呼吸困难时坐位，存在低血压时平卧，下肢抬高。②去除诱发因素，例如停止补液，拔出昆虫的螫针等。③出现 CA 立即 CPR，同时立即给予肾上腺素（一线药物）：1∶1 000 肾上腺素 0.3~0.5ml 肌内注射，注射最佳部位为大腿前外侧 1/3 中部。④开放堵塞的气道（气管插管、切开等），高流量吸氧。⑤尽快补液：成人 500~1000ml 儿童 20ml/kg 起，必要时增加。⑥监测：心电图、血压、血氧饱和度等。⑦糖皮质激素（初始复苏措施后）：甲泼尼龙或地塞米松。⑧抗组胺药物（二线药物）：苯海拉明等。⑨其他药物：支气管扩张剂、血管活性药物等。过敏反应抢救的关键在于早期发现诊断及正确处理[160-162]。

2）创伤性心搏骤停（TCA）：TCA 虽然病死率较高，但一旦 ROSC，患者预后较其他原因 CA 患者要好。TCA 出现前会有一系列表现，例如心血管不稳定、低血压、外周脉搏消失以及非中枢神经系统原因引起的意识状态恶化[163]。为 TCA 患者行 CPR 时，除了按照标准复苏流程，同时应快速处理各种可逆病因（低血容量、心脏压塞、张力性气胸等）[164]。如胸外按压无法有效实施，也可以酌情考虑其他有效的复苏方法学（如腹部提压 CPR）。纠正低血容量的措施包括对可压迫的外出血加压包扎或应用止血带，对不可压迫的出血使用骨盆夹板、血制品（早期应用混合浓缩红细胞、新鲜冰冻血浆和血小板按 1∶1∶1 配比的血制品）、输液和氨甲环酸（TXA）[165-167]。同步的损伤控制性手术、止血剂复苏和大容量输注策略（MTP）是对大出血患者损伤控制性复苏的治疗原则。尽管容许性低血压在 CPR 领域的证据有限，但 CPR 成功后容许收缩压的目标是 80~90mmHg（1mmHg = 0.133kPa），但维持时间不应超过 60 分钟[168]，颅脑损伤患者因颅内压升高而血压要求应更高。TXA（前 10 分钟 1g 的负荷量，接着 8 小时 1g 的维持量）能够提高创伤性出血的生存预后，建议院前就开始使用[169]。创伤患者易因为气道堵塞和创伤性窒息引起缺氧而诱发CA，因此应该早期进行有效的气道管理和通气。对于引发 TCA 的张力性气胸，建议采用在第四肋间隙行双侧胸廓造口术，保证快速、有效。对存在心脏压塞引起 TCA 的患者应该实施复苏性开胸术，包括钝性创伤且院前 CPR 时间 < 10 分钟的患者或者穿通伤且院前CPR 时间 < 15 分钟的患者，开胸手术越快效果越好[170]。存在以下情况建议终止复苏尝试：所有可逆病因纠正后仍无法恢复自主循环；心脏超声无法探测到心脏活动。TCA 时存在以下情况可以放弃复苏：在最初的 15 分钟内已无生命迹象；严重创伤无法存活（如断颅、心脏贯通伤、脑组织损失）。院前急救的时间与严重创伤和 TCA 的预后呈负相关，故快速

转运至关重要。

（5）张力性气胸：张力性气胸的病因包括创伤、哮喘或其他呼吸道疾病，有创性操作不当，或者持续正压通气等。紧急处理常使用针刺减压法，随后尽快行胸腔闭式引流[171-172]。TCA 时如胸外按压无法有效实施也可以酌情考虑其他有效的 CPR 方法（如开胸直接心脏挤压）。

（6）心脏压塞：心脏压塞多见于穿通伤和心脏外科患者，针对不同的病情采用复苏性开胸术或心包穿刺术（超声引导下）处理[173-174]。胸外按压无法有效实施也可以酌情考虑其他有效的 CPR 方法（如开胸直接心脏挤压）。

（7）血栓：①肺栓塞：肺栓塞起病隐匿，可表现为突发的气促、胸痛、咳嗽、咯血或 CA 等；多有深静脉血栓、近 4 周手术或制动史、肿瘤、口服避孕药或长途飞行的病史[175]；可有特征性的心电图表现等。出现 CA 时多表现为 PEA，CPR 时呼气末二氧化碳分压（PETCO2）降低。肺栓塞引起 CA 的总体生存率不高，CPR 的同时可考虑静脉溶栓治疗。溶栓治疗可能有效，但不能延误。一旦开始溶栓治疗，CPR 的时间应该维持至少 60~90 分钟。为保证持续的 CPR 质量，可以考虑机械复苏[176-177]。如果有条件和团队，可以考虑应用 ECPR。可以采用，但不建议手术取栓或机械取栓；经皮取栓的效果缺乏数据支持。复苏成功后应该注意长时间复苏后复苏相关性损伤[150]。②冠状动脉栓塞：OHCA 绝大多数是由 CHD 引起的。如果初始心律为 VF，诱发 CA 的原因最有可能是冠状动脉血栓形成。CPR 成功后应尽快安全转运到能进行 PCI 的医院实施介入治疗；如大血管堵塞，可考虑在机械复苏装置的协助下尽快转运患者，并在导管室完成冠状动脉的再灌注治疗。考虑在机械复苏装置（A-CPR）的协助下尽快转运患者，并在导管室完成冠状动脉的再灌注治疗。如果条件具备，甚至可以在 ECPR 的支持下将患者尽快转运到院内实施冠状动脉再通的治疗[139]。保证高质量 CPR 的同时快速转运并能迅速将患者送入导管室需要极佳的院内、院外无缝隙连接和配合，这能提高抢救成功率[119]。

（8）中毒：总体上来说，因中毒导致的 CA 发生率不高，但临床常见因中毒入院者[178]。中毒的主要原因包括药物，家用或生产用品中毒，也少见于工业事故、战争和恐怖袭击。近年来，还应警惕毒品中毒的可能。对于考虑中毒引起的 CA，立即 CPR，怀疑阿片类中毒的患者应及时给予纳洛酮（肌内注射 0.4mg，或鼻内使用 2mg，可在 4 分钟后重复给药）[174]。对中毒引起的 CA 患者复苏时还应注意：当遇到原因不明的 CA，特别是不止 1 例患者时，应警惕中毒可能，且应注意施救者个人安全；避免为化学品中毒患者实施口对口人工通气；使用电治疗方式处理致命性心律失常；尝试鉴别中毒类型；测量体温；做好长时间复苏的准备，尤其对年轻患者；对于严重中毒的患者特殊治疗（超剂量用药，非标准药物治疗、长时间 CPR、ECPR、血液透析等）可能有效；向当地中毒中心咨询；利用网络资源[150, 179]。

3. 特殊环境

（1）医疗场所内 CA

1）围术期 CA：过去几十年间，尽管常规手术的安全性提高很多，但围术期 CA 仍不可避免，尤其在老年患者和急诊手术时发生[180]。此外，2 岁以下幼儿，心血管呼吸系统并发症、术前休克状态和手术部位都被认为是围术期 CA 的危险因素。麻醉意外也是围术期 CA 的原因之一，但总体比例不高。围术期 CA 的生存预后较好。针对围术期 CA 应采取的措施包括：①术前管理：严密监测生命体征，高风险患者监测有创血压，及时发现 CA；

诱导麻醉前使用粘贴式电极片；确保足够的静脉通道，备好复苏药物；监测患者体温，加温输注液体。②CPR 时：遵循标准复苏流程；调节手术台至最佳的 CPR 位置；辨识 CA 原因并处理；若局部麻醉药中毒，立即静脉输入 20% 的脂肪乳；监测 CPR 质量；团队复苏原则[150]。

2）心导管室内 CA：心导管室内 CA 的主要原因是 AMI，也可能是血管造影时的并发症。处理的关键在于及时通过心电监测等发现 VF 并快速反应——除颤。要求高危患者进入心导管室就应该采用粘贴式电极片监测并准备除颤。与标准复苏流程不同，在心导管室的严密监测下，可采用连续除颤策略，即首次除颤后仍为 VF，可立即再次除颤。如果连续 3 次除颤不成功，则应立即实施 CPR，同时尽快并继续完成介入检查和治疗，开通堵塞的血管后再予电除颤。如果心电监测是 PEA，则应立即使用心脏超声确认是否发生了心脏压塞[119]。

3）透析室内 CA：血透室内发生 CA，应遵循以下步骤：呼叫复苏团队或寻找专业人士；遵循标准复苏流程；指挥受训的护士操作血透机；停止超滤，给予容量负荷；将机器内血回输患者体内，脱机；保留透析用通道畅通，可用于给药；小心潮湿的表面；尽量减少除颤延误的时间。复苏时应考虑电解质紊乱等可逆的病因[34, 181]。

4）牙科诊室内 CA：牙科诊室内出现 CA，应遵循以下步骤：一旦患者突发意识丧失，立即呼救；检查患者口腔，移出所有固态物体，防止气道堵塞；调节诊床至水平位，便于实施 CPR；保持气道通畅，使用球囊面罩保持通气[182-183]。

（2）转运途中的 CA：当在商业航班遇到 CA 时，应该遵循以下步骤：主动向乘务员介绍个人的职业资历；一旦发生 CA，飞机坐椅处的局限空间不能满足 CPR，将患者移至过道或紧急出口处立即胸外按压；CPR 时给复苏球囊供氧；要求备降附近的机场，转送患者至当地医院；询问空乘人员是否有空中医疗咨询支持；带监视器的 AED 可用于心律监测；在法律上只有医师能够宣布飞机上患者死亡[184-185]。

（3）体育赛事的 CA：心脏性猝死是运动员训练和比赛期间最常见的原因[186]。肥厚型心肌病、右心室心肌病和先天性冠状动脉异常是常见的原因，还有部分患者是由于直接的心前区撞击后引起的 CA，也称之为心震荡[187]。无论什么原因引起的 CA，都应立即反应：要有专用通道，可以快速到达现场提供救治；施救者立即进行高质量的胸外按压；呼救帮助，取到 AED，快速除颤，为运动员的生存提供最佳机会，运动场馆应该有救护车准用通道；运动员 ROSC 后，应该将患者尽量转送到最近的心脏中心[188]。

（4）淹溺引起的 CA：遵循标准 CPR 流程的同时，对溺水者复苏还应该注意：确认患者没有意识和呼吸后，启动应急反应系统；开放气道；给予抢救性呼吸：连续给予 5 次通气，如有可能给氧；实施高质量 CPR；在使用 AED 前擦干患者胸部；CPR 过程中患者口部会有大量泡沫产生，不用急于清楚，待急救人员到达气管插管后，再使用吸引器清除口腔异物，有时需要持续吸引。临床中难于对溺水患者作出终止复苏的决定，没有单一的指标能够准定生存预后。因此，应该持续复苏，直到有明确证据证实复苏尝试无效（如严重的创伤、尸僵、腐烂等）或者无法将患者快速转交给医疗机构[189-191]。

4. 特殊人群

（1）孕妇：妇女怀孕时生理上会有显著的改变，包括 CO、血容量、分钟通气量和氧耗的增加，而且孕妇平卧时，增大的子宫会对髂部和腹部的血管产生明显压力，导致 CO

下降及低血压，最终容易引发 CA[192]。一旦孕妇出现 CA，复苏时应该注意：尽早寻求专家（产科和新生儿科）帮助；基于标准流程开始 CPR；确保高质量的按压并减少按压中断；胸外按压的部于比标准位稍高的位置；使孕妇平卧于质硬平面，双手将子宫移向产妇的左侧，减轻对腹腔的压迫；随时准备终止妊娠，剖宫产[193]。对于明确无法复苏的严重创伤孕妇，复苏措施明显无效，应该立即（4 分钟内）行剖宫产。但对于临床行紧急剖宫产的决策较复杂，应该取决于病患因素（CA 的原因、胎龄等），抢救团队的临床能力以及系统资源[174]。

（2）老年人：在我国发生 CA 者大部分还是老年人，随着年龄的增长，其 CHD 和慢性心衰的发病率也逐渐增长，CA 的发生率也随之增长，而且起病时初始心律为 PEA 的比例也增加。重视对老年人围 CA 期的治疗，及时发现并处理可能引发 CA 的病因，如低血容量、休克、缺氧等，且年龄增大与生存预后呈负相关。对老年人实施 CPR 时采用标准流程，但更容易出现肋折等复苏相关并发症[194-197]，为保证高质量 CPR 可选择腹部提压 CPR 方法。

5. 常规终止时限与超长 CPR　一般情况下，患者 CA 行 CPR 30 分钟后，未见 ROSC，评估脑功能有不可逆表现，预测复苏无望，则宣告终止 CPR[198]。对于部分特殊 CA 患者，应该根据患者具体情况，充分认识到适当延长 CPR 时间，有可能获得成功。生物机体在假死状态下能量的产生和能量的消耗都会发生戏剧性的减少，甚至会具有一些特殊的抵抗环境压力的能力，例如极端的温度、缺氧以及一些物理损伤。尤其是随着对疾病的认识和现代科技的进步，对部分 CA 患者，通过适当延长 CPR 时间，可成功挽救患者的生命。考虑实施超长时限 CPR 的情况包括：CA 的产生是由于特殊的病因，例如淹溺、低温、强光损伤、药物中毒等。患者为特殊的群体，尤其是 5 岁以下儿童终止 CPR 时需特别谨慎。因小儿对损伤的耐受力较成人强，即使神经系统检查已经出现无反应状态，某些重要的脑功能仍可恢复。CA 发生在特殊的条件下，例如手术室内在手术麻醉的状态下实施 CPR，CA 患者一直使用机械复苏装置保持高质量的 CPR，使用 ECPR 等。

目前，对于 CPR 的持续时间没有严格的规定。从某种意义上说，不应该仅根据复苏的持续时间来决定继续或停止 CPR，影响 CPR 患者预后的因素包括患者的一般状况、CA 病因的可逆性、CPR 开始的时间、CPR 质量以及 ECMO 技术等的应用。患者低龄、原发病为 AMI、能够去除引发 CA 的病因（如低体温、肺栓塞）等特征预示患者预后良好，故因人而异或"超长 CPR"也可以抢救成功并康复。

三、CA 后期的"三生"方略

CA 后期是指 CA 患者经过初级或者高级生命支持 ROSC 或复苏终止后的时段，应遵循复生、超生及延生的"三生"方略，以使 CA 患者获得最佳生命之转归[199]。

（一）CA 后期的复生

ROSC 后的首要目标包括稳定复苏后血流动力学、优化生命参数及解除 CA 病因和诱因，我们称之为"复生"。由于复苏后综合征（PRS）和原发病诊治困难等因素，中国 OHCA 患者的出院存活率约 1%[6]。CA 复苏后治疗涉及重症医学、神经科学、心血管医学和康复医学等多个专业，对 CA 患者的预后至关重要，因此 CA 患者 ROSC 后应尽快转入 ICU 进行综合治疗。复生阶段的评估和处理围绕 ABCDE 原则进行。

1. 气道管理（Airway，A）　CA 患者 ROSC 后，首先应评估气道是否开放，可用仰头提颏法、托下颌法、口咽通气道和鼻咽通气道等方法维持气道通畅。对于尚未恢复自主呼吸或处于昏迷状态的患者，可选择气管插管、喉罩及食管气道联合插管等方法建立高级气道，以维持气道通畅及通气氧合[200-201]。建立高级气道后，建议使用体格检查（五点听诊法等）和 $ETCO_2$ 监测等方法确认高级气道位置，并对气道位置进行连续的监测。妥善固定通气导管，防止导管滑脱，同时给予必要的气道清洁和管理。

2. 呼吸氧合（Breathing，B）　如建立高级气道后仍无法维持足够的通气氧合，可给予球囊辅助通气或呼吸机支持，通气的目标是维持正常的通气〔动脉血二氧化碳分压（$PaCO_2$）35~45mmHg〕和氧合指标，$ETCO_2$ 维持于 30~40mmHg[202]。呼吸机参数应根据患者的血气分析、$ETCO_2$ 及是否存在心功能不全等因素进行设置和调节，避免出现过度通气。对于 CA 患者先给予 100% 吸入氧浓度，然后根据患者的脉搏血氧饱和度（SpO_2）调整吸入氧浓度，直至可维持 $SpO_2 \geq 0.94$ 的最小吸氧浓度[203]。如患者存在外周循环不佳导致的 SpO_2 测量误差，应参考血气分析的结果进行吸氧浓度的调节。

3. 循环支持（Circulation，C）　患者 ROSC 后应该严密监测患者的生命体征和心电图等，优化患者的器官和组织灌注，尤其是维持血流动力学稳定。主要处理措施包括：①连续监护患者的血压，建议维持复苏后患者的收缩压不低于 90mmHg，平均动脉压（MAP）不低于 65mmHg[204-205]。②对于血压值低于上述目标值，存在休克表现的患者，应该积极通过静脉或骨通路给予容量复苏，同时注意患者心功能情况确定补液量，也应该及时纠正酸中毒。在容量复苏效果不佳时，应该考虑选择适当的血管活性药物，维持目标血压。③连续监测患者心率及心律，积极处理影响血流动力学稳定的心律失常。

4. 鉴别诊断（Differential diagnosis，D）　复苏成功后，应尽快完善患者的临床资料，进行必要的实验室和辅助检查，有条件的还可尽快完成相关影像学检查和评价，尽快明确患者的诊断，特别注意鉴别是否存在诱发 CA 的 5H 和 5T 可逆病因，其中 5H 指低血容量（hypovolemia）、缺氧（hypoxia）、酸中毒（hydrogen ion）、低钾血症/高钾血症（hypokalemia/hyperkalemia）和低体温（hypothermia）；5T 指张力性气胸（tension pneumothorax）、心脏压塞（tamponade，cardiac）、中毒（toxins）、肺栓塞（thrombosis，pulmonary）和冠状动脉血栓形成（thrombosis，coronary），并对 CA 的病因和诱因进行积极的治疗和处理。

（二）CA 后期的"超生"

研究表明，从 CA 患者的生命体征平稳的"复生"阶段到器官功能恢复的"超级生命支持"的"超生"阶段，CA 患者复苏后脑损伤、心功能障碍、全身缺血/再灌注损伤（多器官功能损伤）及原发病的严重程度与其预后密切相关，积极处理复苏后器官功能障碍和原发病可提高 CA 患者的出院存活率及减少神经系统后遗症，因此超级生命支持对 CA 患者的最终预后至关重要。

1. 急诊冠状动脉造影　急性冠状动脉综合征（ACS）是成人 CA 患者，尤其是 OHCA 的常见病因之一[206]。CA 患者 ROSC 后应尽快完成 12 或 18 导联心电图检查，以帮助判断是否存在 ST 段抬高。研究表明对怀疑有心源性病因或心电图有 ST 段抬高的 OHCA 患者，无论昏迷抑或清醒都应尽快行急诊冠状动脉造影[207]。对怀疑有心源性病因的 OHCA 且昏迷的特定成人患者（如心电或血流动力学不稳定），即使心电图未见 ST 段抬高，急诊冠状动脉造影仍是合理的[208-209]。早期的急诊冠状动脉造影和开通血管治疗可显著降低心源性 CA 患者的病死率及改善神经功能预后[210]。

2. 目标温度管理（TTM）　　TTM 治疗是公认的可改善 CA 患者预后的治疗手段之一。复苏成功后，如果患者仍处于昏迷状态（不能遵从声音指示活动），应尽快使用多种体温控制方法将患者的核心体温控制在 32~36℃，并稳定维持至少 24 小时，复温时应将升温速度控制在 0.25~0.5℃ /h[211-213]。目前用于临床的控制低温方法包括降温毯、冰袋、新型体表降温设备、冰 0.9% 等渗盐水输注、鼻咽部降温设备和血管内低温设备等，医务人员应根据工作条件和患者实际情况灵活选择。由于院前给予冰冻生理盐水快速输注降温可增加低体温治疗并发症的发生率，已不推荐该方法在院前条件下常规使用。TTM 治疗期间的核心温度监测应该选择食管、膀胱或肺动脉等处，肛门和体表温度易受环境因素影响，不建议作为温度监测的首选部位。TTM 治疗过程中患者会出现寒战、心律失常、水电解质紊乱、凝血功能障碍和感染等并发症，应进行严密监测和对症处理，避免加重病情。TTM 治疗存在需要有详细的实施方案和专业的团队才能进行，建议制定各医疗单位的 TTM 治疗预案并进行专业培训，以提高治疗效果和减少并发症。研究表明 TTM 复温后的发热可加重 CA 患者的神经功能损伤，因此 TTM 结束后 72 小时内应尽量避免患者再次发热[214]。

3. 神经功能的监测与保护　　复苏后神经功能损伤是 CA 致死、致残的主要原因，应重视对复苏后 CA 患者的神经功能连续监测和评价，积极保护神经功能。目前推荐使用的评估方法有临床症状体征（瞳孔、昏迷程度、肌阵挛等）、神经电生理检查（床旁脑电图、体感诱发电位等）、影像学检查（CT、MRI）及血液标志物〔星形胶质源性蛋白（SB100）、神经元特异性烯醇化酶（NSE）〕等[215-222]。有条件的单位可以对复苏后 CA 患者进行脑电图等连续监测，定期评估神经功能，也可结合工作条件和患者病情，在保证安全的前提下进行神经功能辅助评估。对于实施 TTM 患者的神经功能预后的评估，应在体温恢复正常 72 小时后才能进行[223]。对于未接受 TTM 治疗的患者，应在 CA 后 72 小时开始评估，如担心镇静剂、肌松剂等因素干扰评估，还可推迟评估时间[224]。因此，在评价患者最终的神经功能预后时应特别慎重和周全。

4. ECMO　　对于部分难治性心搏骤停（RCA）患者，如传统 CPR 无效可考虑采用 ECMO 和 ECPR。CA 患者主要使用静脉动脉（V-A）模式 ECMO 治疗，目前尚无足够证据支持 CA 患者常规使用 ECMO。由于 ECPR 的实施需要建立大血管通路和专用设备，目前仅推荐用于为救治 CA 可逆性病因（如 ACS、肺栓塞、难治性 VF、深低温、心脏损伤、心肌炎、心肌病、充血性心力衰竭和药物中毒等）赢得时机及为等待心脏移植的复苏后患者提供短期机械心肺支持治疗[140, 225]。由于 ECPR 治疗操作和维护过程较为复杂，可能引起多种并发症，因由具有资质和接受过专业培训的团队进行。ECPR 在 CA 和复苏后治疗中应用指征一直存在争议，尤其是如何正确选择患者以避免无意义的治疗。ECPR 对于 RCA 患者的治疗效果还与无灌注时间（CA 到开始胸外按压时间）和低灌注时间（胸外按压时间和质量）密切相关[225]。

（三）CA 后期的"延生"

人的生命发生危急时，经过积极救治没能成功，或经过一系列生命支持也无生还可能而注定即将死亡；那么在死亡之后适当的时间内把尚有足够活力的器官（心脏）"嫁接到"其他人的身上，则死亡者的生命将会借助别人的身体得到不同程度的延续，即器官捐献与器官移植，也可以称之为生命接力，可谓 CA 后期"延生"的内涵。

1. 中国心脏死亡器官捐献（CDCD）概念　　CDCD 属于中国公民逝世后器官捐献三大

类中的"中国二类（CⅡ）"，即国际标准化心脏死亡器官捐献（DCD）或无心跳器官捐献（NHBD）。DCD 是一种医学上有效、伦理学可以接受的减少器官供求差距的良好方法。DCD 分为控制性 DCD 和非控制性 DCD 两种。控制性 DCD 即在按标准抢救无效后，根据器官捐献准备状况有计划地进行撤除生命支持手段并行器官捐献，大部分发生在手术室；非控制性 DCD 是发生在突然的、没有事先准备下的死亡及捐献，例如在急诊室的死亡。

2. 中国心脏死亡诊断标准　根据《中国心脏死亡器官捐献工作指南（第 2 版）》，心脏死亡的判定标准，即呼吸和循环停止，反应消失。由于循环停止后心电活动仍可能存在，判定死亡时不应完全依赖于心电监测，可采用有创动脉血压和多普勒超声协助确认。DCD 器官获取时，需要快速而准确地判断循环的停止。但为确认循环停止的不可逆性或永久性，应至少观察 2 分钟再宣布死亡。死亡诊断必须由非移植团队的相关专业医师完成[226]。

3. CDCD 要素　器官移植是治疗终末期器官功能衰竭的最有效手段，目前技术成熟的器官移植有肝移植、肾移植、心脏移植和肺移植等。捐献的器官必须在尽可能短的时间内移植给合适的受者，超过一定的时间范围，器官的活力将部分丧失或全部丧失而不再能够用于移植。所以，从生命出现危急、决定实施器官捐献之时起，到目标器官植入受者体内并重新获得血液循环为止，这段时间的尽可能缩短及在此期间对器官功能的有效保护，对术后移植物功能的发挥具有极为重要的意义。研究发现，与其他原因导致脑死亡患者相比，CA 后脑死亡者捐献器官的短期和长期功能并未明显区别，近年来 CA 后脑死亡患者成为器官捐献者的数量逐年上升，因此成人和儿童 CA 患者复苏后治疗失败死亡或脑死亡均可作为潜在的器官捐献者接受器官供体的评估；对于复苏失败的 CA 患者，时间允许的情况下可作为肝肾捐献者[227-229]。由于器官捐献和移植还涉及大量法律与伦理问题，CA 患者作为器官捐赠者的评估、器官移植等过程应在具有专业资质的人员和机构实施。

本共识着重强调 CA 前期的预防、预识、预警的"三预"方针，贯穿了 CPR 系统观这一主线；着重把握 CA 中期的标准化、多元化、个体化的"三化"方法，铸造了 CPR 整体观这一主体；着重关注 CA 后期的复生、超生、延生的"三生"方略，凸显了 CPR 发展观这一主题。本共识全方位、全过程、全立体诠释了中国特色 CPR 的内涵与外延，对指导 CPR 的理论研究和临床实践有重要意义。

执笔：王立祥（武警总医院急救医学中心）；孟庆义（解放军总医院急诊科）；余涛（中山医科大学孙逸仙纪念医院急诊科）

主审：王一镗，程显声，黄子通，沈洪，吕传柱，郑静晨
编写专家委员会（按姓氏笔画排序）：

丁　滨，刀　敏，万　智，马立芝，马青变，马林浩，马岳峰，马战胜，马桂林，
马家军，王一镗，王卫杰，王日兴，王正国，王立祥，王永田，王发强，王光英，
王　仲，王兴宇，王　辰，王伯良，王　彤，王宝玉，王春雷，王　南，王振杰，
王　超，王增民，牛玉坚，毛明伟，公保才旦，文建强，邓元友，卢中秋，叶向红，
申锦兰，田军章，田　晶，史继学，付小兵，付　研，付　斌，白建文，冯　玫，
兰　超，宁　波，吕传柱，吕　军，朱国锋，朱勇德，刘卫国，刘中民，刘玉法，
刘　冬，刘亚华，刘　青，刘　明，刘明华，刘保池，刘晓华，刘海波，刘　博，

刘惠亮，刘　斌，米玉红，许青峰，许　铁，孙文会，孙延庆，孙伦魁，孙　鲲，
严　晓，杜俊凯，李小刚，李小俊，李长武，李永强，李永勤，李　向，李　军，
李　丽，李奇林，李　欣，李　波，李建国，李　莉，李雪梅，李银平，李维勤，
李　瑛，李超乾，李雄文，李　蜀，李新宇，李　静，李　磊，杨正飞，杨立山，
杨　旻，杨鼎军，杨蓉佳，杨　静，励　国，肖力屏，吴太虎，吴世政，吴国平，
吴俊华，吴霄迪，邱泽武，邱健清，邱海波，何忠杰，何春来，余　涛，邹圣强，
邹贵全，汪　茜，汪晓泊，沈开金，沈　洪，宋凤卿，宋祖军，宋　维，宋瑞琢，
张长乐，张文武，张文忠，张玉想，张在其，张庆普，张　红，张志成，张连阳，
张利远，张希国，张劲松，张　茂，张　明，张思森，张秋囤，张剑锋，张雄军，
张湘燕，张　谦，张福林，张慧欣，陆一鸣，陈小玉，陈立忠，陈安宝，陈寿权，
陈　波，陈建荣，陈　威，陈　彦，陈　锋，陈蒙华，武　钢，范西真，范晨芳，
林兆奋，林绍彬，尚云波，罗凌青，季之欣，岳茂兴，周卫红，周飞虎，周进科，
周荣斌，周染云，周振波，周满红，郑加玉，郑静晨，单志刚，单　毅，宗建平，
房志栋，屈纪富，孟庆义，赵小纲，赵中辛，赵龙现，赵丽岩，赵艳杰，郝保乾，
胡大一，胡爱民，柳培雨，段　强，侯明晓，俞森洋，姜学东，姜素文，祝振忠，
祝益民，姚尚龙，姚咏明，秦　俭，都定元，耿正祥，聂时南，贾永兴，贾学军，
贾群林，柴艳芬，钱传云，钱　欣，徐自强，高志仁，郭树彬，唐子人，唐柚青，
黄子通，黄　亮，黄渊旭，菅向东，龚　平，盛志勇，崔连珉，梁天颢，梁诗颂，
逯林欣，屠淑敏，彭　鹏，董琼芬，董谢平，蒋龙元，蒋　韧，蒋建新，韩小彤，
喻安永，程金峰，程宗平，程显声，程景林，鲁培俊，童伟林，曾　红，曾　俊，
路晓光，詹　红，蔺佩鸿，裴　俏，廖建坤，谭杜勋，颜文飞，潘东峰，燕重远，
魏小洁，魏　捷

特别致谢：

王发强，殷大奎，金大鹏，岳茂兴，刘中民，于学忠，姚咏明，蒋建新，付小兵，
王　辰，樊代明，王正国，盛志勇

参考文献

1. Ad Hoc Committee on Cardiopulmonary Resuscitation of the Division of Medical Sciences, National Academy of Sciences National Research Council. Cardiopulmonary resuscitation[J]. JAMA, 1966, 198(4): 372–379.

2. 王立祥. 中国心肺复苏发展战略观 [J]. 中华危重病急救医学 , 2015, 27(3): 161–163.

3. 陈 , 高润霖 , 刘力生 , 等.《中国心血管病报告 2015》概要 [J]. 中国循环杂志 , 2016, 31(6): 521–528.

4. Mozaffarian D, Benjamin EJ, Go AS, et al. executive summary: heart disease and stroke statistics 2016 update: a report from the American heart association[J]. Circulation, 2016, 133(4): 447–454.

5. Zhang S. Sudden cardiac death in China: current status and future perspectives[J]. Europace, 2015, 17 Suppl 2: ii14–ii18.

6. Shao F, Li CS, Liang LR, et al. Outcome of out–of–hospital cardiac arrests in Beijing, China[J]. Resuscitation, 2014, 85 (11): 1411–1417.

7. Hua W, Zhang LF, Wu YF, et al. Incidence of sudden cardiac death in China: analysis of 4 regional populations[J].

J Am Coll Cardiol, 2009, 54(12): 1110-1118.

8. 张在其, 陈文标, 陈玮莹, 等. 广州市 97 823 例院前急救患者流行病学分析 [J]. 中华危重病急救医学, 2011, 23(2): 99-103.

9. 余涛, 唐万春. 清醒、积极地面对心肺复苏指南的改变 [J]. 中华急诊医学杂志, 2012, 21(1): 9-11.

10. 范国辉, 张林峰. 心源性猝死的流行病学研究进展 [J]. 中华流行病学杂志, 2015, 36(1): 87-89.

11. Hazinski MF, Nolan JP, Aickin R, et al. Part 1: executive summary: 2015 international consensus on cardiopulmonary resuscitation and emergency cardiovascular care science with treatment recommendations[J]. Circulation, 2015, 132(16 Suppl 1): S2-39.

12. 王一镗. 为切实提高我国心肺复苏的成功率而努力 [J]. 急诊医学, 2000, 9(6): 363.

13. 黄子通. 提高我国心肺脑复苏水平的措施与对策 [J]. 中华急诊医学杂志, 2004, 13(3): 153-154.

14. 王立祥, 黄子通. 心肺复苏的误区探讨 [J]. 临床误诊误治, 2013, 26(1): 1-4.

15. 沈洪, 王一镗. 中国心肺复苏的发展 [J]. 中华急诊医学杂志, 2006, 15(1): 13-14.

16. 孟庆义, 王立祥. 传承与发展: 论立中国心肺复苏之言 [J]. 解放军医学杂志, 2015, 40(9): 693-698.

17. Neuspiel DR, Kuller LH. Sudden and unexpected natural death in childhood and adolescence[J]. JAMA, 1985, 254(10): 1321-1325.

18. Winkel BG, Risgaard B, Sadjadieh G, et al. Sudden cardiac deathin children (1-18 years): symptoms and causes of death in anationwide setting [J]. Eur Heart J, 2014, 35 (13): 868-875.

19. Chugh SS, Reinier K, Balaji S, et al. Population-based analysis of sudden death in children: the oregon sudden unexpected death study[J]. Heart Rhythm, 2009, 6(11): 1618-1622.

20. Baars HF, van der Smagt JJ, Doevendans PA. Clinical Cardiogenetics[M]. London: Springer, 2011: 401-412.

21. Wu Q, Zhang L, Zheng J, et al. Forensic pathological study of 1 656 cases of sudden cardiac death in southern China[J]. Medicine (Baltimore), 2016, 95(5): e2707.

22. Arntz HR, Willich SN, Schreiber C, et al. Diurnal, weekly and seasonal variation of sudden death. Population-based analysis of 24 061 consecutive cases[J]. Eur Heart J, 2000, 21(4): 315-320.

23. 王立祥, 郑静晨. 从心源性猝死谈建立家庭自助急救体系 [J]. 中国急救医学, 2009, 29(5): 457-458.

24. Kronick SL, Kurz MC, Lin S, et al. Part 4: systems of care and continuous quality improvement: 2015 American Heart Association guidelines update for cardiopulmonary resuscitation and emergency cardiovascular care[J]. Circulation, 2015, 132(18 Suppl 2): S397-413.

25. Mozaffarian D, Benjamin EJ, Go AS, et al. Heart disease and stroke statistics 2015 update: a report from the American Heart Association[J]. Circulation, 2015, 131(4): e29-322.

26. 张澍. 我国心脏性猝死的防治前景 [J]. 中国社区医师, 2011, 27(12): 8.

27. 余涛, 唐万春. 心肺复苏 50 年: 我们学到了什么?[J]. 中华急诊医学杂志, 2013, 22(1): 6-8.

28. 李春盛. 目前心肺复苏存在的问题及对策 [J]. 中华急诊医学杂志, 2005, 14(5): 362-363.

29. 王立祥, 王一镗. 医务者向家庭成员传授 CPR < 1% 的反思 [J]. 中国急救医学, 2013, 33(11): 986-987.

30. 王立祥, 王发强. 开展心肺复苏普及进亿家健康工程的创新实践 [J]. 中国研究型医院, 2016, 3(4): 20-22.

31. Hallstrom AP, Ornato JP, Weisfeldt M, et al. Public-access defibrillation and survival after out-of-hospital cardiac arrest[J]. N Engl J Med, 2004, 351(7): 637-646.

32. Travers AH, Perkins GD, Berg RA, et al. Part 3: adult basic life support and automated external defibrillation: 2015 international consensus on cardiopulmonary resuscitation and emergency cardiovascular care science with treatment recommendations[J]. Circulation, 2015, 132(16 Suppl 1): S51-S83.

33. 王立祥, 郑静晨. 单纯腹部提压: 一种心肺复苏的新方法 [J]. 中华危重病急救医学, 2009, 21(6): 323-324.

34. Girotra S, Nallamothu BK, Spertus JA, et al. Trends in survival after in hospital cardiac arrest[J]. N Engl J Med,

2012, 367(20): 1912–1920.

35. Berdowski J, Beekhuis F, Zwinderman AH, et al. Importance of the first link: description and recognition of an out-of-hospital cardiac arrest in an emergency call[J]. Circulation, 2009, 119(15): 2096–2102.

36. Roppolo LP, Westfall A, Pepe PE, et al. Dispatcher assessments for agonal breathing improve detection of cardiac arrest[J]. Resuscitation, 2009, 80(7): 769–772.

37. Stipulante S, Tubes R, El Fassi M, et al. Implementation of the ALERT algorithm, a new dispatcher-assisted telephone cardiopulmonary resuscitation protocol, in non-advanced medical priority dispatch system (AMPDS) emergency medical services centres[J]. Resuscitation, 2014, 85(2): 177–181.

38. Fujie K, Nakata Y, Yasuda S, et al. Do dispatcher instructions facilitate bystander-initiated cardiopulmonary resuscitation and improve outcomes in patients with out-of-hospital cardiac arrest? A comparison of family and nonfamily bystanders[J]. Resuscitation, 2014, 85(3): 315–319.

39. Ringh M, Rosenqvist M, Hollenberg J, et al. Mobile-phone dispatch of laypersons for CPR in out-of-hospital cardiac arrest[J]. N Engl J Med, 2015, 372(24): 2316–2325.

40. Ringh M, Fredman D, Nordberg P, et al. Mobile phone technology identifies and recruits trained citizens to perform CPR on out-of -hospital cardiac arrest victims prior to ambulance arrival[J]. Resuscitation, 2011, 82(12): 1514–1518.

41. Zijlstra JA, Stieglis R, Riedijk F, et al. Local lay rescuers with AEDs, alerted by text messages, contribute to early defibrillation in a Dutch out-of-hospital cardiac arrest dispatch system[J]. Resuscitation, 2014, 85(11): 1444–1449.

42. Lund-Kordahl I, Olasveengen TM, Lorem T, et al. Improving outcome after out-of-hospital cardiac arrest by strengthening weak links of the local Chain of Survival; quality of advanced life support and post resuscitation care[J]. Resuscitation, 2010, 81(4): 422–426.

43. Perkins GD, Jacobs IG, Nadkarni VM, et al. Cardiac arrest and cardiopulmonary resuscitation outcome reports: update of the utstein resuscitation registry templates for out-of-hospital cardiac arrest: a statement for healthcare professionals from a task force of the international liaison committee on resuscitation (American Heart Association, European Resuscitation Council, Australian and New Zealand Council on Resuscitation, Heart and Stroke Foundation of Canada, Inter American Heart Foundation, Resuscitation Council of Southern Africa, Resuscitation Council of Asia); and the American Heart Association Emergency Cardiovascular Care Committee and the Council on Cardiopulmonary, Critical Care, Perioperative and Resuscitation[J]. Circulation, 2015, 132(13): 1286–1300.

44. Shao F, Li CS, Liang LR, et al. Incidence and outcome of adult in -hospital cardiac arrest in Beijing, China[J]. Resuscitation, 2016, 102: 51–56.

45. Berg RA, Sutton RM, Holubkov R, et al. Ratio of PICU versus ward cardiopulmonary resuscitation events is increasing[J]. Crit Care Med, 2013, 41(10): 2292–2297.

46. Girotra S, Cram P, Spertus JA, et al. Hospital variation in survival trends for in-hospital cardiac arrest[J]. J Am Heart Assoc, 2014, 3(3): e000871.

47. Peberdy MA, Cretikos M, Abella BS, et al. Recommended guidelines for monitoring, reporting, and conducting research on medical emergency team, outreach, and rapid response systems: an Utstein- style scientific statement: a scientific statement from the international liaison committee on resuscitation (American Heart Association, Australian Resuscitation Council, European Resuscitation Council, Heart and Stroke Foundation of Canada, Inter American Heart Foundation, Resuscitation Council of Southern Africa, and the New Zealand Resuscitation Council);the American Heart Association Emergency Cardiovascular Care Committee; the Council on Cardiopulmonary, Perioperative, and Critical Care; and the Interdisciplinary Working Group on Quality of

Care and Outcomes Research[J]. Circulation, 2007, 116(21): 2481–2500.

48. Devita MA, Bellomo R, Hillman K, et al. Findings of the first consensus conference on medical emergency teams[J]. Crit Care Med, 2006, 34(9): 2463–2478.

49. Al–Qahtani S, Al–Dorzi HM, Tamim HM, et al. Impact of an intensivist–led multidisciplinary extended rapid response team on hospital wide cardiopulmonary arrests and mortality[J]. Crit Care Med, 2013, 41(2): 506–517.

50. Chan PS, Khalid A, Longmore LS, et al. Hospital–wide code rates and mortality before and after implementation of a rapid response team[J]. JAMA, 2008, 300(21): 2506–2513.

51. Buist MD, Moore GE, Bernard SA, et al. Effects of a medical emergency team on reduction of incidence of and mortality from unexpected cardiac arrests in hospital: preliminary study[J]. BMJ, 2002, 324(7334): 387–390.

52. 余涛. 高质量心肺复苏的实施——从指南到实践 [J]. 中华急诊医学杂志, 2015, 24(1): 17–21.

53. Yeung J, Meeks R, Edelson D, et al. The use of CPR feedback/prompt devices during training and CPR performance: a systematic review[J]. Resuscitation, 2009, 80(7): 743–751.

54. Hunziker S, Johansson AC, Tschan F, et al. Teamwork and leadership in cardiopulmonary resuscitation[J]. J Am Coll Cardiol, 2011, 57(24): 2381–2388.

55. Bhanji F, Donoghue AJ, Wolff MS, et al. Part 14: Education: 2015 american heart association guidelines update for cardiopulmonary resuscitation and emergency cardiovascular care[J]. Circulation, 2015, 132(18 Suppl 2): S561–573.

56. Spearpoint KG, Gruber PC, Brett SJ. Impact of the Immediate Life Support course on the incidence and outcome of in–hospital cardiac arrest calls: an observational study over 6 years[J]. Resuscitation, 2009, 80(6): 638–643.

57. Zhang S, Singh B, Rodriguez DA, et al. Improve the prevention of sudden cardiac arrest in emerging countries: the Improve SCA clinical study design[J]. Europace, 2015, 17(11): 1720–1726.

58. Priori SG, Blomström–Lundqvist C, Mazzanti A, et al.2015 ESC Guidelines for the management of patients with ventricular arrhythmias and the prevention of sudden cardiac death: the task force for the management of patients with ventricular arrhythmias and the prevention of sudden cardiac death of the european society of cardiology (ESC). endorsed by: association for european paediatric and congenital cardiology(AEPC) [J]. Eur Heart J, 2015, 36(41): 2793–2867.

59. 郑智, 李树生. 猝死防治学 [M]. 北京: 中国医药科技出版社, 2004: 520–573.

60. 华伟, 丁立刚. 心脏性猝死的预防与前景 [J]. 中国循环杂志, 2014, 29(12): 961–963.

61. 郭继鸿. 中国心脏性猝死现状与防治 [J]. 中国循环杂志, 2013, 28(5): 323–326.

62. 张文武. 急诊内科学 [M]. 北京: 人民卫生出版社, 2015: 624–625.

63. 李法琦. 老年人猝死 [J]. 中华高血压杂志, 2007, 15 (5): 433–435.

64. 郝素芳, 浦介麟. 2015 年《ESC 室性心律失常治疗和心源性猝死预防指南》解读 [J]. 中国循环杂志, 2015, 30(Z2): 37–47.

65. 向晋涛, 朱刚艳, 朱志先. 心理社会因素与室性心律失常 [J]. 中国心脏起搏与心电生理杂志, 2008, 22(3): 194–197.

66. Sharma AK, Singh JP, Heist EK. Stress cardiomyopathy: diagnosis, pathophysiology, management, and prognosis[J]. Crit Pathw Cardiol, 2011, 10(3): 142–147.

67. Lieve KV, van der Werf C, Wilde AA. Catecholaminergic Polymorphic Ventricular Tachycardia[J]. Circ J, 2016, 80(6): 1285–1291.

68. Yoshikawa T. Takotsubo cardiomyopathy, a new concept of cardiomyopathy: clinical features and pathophysiology[J]. Int J Cardiol, 2015, 182: 297–303.

69. Schwartz PJ, Priori SG, Spazzolini C, et al. Genotype phenotype correlation in the long QT syndrome: gene–specific triggers for life– threatening arrhythmias[J]. Circulation, 2001, 103(1): 89–95.

70. Priori SG, Wilde AA, Horie M, et al. Executive summary: HRS/EHRA/APHRS expert consensus statement on the diagnosis and management of patients with inherited primary arrhythmia syndromes [J]. Heart Rhythm, 2013, 10(12): e85−108.

71. Behr ER, Dalageorgou C, Christiansen M, et al. Sudden arrhythmic death syndrome: familial evaluation identifies inheritable heart disease in the majority of families[J]. Eur Heart J, 2008, 29(13): 1670−1680.

72. Kleinman ME, Brennan EE, Goldberger ZD, et al. Part 5: adult basic life support and cardiopulmonary resuscitation quality: 2015 american heart association guidelines update for cardiopulmonary resuscitation and emergency cardiovascular care[J]. Circulation, 2015, 132(18 Suppl 2): S414−435.

73. Lerner EB, Rea TD, Bobrow BJ, et al. Emergency medical service dispatch cardiopulmonary resuscitation prearrival instructions to improve survival from out−of−hospital cardiac arrest: a scientific statement from the American Heart Association[J]. Circulation, 2012, 125(4): 648−655.

74. Clawson J, Olola C, Scott G, et al. Effect of a medical priority dispatch System key question addition in the seizure/convulsion/fitting protocol to improve recognition of ineffective (agonal) breathing[J]. Resuscitation, 2008, 79(2): 257−264.

75. Frederick K, Bixby E, Orzel MN, et al. Will changing the emphasis from 'pulseless'to 'no signs of circulation'improve the recall scores for effective life support skills in children?[J]. Resuscitation, 2002, 55 (3): 255−261.

76. Lapostolle F, Le TP, Agostinucci JM, et al. Basic cardiac life support providers checking the carotid pulse: performance, degree of conviction, and influencing factors[J]. Acad Emerg Med, 2004, 11(8): 878−880.

77. Moule P. Checking the carotid pulse: diagnostic accuracy in students of the healthcare professions[J]. Resuscitation, 2000, 44(3): 195−201.

78. Bohm K, Rosenqvist M, Hollenberg J, et al. Dispatcher−assisted telephone−guided cardiopulmonary resuscitation: an underused lifesaving system[J]. Eur J Emerg Med, 2007, 14(5): 256−259.

79. White L, Rogers J, Bloomingdale M, et al. Dispatcher−assisted cardiopulmonary resuscitation: risks for patients not in cardiac arrest[J]. Circulation, 2010, 121(1): 91−97.

80. Hallstrom AP. Cobb LA, Johnson E, et al. Dispatcher assisted CPR: implementation and potential benefit. A 12−year study[J]. Resuscitation, 2003, 57(2): 123−129.

81. Nurmi J, PettilV, Biber B, et al. Effect of protocol compliance to cardiac arrest identification by emergency medical dispatchers[J]. Resuscitation, 2006, 70(3): 463−469.

82. Idris AH, Guffey D, Pepe PE, et al. Chest compression rates and survival following out−of−hospital cardiac arrest[J]. Crit Care Med, 2015, 43(4): 840−848.

83. Idris AH, Guffey D, Aufderheide TP, et al. Relationship between chest compression rates and outcomes from cardiac arrest[J]. Circulation, 2012, 125(24): 3004−3012.

84. Vadeboncoeur T, Stolz U, Panchal A, et al. Chest compression depth and survival in out−of−hospital cardiac arrest[J]. Resuscitation, 2014, 85(2): 182−188.

85. Stiell IG, Brown SP, Christenson J, et al. What is the role of chest compression depth during out−of−hospital cardiac arrest resuscitation? [J]. Crit Care Med, 2012, 40(4): 1192−1198.

86. Stiell IG, Brown SP, Nichol G, et al. What is the optimal chest compression depth during out−of−hospital cardiac arrest resuscitation of adult patients?[J]. Circulation, 2014, 130(22): 1962−1970.

87. Hellevuo H, Sainio M, Nevalainen R, et al. Deeper chest compression−more complications for cardiac arrest patients?[J]. Resuscitation, 2013, 84(6): 760−765.

88. Edelson DP, Abella BS, KramerJohansen J, et al. Effects of compression depth and pre−shock pauses predict defibrillation failure during cardiac arrest[J]. Resuscitation, 2006, 71(2): 137−145.

89. Cheskes S, Schmicker RH, Christenson J, et al. Perishock pause: an independent predictor of survival from out-of-hospital shockable cardiac arrest[J]. Circulation, 2011, 124(1): 58–66.

90. 王立祥, 于学忠. 胸外按压与人工通气比之窘境 [J]. 中华危重病急救医学, 2013, 25(11): 703–704.

91. Meaney PA, Bobrow BJ, Mancini ME, et al. Cardiopulmonary resuscitation quality: improving cardiac resuscitation outcomes both inside and outside the hospital: a consensus statement from the American Heart Association[J]. Circulation, 2013, 128(4): 417–435.

92. 王立祥, 俞森洋. 合理应用现代通气机心肺复苏 [J]. 中华危重病急救医学, 2002, 14(10): 582–583.

93. Qvigstad E, KramerJohansen J, Tømte Ø, et al. Clinical pilot study of different hand positions during manual chest compressions monitored with capnography[J]. Resuscitation, 2013, 84(9): 1203–1207.

94. Orlowski JP. Optimum position for external cardiac compression in infants and young children[J]. Ann Emerg Med, 1986, 15(6): 667–673.

95. Niles DE, Sutton RM, Nadkarni VM, et al. Prevalence and hemodynamic effects of leaning during CPR[J]. Resuscitation, 2011, 82 Suppl 2: S23–S26.

96. Fried DA, Leary M, Smith DA, et al. The prevalence of chest compression leaning during in-hospital cardiopulmonary resuscitation [J]. Resuscitation, 2011, 82(8): 1019–1024.

97. Cardiopulmonary resuscitation by bystanders with chest compression only(SOS-KANTO): an observational study[J]. Lancet, 2007, 369(9565): 920–926.

98. Bobrow BJ, Spaite DW, Berg RA, et al. Chest compression only CPR by lay rescuers and survival from out-of-hospital cardiac arrest[J]. JAMA, 2010, 304(13): 1447–1454.

99. Panchal AR, Bobrow BJ, Spaite DW, et al. Chest compression-only cardiopulmonary resuscitation performed by lay rescuers for adult out-of-hospital cardiac arrest due to non-cardiac aetiologies [J]. Resuscitation, 2013, 84(4): 43–439.

100. Svensson L, Bohm K, Castrèn M, et al. Compression only CPR or standard CPR in out-of-hospital cardiac arrest[J]. N Engl J Med, 2010, 363(5): 434–442.

101. Rea TD, Fahrenbruch C, Culley L, et al. CPR with chest compression alone or with rescue breathing[J]. N Engl J Med, 2010, 363(5): 423–433.

102. Elam JO, Greene DG, Schneider MA, et al. Head-tilt method of oral resuscitation[J]. J Am Med Assoc, 1960, 172: 812–815.

103. Singletary EM, Zideman DA, De Buck ED, et al. Part 9: First Aid: 2015 international consensus on first aid science with treatment recommendations[J]. Circulation, 2015, 132(16 Suppl 1): S269–311.

104. Litman RS, Wake N, Chan LM, et al. Effect of lateral positioning on upper airway size and morphology in sedated children[J]. Anesthesiology, 2005, 103(3): 484–488.

105. Arai YC, Fukunaga K, Hirota S, et al. The effects of chin lift and jaw thrust while in the lateral position on stridor score in anesthetized children with adenotonsillar hypertrophy[J]. Anesth Analg, 2004, 99(6): 1638–1641.

106. Hastings RH, Wood PR. Head extension and laryngeal view during laryngoscopy with cervical spine stabilization maneuvers[J]. Anesthesiology, 1994, 80(4): 825–831.

107. Berg RA, Hemphill R, Abella BS, et al. Part 5: adult basic life support: 2010 american heart association guidelines for cardiopulmonary resuscitation and emergency cardiovascular care [J]. Circulation, 2010, 122(18 Suppl 3): S685–705.

108. Wenzel V, Idris AH, Banner MJ, et al. The composition of gas given by mouth-to-mouth ventilation during CPR[J]. Chest, 1994, 106 (6): 1806–1810.

109. Drges V, Ocker H, Hagelberg S, et al. Smaller tidal volumes with room-air are not sufficient to ensure adequate

oxygenation during bag−valve−mask ventilation[J]. Resuscitation, 2000, 44(1): 37−41.

110. Safar P, Elam JO, et al. Advances in cardiopulmonary resuscitation: the wolf creek conference on cardiopulmonary resuscitation[M]. New York: Springer−Verlag, 1977: 73−79.

111. Larsen MP, Eisenberg MS, Cummins RO, et al. Predicting survival from out of hospital cardiac arrest: a graphic model[J]. Ann Emerg Med, 1993, 22(11): 1652−1658.

112. Eftestøl T, Wik L, Sunde K, et al. Effects of cardiopulmonary resuscitation on predictors of ventricular fibrillation defibrillation success during out−of−hospital cardiac arrest[J]. Circulation, 2004, 110(1): 10−15.

113. Bobrow BJ, Clark LL, Ewy GA, et al. Minimally interrupted cardiac resuscitation by emergency medical services for out−of−hospital cardiac arrest[J]. JAMA, 2008, 299(10): 1158−1165.

114. Rea TD, Helbock M, Perry S, et al. Increasing use of cardiopulmonary resuscitation during out−of−hospital ventricular fibrillation arrest: survival implications of guideline changes[J]. Circulation, 2006, 114(25): 2760−2765.

115. van Alem AP, Chapman FW, Lank P, et al. A prospective, randomised and blinded comparison of first shock success of monophasic and biphasic waveforms in ou−of−hospital cardiac arrest[J]. Resuscitation, 2003, 58(1): 17−24.

116. Neumar RW, Otto CW, Link MS, et al. Part 8: adult advanced cardiovascular life support: 2010 American heart association guidelines for cardiopulmonary resuscitation and emergency cardiovascular care[J]. Circulation, 2010, 122(18 Suppl 3): S729− 767.

117. Rea TD, Olsufka M, Bemis B, et al. A population−based investigation of public access defibrillation: role of emergency medical services care[J]. Resuscitation, 2010, 81(2): 163−167.

118. Hanefeld C, Lichte C, Mentges−Schröter I, et al. Hospital−wide first−responder automated external defibrillator programme: 1 year experience[J]. Resuscitation, 2005, 66(2): 167−170.

119. Link MS, Berkow LC, Kudenchuk PJ, et al. Part 7: adult advanced cardiovascular life support: 2015 american heart association guidelines update for cardiopulmonary resuscitation and emergency cardiovascular care[J]. Circulation, 2015, 132(18 Suppl 2): S444−464.

120. Hagihara A, Hasegawa M, Abe T, et al. Prehospital epinephrine use and survival among patients with out−of−hospital cardiac arrest[J]. JAMA, 2012, 307(11): 1161−1168.

121. Koscik C, Pinawin A, McGovern H, et al. Rapid epinephrine administration improves early outcomes in out−of−hospital cardiac arrest[J]. Resuscitation, 2013, 84(7): 915−920.

122. Kudenchuk PJ, Cobb LA, Copass MK, et al. Amiodarone for resuscitation after out−of−hospital cardiac arrest due to ventricular fibrillation[J]. N Engl J Med, 1999, 341(12): 871−878.

123. Dorian P, Cass D, Schwartz B, et al. Amiodarone as compared with lidocaine for shock−resistant ventricular fibrillation[J]. N Engl J Med, 2002, 346(12): 884−890.

124. Kudenchuk PJ, Brown SP, Daya M, et al. Amiodarone, lidocaine, or placebo in out−of−hospital cardiac arrest[J]. N Engl J Med, 2016, 374(18): 1711−1722.

125. Dybvik T, Strand T, Steen PA. Buffer therapy during out−of−hospital cardiopulmonary resuscitation [J]. Resuscitation, 1995, 29(2): 89−95.

126. Vukmir RB, Katz L. Sodium bicarbonate improves outcome in prolonged prehospital cardiac arrest[J]. Am J Emerg Med, 2006, 24(2): 156−161.

127. Paradis NA, Martin GB, Rivers EP, et al. Coronary perfusion pressure and the return of spontaneous circulation in human cardiopulmonary resuscitation[J]. JAMA, 1990, 263(8): 1106−1113.

128. Atkins DL, Berger S, Duff JP, et al. Part 11: pediatric basic life support and cardiopulmonary resuscitation quality: 2015 american heart association guidelines update for cardiopulmonary resuscitation and emergency

cardiovascular care[J]. Circulation, 2015, 132(18 Suppl 2): S519–S525.

129. Sayre MR, Berg RA, Cave DM, et al. Hands–only(compression–only) cardiopulmonary resuscitation: a call to action for bystander response to adults who experience out–of–hospital sudden cardiac arrest: a science advisory for the public from the american heart association emergency cardiovascular care committee[J]. Circulation, 2008, 117(16): 2162–2167.

130. 中国腹部提压心肺复苏协作组 . 腹部提压心肺复苏专家共识 [J]. 中华急诊医学杂志 , 2013, 22(9): 957–959.

131. 黎敏 , 宋维 , 欧阳艳红 , 等 . 腹部提压心肺复苏的临床应用 [J]. 中华危重病急救医学 , 2016, 28(7): 651–653.

132. Zhang S, Liu Q, Han S, et al. Standard versus abdominal lifting and compression CPR[J]. Evid Based Complement Alternat Med, 2016, 2016: 9416908.

133. 王立祥 . 建立和完善腹部心肺复苏学 [J]. 中华危重病急救医学 , 2014, 26 (10): 689–691.

134. Boczar ME, Howard MA, Rivers EP, et al. A technique revisited: hemodynamic comparison of closed–and open–chest cardiac massage during human cardiopulmonary resuscitation[J]. Crit Care Med, 1995, 23(3): 498–503.

135. 2005 International consensus on cardiopulmonary resuscitation and emergency cardiovascular care science with treatment recommendations. Part 4: Advanced life support[J]. Resuscitation, 2005, 67(2–3): 213–247.

136. Dunning J, Fabbri A, Kolh PH, et al. Guideline for resuscitation in cardiac arrest after cardiac surgery[J]. Eur J Cardiothorac Surg, 2009, 36(1): 3–28.

137. Paradis NA, Martin GB, Rivers EP. Use of open chest cardiopulmonary resuscitation after failure of standard closed chest CPR: illustrative cases[J]. Resuscitation, 1992, 24(1): 61–71.

138. 中国腹部心肺复苏协作组 . 经膈肌下抬挤心肺复苏共识 [J]. 中华急诊医学杂志 , 2014, 23(4): 369–370.

139. Maekawa K, Tanno K, Hase M, et al. Extracorporeal cardiopulmonary resuscitation for patients with out–of–hospital cardiac arrest of cardiac origin: a propensity–matched study and predictor analysis[J]. Crit Care Med, 2013, 41(5): 1186–1196.

140. Chen YS, Lin JW, Yu HY, et al. Cardiopulmonary resuscitation with assisted extracorporeal life–support versus conventional cardiopulmonary resuscitation in adults with in–hospital cardiac arrest: an observational study and propensity analysis[J]. Lancet, 2008, 372(9638): 554–561.

141. Chen YS, Chao A, Yu HY, et al. Analysis and results of prolonged resuscitation in cardiac arrest patients rescued by extracorporeal membrane oxygenation[J]. J Am Coll Cardiol, 2003, 41(2): 197–203.

142. Brooks SC, Anderson ML, Bruder E, et al. Part 6: Alternative techniques and ancillary devices for cardiopulmonary resuscitation: 2015 american heart association guidelines update for cardiopulmonary resuscitation and emergency cardiovascular care [J]. Circulation, 2015, 132(18 Suppl 2): S436–443.

143. Taylor GJ, Rubin R, Tucker M, et al. External cardiac compression: a randomized comparison of mechanical and manual techniques [J]. JAMA, 1978, 240(7): 644–646.

144. Perkins GD, Lall R, Quinn T, et al. Mechanical versus manual chest compression for out–of–hospital cardiac arrest (PARAMEDIC): a pragmatic, cluster randomised controlled trial [J]. Lancet, 2015, 385(9972): 947–955.

145. Rubertsson S, Lindgren E, Smekal D, et al. Mechanical chest compressions and simultaneous defibrillation vs conventional cardiopulmonary resuscitation in out–of–hospital cardiac arrest: the LINC randomized trial[J]. JAMA, 2014, 311(1): 53–61.

146. Ong ME, Ornato JP, Edwards DP, et al. Use of an automated, load distributing band chest compression device for out–of–hospital cardiac arrest resuscitation[J]. JAMA, 2006, 295(22): 2629–2637.

147. Ristagno G, Castillo C, Tang W, et al. Miniaturized mechanical chest compressor: a new option for

cardiopulmonary resuscitation [J]. Resuscitation, 2008, 76(2): 191–197.

148. 王立祥, 程显声. 准确把握心肺复苏程序 [J]. 中华急诊医学杂志, 2002, 11(6): 367.

149. 王立祥, 沈洪. 个体化心肺复苏 [J]. 中华急诊医学杂志, 2007, 16(8): 895–896.

150. Truhl á A, Deakin CD, Soar J, et al. European resuscitation council guidelines for resuscitation 2015: section 4. cardiac arrest in special circumstances[J]. Resuscitation, 2015, 95: 148–201.

151. Ogawa T, Akahane M, Koike S, et al. Outcomes of chest compression only CPR versus conventional CPR conducted by lay people in patients with out of hospital cardiopulmonary arrest witnessed by bystanders: nationwide population based observational study[J]. BMJ, 2011, 342: c7106.

152. Acker CG, Johnson JP, Palevsky PM, et al. Hyperkalemia in hospitalized patients: causes, adequacy of treatment, and results of an attempt to improve physician compliance with published therapy guidelines[J]. Arch Intern Med, 1998, 158(8): 917–924.

153. Smellie WS. Spurious hyperkalaemia[J]. BMJ, 2007, 334(7595): 693–695.

154. Alfonzo AV, Isles C, Geddes C, et al. Potassium disorders–clinical spectrum and emergency management[J]. Resuscitation, 2006, 70(1): 10–25.

155. Brown DJ, Brugger H, Boyd J, et al. Accidental hypothermia[J]. N Engl J Med, 2012, 367(20): 1930–1938.

156. Gilbert M, Busund R, Skagseth A, et al. Resuscitation from accidental hypothermia of 13. 7 degrees C with circulatory arrest [J]. Lancet, 2000, 355(9201): 375–376.

157. Gordon L, Paal P, Ellerton JA, et al. Delayed and intermittent CPR for severe accidental hypothermia[J]. Resuscitation, 2015, 90: 46–49.

158. Bouchama A, Knochel JP. Heat stroke[J]. N Engl J Med, 2002, 346(25): 1978–1988.

159. Nolan JP, Soar J, Cariou A, et al. European resuscitation council and european society of intensive care medicine guidelines for post resuscitation care 2015: section 5 of the european resuscitation council guidelines for resuscitation 2015 [J]. Resuscitation, 2015, 95: 202–222.

160. Dhami S, Panesar SS, Roberts G, et al. Management of anaphylaxis: a systematic review[J]. Allergy, 2014, 69(2): 168–175.

161. Muraro A, Roberts G, Worm M, et al. Anaphylaxis: guidelines from the european academy of allergy and clinical immunology[J]. Allergy, 2014, 69(8): 1026–1045.

162. Soar J, Pumphrey R, Cant A, et al. Emergency treatment of anaphylactic reactions–guidelines for healthcare providers [J]. Resuscitation, 2008, 77(2): 157–169.

163. Smith JE, Rickard A, Wise D. Traumatic cardiac arrest[J]. J R Soc Med, 2015, 108(1): 11–16.

164. Kleber C, Giesecke MT, Lindner T, et al. Requirement for a structured algorithm in cardiac arrest following major trauma: epidemiology, management errors, and preventability of traumatic deaths in Berlin[J]. Resuscitation, 2014, 85(3): 405–410.

165. Soar J, Nolan JP, Böttiger BW, et al. European resuscitation council guidelines for resuscitation 2015: section 3. adult advanced life support[J]. Resuscitation, 2015, 95 : 100–147.

166. Jansen JO, Thomas R, Loudon MA, et al. Damage control resuscitation for patients with major trauma [J]. BMJ, 2009, 338: b1778.

167. Holcomb JB, Tilley BC, Baraniuk S, et al. Transfusion of plasma, platelets, and red blood cells in a 1: 1: 1 vs a 1: 1: 2 ratio and mortality in patients with severe trauma: the PROPPR randomized clinical trial[J]. JAMA, 2015, 313(5): 471–482.

168. Holcomb JB, Jenkins D, Rhee P, et al. Damage control resuscitation: directly addressing the early coagulopathy of trauma [J]. J Trauma, 2007, 62(2): 307–310.

169. Roberts I, Shakur H, Afolabi A, et al. The importance of early treatment with tranexamic acid in bleeding

trauma patients: an exploratory analysis of the CRASH 2 randomised controlled trial [J]. Lancet, 2011, 377(9771): 1096–1101, 1101. e1–2.

170. Matsumoto H, Mashiko K, Hara Y, et al. Role of resuscitative emergency field thoracotomy in the Japanese helicopter emergency medical service system[J]. Resuscitation, 2009, 80(11): 1270–1274.

171. Escott ME, Gleisberg GR, Kimmel K, et al. Simple thoracostomy. Moving beyong needle decompression in traumatic cardiac arrest [J]. JEMS, 2014, 39(4): 26–32.

172. Massarutti D, Trillò G, Berlot G, et al. Simple thoracostomy in prehospital trauma management is safe and effective: a 2-year experience by helicopter emergency medical crews[J]. Eur J Emerg Med, 2006, 13(5): 276–280.

173. Burlew CC, Moore EE, Moore FA, et al. Western trauma association critical decisions in trauma: resuscitative thoracotomy[J]. J Trauma Acute Care Surg, 2012, 73(6): 1359–1363.

174. Lavonas EJ, Drennan IR, Gabrielli A, et al. Part 10: Special circumstances of resuscitation: 2015 american heart association guidelines update for cardiopulmonary resuscitation and emergency cardiovascular care[J]. Circulation, 2015, 132(18 Suppl 2): S501–S518.

175. Konstantinides SV, Torbicki A, Agnelli G, et al. 2014 ESC guidelines on the diagnosis and management of acute pulmonary embolism[J]. Eur Heart J, 2014, 35(43): 3033–3069, 3069a–3069k.

176. Bttiger BW, Arntz HR, Chamberlain DA, et al. Thrombolysis during resuscitation for out-of-hospital cardiac arrest[J]. N Engl J Med, 2008, 359(25): 2651–2662.

177. Maj G, Melisurgo G, De Bonis M, et al. ECLS management in pulmonary embolism with cardiac arrest: which strategy is better? [J]. Resuscitation, 2014, 85(10): e175–176.

178. Park JH, Shin SD, Song KJ, et al. Epidemiology and outcomes of poisoning-induced out-of-hospital cardiac arrest[J]. Resuscitation, 2012, 83(1): 51–57.

179. Nordt SP, Clark RF. Midazolam: a review of therapeutic uses and toxicity[J]. J Emerg Med, 1997, 15(3): 357–365.

180. Braz LG, Módolo NS, do NP, et al. Perioperative cardiac arrest: a study of 53, 718 anaesthetics over 9 yr from a Brazilian teaching hospital[J]. Br J Anaesth, 2006, 96(5): 569–575.

181. Alpert MA. Sudden cardiac arrest and sudden cardiac death on dialysis: Epidemiology, evaluation, treatment, and prevention[J]. Hemodial Int, 2011, 15 Suppl 1: S22–29.

182. Müller MP, Hnsel M, Stehr SN, et al. A state wide survey of medical emergency management in dental practices: incidence of emergencies and training experience[J]. Emerg Med J, 2008, 25(5): 296–300.

183. Laurent F, Augustin P, Zak C, et al. Preparedness of dental practices to treat cardiac arrest: availability of defibrillators [J]. Resuscitation, 2011, 82(11): 1468–1469.

184. Hung KK, Cocks RA, Poon WK, et al. Medical volunteers in commercial flight medical diversions[J]. Aviat Space Environ Med, 2013, 84(5): 491–497.

185. O'Rourke MF, Donaldson E, Geddes JS. An airline cardiac arrest program[J]. Circulation, 1997, 96(9): 2849–2853.

186. Harmon KG, Asif IM, Klossner D, et al. Incidence of sudden cardiac death in National Collegiate Athletic Association athletes [J]. Circulation, 2011, 123(15): 1594–1600.

187. Maron BJ, Gohman TE, Kyle SB, et al. Clinical profile and spectrum of commotio cordis[J]. JAMA, 2002, 287(9): 1142–1146.

188. Maron BJ, Haas TS, Ahluwalia A, et al. Increasing survival rate from commotio cordis[J]. Heart Rhythm, 2013, 10(2): 219–223.

189. Szpilman D, Bierens JJ, Handley AJ, et al. Drowning[J]. N Engl J Med, 2012, 366(22): 2102–2110.

190. Szpilman D, Webber J, Quan L, et al. Creating a drowning chain of survival[J]. Resuscitation, 2014, 85(9): 1149–1152.

191. Dyson K, Morgans A, Bray J, et al. Drowning related out–of–hospital cardiac arrests: characteristics and outcomes [J]. Resuscitation, 2013, 84(8): 1114–1118.

192. Say L, Chou D, Gemmill A, et al. Global causes of maternal death: a WHO systematic analysis[J]. Lancet Glob Health, 2014, 2 (6): e323–333.

193. Lipman S, Cohen S, Einav S, et al. The Society for obstetric anesthesia and perinatology consensus statement on the management of cardiac arrest in pregnancy[J]. Anesth Analg, 2014, 118(5): 1003–1016.

194. Teodorescu C, Reinier K, Dervan C, et al. Factors associated with pulseless electric activity versus ventricular fibrillation: the oregon sudden unexpected death study[J]. Circulation, 2010, 122(21): 2116–2122.

195. Van Hoeyweghen RJ, Bossaert LL, Mullie A, et al. Survival after out–of–hospital cardiac arrest in elderly patients. Belgian Cerebral Resuscitation Study Group[J]. Ann Emerg Med, 1992, 21(10): 1179–1184.

196. Grimaldi D, Dumas F, Perier MC, et al. Short–and long–term outcome in elderly patients after out–of–hospital cardiac arrest: a cohort study[J]. Crit Care Med, 2014, 42(11): 2350–2357.

197. Bunch TJ, White RD, Khan AH, et al. Impact of age on long–term survival and quality of life following out–of–hospital cardiac arrest[J]. Crit Care Med, 2004, 32(4): 963–967.

198. 王立祥, 程显声. 应重视超长心肺复苏 [J]. 中华危重病急救医学 , 2002, 14(4): 195–196.

199. 孟庆义. 论复苏后综合征心脏停搏后综合征与围心脏停搏综合征 [J]. 中国急救医学 , 2013, 33(2): 177–179.

200. Yeung J, Chilwan M, Field R, et al. The impact of airway management on quality of cardiopulmonary resuscitation: an observational study in patients during cardiac arrest [J]. Resuscitation, 2014, 85(7): 898–904.

201. Kajino K, Iwami T, Kitamura T, et al. Comparison of supraglottic airway versus endotracheal intubation for the pre–hospital treatment of out–of–hospital cardiac arrest[J]. Crit Care, 2011, 15(5): R236.

202. Roberts BW, Kilgannon JH, Chansky ME, et al. Association between postresuscitation partial pressure of arterial carbon dioxide and neurological outcome in patients with post–cardiac arrest syndrome [J]. Circulation, 2013, 127(21): 2107–2113.

203. Bellomo R, Bailey M, Eastwood GM, et al. Arterial hyperoxia and in–hospital mortality after resuscitation from cardiac arrest[J]. Crit Care, 2011, 15(2): R90.

204. Beylin ME, Perman SM, Abella BS, et al. Higher mean arterial pressure with or without vasoactive agents is associated with increased survival and better neurological outcomes in comatose survivors of cardiac arrest[J]. Intensive Care Med, 2013, 39(11): 1981–1988.

205. Sunde K, Pytte M, Jacobsen D, et al. Implementation of a standardised treatment protocol for post resuscitation care after out–of–hospital cardiac arrest[J]. Resuscitation, 2007, 73(1): 29–39.

206. Dumas F, Cariou A, Manzo–Silberman S, et al. Immediate percutaneous coronary intervention is associated with better survival after out–of–hospital cardiac arrest: insights from the PROCAT (Parisian Region Out of hospital Cardiac ArresT) registry[J]. Circ Cardiovasc Interv, 2010, 3(3): 200–207.

207. Zanuttini D, Armellini I, Nucifora G, et al. Impact of emergency coronary angiography on in–hospital outcome of unconscious survivors after out–of–hospital cardiac arrest [J]. Am J Cardiol, 2012, 110(12): 1723–1728.

208. Hollenbeck RD, McPherson JA, Mooney MR, et al. Early cardiac catheterization is associated with improved survival in comatose survivors of cardiac arrest without STEMI[J]. Resuscitation, 2014, 85(1): 88–95.

209. Bro–Jeppesen J, Kjaergaard J, Wanscher M, et al. Emergency coronary angiography in comatose cardiac arrest patients: do real life experiences support the guidelines? [J]. Eur Heart J Acute Cardiovasc Care, 2012, 1(4): 291–301.

210. Reynolds JC, Callaway CW, El Khoudary SR, et al. Coronary angiography predicts improved outcome following cardiac arrest: propensity–adjusted analysis[J]. J Intensive Care Med, 2009, 24 (3): 179–186.

211. Bernard SA, Gray TW, Buist MD, et al. Treatment of comatose survivors of out–of–hospital cardiac arrest with induced hypothermia [J]. N Engl J Med, 2002, 346(8): 557–563.

212. Nielsen N, Wetterslev J, Cronberg T, et al. Targeted temperature management at 33℃ versus 36℃ after cardiac arrest[J]. N Engl J Med, 2013, 369(23): 2197–2206.

213. Kjaergaard J, Nielsen N, Winther–Jensen M, et al. Impact of time to return of spontaneous circulation on neuroprotective effect of targeted temperature management at 33 or 36 degrees in comatose survivors of out–of–hospital cardiac arrest[J]. Resuscitation, 2015, 96: 310–316.

214. Bro–Jeppesen J, Hassager C, Wanscher M, et al. Post–hypothermia fever is associated with increased mortality after out–of–hospital cardiac arrest[J]. Resuscitation, 2013, 84(12): 1734–1740.

215. Zandbergen EG, Hijdra A, Koelman JH, et al. Prediction of poor outcome within the first 3 days of postanoxic coma[J]. Neurology, 2006, 66(1): 62–68.

216. Legriel S, Hilly–Ginoux J, Resche–Rigon M, et al. Prognostic value of electrographic postanoxic status epilepticus in comatose cardiac arrest survivors in the therapeutic hypothermia era[J]. Resuscitation, 2013, 84(3): 343–350.

217. Hirsch LJ, LaRoche SM, Gaspard N, et al. American clinical neurophysiology society's standardized critical care eeg terminology: 2012 version[J]. J Clin Neurophysiol, 2013, 30(1): 1–27.

218. Bouwes A, Binnekade JM, Zandstra DF, et al. Somatosensory evoked potentials during mild hypothermia after cardiopulmonary resuscitation[J]. Neurology, 2009, 73(18): 1457–1461.

219. Fugate JE, Wijdicks EF, Mandrekar J, et al. Predictors of neurologic outcome in hypothermia after cardiac arrest[J]. Ann Neurol, 2010, 68(6): 907–914.

220. Mlynash M, Campbell DM, Leproust EM, et al. Temporal and spatial profile of brain diffusion–weighted MRI after cardiac arrest [J]. Stroke, 2010, 41(8): 1665–1672.

221. Reisinger J, Höllinger K, Lang W, et al. Prediction of neurological outcome after cardiopulmonary resuscitation by serial determination of serum neuron–specific enolase[J]. Eur Heart J, 2007, 28(1): 52–58.

222. Tiainen M, Roine RO, Pettilä V, et al. Serum neuron–specific enolase and S–100B protein in cardiac arrest patients treated with hypothermia[J]. Stroke, 2003, 34(12): 2881–2886.

223. Sandroni C, Cavallaro F, Callaway CW, et al. Predictors of poor neurological outcome in adult comatose survivors of cardiac arrest: a systematic review and meta–analysis. Part 2: Patients treated with therapeutic hypothermia[J]. Resuscitation, 2013, 84(10): 1324–1338.

224. Sandroni C, Cavallaro F, Callaway CW, et al. Predictors of poor neurological outcome in adult comatose survivors of cardiac arrest: a systematic review and meta–analysis. Part 1: patients not treated with therapeutic hypothermia[J]. Resuscitation, 2013, 84(10): 1310–1323.

225. Patroniti N, Sangalli F, Avalli L. Post–cardiac arrest extracorporeal life support[J]. Best Pract Res Clin Anaesthesiol, 2015, 29(4): 497–508.

226. 中华医学会器官移植学分会, 中华医学会外科学分会移植学组, 中国医师协会器官移植医师分会. 中国心脏死亡捐献器官评估与应用专家共识 [J]. 中华移植杂志 (电子版), 2014, 8(3): 117–122.

227. Orioles A, Morrison WE, Rossano JW, et al. An underrecognized benefit of cardiopulmonary resuscitation: organ transplantation[J]. Crit Care Med, 2013, 41(12): 2794–2799.

228. Mateos–Rodríguez AA, Navalpotro–Pascual JM, Del RGF, et al. Out–hospital donors after cardiac death in Madrid, Spain: a 5–year review[J]. Australas Emerg Nurs J, 2012, 15(3): 164–169.

229. Alonso A, Fernández–Rivera C, Villaverde P, et al. Renal transplantation from non–heart–beating donors: a single–center 10– year experience[J]. Transplant Proc, 2005, 37(9): 3658–3660.

附录七　批量伤员感染预防策略专家共识（2017）

无论是在战时还是在平时的灾害现场，短时间内均可能产生大批伤员。其高效救治一直是卫生应急、野战外科学、灾害医学、急症医学、创伤外科学领域的研究热点。感染为创伤后的常见并发症，已被证实为批量伤员第三死亡高峰的主要原因。尽管其防治措施的相关研究不断取得进展，但创伤后感染的发生率及病死率仍然居高不下。为有效降低批量伤员感染的发生率，笔者根据国内本领域专家的建议及临床救治经验，结合国内外文献报道，特制定本专家共识。

一、创伤感染的定义感染是指微生物侵入机体后引起的炎症反应

（一）外科感染

是指需要外科治疗的感染，包括创伤、烧伤、手术等并发的感染[1]。

（二）创伤感染

是指创伤后伤口 / 创面因细菌污染所致的后续感染或伤后机体抵抗力下降所致的内源性 / 外源性感染。

（三）外源性感染

创伤时由致伤器械、投射物等带入，以及随之经衣物、泥土和其他污物带入，是致病菌的主要入侵途径，此类感染称为外源性感染。

（四）内源性感染[2-4]

人体本身的常驻菌主要分布在皮肤的汗腺、毛囊、口咽部、呼吸道、胃肠道和泌尿生殖道。在生理条件下，这些菌群并不致病，而是与人体构成一种共生互利的生态平衡。当皮肤和体腔受伤破损时，细菌可随之入侵，即使未破损但皮肤、黏膜防御屏障功能降低也可使这些常驻菌穿过皮肤、黏膜进入深部组织造成感染，此类感染称为自家感染或内源性感染。

（五）脓毒症

曾被定义为由感染引起的全身炎症反应综合征[5-7]（systemic inflammatory response syndrome，SIRS），现被定义为针对感染的宿主反应失调导致[8-10]危及生命的器官功能障碍。其诊断标准为感染与序贯性器官功能衰竭评分（sequentialorganfailureassessment，SOFA）≥ 2 分并存[8]。

二、创伤感染的病理时程特点

所有开放性伤口在损伤即刻便可造成细菌污染。污染物包括衣服碎片、尘土、其他有机物（泥、草、树叶等）和被炸毁建筑物的玻璃碎片等。其病理改变可分为 4 期：污染期、感染期、脓毒症期和衰竭期。各期临床识别及病理时程要点如下。

（一）污染期

从伤口形成的一瞬间开始，机体首先出现的反应是自身的止血过程，这一过程包括一些非常复杂的生物学反应。首先，伤口周围的小血管、毛细血管等反应性收缩使局部血流量减少；继之而来的是暴露的胶原纤维吸引血小板聚集形成血凝块。随后，血小板释放血

管活性物质（如 5– 羟色胺、前列腺素等），使血管进一步收缩，血流减慢，同时释放的磷脂和二磷酸腺苷（adenosine diphosphate，ADP）将吸引更多的血小板聚集。最后，内源性及外源性凝血过程被启动。

　　这一时期包括伤口形成后的 2~3 天，其中 6 小时之内的炎症反应对后续感染的发生极为重要。局部血管收缩致局部组织缺血，引起组织胺和其他血管活性物质的释放，使创面局部的血管扩张。这一急性反应期一般在伤后 3 小时内发生，因局部的充血反应有利于抗菌药物的弥散并发挥其抑菌或杀菌作用，故被认为是预防性应用抗菌药物的"黄金时间"。而在受伤 3 小时后，伤口周围外渗的纤维蛋白能够包绕入侵的细菌并且形成一种抗菌药物难以穿越的屏障，故延迟使用抗菌药物将明显增加感染的风险。此外，伤后 6 小时内的污染创面一旦发生感染，细菌将以每天 10^7~10^{15} 的速度迅速增殖。伤口部位坏死组织、异物以及污染细菌的存在，可引发机体的防御反应（炎症反应），表现为免疫细胞（如，粒细胞和巨噬细胞）向创面移动和募集：一方面，粒细胞防止或吞噬入侵的细菌；另一方面，巨噬细胞吞噬消化坏死的组织细胞碎片；同时，组织细胞破坏后释放出来的自身蛋白溶酶也可以消化溶解坏死的组织细胞碎片，使创面清洁，以便启动组织的修复过程。但对于严重污染且供血不良的伤口，低下的机体局部免疫反应将致粒细胞和巨噬细胞吞噬致病菌的能力受限，细菌在坏死组织中以指数形式不断增殖，进而侵袭健康组织。该过程常在伤后 6 小时内发生，如果在该时间段采用积极的外科处理并使用抗生素辅助治疗，则可暂时抑制细菌生长，限制其局部侵袭。接受有效治疗的时间超过 6 小时将极大地增加创伤后感染的风险 [11]。

　　（二）感染期

　　未实施早期清创且未合理使用抗菌药物的伤口可于伤后约 1~3 天发生伤口感染。浅表伤口感染会出现疼痛、压痛、局部肿胀、发红发热等症状；较深的伤口则会出现脓性分泌物，部分患者出现发热的症状。若早期感染未得到及时控制，细菌扩散，感染加重，伤口部位可出现溃疡甚至坏疽，严重者出现高热、昏迷等全身性中毒症状 [12]。

　　（三）脓毒症期

　　病原微生物及其毒素是伤后机体进入脓毒症期的触发因素。这一时期一般出现在伤后中晚期的严重感染基础上，与创伤后机体防御功能降低、入侵细菌及其释放的内毒素和外毒素有关。机体进入脓毒症期后，主要表现为血液中细菌大量增殖致全身性感染，严重者出现脓毒性休克。　处于创伤后感染的脓毒症期时，参与机体炎症反应的介质大致可以分为两类：

　　（1）具有直接细胞毒性，可直接杀伤靶细胞的介质：溶酶体酶、弹性蛋白酶、髓过氧化物酶、阳离子蛋白、氧自由基等。

　　（2）细胞因子：肿瘤坏死因子 α（tumor necrosis factor- α，TNF- α）、白介素 –1（interleukin，IL–1）、IL–6、IL–8、γ – 干扰素（interferon– γ，IFN– γ）、血小板活化因子（platelet activating factor，PAF）、粒细胞 – 巨噬细胞集落刺激因子（granulocyte macrophage colony stimulating factor，GM–CSF）、花生四烯酸代谢产物等。上述炎性介质对机体可产生不利影响，主要表现为："高排低阻"的高动力型循环障碍、心肌抑制、内皮损伤及血管通透性增加、血液高凝状态及微血栓形成、强制性和"自噬"性高代谢，这些改变可进一步引起多器官功能的损害 [13]。

（四）衰竭期

创伤后机体进入衰竭期，除直接创伤打击外，脓毒性休克引起的重要脏器缺血再灌注损伤是造成脏器功能损害的重要因素。此阶段，由创伤严重感染诱发失控的全身炎症反应可导致机体出现 2 个或 2 个以上的器官或系统功能障碍乃至衰竭的临床综合征。衰竭期标志机体多部位感染已形成，病情凶险，进展迅速，死亡率高[14]。

三、创伤感染的预防策略

（一）应遵循"分级救治"与"时效救治"原则

1. 分级救治　当面临医疗条件差、大批伤员待处理的特殊情况时，必须要采取特殊的组织方法进行救治，即分级救治（echelon）和伤员后送。在平时，伤员被送入医院后，救治工作自始至终由单一医疗机构完成；而在战时或灾害发生时，不得不把一名伤员的全部治疗过程从时间、距离上分开，将救治环节分别配置到多个医疗机构来分工实施，共同完成。伤员最初由靠近前方的救治机构进行救命性手术（损伤控制外科）或其他必要的救治；然送，在后送途中和各阶梯中进行相应的治疗，从而完成治疗的全过程。创伤感染的防控措施（包括早期清创、延期缝合、早期应用抗生素等）也是在各救治阶梯分级实施的[15]。

战伤的分级救治规律对灾害发生后批量伤员的救治具有参考价值。对于大型灾害来说，大体可分为"三级救治"阶梯：①第一级为现场抢救，相当于战时连/营抢救组。救援人员力求在灾害发生后第一时间获得信息、第一时间到达现场、第一时间采取急救措施。即在伤后第一黄金时间（10 分钟）内发现伤员，并给予快速、准确、有效的初级救护。②第二级为早期救治，相当于战时团/师救护所。③第三级为专科治疗，相当于战区基地医院或后方医院。

从各级救治范围可知，灾后伤员抗感染措施分别为包扎、口服或注射广谱抗菌药物、全身性抗感染。但灾害现场毕竟不同于战场，故在具体运用中应当既遵循分级救治的一般性规律和要求，又结合具体救治情况。若灾害抢救现场附近设有专科治疗医院，应当立即送往就近医院进行专科治疗，不必受到"分级救治"的约束，即在配备充足的快速后送运输工具的情况下，可采用现场抢救和专科治疗的二级救治阶梯（即越过早期救治阶梯）[16]。

2. 时效救治　尽管外军和我军在批量伤员分级救治的各阶梯规定了抗感染措施，但对抗感染的救治时限未作硬性规定。实际上，伤员救治存在着最佳救治时间段，在黄金时段采取救治措施所取得的救治效果最佳。根据批量伤员感染的发生规律，应在合适的时间段实施合理的抗感染处置方法，即采取"时效救治"。以西南边境自卫反击作战及"两山"作战为例，即可看出时效救治的效果：1979 年西南边境自卫反击作战，伤员 3 天内到达确定性救治机构者只占重伤员总数的 7.9%；而"两山"作战（1984—1986 年）期间，3 天内到达确定性医疗机构的重伤员达 63.2%，伤死率比 1979 年下降 16%，伤口感染率下降 88%，骨髓炎从 7.6% 下降为 0，化脓性关节炎从 5.0% 下降为 2.5%[17]。

由于灾害的种类、发生的地域和规模以及卫勤力量的部署上均存在差别，因此对批量伤员分级救治各阶梯的具体救治时限不宜作出硬性规定。对大批伤员组织救护的原则是：在最适当的时间和地点对为数最多的伤员施行最好的救护。

目前有关批量伤员感染的时效救治策略正引起学术界的高度重视[18]。其针对性预防措施的时效规划如下（附表 7-1）。

附表 7-1　战创伤感染预防措施时效规划表

措施名称	实施时机	
	最好于	不能晚于
包扎伤口	立即	10 分钟
口服抗菌药物	立即	3 小时
肌注或静注抗菌药物	< 3 小时	6 小时
补注破伤风类毒素和破伤风抗毒素血清	< 6 小时	72 小时
清创手术	< 6 小时	72 小时
特殊部位伤初期缝合	< 12 小时	72 小时

注：特殊部位伤是指头、面、手、外阴部伤以及颅、胸、腹、关节腔的穿透伤

　　基于上述抗感染预防措施的时效规划，对批量伤员的检伤分类应包含以下几组：①对于受伤后一直未进行清创的伤员应第一优先送入手术室，立即进行手术；②受伤后清创不彻底或误做初期缝合的伤员，按第二优先顺序手术；③对于特殊部位（如头、面、手、外阴部）伤口的清创与初期缝合或定位缝合，以及颅、胸、腹、关节腔穿透伤后硬脑膜、胸腹膜和关节囊的清创与缝合，可优先后送到有条件的专科医院救治。

　　对批量伤员后送时机的选择，从感染预防的角度应包括以下两类：①对于特殊部位（如头、面、手、外阴部）伤口的清创与初期缝合或定位缝合，以及颅、胸、腹、关节腔穿透伤后硬脑膜、胸腹膜和关节囊的清创与缝合，应在伤后 12 小时内后送到有条件的专科医院救治，最晚不宜超过 72 小时。②对于其他部位伤口已经实施清创手术的伤员，是否后送应视具体伤情、伤势而定。

　　（二）在遵循"早期清创、延期缝合"原则时，需强调"动态监测"与"综合防治"

　　1. 早期清创　战伤感染的防治主要依靠有效的早期外科处理，抗菌药物只起到辅助作用。因此，负伤后应尽早实施清创手术：一般于伤后 6 小时内进行，最晚不宜超过 72 小时。早期清创时应遵循 4C 原则（肌肉颜色、组织相容性、收缩情况、循环功能）判断肌肉组织活性[19]、准确识别坏死组织的清创界限，尽量避免正常组织被过度清除。

　　冲洗伤口的灌洗液可用等渗盐水或没有添加剂的无菌水，无法获取无菌水的情况下，可使用饮用水冲洗伤口，不推荐使用添加抗生素的液体进行伤口灌洗。一般认为低压清洗（0.5psi，1psi = 6.89kPa）用于清洁伤口，高压清洗（7psi，1psi = 6.89kPa）应考虑用于严重污染伤口[20]。

　　负压伤口疗法（negative pressure wound therapy，NPWT）在美国已广泛应用于骨创伤，处于 -200~50mmHg（1mmHg = 0.133kPa）的负压可有效减少感染的发生，其原理包括稳定伤口环境、减轻伤口水肿、提高组织灌注量、刺激伤口表皮生长[21]。将 NPWT 与传统引流技术相结合应用于创伤患者，能较好地控制伤口深部感染且无溃疡、皮肤坏死形成[22]。

　　2. 延期缝合　伤口清创后，特殊部位，如头、面、手、外阴部，应做初期缝合或定位缝合；颅、胸、腹、关节腔的穿透伤，必须缝合胸腹膜、硬脑膜和关节囊；其他部位伤口清创后仅做无菌敷料的包扎或覆盖，禁做初期缝合。创面清洁、肉芽新鲜且整齐、无脓

性分泌物、创缘无红肿和压痛者，一般在清创后 4~7 天延期缝合伤口；因伤口感染或错过延期缝合时机的，待感染控制后，创面清洁、肉芽组织健康时，一般在清创后 8~14 天进行 Ⅱ 期缝合。

3. 动态监测　"早期清创、延期缝合"是预防各种战创伤感染的最有效措施，但抗感染是一个连续过程，并不可因后送转运而中断，故对战伤感染防治措施的不间断实施，有赖于对污染伤口进行动态的监测。动态监测的目的包括及时发现污染伤口是否向感染转变和局部感染是否向全身性感染（脓毒症）演变。目前，主要有常规临床指标及评分系统、免疫功能指标、血清生物标志物如降钙素原（procalcitonin，PCT）可用于监测并预警伤后脓毒症的发生[23]。

4. 综合防治　进行综合防治时，既要预防伤后感染的发生，还应阻遏感染后因脓毒症所致的器官功能损害[24]。

主要干预措施有：

（1）一级干预：灌洗、清创、引流、抗微生物治疗、包扎伤口、稳定骨折断端等。

（2）二级干预：皮肤清洁护理（如 2% 氯己定溶液擦拭皮肤）、控制出血、降低高血糖、提供充分的氧疗、减少输血、避免低体温、免疫调节治疗（如免疫球蛋白、IFN-γ、葡聚糖、肠内免疫营养、氢化可的松等）[25-26]、改善组织缺血缺氧（如临时性血管分流术）[27]、兴奋迷走神经（如针刺 ST-36 与 PC-6 穴位）[28]。

（3）其他辅助措施：对医院设施进行适当的清洁、消毒与杀菌；定期更换病房内的辅料；医务人员保持良好的手卫生习惯；对感染伤员进行隔离；在专用的手术间进行手术等[29]。

5. 应用创伤急救新装备、新疗法[30]

（1）增加了救命性手术功能和自动心肺复苏系统功能的"流动便携式 ICU"急救车，可确保伤员即使在交通阻塞的情况下也能在车上得到有效的救治，将救命性处理等前伸到创伤事故现场，降低创伤危重伤员的病死率和伤残率。

（2）应用 Autopulse™ MODEL100 型自动心肺复苏系统、腹部提压心肺复苏仪等[31-32]抢救心搏、呼吸骤停患者，能取得良好效果，同时节省医疗人力资源消耗，提升急救尤其是大批量伤员的急救效率。

（3）应用便携式"瞬锋急救切割器"能在几秒钟内完成对伤员衣物快速切割的操作，达到轻便快速、省力省时、伤员无痛苦的目的，为大批伤员的伤验伤争取到宝贵时间，减少了创伤凝血病的发生率[33]。

（4）给创伤现场急救医师配置高速公路急救箱（急救包）、便携式急救包及急救箱，对创伤现场危重伤员实施快速医疗救护十分有利。

（5）创伤现场急救新疗法。已获美国（US8，952，040B2）、欧盟（EP10855546.7）及国家授权发明专利（ZL201010248451.9）的"维生素 B₆ 联用丰诺安（20AA 复方氨基酸）"新疗法应用于难治性 ATC/TIC 患者能获得显著疗效[34]。维生素 B₆ 是人体各种氨基酸代谢的唯一辅酶，也是肝脏中几十种酶的重要辅酶，其促进人体酶代谢启动阈值在 3~5g，只有大剂量维生素 B₆ 参与，人体的生命代谢活动才能被激活。但由于维生素 B₆ 在人体内代谢半衰期短，所以能很快被排出体外[35]。自 2007 年发明以来，已应用于全国 20 多万例各种危重伤员的治疗，没有发生 1 例过量事件。丰诺安所含氨基酸谱与人体基本一致，输入后能提供机体代谢底物及强劲的动能，并将机体有害物质及氨通过鸟氨酸循环排出体外，使肝内酶代谢快速恢复，凝血因子得以产生，迅速恢复内源性凝血途径，达到有效阻止大出血持续及进展的效果[36]。

丰诺安及维生素 B_6 都是人体生命活动不可缺少的物质，两者合用有促进机体酶代谢、止血、利尿、解毒、保护大脑及神经系统功能、改善肝功能、提高机体凝血功能及机体营养状况的功效[37-38]。维生素 B_6 与丰诺安的巧妙搭配在人体新陈代谢中发挥着十分重要的作用[39]。动物实验证实[40-41]新疗法能显著缩短纤维蛋白凝块形成的时间，还可通过促进肝脏代谢，恢复凝血因子合成，明显改善创伤大鼠模型的凝血功能。利用实时荧光定量PCR 法检测发现新疗法能够显著提高肝脏凝血因子基因 mRNA 表达水平，促进凝血因子在肝脏中的合成，从分子水平探索了新疗法改善凝血功能的作用机制[42]。维生素 B_6 联用20AA 复方氨基酸（丰诺安）的新疗法处方见附表 7-2。

附表 7-2　维生素 B_6 联用 20AA 复方氨基酸（丰诺安）的新疗法具体用法

伤情	新疗法具体药物用量	给药途径	用法	疗程
重度伤员	0. 9% 氯化钠注射液 250ml + 维生素 B_6 5.0g	ivgtt	bid	连续使用直至病情
	+ 维生素 C 2.0g	ivgtt	qd	控制
	20A A 复方氨基酸 500ml			
中度伤员	0. 9% 氯化钠注射液 250ml + 维生素 B_6 5.0g	ivgtt	qd	连续使用直至病情
	+ 维生素 C 2.0g	ivgtt	qd	控制
	20A A 复方氨基酸 500ml			
轻度伤员	0. 9% 氯化钠注射液 250ml + 维生素 B_6 3.0g	ivgtt	qd	连续使用直至病情
	+ 维生素 C 2.0g	ivgtt	qd	控制
	20A A 复方氨基酸 500ml			

注：在急诊室以 ISS 评分 9～15 分为轻度；16～25 分为中度；大于 26 分为重度。入院后行 APACHE 评分。ivgtt 为静脉滴注；bid 为 2 次 / 天；qd 为 1 次 / 天

使用维生素 B_6 的依据：维生素 B_6 每天用量可达 10g 已批准为国家军用标准 GJBFL5340，2009 年 12 月 16 日审查通过，已经正式公布实施。解放军总后勤部卫生部出版的"战伤救治手册"第 94 页第 129 条规定，首剂使用维生素 B_6 1～5g，可重复使用，总量不超过 10～15g[43]。由解放军第三〇六医院研制、石家庄四药有限公司生产，每袋 250ml 中含有 2.5g 的维生素 B_6，已批准军药准字科 2011001 号，在临床使用。美国现口服的市场上销售的维生素 B_6 比我国的剂量大 50 倍，每片为 500mg。

（三）抗菌药物的使用

1. 使用时机　越早越好。即使延迟，也应在伤后 3 小时内使用抗生素。使用抗菌药物的延迟越久，创伤后感染的发生率越高[44]。

2. 给药途径　静脉输注为首选，其次是肌内注射与口服。

3. 用药疗程　国际红十字委员会推荐：在迅速疏散、可实施早期院前急救和具备足够卫生基础设施的条件下，通常选择单剂量抗生素或将抗生素预防使用时间限制在 24 小时以内；在医疗资源有限且后送延迟的情况下，通常给予 5 天抗生素，直至延迟缝合[17]。

4. 抗菌药物种类　美军战伤感染预防指南提议至少对于无法快速接受手术治疗的伤员应使用广谱抗生素（如头孢菌素类）[18]。但由于广谱抗生素易继发耐药菌感染，故应避

免过度使用。批量伤员面临的主要感染性威胁是气性坏疽、破伤风和侵袭性链球菌感染，对于此类特异性感染应用相对窄谱的抗生素即可。按国际红十字委员会推荐，青霉素和甲硝唑是首选药物，如有化脓性感染的全身症状，应添加庆大霉素（附表7-3）。

附表 7-3　国际红十字委员会抗生素使用协议

损伤类型	抗生素	备注
无并发症的轻微软组织损伤（Ⅰ级）	青霉素 V（片剂 500mg 口服，4 次 / 天，连续 5 天）	对所有武器员实行抗破伤风措施
复合性骨折 外伤性截肢 重大软组织损伤（Ⅱ级、Ⅲ级）	青霉素 -G（5MIU 静脉滴注，4 次 / 天，连续 48 小时） 续用青霉素 V（片剂 500mg 口服，4 次 / 天）直至伤口延迟缝合	中厚皮片移植缝合伤口后应继续使用青霉素 V 5 天。在重新清创而非伤口延迟缝合的情况下，应停止使用抗生素，除非有全身性感染或局部炎症的征象 – 在后一种情况下，加入甲硝唑（500mg 静脉滴注，3 次 / 天）和庆大霉素（80mg 静脉滴注，3 次 / 天）
延迟超过 72 小时的复合性骨折或重大软组织损伤	青霉素 -G（5MIU 静脉滴注，4 次 / 天）和甲硝唑片剂（500mg 静脉滴注，3 次 / 天，48 小时）	
由杀伤性地雷造成、因各种原因延迟救治的四肢伤	续用青霉素 V（片剂 500mg 口服，4 次 / 天）和甲硝唑（片剂 500mg 口服，3 次 / 天）直至伤口延迟缝合	
血胸	氨苄西林（1g 静脉滴注，4 次 / 天，48 小时），续用阿莫西林（片剂 500mg 口服，4 次 / 天）	继续使用抗生素直至拔出胸导管后 2 天
穿透性颅脑创伤	青霉素 G（5MIU 静脉滴注，4 次 / 天）和氯霉素（1g 静脉滴注，3 次 / 天）至少 72 小时	持续静注或口服药物 10 天
脑脓肿	与穿透性颅脑损伤使用同样的药物，加上甲硝唑（500 静脉滴注，3 次 / 天）	
眼球穿孔伤	青霉素 G（5MIU 静脉滴注，4 次 / 天）和氯霉素（1g 静脉滴注，3 次 / 天，48 小时）	持续静注或口服药物 10 天，滴抗生素眼药水
颌面创伤	氨苄西林 1g（静脉滴注，4 次 / 天）和甲硝唑（500mg 静脉滴注，3 次 / 天，48 小时）	持续静注或口服药物 5 天
腹部伤口： 1. 实体器官只有：肝，脾，肾，或分离膀胱损伤 2. 胃，小肠 3. 结肠，直肠，肛门	1. 青霉素 -G（5MIU 静脉滴注，4 次 / 天） 2. 氨苄西林（1g 静脉滴注，4 次 / 天）和甲硝唑（500mg 静脉滴注，3 次 / 天） 3. 氨苄西林（1g 静脉滴注，4 次 / 天）和甲硝唑（500mg 静脉滴注，3 次 / 天）和庆大霉素（80mg 静脉滴注，3 次 / 天）	根据引流情况持续用药 3 天

注：MIU 为百万国际单位，该协议于 2002 年在瑞士日内瓦举行的红十字国际委员会外科医师研讨会上建立

四、感染预防措施的临床操作流程

中国人民解放军总后勤部卫生部 2006 年颁布的《战伤救治规则》中对战伤后感染预

防措施进行了描述[45]。但存在以下不足：①不具备可操作性，同时实施 3 种预防措施易致疏漏或顾此失彼。②未涵盖其他几类致命性感染的预防，对于批量伤员的感染预防措施应尽可能涵盖几种常见的感染（特别是致命性的感染，如破伤风、气性坏疽、侵袭性链球菌感染和坏死性筋膜炎）。现总结出一套批量伤员的感染预防措施。

1. 尽早彻底清创。

2. 伤口清创后，头、面、手、外阴部等特殊部位应做初期缝合；颅、胸、腹、关节腔的穿透伤，必须缝合胸腹膜、硬脑膜和关节囊；其他部位伤口清创后禁做初期缝合，仅包扎或覆盖无菌敷料。

3. 避免不必要的更换敷料。

4. 必要时实施负压伤口治疗。

5. 首选青霉素和甲硝唑抗感染药物。

6. 已获得破伤风自动免疫的伤员，在遭受开放伤后，应注射破伤风类毒素 0.5ml；未接受过破伤风自动免疫者，伤后注射破伤风抗毒血清和破伤风类毒素[46-47]。

7. 必要时实施免疫调节治疗。

8. 根据各救治阶梯的实际情况，应采取相应的综合防治措施。

五、结语

本专家共识的制定是基于目前对"批量伤员感染预防策略专家共识 2017"的理解与现有的循证医学证据及国内外有关文献完成的。而"批量伤员感染预防策略"的临床治疗比较复杂，遵循专家共识能够改善批量伤员感染的救治效果。但需要注意的是，本专家共识不能完全覆盖患者所有的临床情况，在具体临床实践中需因病施治和因地（环境条件）施治，根据医师经验进行诊断、治疗和预防。

专家组成员名单（按姓氏汉语拼音排序）：

白俊清，卞晓星，崔　彦，曹　佳，曹广文，常李荣，陈　东，陈　力，陈建荣，陈　彦，陈浩波，楚　鹰，都定元，董谢平，付　研，付守芝，顾建文，关永东，何春来，何　梅，何　东，何忠杰，黄　毅，黄彤舸，黄琴梅，黄文杰，胡培阳，何清源，花海明，姜成华，菅向东，景怀琦，贾群林，蒋龙元，刘明华，刘　宁，刘保池，刘国栋，刘　斌，刘志礼，李奇林，李　静，李　瑛，李国民，李小兵，林绍彬，林涌超，廖皓磊，路晓光，梁华平，黎清成，米玉红，秦国良，芮庆林，史　红，申　捷，孙志辉，司少艳，谭杜勋，武巧元，卫俊才，王立祥，王　彬，王祉武，王福利，王　醒，许　铁，徐春生，徐燕杰，夏锡仪，肖烈辉，岳茂兴，阴赪宏，尹志勇，杨晓峰，杨晓兰，姚元章，岳　健，燕重远，周培根，周飞虎，张海涛，张　谦，张成岗，张文武，张　红，张　泓，张超先，张劲松，张福林，张思森，张在其，赵朝阳，赵　枫，赵自更，赵容顺，周　宁，邹小明，郑道新，朱晓赪

执笔人：梁华平（400042 重庆，第三军医大学大坪医院野战外科研究所，创伤烧伤与复合伤国家重点实验室）；岳茂兴（100101 北京，解放军第三〇六医院特种医学中心）

参考文献

1. 姚咏明, 刘峰. 外科严重感染及其并发症的防治策略 [J]. 中华外科杂志, 2006, 44(9): 577–580.

2. 孟宪意, 刘爽, 孟庆华. 内源性感染的现状 [J]. 中华医院感染学杂志, 2001, 11(6): 478–480.

3. 马健, 胡必杰. 胃腔定植菌在医院内肺炎患者发病机制中的作用 [J]. 中华结核和呼吸杂志, 1999, 22(2): 104–107.

4. Cunningham AF, Spreadbury CL. Mycobacterial stationary phase induced by low oxygen tension: cell wall thickening and localization of the 16–kilodalton alpha–crystallin homolog[J]. J Bacteriol, 1998, 180(4): 801–808.

5. 尹会男, 柴家科. Toll 样受体 / 核因子 κB 信号通路与脓毒症的研究进展 [J]. 中华实验外科杂志, 2003, 20(11): 1051–1052.

6. 胡皓夫. 与国际接轨, 提高我国儿童脓毒症的诊治水平 [J]. 中华急诊医学杂志, 2006, 15(6): 487–488.

7. 马晓春. 应重视脓毒症的抗凝治疗 [J]. 中华危重病急救医学, 2010, 22(9): 113–116.

8. Singer M, Deutschman CS, Seymour CW, et al. The third international consensus definitions for sepsis and septic shock (Sepsis 3) [J]. JAMA, 2016, 315(8): 801–810.

9. 代晓明, 黄伟. 2016 重症医学回顾与展望 [J]. 中华危重病急救医学, 2017, 29(1): 15.

10. 董丽华, 吕娟, 丁黎莉, 等. 脓毒症免疫治疗的研究进展 [J]. 中华危重病急救医学, 2017(2): 184–187.

11. Ozbek S, Ozgenel Y, Etöz A, et al. The effect of delayed admission in burn centers on wound contamination and infection rates[J]. Ulus Travma Acil Cerahi Derg, 2005, 11(3): 230–237.

12. Norman G, Dumville JC, Moore ZE, et al. Antibiotics and antiseptics for pressure ulcers[J]. Cochrane Database Syst Rev, 2016, 4: CD011586.

13. Argenta A, Satish L, Gallo P, et al. Local Application of probiotic bacteria prophylaxes against sepsis and death resulting from burn wound infection. PLoS One, 2016, 11(10): e0165294.

14. Li N, Hu X, Liu Y, et al. Systemic inflammatory responses and multiple organ dysfunction syndrome following skin burn wound and Pseudomonas aeruginosa infection in mice[J]. Shock, 2013, 40(2): 152–159.

15. 梁华平, 王正国. 战伤分级救治体系对灾害医学救援的启示 [J]. 中国急救复苏与灾害医学杂志, 2008, 3(1): 34–36.

16. 梁华平, 严军, 王正国. 应重视批量伤员分级救治与时效救治的抗感染策略 [J]. 中国急救复苏与灾害医学杂志, 2014, 9(8): 679–682.

17. 陈文亮. 现代卫勤前沿理论 [M]. 北京: 军事医学科学出版社, 2006: 151–187.

18. 梁华平, 王正国. 批量伤员感染防治应注意的几个问题 [J/CD]. 中华卫生应急电子杂志, 2015, 1(3): 180–182.

19. Edlich RF, Rodeheaver GT, Thacker JG, et al. Revolutionary advances in the management of traumatic wounds in the emergency department during the last 40 years: part Ⅱ [J]. J Emerg Med, 2010, 38(2): 201–207.

20. Giannou C, Baldan M. War Surgery: Working with limited resources in armed conflict and other situations of violence. Volume 1. ICRC, 2010.

21. Weinlein J, Schmidt AH. What's new in orthopaedic trauma [J]. J Bone Joint Surg Am, 2010, 92(12): 2247–2260.

22. Rispoli DM, Horne BR, Kryzak TJ, et al. Description of a technique for vacuum–assisted deep drains in the management of cavitary defects and deep infections in devastating military and civilian trauma [J]. J Trauma, 2010, 68(5): 1247–1252.

23. Jin H, Liu Z, Xiao Y, et al. Prediction of sepsis in trauma patients [J]. Burns Trauma, 2014, 2(3): 106–113.

24. Ma X, Tian L, Liang H. Early prevention of trauma–related infection/sepsis [J]. Mil Med Res, 2016, 3: 33.

25. Spruijt NE, Visser T, Leenen LP. A systematic review of randomized controlled trials exploring the effect of

immunomodulative interventions on infection, organ failure, and mortality in trauma patients[J]. Crit Care, 2010, 14(4): R150.

26. Bastian L, Weimann A. Immunonutrition in patients after multiple trauma [J]. Br J Nutr, 2002, 87 (S1): S133–134.

27. Subramanian A, Vercruysse G, Dente C, et al. A decade's experience with temporary intravascular shunts at a civilian level Ⅰ trauma center [J]. J Trauma. 2008, 65(2): 316–324.

28. Liang H, Qu J. Decreased incidence of SIRS and sepsis by acupuncture in severe multipletraumatic patients via facilitation of vagal activity [J]. Crit Care, 2012, 16 (S3): P38.

29. Glannou C, Baldan M. War surgery [M]. Geneva, Switzerland: International Committee of the Red Cross, 2010: 253–265.

30. 中国研究型医院学会卫生应急学专业委员会 , 中国中西医结合学会灾害医学专业委员会 . 急性创伤性凝血功能障碍与凝血病诊断和卫生应急处理专家共识 (2016)[J]. 中华卫生应急电子杂志 , 2016, 2(4): 197–203.

31. 李瑛 , 岳茂兴 , 郑琦涵 , 等 .Autopulse™ MODEL100 型自动心肺复苏系统应用 13 例的体会 [J]. 世界急危重病医学杂志 , 2007, 4(6): 2131–2132.

32. 白鲲鹏 , 叶泽兵 , 覃海森 , 等 . 自动心肺复苏系统在院前急救中的应用观察 [J]. 岭南急诊医学杂志 , 2012, 17(3): 219–221.

33. 岳茂兴 , 李瑛 , 卞晓星 , 等 . 便携式 "瞬锋急救切割器" 在突发事故及创伤急救中的临床应用 [J]. 中华损伤与修复杂志 (电子版), 2013, 24(3): 655–657.

34. 岳茂兴 , 夏锡仪 , 李瑛 , 等 . 丰诺安联用大剂量维生素 B_6 新疗法救治严重创伤后凝血病大出血患者的临床研究 [J]. 中华危重病急救医学杂志 , 2013, 25(5): 310.

35. 岳茂兴 , 周培根 , 梁华平 , 等 .20AA 复方氨基酸联用大剂量维生素 B_6 治疗创伤凝血障碍的患者多中心前瞻性临床研究操作实施方案 [J/CD]. 中华卫生应急电子杂志 , 2015, 1(1): 47–48.

36. 岳茂兴 , 夏锡仪 , 李瑛 , 等 . 丰诺安联用大剂量维生素 B_6 新疗法救治凝血功能障碍及应激性溃疡大出血患者的临床研究 [M/CD]. 中华卫生应急电子杂志 , 2012, 1(1): 72–73.

37. 楚鹰 , 刘政 , 郑旭文 , 等 .20AA 复方氨基酸联用大剂量维生素 B_6 新疗法治疗创伤凝血障碍的实验研究 [J/CD]. 中华卫生应急电子杂志 , 2015, 1(2): 88–89.

38. 万红贵 , 岳茂兴 , 夏锡仪 , 等 . L– 鸟氨酸复方氨基酸制剂联用大剂量维生素 B_6 抢救大出血濒死患者的机制研究 [M/CD]. 中华卫生应急电子杂志 , 2013, 1(3): 9–11

39. 岳茂兴 , 周培根 , 梁华平 , 等 . 创伤性凝血功能障碍的早期诊断和 20AA 复方氨基酸联用大剂量维生素 B_6 新疗法应用 [J/CD]. 中华卫生应急电子杂志 , 2015, 1(1): 4–7.

40. 楚鹰 , 刘政 , 包卿 , 等 . 大鼠多发伤致凝血功能障碍模型的建立 [J]. 中华危重病急救医学杂志 , 2015, 27(2): 410–411.

41. 楚鹰 , 岳茂兴 , 包卿 , 等 . 复方氨基酸联用维生素 B_6 对创伤凝血病大鼠凝血因子表达得到影响 [J]. 中华急诊医学杂志 , 2015, 25(5): 275–280.

42. 岳茂兴 , 楚鹰 , 包卿 , 等 .20AA 复方氨基酸联用大剂量维生素 B_6 新疗法对创伤性凝血病大鼠凝血功能的影响 [J]. 中华危重病急救医学杂志 , 2015, 27(11): 923–924.

43. 战伤救治规则 [S]. 北京 : 中国人民解放军总后勤部卫生部 , 2006: 94–95.

44. 陈俊健 , 都定元 , 梁华平 , 向小勇 . 创伤后抗菌药物预防性使用策略 . 创伤外科杂志 , 2013, 15(3): 278–280.

45. 战伤救治规则修订组 . 战伤救治规则 . 北京 : 人民军医出版社 , 2006: 16–18.

46. 梁华平 . 创面感染防治应注意的几个问题 [J]. 创伤外科杂志 , 2016, 18(10): 577–580.

47. Fang R, Dorlac WC, Flaherty SF, et al. Feasibility of negative pressure wound therapy during intercontinental aeromedical evacuation of combat casualties [J]. J Trauma, 2010, 69 (Suppl 1): S140–S145.

附录八　突发群体性氯气泄漏事故现场卫生应急救援处置与临床救治专家共识（2017）

氯气是一种有强烈刺激性的有毒气体，被广泛应用于化学和塑料工业中，造纸和纺织业以其作为漂白剂，液态氯还被广泛用于日常生活消毒和清洁剂。吸入一定量的氯气会引起全身性中毒反应，引发以呼吸道损伤为主的多系统急慢性损害[1]，可在短时间内造成化学性肺水肿，甚至危及患者生命。在我国，因氯气泄漏造成的群体性中毒事故时有发生，给国家财产和人民的生命安全造成巨大的损失和威胁，直接影响正常的生产、生活秩序和社会安全[2-3]。如何在实际卫生应急救援工作中采取有效的措施成功处置各类氯气泄漏事故，已成为摆在我们面前的一道难题。为此，中国研究型医院学会卫生应急学专业委员会与中国中西医结合学会灾害医学专业委员会从临床实际出发，结合参与抢救的多次重大突发群体性氯气泄漏事故现场应急救援经验，制定了本专家共识，以规范和指导卫生应急与医护人员在突发群体性氯气泄漏事故发生时对患者采取正确的紧急处置，为抢救患者生命赢得时间，以挽救更多危重病患者的生命。

一、概述

（一）氯气的理化性质

氯气化学式为 Cl_2（分子量为 70.91），在常温常压下为黄绿色有强烈刺激性气味的剧毒气体。其相对密度 1.47（0℃，369.77kPa），熔点 –101℃，沸点 –34.5℃，蒸气密度 2.49，蒸气压 506.62kPa（5atm，10.3℃），在高压下氯气液化为液氯，可溶于水和碱溶液。氯气在高热下可与一氧化碳作用，生成光气；与水反应可产生次氯酸和盐酸。氯气本身并不可燃，但可助燃。在日光下与易燃气体混合，或与许多其他易燃物质反应，均可引发燃烧爆炸。

（二）氯气的危害及侵入途径

氯气中毒有突发性、群体性、隐匿性、快速性和高度致命性的特点[4-6]，急性氯气中毒多由意外事故所致。《危险货物品名表》GB 12268—1990 中规定的危险货物编号（简称危规号）为 23002[7]。各种动物一次吸入 368~2900mg/m³ 的氯气 30~60 分钟均可引起死亡；啮齿类动物一次吸入 29~87mg/m³ 的氯气数小时即可引起明确的不良反应，使死亡率增高。较低浓度氯气接触中毒主要作用于眼和上呼吸道，高浓度时还可作用于下呼吸道，极高浓度时刺激迷走神经引起反射性呼吸和心搏骤停[8-9]。人对氯的嗅觉阈浓度为 0.06mg/m³，浓度达到 3mg/m³ 时刺激明显，> 11.6mg/m³ 时不可耐受，暴露于 120~180mg/m³ 浓度的氯气环境下 30~60 分钟可引起中毒性肺炎和肺水肿，浓度为 3 000mg/m³ 时吸入数口可危及生命，浓度达到 30 000mg/m³ 时即使用一般过滤式防毒面具也无防护作用[10]。

二、氯气中毒的特征

（一）急性中毒损害

急性氯气中毒主要因呼吸道吸入较高浓度的氯气所致，是以呼吸系统损害为主的急性病变，吸入后迅速发病，通常无潜伏期。

氯气浓度为 3~9mg/m³ 时吸入者可迅速发病，立即出现眼和上呼吸道刺激反应，如畏光、流泪、咽痛、呛咳、咳少量痰等，很快患者便咳嗽加剧，出现胸闷、气急、胸骨后疼痛、呼吸困难或哮喘样发作等症状；有时伴有恶心、呕吐、腹胀、上腹痛等消化系统症状，或头晕、头痛、烦躁、嗜睡等神经系统症状。浓度为 120~180mg/m³ 时，吸入者可在 1 小时内（少数患者于 12 小时内）出现肺水肿，表现为进行性呼吸频率增加、口唇发绀、心动过速、咳白色或粉红色或血性泡沫痰、顽固性低氧血症等；肺部听诊可闻及干、湿啰音或哮鸣音。浓度为 300mg/m³ 时吸入少许，可能造成致命损害：由于呼吸道黏膜内末梢感受器受吸入氯气刺激，可致呼吸道平滑肌反射性挛缩而加剧通气障碍，甚至喉头痉挛窒息死亡或陷入昏迷，出现脑水肿或中毒性休克；有时还可引起迷走神经反射性心搏骤停而发生电击式猝死[11]。国内有因氯气致支气管黏膜坏死脱落后出现短暂窒息，呼吸停止达 6 次的病例报道。少数重症者可发生肺部感染、上消化道出血、气胸及纵隔气肿等并发症。

液氯或高浓度氯气还可引起双眼角、结膜损伤和皮肤暴露部位灼伤。

（二）慢性中毒与远期损害[12]

经常接触氯气者可有上呼吸道、眼结膜及皮肤的刺激症状以及慢性牙龈炎、慢性咽炎、慢性支气管炎、支气管哮喘、肺气肿等的发病率增高，对深部小气道也可有一定影响[13]。心电图异常率也显著增高，主要表现为窦性心动过缓、窦性心律不齐与传导阻滞等，少数可致心肌损害。接触者也常诉疲乏、头昏等神经衰弱综合征及类似胃炎的症状。有的可见鼻黏膜溃疡、嗅觉功能下降和牙齿酸蚀现象。皮肤暴露部位可有烧灼发痒感，也可发生痤疮样皮疹或疱疹临床表现。

急性氯气中毒患者还可遗留有肺气肿、支气管炎、支气管哮喘、肺活量及肺弥散功能下降、气道阻力增加等后遗症。部分表现为反应性气道功能不全综合征（reactive airway dysfunction syndrome，RADS），再次接触氯气或其他刺激性烟气易诱发哮喘。后遗症的程度及持续时间与当时中毒严重程度、治疗情况，以及患者有无吸烟史及哮喘史等因素有关[14]。

（三）氯气中毒的临床表现

按照临床表现与检查，一般将氯气中毒分为轻度中毒、中度中毒和重度中毒 3 类，还有一部分列为刺激反应。

1. 刺激反应　一般将一过性眼和上呼吸道黏膜刺激症状、肺部无阳性体征或偶有散在性干啰音及胸部 X 线片表现无异常者归为此类。即患者的眼睛和上呼吸道黏膜出现轻度刺激症状，具体表现为畏光、流泪、咽部不适、刺激性咳嗽等[15]，一般于接触中毒后 24 小时恢复，辅助检查胸部 X 线片正常。

2. 轻度中毒　肺部听诊闻及散在性干、湿啰音或哮喘音；胸部 X 线片表现无异常或有肺纹理改变者。主要表现为支气管炎和支气管周围炎，有咳嗽及少量咳痰、胸闷、头昏、头痛等症状；两肺有干啰音或哮鸣音，可有少量湿啰音；胸部 X 线片见两肺叶肺纹理增多、增粗、模糊。

3. 中度中毒　有咳嗽、可有少量咳痰、喘息、咽痛、声音嘶哑、头痛、恶心呕吐、胸闷、胸痛等症状；两肺有干啰音或哮鸣音，可有少量湿啰音；胸部 X 线片示两肺纹理增多、增粗、模糊或紊乱，或散布点、片状或云絮状、棉球样或蝶翼状阴影及肺门改变、肺野有毛玻璃样改变。主要表现为支气管炎和支气管周围炎；血气分析示呼吸性碱中毒、呼吸性或代谢性或混合性酸中毒，心电图检查可呈心动过速、传导阻滞、短暂性心律失常、ST-T 波改变等异常表现。有多导联 ST 段呈弓背抬高，心率达 130~150 次 / 分，显示心肌缺血的病例报告。

4. 重度中毒　咳嗽、咯大量白色或粉红色泡沫痰，呼吸困难、胸部紧束感、明显发绀，有的表现为严重窒息或中、重度昏迷；两肺有弥漫性湿啰音。当临床症状进一步加重，出现呼吸窘迫、明显发绀，胸部 X 线片符合弥漫性肺泡性肺水肿或中央性肺水肿征象[16]；或血气分析示 $PaO_2/FiO_2 \leq 6.6kPa$（200mmHg），符合急性呼吸窘迫综合征（acute respiratory distress syndrome，ARDS）者；或出现严重窒息、气胸、纵隔气肿等严重并发症者，均可列为重度中毒。

（四）氯气中毒致急性化学性肺水肿[17-18]

1. 氯气中毒致化学性肺水肿的机制[19]　氯气一般经由呼吸道吸入，在生理条件下（pH 7.4，37℃）与水反应产生的次氯酸和盐酸是引起呼吸系统损害的主要物质。次氯酸可以穿透细胞膜，破坏膜的完整性、通透性及肺泡壁的气 – 血、气 – 液屏障，使大量液体渗透至组织，引起眼、呼吸道黏膜炎性水肿、充血和坏死，重者便形成化学性肺水肿[20]。次氯酸可与胞浆中半胱氨酸的巯基反应，抑制多种酶活性。患者在吸入大量氯气后 1 小时就可能出现急性肺水肿。CT 报告两肺弥漫性病变，结合病史考虑氯气吸入性肺炎、肺水肿。

2. 氯气中毒致急性化学性肺水肿的分期[21-22]　氯气中毒致急性化学性肺水肿的确诊以毒物接触史、临床症状和体征、胸部 X 线片及血气分析结果为依据，进行的综合评估与判断[23]。

（1）刺激期：吸入氯气后，患者出现咳嗽、胸闷、气急、头晕等症状；接触氯气浓度较高时，有眼、鼻、咽喉刺激性症状，如流泪、眨眼、流涕，甚至由于痉挛性阵咳而引起呕吐等。

（2）潜伏期：脱离接触氯气后，刺激症状缓解或消失，即进入潜伏期。潜伏期通常仅持续 1 小时左右，但极少数患者最长可达 48 小时。

（3）肺水肿发作期：进入发作期时，患者均有胸闷憋气、胸骨后疼痛的表现。潜伏期后患者症状突然加重，首先出现呼吸困难，伴有咳嗽、多痰，进而气急、咳嗽频繁，出现严重呼吸困难；查体可出现明显发绀，呼吸频率增快（可增快至 35~40 次 / 分）和心动过速（成人心率在 130~140 次 / 分左右），双肺呼吸音低、满布粗糙的干性啰音及大、中、小湿性啰音、捻发音。辅助检查胸部 X 线片示双肺透光度降低，肺纹理粗乱，有斑点状小片云絮状阴影，甚至密集棉絮状团块状阴影融合；血气分析示动脉血氧分压（arterial partial pressure of oxygen，PaO_2）5.6~7.8kPa。

（4）恢复期：重度肺水肿经过救治一般在 96 小时内症状好转，进入恢复期，经 2 周左右可基本痊愈。

三、氯气泄漏事故医院应急处置救治预案可发挥十分重要的作用 [24-28]

1. 医院接到氯气泄漏事故通报后可立即启动应急预案，迅速调动大批医务人员投入抢救。开放全院救治绿色通道，确保所有氯气中毒患者来院诊疗与转运工作衔接有条不紊，做到急诊科作为集中指挥和分级安排的急救现场。

2. 必须做到救治组织指挥有力、危重患者分诊得当、医护配合默契、救治措施正确、用药合理适当、专家们各尽所能 [29]。充分发挥当地卫生院的作用，做好双向转诊工作：分诊出的刺激反应及轻度中毒患者就地治疗，重症患者转上级医院进一步加强治疗。

3. 专家组对全体患者的诊治做到统一诊断标准、统一收治标准、统一治疗方案、统一出院标准，对重症急性肺水肿患者建立专家会商制度，确保患者生命安全。

4. 必须真正做到快速控制重症患者病情，使得整体救治取得圆满成功。

四、诊断要点

急性氯气中毒的诊断原则需经作业现场卫生学调查证实，在短期内有明确的大量氯气接触史，具有符合氯气毒性特点的临床表现，并经胸部 X 线片及血气分析等实验室检查得到证实，且应注意与其他病因引起的呼吸系统疾病相鉴别，如氨气、硫酸二甲酯、光气等其他刺激性气体急性中毒、上呼吸道感染、支气管哮喘、心源性肺水肿等。

急性氯气中毒通常潜伏期短，高浓度吸入后可迅速发病，胸部 X 线片改变是早期诊断的重要依据。当临床症状、体征与 X 线征象不一致时，应以 X 线征象为主进行诊断，具体分级参照国家职业性急性氯气中毒诊断标准（BGZ 65—2002）[30]。

五、氯气中毒现场自救互救原则 [31-33]

1. 切断毒源　使中毒患者迅速脱离染毒环境。

2. 迅速阻滞毒物的继续吸收。

3. 迅速有效消除威胁生命的毒效应。

4. 清除尚未吸收的毒物。

5. 根据毒物进入的途径，采取以下 3 种排毒方法 [34]：

（1）吸入性中毒：应立即撤离中毒现场，保持呼吸道通畅，呼吸新鲜空气，吸氧。

（2）接触中毒：应立即脱去污染衣服。

6. 医疗抢救专业组通常应从上风、侧风方向进入援救区，抢救小组所有人员都应根据毒情穿戴相应的防护器材，并严守防护纪律。

7. 中毒患者转送　发现中毒患者及时抢救，迅速而安全地使中毒患者离开现场，分批后送到进行确定性治疗的医疗机构，应尽可能减少医疗转送的过程。

8. 特别要关注氯气中毒患者的心理危害程度和治疗 [35]　突发氯气中毒的强烈刺激使部分人精神难以适应，给患者造成的精神创伤是明显的。约有 3/4 者可出现轻重不同的所谓"恐怖综合征"，失去常态，表现有恐惧感、易轻信谣言等。因此，对此类中毒患者的救治，除现场救护及早期治疗外，还必须及时采取正确的应对心理问题的防治策略。

9. 必须采用"一戴、二隔、三救出及六早方案" [36]　一戴，即施救者应首先做好自身应急防护。"二隔"，即做好自身防护的施救者应尽快隔绝氯气继续被中毒者吸入。

"三救出"，即抢救人员在"一戴、二隔"的基础上，争分夺秒地将氯气中毒者移离出毒源区。"六早方案"：①早期现场处理；②早期使用地塞米松和山莨菪碱；③早期气道湿化；④对重度氯气吸入中毒患者早期行气管插管或气管切开；⑤早期预防肺水肿的发生；⑥早期进行综合治疗至关重要。

六、氯气中毒的现场防护 [37-38]

1. 抢救小组所有人员都应根据毒情穿戴相应的防护器材，并严守防护纪律。

2. 询问情况。应掌握事件造成的人员伤亡情况，发生的时间，毒物的量和发生的部位、形式及扩散外围。

3. 尽快明确毒物接触史。包括毒物名称、理化性质与状态、接触时间、吸收量和染毒途径。

4. 做好防护再撤离 [39]。染毒区人员撤离前应自行或相互帮助戴好防毒面罩或者用湿毛巾捂住口鼻，同时穿好防毒衣或雨衣把暴露的皮肤保护起来免受损害。

5. 迅速判明上风方向。撤离现场的人员应迅速判明风向，利用旗帜、树枝、手帕来辨明风向。

6. 防止继发伤害。染毒区人员应尽可能利用交通工具撤离现场。

7. 控制污染区：通过检测确定污染区边界，做出明显标志，制止人员和车辆进入，对周围交通实行管制。

8. 迅速有效消除威胁生命的毒效应。凡出现心搏、呼吸停止的患者，应迅速对其施行心肺复苏术。但是一定要谨防救援人员再次引起中毒，因此不宜进行口对口人工呼吸。

9. 合理吸氧。使 PaO_2 维持在 8~10kPa，动脉血氧饱和度（arterial oxygen saturation，SaO_2）> 90%。在发生严重肺水肿或 ARDS 时，可给予鼻面罩持续气道正压通气（continuous positive air way pressure，CPAP）或呼气末正压通气（positive end expiratory pressure，PEEP），但呼气末压力不宜超过 0.49kPa（$5cmH_2O$），使用时还须注意对心肺的不利影响，功能不全者慎用。也可用高频喷射通气疗法：通气频率为 80~100 次 / 分，驱动压为 40~58kPa。

七、综合治疗

根据患者的具体病情，分别采用下列综合治疗方法 [40-42]：

1. 迅速维持呼吸道通畅　间断高流量（3~5L/min）吸氧，同时湿化吸入 50% 的乙醇抗泡；排除分泌物，适时气管插管，必要时上呼吸机支持呼吸。

2. 强心、利尿、扩张支气管　用氨茶碱 0.25~0.50g 加入 50% 葡萄糖溶液 20ml 中，缓慢由静脉注入，1 次 / 天。

3. 解除支气管痉挛　用 0.25%~0.50% 异丙基肾上腺素或 0.2% 舒喘灵或地塞米松气雾剂，每次吸半分钟至几分钟，直至中毒者呼吸功能恢复。

4. 减少组织间液及渗出　人血清蛋白 10g 静脉滴注完后即用呋塞米 20mg，1~2 次 / 天；或霍姆（高渗氯化钠羟乙基淀粉 40 注射液）250ml 静脉滴注完后即用速尿 20mg，以减少组织间液及渗出。

5. 防止发生应急性溃疡　10% 葡萄糖注射液 250ml + 奥美拉唑 40mg，静脉滴注，1

次 / 天。

6. 抗过敏、促醒　肌内注射盐酸异丙嗪 50mg，1 次 / 天。

7. 支持循环功能　心率快者用半量毛花苷丙静脉推注，以减慢心率，保护心脏功能；出现循环衰竭现象时可注射 25% 葡萄糖溶液 20ml + 毒毛旋花子甙 K 0.125~0.250mg。

8. 预防感染　可应用抗生素头孢曲松钠 2g；甲硝唑注射液 100ml 静脉滴注，1 次 / 天。

9. 纤维支气管镜吸痰和药物灌洗：对因肺部渗出及痰堵塞而导致的肺不张等，应立即行纤维支气管镜吸痰和药物灌洗，也可有效减轻急性化学性肺水肿的发生。

八、氯气中毒致急性化学性肺水肿的治疗

氯气中毒致急性化学性肺水肿的主要处理措施如下：

1. 卧床休息　肺损伤疑似患者应卧床休息，以减轻心肺负担，防止肺出血加重。

2. 保持呼吸道通畅　如有呼吸道烧伤、严重上呼吸道阻塞或有窒息危险时，应尽早施行气管切开术。

3. 氧疗　间断性高流量（3~5L/min）吸氧，同时湿化吸入 50% 乙醇溶液抗泡或用 1% 二甲基硅油雾化剂消泡，每次 1~3 分钟，每 30 分钟 1 次。

4. 解除支气管痉挛　可采用 0.25%~0.50% 异丙基肾上腺素或 0.2% 舒喘灵或地塞米松气雾剂，每次吸数分钟；也可用支气管扩张剂氨茶碱 0.25~0.50g 加入 0.9% 氯化钠注射液 20ml 中，由静脉缓慢注入，待症状改善后停药。

5. 机械通气辅助呼吸　如常压氧疗不能纠正 PaO_2 的降低，全身缺氧情况也未见改善，则需采取机械通气辅助呼吸。一般可采用间歇正压通气（intermittent positive pressure breathing，IPPB）模式，以提高患者有效肺泡通气量，减少生理性无效腔和肺内分流量，改善机体氧合状态。如 IPPB 不能使 $PaO_2 \geq 80mmHg$，可考虑改用持续正压通气（continuous positive pressure breathing，CPPB）模式。但一般认为冲击伤伴有空气栓塞者，应禁止使用；若治疗中出现空气栓塞，也应立即停用。有人推荐高频通气疗法，其提供的潮气量和气道压力都较低，可用于空气栓塞的患者，降低气栓的危险性。

6. 脱水　一般采取呋塞米 20mg，1~2 次 / 天，连续使用 2~3 天；或用 20% 甘露醇 250ml 静脉滴注，30 分钟内滴完。

7. 增强心肌收缩力　用西地兰（毛花苷丙）纠正患者心率过快，对循环衰竭患者可应用毒毛花苷 K。

8. 应用维生素 B_6 联用丰诺安新疗法　目前，尚无氯气中毒的特效解毒剂。岳茂兴等 [43-45] 发明的维生素 B_6 联用丰诺安新疗法可从利尿、解毒、抗氧化、减少渗出、促进机体酶代谢、保护大脑及神经系统功能等方面治疗化学性肺水肿，临床应用证实疗效确切。

具体使用方案 [46]：

（1）重度中毒：0.9% 氯化钠注射液 250ml + 维生素 B_6 5g + 维生素 C 2g，2 次 / 天；20AA 复方氨基酸 500ml，1 次 / 天，静脉滴注，连续使用直至病情控制。

（2）中度中毒：0.9% 氯化钠注射液 250ml + 维生素 B_6 5g + 维生素 C 2g，1 次 / 天；20AA 复方氨基酸 500ml，1 次 / 天；静脉滴注，连续使用直至病情控制。

（3）轻度中毒：0.9% 氯化钠注射液 250ml + 维生素 B_6 3g + 维生素 C 2g，1 次 / 天；20AA 复方氨基酸 500ml，1 次 / 天；静脉滴注，连续使用直至病情控制。

9. 短程山莨菪碱联用地塞米松冲击疗法 [47]

短程山莨菪碱联用地塞米松冲击疗法 [48-50]：0.9% 氯化钠注射液 250ml + 山莨菪碱 0.33mg/kg + 地塞米松 0.33mg/kg，2 次 / 天；静脉滴注或静脉推注，共 3 天。临床证实确有改善微循环及抗毒、抗炎、抗休克、减少渗出等作用 [50-51]，治疗化学性肺水肿有效。

10. 柴黄参祛毒固本汤　"柴黄参祛毒固本汤"（柴胡、黄芩、大黄、赤芍、玄参、丹参、生地、金银花、连翘、枳壳、栀子、甘草等）由汉·张仲景《伤寒论》柴胡汤与血府逐瘀汤、三黄泻心汤合方化裁而成，系为临床验方的二次开发，已历经 16 年研究、积累了大量临床病例，取得了理想效果。临床证实其具有表里双解、气血同治、清热解毒、扶正固本、通经活脉的效果 [52]。岳茂兴等 [53] 在对严重化学性肺损伤 89 例患者的治疗和长期随访中发现，待患者病情平稳后加服本方，对中毒性肺水肿后可能出现的肺纤维化等远期效应具有一定的预防作用。具体用法为每天 1 剂，连续服用 28 剂为 1 个疗程。综上所述，急性氯气中毒病情发展快，救治较为困难。临床病例证实，氯气中毒胸部 X 线片表现与临床症状基本相符，胸部 X 线片及肺部 CT 是早期重要的诊断手段。防治肺水肿是治疗关键。维生素 B_6 联用丰诺安新疗法与短程山莨菪碱联用地塞米松冲击疗法对急性肺水肿有良好效果。待病情平稳后服用中药"柴黄参祛毒固本汤"对中毒性肺水肿后可能出现的肺纤维化发生等远期效应具有一定的预防作用。同时，采用高流量吸氧、抗泡剂及超声雾化吸入、抗过敏或碱性中和剂的应用、维持适当体位、保证组织细胞供氧、维护重要腔器功能、纠正电解质紊乱与酸碱平衡等综合治疗同样至关重要 [54-55]。此外，还需重视对患者的心理干预和远期损伤防治。

九、结语

本专家共识的制定是基于目前对"突发性群体性氯气泄漏事故现场卫生应急救援处置与临床救治专家共识"的理解并参考与现有的循证医学证据及国内外有关文献完成的。氯气泄漏事故中毒患者的临床治疗比较复杂，遵循专家共识能够改善氯气泄漏事故中毒患者的救治效果。但需要注意的是，本专家共识不能完全覆盖患者所有的临床情况，在具体临床实践中需因病施治和因地（环境条件）施治，根据医师经验进行诊断和治疗。

审阅专家组成员名单（按姓氏汉语拼音排序）：

白俊清，卞晓星，崔　彦，曹　佳，曹广文，陈　东，陈建荣，陈　彦，陈晓辉，陈浩波，楚　鹰，都定元，董谢平，付　研，付守芝，顾建文，关永东，何春来，何　梅，何忠杰，黄　毅，花海明，姜成华，贾群林，蒋龙元，刘明华，刘　宁，刘保池，刘国栋，刘　斌，刘志礼，李奇林，李　静，李　瑛，李国民，李小兵，林绍彬，路晓光，梁华平，黎清成，米玉红，秦国良，芮庆林，申　捷，孙志辉，司少艳，谭杜勋，武巧元，王祉武，王　醒，许　铁，徐燕杰，夏锡仪，肖烈辉，阴赪宏，尹志勇，尹进南，杨晓峰，姚元章，岳　健，周培根，周飞虎，周　宁，张海涛，张　谦，张成岗，张劲松，张文武，张　红，张　泓，张福林，张思森，张在其，赵　枫，邹小明，郑道新，朱晓瓞

执笔人：岳茂兴（100101 北京，解放军第三〇六医院特种医学中心；213002 常州，

江苏大学附属武进医院急诊医学科）；李奇林（510282 广州，南方医科大学珠江医院急诊科）

参考文献

1. Boskabady MH, Esmaeilizadeh M, Boskabady M. The effect of exposure to chlorine on pulmonary function tests and respiratory and allergic symptoms in Iranian lifeguards[J]. Toxicol Ind Health, 2014, 30(3): 218–224.

2. 任继勤，穆咏雪．危化品事故的统计分析与管理启示 [J]. 化工管理，2015(16): 28–31.

3. Park SB. Alert over South Korea toxic leaks[J]. Nature, 2013, 494(7435): 15–16.

4. 岳茂兴．危险化学品事故急救 [M]. 北京：化学工业出版社，2005: 251–323.

5. 岳茂兴．反化学恐怖医疗手册 [M]. 北京：清华大学出版社，2004: 3–23.

6. Mowry JB, Spyker DA, Brooks DE, et al.2015 Annual Report of theAmerican Association of Poison Control Centers' National PoisonData System (NPDS): 33rd Annual Report [J]. Clin Toxicol(Phila), 2016, 54(10): 924.

7. 中华人民共和国质量监督检验检疫总局，中家标准化管理委员会 .GB 12268—1990, 危险货物品名表 [S]. 北京：中国标准出版社，1990.

8. 岳茂兴．氯气中毒医疗卫生救援院前急救 [J]. 中华急诊医学杂志，2008, 17(2): 224.

9. 岳茂兴，杨志焕，夏亚东，等．冲击波和液体火箭推进剂中毒致冲毒复合伤大鼠实验模型的建立 [J]. 中华航空航天医学杂志，2001, 12(1): 31–34.

10. Honavar J, Doran S, Oh JY, et al. Nitrite therapy improves survival post exposure to chlorine gas[J]. Am J Physiol Lung Cell Mol Physiol, 2014, 307(11): L888–894.

11. 刘豫玲，戴德银，臧维新．突发性氯气中毒 210 例急救体会 [J]. 人民军医，1997, 40(3): 133–134.

12. Mackie E, Svendsen E, Grant S, et al. Management of chlorine gas–related injuries from the Graniteville, South Carolina, train derailment [J]. Disaster Med Public Health Prep, 2014, 8(5): 411–416.

13. 龚震宇，邓中平，蒋学之．刺激性气体急性中毒对工人肺小气道功能的影响 [J]. 浙江预防医学，1994, 6(6): 23–24.

14. Sun ML, Ma DH, Liu M, et al. Successful treatment of paraquat poisoning by Xuebijing, an injection concocted from multiple Chinese medicinal herbs: a case report[J]. J Altern Complement Med, 2009, 15(12): 1375–1378.

15. 邱泽武，彭晓波，王永安，等．危险化学品事故与中毒救治 [J/CD]. 中华卫生应急电子杂志，2015, 1(6): 5–8.

16. 刘珍娟，黄德健，王中秋，等．急性氯气中毒患者胸部 X 线和 CT 表现分析 [J]. 中华医学杂志，2010, 90(39): 2740–2744.

17. 岳茂兴，夏亚东，黄韶清，等．氮氧化物致急性化学中毒性肺水肿的临床救治研究 [J]. 中国急救医学，2001, 21(3): 142–144.

18. 夏锡仪，岳茂兴，李瑛．严重急性化学性肺水肿 37 例临床救治分析 [J]. 中国全科医学，2010, 13(29): 3343–3345.

19. 岳茂兴，夏亚东．氮氧化物急性中毒致严重迟发性化学性肺水肿的特点和救治对策——附 2 例死亡病例分析 [J]. 中华危重病急救医学，2002, 14(12): 757–758.

20. 岳茂兴，魏荣贵，马华松，等．氮氧化物致急性化学中毒性肺水肿 19 例的临床救治 [J]. 中华航空航天医学杂志，2001, 12(2): 115–116.

21. 岳茂兴．灾害事故现场急救 [M]. 北京：化学工业出版社，2006: 169–238.

22. 岳茂兴．氮氧化物中毒损伤的临床救治研究与进展 [J]. 中华急诊医学杂志，2001, 10(4): 222–223.

23. 陈俊杰，胡张顺，况茂盛，等．急性混合气体中毒肺部损伤的 CT 诊断 [J]. 实用医技杂志，2011, 18(9): 925–926.

24. 中华卫生应急电子杂志编辑部委员会 . 公共突发事件应急预案及部分急救流程 [J/CD]. 中华卫生应急电子杂志 , 2015, 1(1): 52–63.

25. 陈冀胜 . 突发性化学毒性灾害的处理 [J/CD]. 中华卫生应急电子杂志 , 2015, 1(2): 86–88.

26. 冒海春 , 沈君华 , 陈建荣 . 提升医院应急能力 , 实施高效科学救援 [J/CD]. 中华卫生应急电子杂志 , 2015, 1(5): 372–374.

27. 岳茂兴 . 危险化学品爆炸致冲烧毒复合伤急救 [J]. 中华灾害救援医学 , 2015, 3(11): 601–606.

28. 都定元 . 加强卫生应急与急救能力建设努力发挥急救先锋作用 [J/CD]. 中华卫生应急电子杂志 , 2015, 1(1): 12–14.

29. 岳茂兴 . 灾害事故伤情评估及救护 [M]. 北京 : 化学工业出版社 , 2009: 38–78.

30. 中华人民共和国卫生部 . BGZ 65—2002 职业性急性氯气中毒诊断标准 [S]. 北京 : 国家安全生产监督管理总局 , 2002.

31. 岳茂兴 . 特种燃料爆炸致复合伤的急救 [J]. 中华急诊医学杂志 , 2000, 9(2): 126–128.

32. 陈冀胜 . 反化学恐怖对策与技术 [M]. 北京 : 科学出版社 , 2005: 164–199.

33. 沈亚萍 , 李瑛 , 岳茂兴 . 急性双光气中毒 58 例临床分析 [J]. 岭南急诊医学杂志 , 2010, 15(6): 479–480.

34. 岳茂兴 . 沾染液体火箭推进剂时的个人洗消技术进展 [J]. 中华航空航天医学杂志 , 2003, 14(3): 189–192.

35. 廖浩磊 , 吴梓芳 , 孙志辉 , 等 . 面对突发性生物灾害所致心理休克期的群体应急对策 [J/CD]. 中华卫生应急电子杂志 , 2015, 1(2): 135–137.

36. 中国研究型医院学会卫生应急学专业委员会 . 混合气体中毒卫生应急处置与临床救治专家共识 (2016)[J/CD]. 中华卫生应急电子杂志 , 2016, 2(6): 325–332.

37. 岳茂兴 . 危险化学品爆炸致冲烧毒复合伤急救 [J]. 中华灾害救援医学 , 2015, 3(11): 601–606.

38. 中国研究型医院学会卫生应急学专业委员会 . 危险化学品爆炸伤现场卫生应急处置专家共识 (2016)[J/CD]. 中华卫生应急电子杂志 , 2016, 2(3): 148–156.

39. Holland MG, Cawthon D.Personal protective equipment and decontamination of adults and children[J]. Emerg Med Clin North Am, 2015, 33(1): 51–68.

40. 李奇林 , 蔡学全 , 岳茂兴 , 等 . 现代灾害伤院外急救进展 [M]. 北京 : 军事医学科学院出版社 , 2004: 98–102.

41. 蒋俭 . 火箭推进剂突发事故与应急处理 [J]. 毒理学杂志 , 1997, 11(1): 11–13.

42. 陈东升 , 桑显富 , 鲍光欣 , 等 . 群体性 162 例毒鼠强中毒全部脱险康复的救治体会 [J]. 中国急救医学 , 2003, 23(1): 60.

43. 岳茂兴 , 夏锡仪 , 周培根 , 等 . 大剂量维生素 B₆ 联用 20AA 复方氨基酸治疗 2 例鼠药溴敌隆中毒致凝血障碍出血患者 [J/CD]. 中华卫生应急电子杂志 , 2015, 1(2): 125–126.

44. 岳茂兴 , 张坚 , 刘志国 , 等 . 化学物质爆炸致化学和冲击复合伤的损伤特点及紧急救治 [J]. 中华急诊医学杂志 , 2004, 13 (8): 515–517.

45. 岳茂兴 , 李建忠 , 李瑛 , 等 . 复合氨基酸联合维生素 B₆ 救治四氧化二氮吸入中毒小鼠的实验研究 [J/CD]. 中华卫生应急电子杂志 , 2015, 1(1): 23–25.

46. 中国研究型医院学会卫生应急学专业委员会 , 中国中西医结合学会灾害医学专业委员会 . 急性创伤性凝血功能障碍与凝血病诊断和卫生应急处理专家共识 (2016)[J/CD]. 中华卫生应急电子杂志 , 2016, 2(4): 197–203.

47. 岳茂兴 . 爆炸致冲烧毒复合伤的特点及其紧急救治 [J]. 中华急诊医学杂志 , 2007, 5(6): 344–346.

48. 岳茂兴 , 杨鹤鸣 , 李建忠 , 等 . 山莨菪碱联用地塞米松对四氧化二氮爆炸致冲毒复合伤大鼠血气的影响 [J]. 中华航空航天医学杂志 , 2001, 12(1): 35–39.

49. 夏锡仪 , 郑琦涵 , 岳茂兴 . 大剂量地塞米松联合山莨菪碱治疗急性氯气中毒伴化学性肺损伤 526 例 [J]. 中华危重病急救医学 , 2012, 24(11): 689.

50. 岳茂兴，李成林，杨鹤鸣，等.山莨菪碱联用地塞米松治疗多器官功能障碍综合征机制的研究 [J]. 中华危重病急救医学，2000, 12(6): 341–343.

51. 岳茂兴.导弹和火箭推进剂爆炸致复合伤的致伤特点和紧急救治研究 [J]. 解放军医学杂志，2002, D72(急救医学专刊): 233.

52. 姜玉峰，岳茂兴.解毒固本冲剂对大鼠肿瘤坏死因子 –α 和白介素 –2 及病理形态学改变的影响 [J]. 中国中西医结合急救杂志，2000, 7(1): 51–53.

53. 岳茂兴，李瑛，卞晓星，等.柴黄参祛毒固本冲剂治疗严重化学性肺损伤 89 例临床研究 [J]. 中国中西医结合急救杂志，2013, 20(3): 159–161.

54. 岳茂兴.爆炸复合伤的基本特点和初期急救原则及抢救程序 [J]. 人民军医，2002, 22(1): 186–187.

55. 岳茂兴.中西医结合治疗导弹和火箭推进剂爆炸致冲毒复合伤的基础和临床救治研究 [J]. 解放军医学杂志，2002, H7(急救医学专刊): 236

附录九　地震现场救援与卫生应急医疗处置专家共识（2017）

地震是一种突发性最强、社会危害最大、群众恐惧心理最深[1]、造成死亡人数最多的自然灾害[2-3]。地震现场的及时抢救不仅包括严重压、砸伤和土埋窒息的救护，同时有烧伤、中毒、电击等一系列次生伤害的防治，以及挤压综合征及各种宿疾急性发作的救护。现场处理正确得当，能有效减轻地震　对伤员生命健康的危害和降低后遗症的发生率。开展地震紧急救援工作是国家防震减灾工作的关键举措之一，目的在于震后最大限度减少人员伤亡。如何对埋压在废墟、狭窄空间内的幸存者实施有效地救援行动，提高其生存率、减低致残率，最大限度保留其独立生活能力，成为新时代社会医学的一项崭新课题。地震灾区的医疗救护工作是一项需多部门配合、协同作战的艰巨工作，它需要交通运输、联络通信、水电供应、工程技术等各方面的密切配合，才能确保医疗救护工作的高效进行，从而完成救灾的医疗保障任务[4]。

一、地震后狭窄空间的特点

地震是地球运动的一种常态形式，只要地球存在，地震就永不会停止[5]。地震灾害所释放的能量会使建筑物的结构受到不同程度的毁损和破坏，破坏程度主要取决于地震烈度、建筑材料、结构类型等诸多方面的因素[6]，而建筑物破坏形成的废墟中，会有一些残存的结构框架或支撑未完全倒塌，形成相对稳定的狭窄空间，这就是幸存者可能存身之所，也称"生命三角区"[7]。地震医疗救援就是要在废墟中寻找这些可能有生命存活的狭窄空间，对困在空间内的幸存者展开救援行动。了解、熟悉这些震后狭窄空间的特点，对于救援的成功是非常重要的。

（一）建筑材料与狭窄空间[7]

历次震害调查表明，不同的建筑材料构成的建筑物其震害状态明显不同。建筑物材料在突如其来的地震力作用下，将受到拉、压、弯矩及剪切等外力的综合影响，而不同的建筑材料本身的物理特性（抗拉强度、抗压强度、抗弯强度、抗剪强度以及刚度）决定了其抵抗这些外力作用的变形或破坏的能力，体现在整个建筑上就是其综合的抗震性能[8]。因此，了解各种建筑材料的物理、化学和力学性质，对选用合适的营救工具、制定科学的营救方案、提高营救工作效率、保证救援过程的安全非常必要[9]。

（二）建筑结构与狭窄空间

对建筑结构而言，地震的破坏作用可归纳为以下几个方面[10-11]。

1. 地表破坏　强烈的地震发生后，地震区常可看到地裂缝、冒水喷砂震害现象。这种现象导致房屋的墙体和基础断裂错动，建筑物下沉、倾斜等震害，严重时，造成房屋倒塌。

2. 滑坡、崩塌、泥石流、海啸等的冲击　震区若在山区，可能发生大面积滑坡、崩塌、滚石、泥石流等对房屋造成很大的冲击破坏甚至倒塌和掩埋，如汶川特大地震中就有很多这样的震害现象；强震发生在海里，可能引发海啸，海啸对房屋特别是轻质房屋的冲击是毁灭性的，如2004年印度洋海啸以及2011年日本特大地震引发海啸。

3. 建筑结构振动破坏　主要有以下三种情况：①主要承重结构的强度不够：可造成承重砖墙产生交叉裂缝，钢筋混凝土柱被剪断、压酥等，进而造成破坏和坍塌。②结构整体性丧失：当构件间连接薄弱时，在地震作用下，各部分构件本身并不一定破坏，却由于局部的节点强度不足，延性不好或锚固连接太差而破坏，导致整个房屋的倒塌。③地基失效：在地震的强烈作用下，地基承载力可能下降以至丧失，或者由于地基的饱和砂层液化造成房屋基础破坏甚或造成房屋整体的沉降、倾斜、构件破坏甚或倒塌。对于地震救援而言，相对准确地判断建筑结构类型，能很好地把握破坏状态及原因，对幸存者可能位置的判断也较为关键，特别对施救中打通救援通道过程中结构的安全评估至关重要。

（三）倒塌模式与狭窄空间

地震后建筑物可能会以不同的方式倒塌，并会形成一些狭小空间和不易接近的区域。根据房屋倒塌的体积和范围，可将废墟分为局部倒塌废墟和完全倒塌废墟；根据倒塌部位倒塌后体积与原体积之比，可分为密实无空隙废墟和有空隙废墟；根据废墟的稳定性可分为有支撑的稳定废墟和无支撑的易于失稳废墟。根据大量的震害资料，通常木和砖托梁结构的建筑物一般有五种形式的倒塌特征。

1. 层叠倒塌（馅饼式倒塌）[12]　层叠倒塌的原因是承重墙体的破坏和突发的荷载作用于楼板上，所有的楼板塌落在一起产生了叠加效应。因为机器、用具和家具的存在也可能会阻断叠加作用，也会形成一些独立的空间。但层叠倒塌产生的生存空间非常有限并很难进入，基本没有幸存者生还的可能，但要注意到是否在层叠倒塌表象之下尚有可生存空间的存在。

2. 有支撑的倾斜倒塌　倾斜形式的倒塌是由于一堵承重墙的破坏，或梁从其一侧支撑物中脱落，通常会形成一个三角形空间。此种倒塌废墟内的幸存者大多数情况下会困于倾斜倒塌底部靠近支撑墙的位置。

3. 无支撑的倾斜倒塌　这是最不稳定和最危险的倒塌类型，楼板遭破坏的一端是处于没有物体支撑的悬臂状态，另一端与附着的墙或梁形成了一个不稳定的整体；另外，楼板被撑、挂在电缆和垂直的管道上的情形也不少见。此种倒塌中的幸存者可能位于无支撑楼板下靠近墙和承重墙的一侧，或悬挂于倾斜构件上。

4. "V"形倒塌　地震时楼板可由于中心部位的支撑损坏或楼板超载造成中间部位断裂而塌落，楼板中部止落于下层楼板上，两边尚与外墙连接，则形成了一个V形空间。楼下的幸存者如位于"V"形两翼之下的空间（1~2m）范围内，有较高的生存率；而楼上的受害者通常会滑落到"V"形两翼之间的中、下部，被塌落的大量瓦砾埋住，生还的可能性不大。

5. "A"形倒塌　发生地震时，建筑基础的连接部位存在破坏时，有可能形成"A"形倒塌。楼下受陷于此种类型倒塌废墟的受害者，通常在倒塌中部的隔离墙附近，生还率较高；而楼上的受害者，会向两外侧滑落，在靠近外墙处被瓦砾埋压，生还率较低。但多数情况下，在一座倒塌废墟中具有多种倒塌形式（附图9-1）[13]。

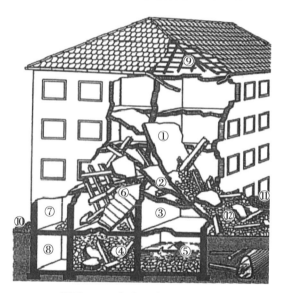

附图 9-1　多种形式的倒塌共存
①有支撑的倾斜倒塌；②层叠倒塌；③空间；④上部楼板全部倒塌；⑤上部楼板部分倒塌，且有水的危害；⑥ V 形倒塌；⑦局部倒塌；⑧未破坏的房间；⑨屋顶塌落；⑩外部废墟瓦砾；⑪ 地下室的窗子（可进入点）；⑫ 外墙完全倒塌

二、地震伤的共同特点 [14-15]

1. 骨折多，占 55%~58%，四肢伤占 35%~42%，以闭合伤为多。

2. 骨盆及胸部伤多，女性多于男性，约为 3 : 1，胸部伤占 14%，包括肋折并血气胸、湿肺等并发症。

3. 脊柱骨折及截瘫多，脊柱骨折多为砸压伤所致，其中截瘫发生率为 36.7%。

4. 挤压综合征多，全身软组织受压时间长，挤压综合征发生率高，且是病死主要原因。

5. 多发性损伤多，且症状有时相互掩盖。

6. 完全性饥饿，长时间缺水、断粮造成完全性饥饿，甚至于休克、肾衰竭 [16-18]。

7. 地震伤感染多，地震现场环境严重污染，抢救伤员设施差，伤员伤口容易被各种致病细菌侵入造成感染，尤其是破伤风杆菌和气性坏疽菌对创口的威胁最大，死亡率高。

8. 普遍存在严重心理创伤。

三、地震后狭窄空间的致伤特点 [19-20]

地震现场的危险，不存在于结构破坏后的不稳定，如面临余震，救援行为造成的扰动、振动以及毗邻建筑物二次倒塌威胁；更容易被人忽略的是非结构性构件破坏的威胁，如恶劣天气、灰尘、噪声、有毒有害气体、漏水、漏电、漏气、辐射等情况，这些非结构因素对于狭窄空间内的幸存者和实施搜救任务的救援人员生命均构成极大的威胁 [21]。

（一）地震狭窄空间与挤压综合征 [22-23]

地震瞬间，房屋结构发生破裂、毁损和扭曲，室内沉重的家具、家电等设备倒塌、移位，在形成可供生存的狭窄空间的同时，也成为挤压或困住幸存者的危险。长时间遭受重物挤压损伤后，受挤压部位的变化大体经历三个阶段：第一阶段主要为损伤所致的出血、疼痛、麻木、肿胀；第二阶段主要为神经、血管功能障碍；第三阶段为肌肉进行性坏死，可出现筋膜间隙综合征和横纹肌溶解，最终死亡。挤压综合征是指在人体肌肉丰富的部位受到打击、挤压等钝性外力作用下，软组织严重受损造成的一系列局部和全身症候群。主要表现为损伤局部组织广泛挫伤、出血、肿胀；局部感觉障碍及急性肾衰竭的相关症状和体征。挤压综合征是地震伤员最主要的死亡原因之一，可以引发多种严重的并发症 [24]，如急性肾损伤（acute kidney injury，AKI）、急性呼吸窘迫综合征（acute respiratory distress syndrome，ARDS）、弥散性血管内凝血（disseminated intravascular coagulation，DIC）[25]、出血、低血容量休克、心功能衰竭、心律失常、电解质平衡紊乱和心理创伤等。

挤压综合征后的高钾电解质紊乱对心脏的损害最为严重。压迫突然解除后，大量钾离子、肌红蛋白、酸性代谢产物进入血液循环，导致全身组织细胞内外渗透压改变，尤其是心肌细胞环境改变。心肌细胞内的钾离子不能正常释出，影响心肌细胞动作电位的产生，甚至使心肌细胞完全失去产生动作电位的能力，导致心搏骤停、心力衰竭，是挤压综合征患者的常见死因之一。其次，创伤所致的低血容量可使心肌细胞的供血不足，加之细胞破坏所产生有害物质的释放均具有心肌毒性。故肢体挤压早期就存在心肌细胞的损害。

谷氨酸盐是哺乳动物中枢神经系统的主要兴奋性神经递质。Guevork 等 [26] 也观察到挤压时 ATP 的剧减导致谷氨酸摄取的剧减。当解压后血中谷氨酸水平成倍上升，并在富含脯氨酸的多肽（proline-rich polypeptide，PRP）帮助下被脑组织的不同部位摄取后产生脑细胞损伤，导致神经系统功能障碍。一旦解除压迫，不可避免地存在大量血液流入挤压部位，渗入受损肌肉组织中，坏死组织释放大量钾离子、肌红蛋白、酸性代谢产物入血，启动挤压综合征的一系列病理生理机制 [27]。因而，幸存者被解救出来前，在狭窄空间内的初步治疗显得更为重要。

（二）地震狭窄空间与窒息

众所周知，生命就在于一口气，心脏和脑分别断氧 8 分钟和 5 分钟后发生不可逆死亡。伤员因为震后身体或口鼻被埋压，或是暴露于有毒气体环境均可造成窒息死亡，是地震中人群大量死亡的主要原因 [28]。据 1983 年山东菏泽地震统计，震 20 分钟救活率达到 98.3% 以上，震后 1 小时救活率下降到 63.7%，震后 2 小时还救不出的人员中，因窒息而死亡的人数占死亡总数的 58% 以上。

缺氧是狭窄空间内生存面临的突出问题 [29]。位于废墟深处，被泥土、砖头、瓦砾隔绝于自然界的狭窄空间内，不与自然界相沟通，存留的氧气有限，如其中的幸存者不能被及时救出，纵使没有严重外伤，也可因窒息而死亡[30]。救援现场各种生命线设施遭受严重破坏，其中燃气泄漏最为常见，如果周围建筑或本身为化学品工厂，有毒气体泄漏的可能性极大，救援现场环境空气中的危险会降低狭窄空间内伤员的生存率，并威胁到救援人员本身的安全[31-33]。救援过程要强调"科学救援"理念，确保救援人员本身安全的前提下，努力贯彻"双安全"原则，即幸存者和救援人员均安全。

（三）地震狭窄空间与烧伤、淹溺

地震的直接灾害是地震的原生现象，如地震断层错动以及地震波引起的地面振动所造成的伤害。主要有：地面的破坏，建筑物的破坏，山体等自然物的破坏（如滑坡、泥石流等）以及被地光烧伤等。地震灾害后，破坏了自然或社会原有的平衡和稳定状态，从而引发水灾、火灾、毒气泄漏、危险品爆炸及瘟疫等次生灾害，危害生命。

脱离火场后，进行快速检伤分类，在救援现场，创面可以用消毒液清洗后无菌敷料或是洁净床单包扎，避免再污染以及搬运后送过程中的再损伤，对肿胀明显者宜及早切开减张。在早期补液，早期足量使用广谱抗生素的同时，给予患者及时的安慰、心理干预和镇静治疗。

幸存者被困于废墟下的狭窄空间内时，对于继之地震而来的水灾、火灾均没有任何防御能力，一旦发生火灾或水灾，将降低狭窄空间内幸存者的生存概率。

（四）地震狭窄空间与骨折

地震中约95%的人员伤亡是因建筑物破坏所导致的机械性损伤。头面部颅脑伤死亡率最高，早期可达30%；四肢伤发生率为各部位受伤的首位，常伴周围神经及血管损伤；腹部伤发生率不高，但因出血而早期死亡。地震伤多因幸存者受困于狭窄空间内，长时间不能得到解救而使伤情变得更加复杂。迫使医疗救助人员在狭窄空间内对伤情进行早期损伤控制，避免伤情进行性恶化。骨折是地震伤中最为普遍的疾病[34-37]，也是日常生活中最为普遍的疾病之一。幸存者困在地震现场的狭窄空间内，被倒塌的房梁、砖头瓦砾砸压，最常见的伤情为四肢骨折、脊柱骨折及骨盆骨折三方面的损害。汶川地震后成都军区总医院骨科伤情流行病学调查中发现，四肢骨折的发生率为34.7%，脊柱骨折发生率为11.4%，骨盆骨折发生率为4.6%[38]。

脊柱损伤造成最严重的后果是截瘫，多由房屋等建筑物倒塌、巨石滚落的压伤、砸伤造成，也有相当一部分是因为急救现场搬运不恰当所引起[39]。在从狭窄空间中解救幸存者时，应该有统一的指挥，遵循标准的搬运、固定原则，以减少因搬运不恰当而引起的二次损伤。颈托和脊柱板是搬运怀疑有脊柱损伤的患者必备的工具。

骨盆骨折最严重的后果主要是因循环血量的丢失造成的死亡，是多发性损伤中除颅脑损伤外最常见的致死原因，致死率可高达20%。因此，发现幸存者可能存在骨盆骨折的情况下，一定要注意观察幸存者的生命体征，及时处理休克状态，联系输血、后送，及时手术干预挽救幸存者生命。

（五）地震狭窄空间与心理伤害（幽闭综合征）

地震后幸存者在经历了强烈的惊吓和悲恸之后，被困于废墟之中的狭窄空间内等待救援，需要独自面对黑暗、恐惧、饥饿、周围生命逐渐消逝等一系列负面生活事件，对心理造成极大的负荷，在焦急的等待中度过期待期、焦躁期、绝望期而迎来最后的救援是一件极为艰难的过程[40-41]。纵使被成功解救，幸存者仍然会长时间、持续处于一种非正常的心理状态中，如果不能及时治疗，容易产生灾后综合征，对生活、工作造成严重影响[42]。被长时间埋压的幸存者在未来生活中更容易出现幽闭综合征。幽闭综合征又叫幽闭空间恐惧症，指进入狭小、黑暗的空间而产生恐惧的症状：呼吸加快（换气过度），心搏加速（心悸），感到窒息、发红、流汗、感到眩晕等。

另外，在地震现场救援的过程中，经常可以看到许多孩子和成人表现出沉默、失眠、惊醒或大喊大叫的状况，应该认识到这是对突发异常情况的正常反应。如果不这样，反而不正常。也观察到有些人表现得太过失常，值得特别重视。精神创伤分为两种，一种是暂时性的，是一次性的冲击体验，症状在几天或几周内可以减轻、消失，康复的可能性大，称之为急性应激障碍（acute stress disorder，ASD）。另一种则是慢性的，症状持续 1 个月以上，容易转化为抑郁症、焦虑症、妄想反应等心理疾患，称为创伤后应激障碍（post-traumatic stress disorder，PTSD）。从临床上看，大约有 25% 的 ASD 会转化为 PTSD。

心理救援的黄金期在震后 3 个月之内，不失时机地对幸存者开展恰当的心理安慰、心理救援也是现场救援中不可缺少的一部分[43]。实际上狭窄空间内能提供的医疗救治有限，而及早、恰当的心理治疗不受空间、设备限制，某些情况下比任何其他治疗都重要[44-45]。随时与幸存者沟通，鼓励并进行适时的心理安慰，对防止病情恶化，以及在预后转归上都有重要意义。

四、地震现场救援指挥（与其他部门的合作）

地震灾害的发生虽然不以人的意志为转移，但提高灾难应对能力却是人力可及的。灾害现场救援行为受到现场环境因素（地形类型，天气如阴、雾、雨、雪，气温等）、救援过程中可能出现的突发事件（包括余震、漏气、漏电、火灾等）的影响。对于被埋压在废墟之下幸存者的救治过程是一个综合各因素情况、协调多方力量的复杂过程。因而，各方力量需要在统一的指挥调度下，各尽其责、相互配合[46-47]。

（一）地震现场医疗指挥官的职责[48]

1. 执行总指挥官的命令，以最大限度减少幸存者二次伤害、稳定伤情为原则，协助现场救援计划的制定，完成现场医疗救助工作。

2. 负责幸存者营救与医疗救助的协调工作。

3. 根据现场情况及幸存者可能的伤情及变化，负责提出救援行动的医疗救助设备与医药清单。

4. 负责幸存者转移与交接工作，完成转运伤票及系统电子病历书写，完成对医疗指挥中心的远程数据的最终传送。

5. 负责救灾现场一般伤员的救治与协调工作。

（二）地震医疗指挥机构职责

1. 掌握受灾当地或相邻地区的医疗卫生资源的破坏情况，包括可恢复利用的医疗器械资源、可以参加救援行动的医护资源、可以恢复收治伤员的医院具体位置、周边道路破坏和安全情况，路程时间以及医院的具体收治能力、治疗水平等。

2. 建立与后方大医院专家的远程医疗会诊通路，以便更好地利用医疗资源，指导现场处置，使幸存者得到更好、更及时的治疗，降低死亡率，减轻伤残水平。

3. 建立与赈灾总指挥部的联系，协调民政、交通等部门的支持，对现场医疗耗材进行补充。根据救援现场附近医疗机构中医疗设施状况和转运患者的路途状况，合理安排转运伤者的路线，缩短转运时间。

救灾现场及转运途中均需完成对远程医疗指挥系统的伤情数据交换，这项工作的完成需要现场救援医师、现场指挥中心、后方医疗指挥中心以及大批各专业的专家共同参与，也需要维护这个系统正常运行的工程师的支持。

统一的医疗系统的指挥和支持，不仅可以共同分享更高水平的医疗服务；按照伤情合理分配幸存者进入相应医院治疗，能最大限度发挥该医院的医疗水平，使所有伤员都能得到满意的医疗；还能减少医疗上重复检查、浪费；减少救灾现场与后续医疗单位治疗之间的脱节，杜绝伤者因快速辗转多家医疗单位，导致最终救治单位不清楚伤者前期医疗救治内容，不利于后续医疗救治的展开。

为了提高幸存者的生存质量，保证治疗过程连续进行，消灭在现场、后送过程中的医疗"空白期"，国家投入了大批的经费开展远程医疗救助支持项目，成为灾害医学救援的热点之一。

五、地震后救援搜索

（一）呼叫搜索和空间搜索

1. 呼叫搜索　一般由 4 名以上人员围绕搜索区等间距排列。间隔 8~16m，半径 5m 左右。搜索区及其邻近区域全部工作停下来，保持安静。搜索人员顺时针同步向前走动，并大声呼叫或利用扩音器，或连续 5 次敲打瓦砾或邻近建筑物构件。呼叫后，保持安静，仔细捕捉幸存者响应的声音，并辨别声音方向，若不止一个搜索人员听到回应，可由 3 个人员判定的方向交汇确定位置。该方法的优点：所需人员少、操作简单、配合监听设备，将声音扩大。缺点：对无知觉或埋压较深人员搜索效果不好。

2. 空间搜索　分为多个房间搜索、大开阔区线型搜索、网格搜索。

（1）多个房间搜索：进入建筑，右侧贴墙向前搜索，逐个房间搜索。直到所有房间或空间搜索完毕。如果忘记或迷失方向，只需向后转，左侧靠墙即可返回原位置（可结合绳索救援及相关搜索器材使用）。

（2）大开阔区域线形搜索：搜索人员面对开阔区一字排开，间距 3~4m，从开阔区一边平行搜索至另一边，往返几次，以确保不遗漏被埋压的受困者。

（3）网格搜索：该方法需要较多的人员，将倒塌区域分成若干个网格区域，搜索人员五六个人一组，分配一个网格进行搜索。

（二）仪器搜索

借助一些先进的仪器进行帮助。现在国家地震救援队引进了以下几种仪器：

1. 声波振动生命探测仪　它是当前世界上最先进的搜救及检测仪器，主要通过感应人体所发出的超低频电波产生的电场（由心脏产生）找出"活人"位置。人体发出的超低频电场可穿透钢筋混凝墙、钢板、木板甚至水，因此，只要有生命迹象，不论其是否清醒、昏迷、身陷瓦砾堆或躲在集装箱中，均可用生命探测仪在最短时间内将其找到。生命探测仪空旷探测范围可达 500m，可透过 80cm 厚的普通钢板，探测到生命。而更加神奇的是，该生命探测仪只探测到人的生命，对其他动物的生命不起作用，具有很强的针对性。

2. "蛇眼"　到瓦砾深处救援的第一步是搜索。"蛇眼"就是一种搜索仪器，它的学名叫"光学生命探测仪"，是利用光反射进行生命探测的。仪器的主体非常柔韧，像通下水道用的蛇皮管，能在瓦砾堆中自由扭动。仪器前面有细小的探头，可深入极微小的缝隙探测，类似摄像仪器，将信息传送回来，救援队员利用观察器就可以把瓦砾深处的情况看得。

3. 搜救犬搜索　最"聪明"的搜索能手是搜救犬，它们是百发百中的搜索行家。

六、地震后狭窄空间救援器械的应用

（一）救援器械的机动化

随着技术的进步，工业电器的发展，许多大型医疗检测及监测仪器都可以"袖珍变身"，体积小而功能更大、更全、更强。便携式心率、血氧检测仪、掌式心电图机、便携式生化检测仪、便携式"瞬锋急救切割器"[49-50]、腹部提压心肺复苏仪（CPR）[51]、Autopulse™ MODEL100型自动心肺复苏系统[52]、便携式笔记本超声诊断仪[53]、便携式综合急救箱[54-55]、小巧的动脉血气分析仪等均可以携带至现场，便于医务人员在灾害现场第一时间携带进入狭窄空间，对幸存者进行更详细、准确的检查、评估。为了提高灾害现场的医疗救援能力，满足救援需求，目前大型集装箱式的综合车载医疗救援已经被应用于实际的救援行动之中[56]，这使现场医疗救援能力以及长途后送医疗支持能力得到了大幅提高。车载医疗救援一般因其主要功能划分为指挥车、重症抢救车、外科手术车和医技保障车，分别负担指挥协调、抢救、手术及检验功能。这种车载医疗救援队上装配了现代化的监护治疗仪器，可以达到中级综合医院的医疗抢救水平[57]。且其机动性极强，可以迅速到达受灾的重灾区开展工作。

医疗方舱是随集装箱的发展应用而产生，指具有成套医疗设备、良好医疗作业环境、并具有各种医疗功能单元、机动性能强的特殊功能集装箱的总称。在2008年5月12日汶川特大地震及2010年4月14日青海玉树地震中均在第一时间开赴现场展开医疗救助，改变了野战医院主要帐篷为依托的传统开设模式，具有较强的环境适应性、优良的工作环境和成套的医疗救治条件。医疗方舱可根据需要快速展开数百张床位，提高了野战医院的整体救治能力和水平，在药品、耗材后续供应渠道畅通，地方卫生资源进行有效补充的情况下，医疗方舱填补了重灾区医疗机构缺失的空白，基本上可以承担二级医院的功能，缩短了伤员得到进一步救治的时间，降低了伤员长途转运的风险和费用，最大限度地降低了伤残率和死亡率。

（二）便携式救援器械

1. 小气垫　小气垫可力撑数十吨重物，地震救灾工作中，找到了幸存者就可以施救了。这种气垫比枕头大不了多少，没充气时瘪瘪的，只要有5cm的缝隙就能把它塞进去。然后用气瓶把里面的气压加到8atm（1atm = 101.325kPa），"气鼓鼓"的垫子就能顶起楼板了。

2. 液压钳　如果现场钢筋交错，就要看液压钳的本事了。这种钳子的体积并不大，但是由于应用了液压原理，一把钳子就能把钢筋一根根剪断，为营救工作赢得宝贵的时间。

3. 月球灯　天色暗下来，但抢救不能停，月球灯的作用非常抢眼。它有高达2000W的电力支持，两个月球灯就能照亮一个足球场。月球灯的最大特点是360°大范围照明，并能防眩目、大光亮。

（三）救援器械的智能化（机器人救援）

地震发生后，在倒塌的建筑物中寻找并解救幸存者是救援的最终目的。但是灾害现场的环境极为复杂、危险，在救援过程中，救援人员需承担余震、建筑物二次倒塌、漏气、漏电、水灾、火灾等次生灾难的威胁。在一些危险性大的灾难中，存在随时会引发爆炸的火灾现场，以及有易燃、易爆或剧毒气体存在的现场，施救人员无法深入进行侦查或是施救，人们急于探知灾难现场的内部险情，但又不敢或无法接近或进入灾难现场，此时，救援机器人就发挥了极为重要的作用。2011年3月11日，日本东北部海域发生里氏9.0级地震并引发海啸，影响太平洋沿岸的大部分区域，且地震造成日本福岛第一核电站1~4号机组发生核泄漏事故。为避免工作人员遭受核辐射，日本利用机器人进行放射线剂量、温度和氧气浓度的测量，救援机器人参与救援行动可以有效地提高救援的效率、减少施救人员的伤亡[58]。在2005年6月份日本神户召开IEEE安全、防卫、救援国际研讨会（IEEE SSRR' 05）上，会议的主旨定位：“在今后的减灾和救援中，机器人作为一种有效手段，将成为社会基础设施中不可缺少的部分”。救援机器人在存活能力、运动能力、感知能力、通信能力以及作业能力方面有着人所不可替代的作用。美国在“9·11”事件的现场救援中，也有8种机器人投入使用。我国目前已经有履带式、轮式消防灭火机器人通过国家验收，中国科技研究院沈阳自动化研究所研制出蛇形机器人、水面救援机器人、危险作业机器人等救援机器人样机，不久的将来，势必成为推动灾害救援事业发展的主要动力。灾难环境具有不确定性和不可预知的特点，灾难救援机器人系统的自主性、灵活性、冗余性、容错性、可靠性、实用性和耐用性是救援机器人应用的关键问题，将有自主智能的机器人应用于灾难环境中搜寻和救援，是未来灾难救援新兴而富有挑战性的课题。

（四）救援器械的多样化（因地制宜、因伤制宜，骨髓腔穿刺、复苏背板）

随着经济和社会的不断发展，一些新工艺、新技术、新科研成果在急救医疗装备上得到普遍应用，系统化、集合化的多功能医疗救援车、医疗方舱投入使用，现场医疗救治水平得到大幅提升。救援时所选用器械主要满足因地制宜、因伤制宜的原则，医院中常用的医疗器械是大家所熟知的，这里就不再赘述，以下介绍几种新的方法供大家在灾害救援行动中参考。

1. 坐位气管插管　在密闭空间内引起患者死亡的各种原因中，90%是空气中的问题。因此急救人员最初需要紧急评估和管理的事项是患者的呼吸道。各种各样的化学物质可引起窒息，要特别注意爆炸性物质在爆炸后出现的有毒气体。对有气道损害者，应采用插管或环甲膜切开。插管时要注意因狭窄空间操作不便，可能需要坐位插管、逆向插管或盲目插管等与日常操作不同的手法，此操作手法需要进行强化训练后才能使用。有报道使用PENTAX Airway Scope AWS-S100在进行逆向插管时比较容易。

2. 骨髓腔穿刺建立骨内输液通路　在救援现场，幸存者长期被掩埋在废墟之下，得不到饮食饮水的补充，能量及循环血液供应减少，为满足重要脏器的血供，常存在周围循环障碍，外周静脉塌陷，使外周静脉穿刺建立液体通路极为困难。虽然可以采用中心静脉穿刺置管来解决这个问题，但是操作即需要较高的技术熟练水平，操作时间长，必须在人体几个特殊的位置进行，且需要一定的操作空间来完成。以上方法均不适用于埋压在废墟中，狭窄空间内的幸存者。灾害现场大量危重伤员急需救治时适用骨髓腔穿刺建立骨内输液通道，其在狭窄空间内适用的关键在于[59-60]：

（1）操作部位分布于全身，不受废墟埋压限制，实践证明只要能接触到幸存者，一般均有接触操作部位的机会。

（2）操作不受幸存者身体功能状态的限制，骨内静脉通道在外周静脉塌陷时依然保持一定程度的开放，利用骨内静脉血窦有很大通透性的特点，迅速全身给药、补液等治疗。

（3）操作简洁、快速，在使用骨髓腔注射枪的情况下，有报道对第一次使用的人员其成功率为74%，对于有经验的医护人员成功率为95%，总成功率为84%，平均置入时间77秒。

（4）骨髓腔内注射与相应部位深静脉注射输液速度没有统计学上的差异，更有报道胸内输液速度达到80ml/min，加压时达到每分钟150ml/min。对于急危重症时抢救完全足够。

3. 胸部外伤的心肺复苏——腹部提压心肺复苏法　随着自然灾害和人为灾害的频发，创伤性心脏骤停发生率亦呈上升趋势，而创伤引发的心脏骤停复苏成功率极低，对于胸外伤合并胸肋折的患者，禁忌使用传统胸外按压方法进行心肺复苏。针对于此种情况，王立祥等[61]研制出腹部提压CPR装置，能最大限度增加膈肌移动，主动提拉，加速膈肌的下移，确保有效的循环和呼吸。此方法尤其适用于存在胸廓畸形、胸部外伤、血气胸、呼吸肌麻痹等心脏呼吸骤停者，但对有腹部外伤、膈肌破裂、腹腔脏器出血、腹主动脉瘤、腹腔巨大肿物等患者禁用[62]。

该方法尤其适用于地震后创伤，地震后幸存者被埋于废墟之中，胸部外伤者占总创伤数的14%，对于此类患者，应用腹部提压心肺复苏法进行心肺复苏抢救时，患者获益最大，尤其是该方法不仅能获得与胸外按压相当的血流动力学效果，还能产生远胜于胸外按压的通气效果。

利用王立祥教授研发的腹部提压器进行心肺复苏，是院前急救的一大进步和亮点。2010年心肺复苏指南将无间断的持续胸外按压提升到前所未有的崭新高度。该指南建议旁观者在电话的指导下仅进行持续胸外按压对患者进行急救，在理论上利用胸廓的挤压及弹性回缩进入人体的空气支持组织氧供，是因为目前还没有妥善解决呼吸与循环同时进行[63]，互不干扰，贴近正常人体生理条件的更为成熟的方法。但事实上，脑细胞及其他重要脏器对于缺氧比缺血更不耐受，重要器官的功能维持主要在于细胞内线粒体能得到足够氧供，维持正常功能。王立祥教授提出腹部提压心肺复苏方法，提出了解决这个困难的创新性思路。一方面由于能获得与胸外心脏按压相当的血流动力学效果，进而成为经典胸外按压在其禁忌证方面有力的补充；另一方面，因其绝佳的通气效能，联合使用胸外心脏按压和腹部提压方法进行心肺复苏。由于其在时间及空间上的一致性，更由于其更贴近腹式呼吸的生理状态，将会得到更高的复苏成功率，减轻复苏后遗症，提高生命质量[64]。最后，此方法最适于院前急救在于此为机械性装置，操作简便，且不需要供电的限制，适用于灾害现场，普遍停水、停电、停气的环境，适宜进一步推广。

（五）救援器械的大众化

近年来，多发的自然灾害如地震、火灾、洪水等威胁着人们的安全。虽然人们对各种灾难的警觉和反应能力有所提高，但是在处理破坏性灾难事件时还是准备不够充分，很多人仍然死于不专业、不及时的救援活动。如何能使广大群众也就是现场第一目击者，能够在第一时间进行规范的自救与互救，是挽救生命最为关键的基础。首先，在于急救知识的普及；其次，在于简单的辅助操作器械的推广。以下简单介绍两种CPR辅助操作器械，以期提高普通人在现场自救互救行动的效果，提高整体人群的急救水平。

1. 感控式心肺复苏背板　2010 年国际心肺复苏指南重新安排了 CPR 传统的三个步骤，从原来的 A–B–C 改为 C–A–B，突出强调持续性胸外按压的重要性，强烈建议普通施救者，仅作胸外按压的 CPR。心肺复苏的有效性与胸外按压的规范度直接相关。随着心肺复苏术在广大群众中的普及，现场第一目击人实施心肺复苏术成为可能，但绝大多数的现场第一目击人并非医务人员，为保证胸外按压的质量，王立祥等研发了感控式心肺复苏背板，该背板遵循国际复苏指南的标准设计，能感应胸外按压的压力，并配有 100 次 / 分频率的蜂鸣器，可使胸外按压按照指南规定的按压力度和频率进行，协助提高心肺复苏的成功率。同时该心肺复苏背板还可纵向延伸，延伸后类似脊柱板功效，可快速护送伤员转移。

2. 单向阀口对口人工呼吸器或呼吸面罩　口对口的人工呼吸虽然挽救了无数人的生命，但因其不卫生，施救者在操作时有被感染的顾虑，未能像胸外按压一样广泛普及。单向阀口对口人工呼吸器或呼吸面罩一定程度解决了这个问题。单向阀设计通滤网使施救者和伤者隔离，实现了间接式人工呼吸，避免了口对口的直触，有效防止了交叉接触感染和中毒的概率，可以一次性使用。回顾过去的 100 年，全球发生破坏性地震共有 2 600 多次，其中震级 > 7 级的强烈地震就达 1 200 多次。而我国地处于环太平洋地震带与欧亚地震带之间，破坏性地震频发，是世界上地震灾害最严重的国家之一。我国大量地震灾害调查表明，在灾害伤亡中有 50%~60% 的人是震后得不到及时救助而死亡的 [65]。

七、地震现场急救

（一）自救与互救 [66]

1. 由现场干部、群众、部队等自动组织起来，根据伤者的呼叫和他人提供的情况，先把压在废墟下的伤者刨、挖出来。刨挖要快、准、稳，以免幸存者发生再受伤。先把伤者头面露出，并清理口鼻内异物，以利呼吸。对埋在瓦烁中的幸存者，先建立通风孔道，以防缺氧窒息。土埋窒息者被挖出后，应立即清除其口、鼻腔异物，检查、判断其意识、呼吸、循环体征等。从缝隙中缓慢将伤者救出时，保持脊柱的水平轴线和稳定性。地震发生后，应积极参与救助工作，可将耳朵靠墙，是否有幸存者声音。使伤者先暴露头部，保持呼吸畅通，如有窒息，立即进行人工呼吸。

2. 一旦被埋压，要设法避开身体上方不结实的倒塌物，并设法用砖石、木棍等支撑残垣断壁，加固环境。地震是一瞬间发生的，任何人应先保护自己，再展开救助。先救易，后救难；先救近，后救远。埋压较深的人，呼喊会消耗过大的体力。用敲击的方法，声音就可以传到外面，这是被压埋人员示意自己位置的一种较好的方法。当被压埋在废墟下时，至关重要的是不能在精神上崩溃，生存需要的是勇气和毅力。被压埋时，还要谨防烟尘呛闷窒息的危险，可用毛衣袖等捂住口鼻，尽快想办法摆脱困境。当只能留在原地等待救援时，要听到外面有人时再呼喊，尽量减少体力消耗，寻找一切可以充饥的食品，并利用一切办法与外面救援人员进行联系。地震只是一瞬间，并不是抢救他人的时刻，每一个人都应该当机立断，先保护自己，震后再及时抢救别人。震后进行互救的原则是：先救近，后救远；先救易，后救难；先救青壮年和医务人员，以增加帮手。使用工具挖掘时要注意被埋压者的安全，接近人体时最好用手挖。在保证救护者安全前提下，现场采取先抢后救的原则，即开展对震区现场人员的搜寻、脱险、救护医疗一体化的大救援观念。

3. 先挖后救，挖救结合。震后的自救与互救是灾区群众性的救助行动。它的成效在于能赢得抢救伤员的有利时机。在大体查明被埋人员情况后，应立即组织骨干力量建立抢救小组，就近分片展开救援行动，先挖后救、挖救结合，按抢挖、急救、运送进行合理分工，提高抢救工作效率。

（二）对被救出垂危伤员进行急救 [67]

1. 先救命、后治伤。特别要注意清除口鼻中的泥土，保持呼吸道通畅。

2. 对开放性创面给予包扎，骨折应予固定。

3. 脊柱骨折在地震中十分常见，在现场又难以确诊，因此，要严加注意，用硬质担架并将伤员固定在担架上。

4. 分类：在群众性自救互救基础上，对需要进行医疗救护的伤员，必须初步分类，分清轻重缓急。对严重威胁生命的重伤员，如窒息、骨折、大出血、昏迷等，先行抢救。在交通运输条件许可的情况下，必须实施分级医疗救护，以减轻灾区救护任务的压力。

5. 救出伤员后，及时检查伤情，遇颅脑外伤、神志不清、面色苍白、大出血等危重症伤员要优先救护。外伤、出血者给予包扎、止血，骨折固定，脊柱骨折者要正确搬运。

6. 地震时强烈的精神刺激可出现精神应激反应，常见的症状是疲劳、淡漠、失眠、迟钝、易怒、焦虑、不安等，要及时加以处理。

7. 恐惧心理可加重原有心脏病、高血压的病情，严重时可引起猝死，对此类伤员应特别关注。

8. 地震后，余震还会不断发生，所处的环境还可能进一步恶化，要尽可能改善自己所处的环境，保存体力，敲击求救，设法脱险，包扎伤口。①设法避开身体上方不结实的倒塌物、悬挂物或其他危险物；②搬开身边可搬动的碎砖瓦等杂物，扩大活动空间；③设法用砖石、木棍等支撑残垣断壁，以防余震时再被埋压；④不要随便动用室内设施，包括电源、水源等，也不要使用明火；⑤不要乱叫，保持体力和节约氧气，用敲击声求救；⑥闻到煤气及有毒异味或灰尘太大时，要用湿衣物捂住口、鼻；⑦保护和节约使用饮用水和食物。

9. 防止火灾。地震常引起许多"次生灾害"，火灾是常见的一种。在大火中应尽快脱离火灾现场，脱下燃烧的衣帽，或用湿衣服覆盖身上，或卧地打滚，也可用水直接浇泼灭火。切忌用双手扑打火苗，否则会引起双手烧伤。烧伤部位用消毒纱布或清洁布料包扎后送医院进一步处理。

（三）危重伤员的现场救护 [68]

1. 呼吸心搏停止者，在现场立即进行心肺复苏。重伤者如呼吸、心搏停止，大出血，头部，内脏受伤应优先抢救。可以用腹部提压心肺复苏仪、自动心肺复苏仪 [69-70] 等进行心肺复苏。

2. 止血、固定：砸伤和挤压伤是地震中常见的伤害。开放性创伤、外出血应首先抬高患肢，同时呼救。对开放性骨折，不应作现场复位，以防止组织再度受伤，一般用清洁纱布覆盖创面，作简单固定后再进行运转。不同部位骨折，按不同要求进行固定。并参照不同伤势、伤情进行分类、分级，送医院进一步处理。

3. 妥善处理伤口：挤压伤时，应设法尽快解除重压，遇到大面积创伤者，要保持创面清洁，用干净纱布包扎创面，怀疑有破伤风和产气杆菌感染时，应立即与医院联系，及时诊断和治疗。对大面积创伤和严重创伤者，可口服糖盐水，预防休克发生。

4. 挤压综合征的现场处理：人体如在地震时被挤压，因四肢肌肉丰富部位长时间受压，致使肌肉组织缺血性坏死、肢体肿胀及急性肾衰竭，伤者救出后，表现为少尿或无尿。对此类伤者的伤肢稍加固定限制活动，肢体严禁用加压包扎、止血带。

（1）尽早大量补充液体。口服补液的前提是伤员意识清楚，同时应注意最好通过吸管让伤员饮用，避免引起误吸。

（2）首选液体为等渗生理盐水，速度为 1000~1500ml/h[10~15ml/（kg·h）]，补充 1000ml 0.9% 等渗盐水后可改用 5% 葡萄糖注射液 1 000ml，同时加入 50g/L 碳酸氢钠约 50~100ml，维持尿 pH 在 6.5 以上，防止肌红蛋白和尿酸在肾小管内沉积。

（3）如果不能立即建立静脉通道，可以让其口服含碳酸氢钠的液体，Ramin 等研究发现，对于因各种原因暂时无法进行静脉补液的挤压伤患者，在第一个 12 小时内口服碱性溶液（OAS），含葡萄糖 120mmol/L、碳酸氢钠 25mmol/L、氯化物 55mmol/L 及钠 80mmol/L，500~750ml/h，可同样达到碱化尿液并利尿的目的。

（4）一般来讲，常采用挤压伤鸡尾酒疗法：细胞外液 1L + 5% 碳酸氢钠 84ml + 20% 甘露醇 50ml 组成，根据循环动态每小时给予 1.5L，力求尿量为 200~300ml/h、pH > 6.5。需要注意的是，要避免使用含钾或含乳酸的液体（如乳酸林格液）。如已存在高钾血症，应给予速尿（血压稳定时）、葡萄糖酸钙、胰岛素比例葡萄糖及碳酸氢钠等对症处理。为避免出现肌肉内钙的蓄积而造成病程后期的高钙血症，只有存在低钙血症时才纠正低血钙。

当肢体被挤压 > 24 小时时开始出现肌肉坏死。一旦移开重压，坏死肌肉会释放大量的肌红素、蛋白、钾等电解质，迅速引起心、肾衰竭而致死。这就是很多被救人员在被挤压时还能说话而救出几分钟后死亡的原因。因此，在移开重物前就要为伤者口服 0.9% 等渗盐水或滴注 0.9% 等渗盐水，让伤者进行有效代谢，把血液中这些东西排出后再移开重物。否则一旦移开重物，伤员死亡的概率很高。当挤压时间过长，伤肢已经完全坏死或当患者生命出现危机、其他救出手段无效且有足够的准备情况下，截肢是急救人员最终确定的一种无奈的选择。

5. 休克伤员取平卧位，对伴有胸腹外伤者，要迅速护送转至医疗单位。

6. 对严重开放性、污染的伤面，要除去泥土秽物，用无菌敷料或其他干净物覆盖。

7. 预防与治疗创伤性凝血功能凝血功能障碍（acute traumatic coagulopathy，ATC）与创伤性凝血病（trauma-induced coagulopathy，TIC）：在综合治疗的基础上，丰诺安联用维生素 B_6 新疗法在一定程度上可以达到预防与治疗创伤性凝血功能凝血功能障碍与创伤性凝血病的效果[71-72]。丰诺安及维生素 B_6 都是人体生命活动不可缺少的物质，二者合用有促进机体酶代谢、止血、利尿、解毒、保护大脑及神经系统功能、改善肝功能、提高机体凝血功能及机体营养状况的功效。维生素 B_6 与丰诺安的巧妙搭配在人体新陈代谢中发挥着十分重要的作用。动物实验证实新疗法能显著缩短纤维蛋白凝块形成的时间，还可通过促进肝脏代谢，恢复凝血因子合成，明显改善创伤大鼠模型的凝血功能[73]。实时荧光定量 PCR 法检测发现，新疗法能够显著提高肝脏凝血因子基因 mRNA 表达水平，促进凝血因子在肝脏中的合成，从分子水平探索了新疗法改善凝血功能的作用机制[74-75]。见附表 9-1。

附表 9-1　维生素 B$_6$ 联用 20AA 复方氨基酸（丰诺安）的新疗法处方

病情	新疗法具体药物用量	给药途径	用法	疗程
重度伤员	0.9% 氯化钠注射液 250ml + 维生素 B$_6$ 5.0g + 维生素 C 2.0g	ivgtt	bid	连续使用直至病情控制
	20A A 复方氨基酸 500ml	ivgtt	qd	
中度伤员	0.9% 氯化钠注射液 250ml + 维生素 B$_6$ 5.0g + 维生素 C 2.0g	ivgtt	qd	连续使用直至病情控制
	20A A 复方氨基酸 500ml	ivgtt	qd	
轻度伤员	0.9% 氯化钠注射液 250ml + 维生素 B$_6$ 3.0g + 维生素 C 2.0g	ivgtt	qd	连续使用直至病情控制
	20A A 复方氨基酸 500ml	ivgtt	qd	

注：在急诊室以 ISS 评分 9~15 分为轻度患者；16~25 分为中度患者；> 26 分为重度患者。入院后进行 APACHE 评分。ivgtt 为静脉滴注；bid 为 2 次 / 天；qd 为 1 次 / 天

使用维生素 B$_6$ 的依据：维生素 B$_6$ 每日最大用量为 10g，已批准为国家军用标准 GJB-FL5340（2009 年 12 月 16 日审查通过），已经正式公布实施。解放军总后勤部卫生部出版的"战伤救治手册"规定，首剂使用维生素 B$_6$ 1~5g，可重复使用，1 天总量不超过 10~15g[76]。由解放军第三〇六医院研制、石家庄四药有限公司生产，每袋 250ml 中含有 2.5g 维生素 B$_6$，已批准军药准字科 2011001 号，在临床使用。美国市场上销售的口服维生素 B$_6$ 比我国的剂量大 50 倍，每片为 500mg。

8. 同时要预防破伤风和气性坏疽，并且要尽早深埋尸体，注意饮食饮水卫生，防止大灾后的大疫。

八、现场急救注意事项[77]

（一）紧急有序撤离

由于地震灾害具有瞬间的突发性，人们免受伤亡的程度取决于保持镇静的程度。因此，在紧急撤离建筑物时，千万不要慌乱，既要争分夺秒，也要从容镇定。首先要关闭石油燃气阀、切断电源、锁好房门，防止次生火灾发生。从容、镇定、有序地撤离，防止抱小孩"上下颠倒"，勿忘房门"拉推有别"，要扶老携幼、互相照顾，防止高处跌落物体的袭击。如在街道上遇到地震，应迅速远离楼房，及时转移到空旷安全的场地、不要躲避在高大建筑物、窄巷广告牌、路灯、高压线附近，要避开桥梁、陡崖、危岩滚石地带，到桥下避震更是错上加错。

（二）掌握必要的逃生技巧

如在街道上遇到地震，应迅速远离楼房，及时转移到空旷安全的场地、不要躲避在高大建筑物、窄巷广告牌、路灯、高压线附近，要避开桥梁、陡崖、危岩滚石地带，到桥下避震更是错上加错。需要特别注意的是，当躲在厨房、卫生间时，尽量远离炉具、煤气管道及易破碎的碗碟。此外，不要钻进柜子或箱子里，因为一旦钻进去后便立刻丧失机动性，视野受阻、四肢被缚，不仅会错过逃生机会，还不利于被救。躺卧的姿势也不好，人体的

平面面积加大，被击中的概率要比站立大 5 倍，而且很难机动变位。

（三）有序指挥确保急救活动高效运作

地震灾害现场救援工作中，对伤员的抢救工作分秒必争，"黄金 72 小时"是抵制灾害发生后的黄金救援期。在此期间，灾民存活率极高，每多挖一块土，多掘一分地，都可能给伤者透气和生存的机会。因此，参与施救者需保持冷静，忙而不乱，需多环节、多部门协作时听从统一、有效地指挥进行现场急救。

（四）分清轻重缓急，分别对伤员进行救护和转送

时间就是生命，但并非一律的抢时间、抢速度就能取得最好的救援结果，应提倡"科学救援"明确救援任务的最终目的不是能挽救生命，更应最大程度地挽救具有社会化功能的人，最大程度降低病死率，减少伤残程度。故而救援人员需对伤者进行检伤分类，分清伤员病情的轻重缓急后再进行针对性的救护和转送。

（五）脊柱骨折现场搬动和转送时要格外注意脊柱骨折伤员一定要用木板搬运，不能用帆布等软担架搬运，防止脊髓损伤加重。

（六）警惕次生灾害

特别要警惕地震后可能发生的次生灾害，如火灾、电击伤、冻伤、中毒、灾后瘟疫等，要加以预防。保持镇静在地震中，有人观察到，不少无辜者并不是因房屋倒塌而被砸伤或挤压伤致死，而是由于精神崩溃，失去生存的希望，乱喊、乱叫，在极度恐惧中"扼杀"了自己。这是因为乱喊乱叫会加速新陈代谢，增加氧的消耗，使体力下降，耐受力降低；同时，大喊大叫时必定会吸入大量烟尘，易造成窒息，增加不必要的伤亡。正确的处置态度是在任何恶劣的环境，始终要保持镇静，分析所处环境，寻找出路，等待救援。

九、结语

本专家共识的制定是基于目前对"地震现场救援与卫生应急处置"的理解并参考与现有的循证医学证据及国内外有关文献完成的。而地震现场救援与卫生应急处置及临床治疗也比较复杂，遵循专家共识能够改善地震灾害事故患者的救治效果。但需要注意的是，本专家共识不能完全覆盖患者所有的临床情况，在具体临床实践中需因病施治和因地（环境条件）施治，根据医师经验进行诊断和治疗。

审阅专家组成员名单（按姓氏汉语拼音排序）：

白俊清，卞晓星，崔　彦，曹　佳，曹广文，常李荣，陈　东，陈　力，陈建荣，陈　彦，陈浩波，楚　鹰，都定元，董谢平，付　研，付守芝，顾建文，关永东，何春来，何　梅，何　东，何忠杰，黄　毅，黄彤舸，黄琴梅，黄文杰，胡培阳，何清源，花海明，姜成华，菅向东，景怀琦，贾群林，蒋龙元，刘明华，刘　宁，刘保池，刘国栋，刘　斌，刘志礼，李奇林，李　静，李　瑛，李国民，李小兵，林绍彬，林涌超，廖皓磊，路晓光，梁华平，黎清成，米玉红，秦国良，芮庆林，史　红，申　捷，孙志辉，司少艳，谭杜勋，武巧元，卫俊才，王立祥，王　彬，王祉武，王福利，王　醒，许　铁，徐春生，徐燕杰，夏锡仪，肖烈辉，岳茂兴，阴赪宏，尹志勇，杨晓峰，杨晓兰，姚元章，岳　健，燕重远，周培根，周飞虎，周　宁，张海涛，张　谦，张成岗，张文武，张　红，张　泓，张超先，张劲松，

张福林，张思森，张在其，赵朝阳，赵　枫，赵自更，赵容顺，邹小明，郑道新，朱晓甦

执笔人：岳茂兴（100101 北京，解放军第三〇六医院特种医学中心；213002 常州，江苏大学附属武进医院急诊医学科）；王立祥（100039 北京，武警总医院急诊科）；王东明（100029 北京，中国地震灾害防御中心）；汪茜（100039 北京，武警总医院急诊科）；马立芝（100039 北京，武警总医院急诊科）；都定元（400014 重庆市急救医疗中心、重庆市急救医学研究所）

参考文献

1. 张黎黎，钱铭怡. 美国重大灾难及危机的国家心理卫生服务系统 [J]. 中国心理卫生杂志，2004, 18(6): 395–397.

2. 岳茂兴. 狭窄空间医学 [M]. 北京：人民军医出版社，2013: 120.

3. Listed N. Japan: health after the earthquake[J]. Lancet, 2011, 377(9770): 968.

4. 郭增建，陈鑫连. 城市地震对策 [M]. 北京：地震出版社，1991: 1–502.

5. 王东明，闻明，步兵，等. 地震灾害现场救援行动中的安全评估策略及步骤 [J]. 国际地震动态，2010, 7(379): 1–9.

6. 郭，徐锡伟，于贵华，等. 基于汶川地震建筑物破坏的抗震设防要求分析 [J]. 地震研究，2010, 33(4): 345–352.

7. 岳茂兴. 狭窄空间医学 [M]. 北京：人民军医出版社，2013: 120.

8. 王东明. 地震现场建筑物安全性鉴定智能辅助决策系统 [D]. 哈尔滨：中国地震局工程力学研究所，2003.

9. Petinaux B, Macintyre AG, Barbera JA. Confined space medicine and the medical management of complex rescues: a case series [J]. Disaster Med Public Health Prep, 2014, 8(1): 20–29.

10. 岳茂兴. 狭窄空间医学 [M]. 北京：人民军医出版社，2013: 121.

11. 张海涛，李春盛. 狭窄空间医学 [C]. 中华医学会急诊医学分会第十三次全国急诊医术年会大会论文集，昆明，2010. 昆明：中华医学会急诊医学分会，2017: 231–241.

12. 魏捍东，何宁，陈永胜，等. 地震及建筑倒塌废墟模拟训练设施功能设计与实例分析 [J]. 消防科学与技术，2010, 29(9): 817–822.

13. 岳茂兴. 狭窄空间医学 [M]. 北京：人民军医出版社，2013: 123.

14. 王岩，郭渝成. 地震伤急救手册 [M]. 北京：人民军医出版社，2008: 1–272.

15. Graduate Student(PHD).Medical complications associated with earthquakes[J]. Lancet, 2011, 379(9817): 748–757.

16. 陈怡，李洁廉，张艳，等. 地震废墟掩埋 100h 以上饥饿伤员的营养治疗 [J]. 肠外与肠内营养，2010, 17(1): 44–45.

17. 郭长江，杨继军. 饥饿与生存 [J]. 解放军预防医学杂志，2003, 21(2): 155–156.

18. 岳茂兴，杨忠瑾. 实用营养与代谢支持手册 [M]. 北京：华夏出版社，1990: 1–382.

19. 岳茂兴，夏锡仪，李瑛，等. 狭窄空间事故的特点及医学应急救援策略 [J]. 中华危重病急救医学，2012, 24(11): 655–657.

20. 岳茂兴，张海涛. 狭窄空间医学应急救援原则 [J]. 中华急诊医学杂志，2011, 20(10): 1118–1120.

21. 岳茂兴，夏锡仪. 狭窄空间事故的类型与特点及医学应急救援新技术的应用 [J/CD]. 中华损伤与修复杂志：电子版，2013, 8(3): 238–240.

22. 狄子孝 . 挤压综合征的应急处理 [C]. 第七届全国创伤学术会议暨 2009 海峡两岸创伤医学论坛论文汇编，重庆，2009. 重庆 : 第三军医大学大坪医院，2017: 543.

23. 鲁天瑜，竞花兰 . 挤压综合征的法医学研究进展 [J]. 中国法医学杂志，2006, 21(4): 226−230.

24. Yoshimura A, Kako Y, Satoh F. A study on requirements for confined space rescue and confined space medicine training facilities in Japan[J]. J Soc Safety Sci, 2007: 311−320.

25. 龚剑锋，朱维铭 . 低温酸中毒与凝血机制障碍 [J]. 中国实用外科杂志，2010, 30(2): 96−98.

26. Guevorkian AG, Kanayan AS, Chailian GG, et al. The influence of hypothalamic cytokine PRP on protein synthesis in brain subcellular compartments in crush syndrome[J]. Cent Nerv Syst Agents MedChem, 2011, 11(3): 184.

27. 何庆，杨旻，姚蓉 . 对地震挤压伤患者院前急救的反思与研讨 [J]. 华西医学，2009, 24(4): 968−970.

28. 刘亚华，王立祥，杨慧宁，等 . 地震狭窄空间医学救援的呼吸循环支持 [J]. 中华灾害救援医学，2013, 1(1): 45−47.

29. Givens GC, Shelton SL, Brown EA. Emergency cricothyrotomy in confined space airway emergencies: a comparison[J]. Prehosp Disaster Med, 2011, 26(4): 259−261.

30. Wilson MP, Madison HN, Healy SB. Confined space emergency response: assessing employer and fire department practices[J]. J Occup Environ Hyg, 2012, 9(2): 120−128.

31. 岳茂兴，李建忠，刘志国，等 . 狭窄空间中氮氧化物吸入致肺损伤病理改变及 SMAD 蛋白表达研究 [M/CD]. 中华卫生应急电子杂志，2014: 25−27.

32. 岳茂兴，李建忠，刘志国，等 . 狭窄空间中氮氧化物中毒致肺损伤后 ANP、MetHb 和病理学变化研究 [M/CD]. 中华卫生应急电子杂志，2014: 28−29.

33. Burlet−vienney D, Chinniah Y, Bahloul A. The need for acomprehensive approach to managing confined space entry: summary of the literature and recommendations for next steps [J]. J Occup Environ Hyg, 2014, 11(8): 485−498.

34. Bulut M, Fedakar R, Akkose S, et al. Medical experience of a university hospital in Turkey after the 1999 Marmara earthquake[J]. Emerg Med J, 2005, 22(7): 494−498.

35. Emami MJ, Tavakoli AR, Alemzadeh H, et al. Strategies in evaluation and management of Bam earthquake victims[J]. Prehosp & DisasterMed, 2005, 20(5): 327−330.

36. Tanaka H, Oda J, Iwai A, et al. Morbidity and mortality of hospitalized patients after the 1995 Hanshin−Awaji earthquake [J]. Am J Emerg Med, 1999, 17(2): 186−191.

37. 卢世璧 . 汶川地震伤员救治的几点经验 [J]. 中国矫形外科杂志，2008, 16(20): 1521−1522.

38. 王威，杨静，陶笙，等 .1070 例汶川地震伤员的流行病学调查 [J]. 军医进修学院学报，2011, 32(8): 834−836.

39. Huang KC, Lee TS, Lin YM, et al. Clinical features and outcome of crush syndrome caused by the Chi−Chi earthquake[J]. J Formos Med Assoc, 2002, 101(4): 249−256.

40. 史占彪，张建新 . 心理咨询师在危机干预中的作用 [J]. 心理科学进展，2003, 11(4): 393−399.

41. 季建林，徐俊冕 . 危机干预的理论与实践 [J]. 临床精神医学杂志，1994, 4(2): 116−118.

42. 董慧娟，李小军，杜满庆，等 . 地震灾害心理伤害的相关问题研究 [J]. 自然灾害学报，2007, 16(1): 153−158.

43. 程灵芝，李川云，刘晓红，等 . 急性应激干预的原则和方法 [J]. 中国临床康复，2003, 7(3): 474−475.

44. Tammi D, Kolski, Michael A, et al. 危机干预与创伤治疗方案 [M]. 梁军，译 . 北京 : 中国轻工业出版社，2004: 1−224.

45. Gilliland BE, James EK. 危机干预策略 [M]. 肖水源，等译 . 中国轻工业出版社，2000: 1−816.

46. 秦银河 . 关于建立我国灾难医疗系统的设想 [J]. 中国危重病急救医学，2003, 15(5): 259−261.

47. 岳茂兴. 创伤的现场急救与治疗模式探讨 [J]. 中华创伤杂志, 2006, 22(9): 644–646.

48. 岳茂兴. 狭窄空间医学 [M]. 北京：人民军医出版社, 2013: 132.

49. 岳茂兴, 李瑛, 卞晓星, 等. 便携式"瞬锋急救切割器"在突发事故及创伤急救中的临床应用 [J/CD]. 中华损伤与修复杂志：电子版, 2013, 8(3): 35–36.

50. 岳茂兴, 李瑛, 卞晓星, 等. 在突发事故及创伤急救中应用便携式"瞬锋急救切割器"的经验体会 [J/CD]. 中华卫生应急电子杂志, 2015, 1(1): 38.

51. 张思森, 孟志剑, 刘青, 等. 腹部提压心肺复苏术在胸部创伤患者院前急救中的应用 [J/CD]. 中华卫生应急电子杂志, 2015, 1(1): 32–34.

52. 李瑛, 岳茂兴, 郑琦涵, 等. Autopulse™ MODEL100 型自动心肺复苏系统应用 13 例的体会 [J]. 世界急危重病医学杂志, 2007, 4(6): 2131–2132.

53. 奚静, 岳茂兴. 便携式笔记本超声诊断仪在突发性事故现场腹部闭合性损伤中的应用价值 [J]. 中华危重病急救医学, 2013, 25(9): 561–562.

54. 郁建平, 邱均达, 夏志方, 等. ZH–1 型便携式综合急救箱 [J]. 医疗卫生装备, 1994(6): 10–12.

55. 周激. 介绍一种新型长方巾急救包 [J]. 人民军医, 2002, 45(1): 6.

56. 岳茂兴. 应加强对未来灾难现场抢救的方法研究 [J]. 中国危重病急救医学, 2004, 16(10): 577–578.

57. 岳茂兴, 邹德威, 张坚, 等. 流动便携式重症监护治疗病房的创建 [J]. 中国危重病急救医学杂志, 2004, 16(10): 589–591.

58. 刘金国, 王越超, 李斌, 等. 灾难救援机器人研究现状、关键性能及展望 [J]. 机械工程学报, 2006, 42(12): 1–12.

59. 王立祥, 郑静晨. 骨髓腔穿刺驱动器：快捷建立循环通路的好推手 [J]. 中国危重病急救医学, 2010, 22(8): 463–464.

60. 王贵波, 李兵仓. 骨内给药输液研究进展 [J]. 中国急救医学, 2001, 21(8): 489–491.

61. 王立祥, 郑静晨, 侯世科, 等. 腹部提压心肺复苏新装置 [J]. 武警医学, 2009, 20(5): 455–456.

62. 中国腹部提压心肺复苏协作组. 腹部提压心肺复苏专家共识 [J]. 中华急诊医学志, 2013, 22(9): 957–959.

63. Handley AJ, Handley JA. Performing chest compressions in a confined space [J]. Resuscitation, 2004, 61(1): 55–61.

64. 王立祥, 季之欣. 拓展个性化人道救援复苏方法提高创伤后心脏骤停复苏成功率 [J]. 武警医学, 2010, 21(1): 1–4.

65. 单修政, 徐世芳. 地震灾害紧急救援问题综述 [J]. 灾害学, 2002, 17(3): 71–75.

66. 郑静晨, 侯世科, 樊毫军. 灾害救援医学手册 [M]. 北京：科学出版社, 2009: 1–484.

67. 岳茂兴. 灾害事故伤情评估及救护 [M]. 北京：化学工业出版社, 2009: 38–78.

68. 岳茂兴, 周培根, 李奇林, 等. 灾害伤与成批伤伤员的现场救治策略、原则以及关键新技术、新方法应用 [J/CD]. 中华损伤与修复杂志：电子版, 2014, 9(3): 7–10.

69. 白鲲鹏, 叶泽兵, 覃海森, 等. 自动心肺复苏系统在院前急救中的应用观察 [J]. 岭南急诊医学杂志, 2012, 17(3): 219–221.

70. 王秀华. 心脏停搏患者应用便携式胸腔按压机复苏效果观察 [J]. 中国医疗器械信息, 2012(10): 57–59.

71. 岳茂兴, 夏锡仪, 李瑛, 等. 丰诺安联用大剂量维生素 B_6 新疗法救治严重创伤后凝血病大出血患者的临床研究 [J]. 中华危重病急救医学杂志, 2013, 25(5): 310.

72. 岳茂兴, 周培根, 梁华平, 等. 创伤性凝血功能障碍的早期诊断和 20AA 复方氨基酸联用大剂量维生素 B_6 新疗法应用 [J/CD]. 中华卫生应急电子杂志, 2015, 1(1): 4–7.

73. 楚鹰, 刘政, 郑旭文, 等. 20AA 复方氨基酸联用大剂量维生素 B_6 新疗法治疗创伤凝血障碍的实验研究 [J/CD]. 中华卫生应急电子杂志, 2015, 1(2): 88–89.

74. 万红贵, 岳茂兴, 夏锡仪, 等. L– 鸟氨酸复方氨基酸制剂联用大剂量维生素 B_6 抢救大出血濒死伤员的

机制研究 [M/CD]. 中华卫生应急电子杂志 , 2013, 1(3): 9–11.

75. 中国研究型医院学会卫生应急学专业委员会 , 中国中西医结合学会灾害医学专业委员会 . 急性创伤性凝血功能障碍与凝血病诊断和卫生应急处理专家共识 (2016) [J/CD]. 中华卫生应急电子杂志 , 2016, 2(4): 197–203.

76. 战伤救治规则 [S]. 北京 : 中国人民解放军总后勤部卫生部 , 2006: 94–95.

77. 黄志强 . 应重视医院对灾难和突发事件应对机制的研究 [J]. 中国危重病急救医学 , 2003, 15(6): 324–325.

附录十　批量复合伤伤员卫生应急救援处置原则与抢救程序专家共识（2018）

　　当今世界，重大突发事故、恐怖事件、自杀式恐怖袭击、特种意外伤害、局部战争等天灾人祸的发生日益频繁，已威胁到人类生存 [1-3]。批量复合伤时有发生，而批量复合伤具有杀伤强度大，作用时间长，伤亡种类复杂，群体伤员多，救治难度大等特点，在平时及战时均可发生 [4]。一方面，在运载火箭、导弹和航天飞行器的研制、试验和使用过程中，燃料泄露、中毒乃至爆炸等事故屡见不鲜 [5]；另一方面，导弹、榴弹、炸弹、燃料空气弹、联合攻击弹药（JDAM）、集束弹、石墨弹、贫铀弹、油气弹的应用，激光武器、微波武器、次声武器、气象武器、电磁子脉冲弹、新的核化生武器、两元毒剂弹、中子弹等的出现，使得批量复合伤的现场急救具有更大的危险性和复杂性 [6-7]；再一方面，在一些化工厂、爆竹工厂、地下矿井、炸药爆竹等的意外事故中也可遇到类似的批量复合伤，自杀式恐怖袭击造成损伤大部分也是批量复合伤 [8-9]。为此中国研究型医院学会卫生应急学专业委员会、中国中西医结合学会灾害医学专业委员会、江苏省中西医结合学会灾害医学专业委员会联合制定了"批量复合员卫生应急救援处置原则与抢救程序专家共识（2018）"，以规范和指导卫生应急工作者、灾害救援工作者及医护人员在批量复合伤发生时能够正确紧急处置，为抢救赢得时间，以救治更多批量复合伤危重病患者的生命。

一、流行病学

　　1. 平时意外事故致伤主要见于化工厂 [10-12]、军工厂、爆竹工厂、弹药库和地下矿井等爆炸事故致冲烧毒复合伤 [3]。

　　2. 恐怖活动自杀式恐怖爆炸。

　　3. 航空、航天意外运载火箭、导弹和航天飞行器研制、试验和使用过程中发生意外爆炸 [13]。

　　4. 军事活动导弹、燃料空气炸弹（FAE）、联合攻击弹药（JDAM）等爆炸性武器的爆炸致伤。高能投射物击中飞机、舰艇、潜艇、装甲车和密闭工事时致伤。

　　5. 试验意外武器发射时的爆炸致伤等。

二、致伤的基本特点 [14-15]

　　1. 伤势重，并发症多，病（伤）死率较高　严重的批量复合员常死于致伤现场，即使部分伤员能渡过早期的休克等难关，会死于后期的严重并发症。根据研究 [16]，导致复合伤并发症多、伤死率高的原因有：①休克加重。当机体机械性创伤复合烧伤时，体液丧失比单纯烧伤或创伤要增加 1~2 倍，可进一步加重机体的休克程度。②感染途径多样化。开放创伤、复合烧伤的感染不仅来自创面，而且也可来自肠道。肠源性感染不仅诊断十分困难，病（伤）死率也极高。③局部与全身抵抗力极度低下等。

2. 致伤因素多，伤情复杂　批量复合伤的致伤效应是两种或两种以上致伤因素作用的相互加强或扩增效应的结合，因此，病理生理紊乱常较多发伤和多部位伤更加严重而复杂。它不仅损伤范围广，涉及多个部位和多个脏器，而且全身和局部反应较强烈、持久，休克发生率高。病理生理学变化更为复杂。伤后早期死亡的主要原因是窒息、严重脑干伤和大出血休克等，后期多因严重感染、ARDS 及 MOF 等[17]。

3. 伤亡人群扩大化　批量复合伤的破坏作用和地面杀伤力异常巨大，人员伤亡比一般伤类时呈扩大趋势。

4. 杀伤强度大，作用时间长[18-20]　批量复合伤的早期并发症凶险，晚期并发症增多；杀伤面积大，损伤部位多，造成多部位伤的比例增加；随着休克、出血、昏迷等并发症和冲击伤、多部位伤、烧伤的增多，重伤的比例也相应增加。所致的伤情、伤部、伤势变化给救治工作带来的核心问题是难以诊断，难以把握救治时机，从而对救治工作提出了更高要求。

5. 容易漏诊误诊　极易造成漏诊误诊的原因可能有：①病史收集困难。大多数病情危重，无法主诉，不易得完整的病史资料，对有些深在的和隐蔽的症状和体征易被忽视，特别是甚至遗漏对重要脏器损伤的诊断。②空腔脏器伤在早期缺乏典型的临床症状，难以诊断。③缺乏对复合伤、火器伤的创伤弹道学知识。对远离伤道和远离部位损伤的组织缺乏认识等。④很可能内伤和外伤同时存在，出现了没有伤口、伤道的损伤，而其损伤大多为致命性及易被忽视，成为该类患者最终致死的原因。⑤由于临床表现复杂，受累脏器多等。早期仅注意了显而易见的体表烧伤和弹片伤，而对部分伤员同时复合的肺、听器与脑部等冲击伤未能及时发现等。

6. 伤亡种类复杂化　在战场中，由于武器的多样化，如导弹、榴弹、炸弹、燃料空气弹、联合攻击弹药（JDAM）、集束弹、油气弹的使用以及新的核化生武器、两元毒剂弹、中子弹的出现造成伤亡种类复杂，造成的大量新伤类、新伤型，对人体的伤害也十分复杂。所致的伤害最常见的是冲烧毒复合伤、火器伤、炸弹等武器引起的二次伤、放射损伤和化学损伤、感染性损伤，以及流行性疾病等。

7. 内伤和外伤同时存在　过去对"伤型"的定义为伤口和伤道的类型，现在出现了没有伤口、伤道的损伤，从而也提出了"外伤"的概念与战伤外科的范围问题，其基本内涵是外伤和内伤同时存在，其伤型的确立应包括内伤范围，伤型也应该是一个内伤外伤的综合概念。

8. 治疗困难和矛盾　批量复合伤治疗中最大的难题是难以处理好由于不同致伤因素带来的治疗困难和矛盾。就冲烧复合伤而言，烧伤的病理生理特点是迅速发生的体液损失，致有效循环血容量下降而发生休克。因此，在烧伤的早期，迅速补液是防治休克的重要原则与措施之一。但在合并胸部冲击伤时，病理改变为肺泡破裂、肺泡内出血、肺水肿以及肺气肿等，治疗原则上输液要特别慎重。因此，如何处理好治疗烧伤的迅速输液与治疗肺冲击伤慎重输液诸如此类的矛盾是治疗的关键。原则上首先应区别复合伤是以烧伤为主还是以冲击伤为主，即使在严重的烧冲复合伤，除抢救生命外，输液原则上应少输、慢输，补充的液体最好和丢失的液体成分相似。

三、临床表现 [21-23]

批量复合伤致伤因素多，伤情伤类复杂，因此临床表现也呈多种多样，可以是 3 种致伤因素的综合表现，也可以出现以某种致伤因素为主辅以其他 2 种致伤因素的表现，其主要临床表现如下。

1. 症状和体征　主要的症状和体征有一般情况差，咳嗽频繁，呼吸困难甚至呼吸窘迫，每分钟可达 35~40 次以上，心动过速，每分钟可达 125 次以上，发绀、口鼻流血性泡沫样液体，胸痛、胸闷、恶心、呕吐、头痛、眩晕、软弱无力等。伴有偏二甲基肼中毒时，神经系统改变明显，除上述症状和体征外，还可出现肌肉颤动和肢体抽搐、牙关紧密、屏息、突眼、共济失调、瞳孔散大、意识不清甚至昏迷等。胸部听诊时双肺呼吸音低，满布干性和湿性啰音，伴支气管痉挛时可闻及喘鸣音。伴有创伤和烧伤性休克时，可见低血容量休克的临床表现。冲击伤有胃肠道损伤时可见便血，有肾和膀胱损伤时可有血尿，有肝脾和胃肠道破裂时则有腹膜刺激症状。

2. 辅助检查

（1）血常规：通常有白细胞总数升高，中性粒细胞百分数升高。如复合伤时有红细胞、白细胞和血小板全血细胞减少，伴有体温下降，则预示伤情严重，预后不良。

（2）X 线胸片：可见肺纹理增粗，片状或云雾状阴影；胃肠道破裂时可见膈下有游离气体。

（3）心电图：可见心动过速、低电压、ST–T 下降甚至 T 波倒置。

（4）呼吸功能 [24]：血气分析可见 PaO_2 明显下降，其他尚有肺顺应性降低和阻塞性通气功能障碍等改变。

（5）血液高铁血红蛋白检查：氮氧化物中毒时，可见血液中高铁血红蛋白浓度有不同程度的升高，当含量达 15% 以上时，临床上便可出现发绀。

（6）血液酶学检查：氮氧化物中毒时，可见谷胱甘肽过氧化物酶、谷胱甘肽还原酶和葡萄糖 6– 磷酸脱氢酶等活性升高，且与吸入的氮氧化物浓度呈依赖关系。冲击波引起心肌挫伤时，可见 SGOT、LDH、CPK–MB 升高，而肝破裂时可见 SGPT 和 SGOT 升高。

（7）其他辅助检查：B 超、CT 可显示冲击波引起的肝、脾、肾破裂的改变，并可对损伤程度进行分型。

根据以上所述的临床症状和体征及相关的实验室检查，结合爆炸事故发生的原因，即可明确批量复合伤的诊断。

四、致伤机制 [25]

批量复合伤，致伤机制十分复杂，至今尚不完全清楚，有待进一步研究阐明。其损伤机制推测可能与热力、冲击波和有毒气体的直接作用及其所致的继发性损害有关。

1. 热力的致伤机制　爆炸起火可引起不同程度的皮肤烧伤，吸入高温的蒸气或烟雾可致呼吸道烧伤。由于热力的直接损害，使烧伤区及其周围的毛细血管受损，导致其通透性增高，血浆样液体从血管中渗出，从创面丧失或渗入组织间隙。由于大量液体渗出，有效循环血量锐减，回心血量不足，血压下降，心输出量降低，使组织灌流不良，导致低血容量性休克。当吸入高温蒸气和烟雾时，可引起呼吸道烧伤，除气管和支气管损伤外，肺毛细血管通透性增高从而产生肺水肿，引起低氧血症、低碳酸血症、肺分流量增加和代谢性酸中毒。烧伤创面感染和肠源性感染是烧伤感染的主要原因，由于肠屏障功能破坏、肠道免疫功能降低和菌群生态失衡以及缺血再灌损伤，产生细菌和内毒素移位，由此诱发多种介质和细胞因子升高，如组织胺、5-羟色胺、激肽、血栓素、白三烯、氧自由基、TNF、IL-1、IL-8、PAF 等，进一步使血管内皮细胞和肺泡上皮细胞受损，导致脓毒症和多器官功能障碍，甚至可因多器官功能衰竭而死亡。

2. 冲击波的致伤机制　爆炸致特种燃料急剧膨胀所产生的冲击波可致人员冲击伤。冲击波超压和负压主要引起含气脏器如肺、胃肠道和听器损伤，动压可使人员产生位移或抛掷，引起肝、脾等实质脏器破裂出血、肢体骨折和颅脑脊柱等损伤。冲击波超压和负压的主要致伤机制如下。

（1）内爆效应（implosion effect）：当冲击波通过含有气泡或气腔的液体介质时，液体基本上不被压缩，而气体压缩却很大。冲击波通过后，受压缩的气体极度膨胀，好似许多小的爆炸源，其压力值可达 10^7 kPa，它呈放射状向四周传播能量，从而使周围组织（如含空气的肺泡组织和胃肠道）发生损伤。

（2）剥落（碎裂）效应（spalling effect）：当压力波自较致密的组织传入较疏松的组织时，在两者的界面上会引起反射，致使较致密的组织因局部压力突然增高而发生损伤，如肺泡撕裂、出血和水肿，心内膜下出血、膀胱黏膜出血以及含气的胃肠道损伤均可由此种效应而引起。

（3）惯性效应（inertia effect）：致密度不同的组织，压力波传递的速度有所不同，在较疏松的组织中传递较快，在较致密的组织中传递较慢。由于这种惯性的差异，使得冲击波作用时，致密度不同的连接部分易出现分离现象，从而造成撕裂与出血，如肋间组织与肋骨连接部的出血，肠管与肠系膜连接部的出血。

（4）血流动力学效应（hemodynamic effect）：超压作用于体表后，一方面压迫腹壁，使腹腔内压增加，膈肌上顶，上腔静脉血突然涌入心、肺，使心肺血容量急剧增加；另一方面又压迫胸壁，使胸腔容积缩小，胸腔内压急剧上升。超压作用后，紧接着就是负压的作用，这时因减压的牵拉作用又使胸廓扩大。这样急剧的压缩与扩张，使胸腔内发生一系列血流动力学变化，从而造成心肺损伤。我们既往的研究表明，冲击波作用瞬间，心腔及肺血管内的压力可净增 26.0~57.6kPa，最高达 86.0kPa。显然，一些微血管经受不了这样急剧的压力变化而发生损伤。

（5）负压效应（underpressure effect）：有关冲击波负压在致伤中的作用过去很少注意。近期研究表明，在一定条件下，负压可造成严重的肺损伤，如广泛的肺出血、肺水肿等。在致伤参数中有压力下降速率、负压峰值和负压持续时间，其中负压峰值最为重要。作者实验室的研究表明，在 −47.2~−84.0kPa 条件下，大鼠可发生轻度至极重度肺损伤。胸部动力学响应测定和高速摄影结果提示肺组织撞击胸壁是冲击波负压引起肺损伤的主要机制。

3. 毒气中毒机制 [26-28]

（1）特种燃料泄漏或爆炸可产生多种氮氧化物，从而引起人员中毒。如四氧化二氮（N_2O_4）是目前国内外大型运载火箭和导弹应用的主要液体推进剂之一 [29]，当它与偏二甲基肼（UDMH）发生意外爆炸时，可产生多种氮氧化物，包括：四氧化二氮（N_2O_4）[30-31]、氧化亚氮（N_2O）、一氧化氮（NO）、二氧化氮（NO_2）、五氧化二氮（N_2O_5）等，其混合气称为硝气，极易造成人员中毒[32-36]。氮氧化物的致伤机制主要有以下几方面。氮氧化物经呼吸道吸入中毒，损伤呼吸道，引起肺水肿[29, 37]及化学损伤性肺炎：① 经呼吸道吸入的氮氧化物因溶解慢，易深入呼吸道，气体溶解在饱和水蒸气或肺泡表面的液体中形成硝酸和亚硝酸，刺激并腐蚀肺泡上皮细胞和毛细血管壁，导致通透性增加，大量液体自细胞及血管外漏，产生肺水肿。② 损伤肺Ⅱ型上皮细胞，使肺表面活性物质减少，诱发肺泡萎陷，肺泡压明显降低，致使与肺泡压抗衡的毛细血管静水压增高，液体由血管内大量外渗，产生肺水肿。③ 使细胞内环磷酸腺苷含量下降，降低了生物膜的功能，由此诱发脂质过氧化造成组织损伤。如上述致伤的环节不能被有效阻断，则可进一步发展成为急性呼吸窘迫综合征（ARDS），远期效应可有肺纤维化和阻塞性肺气肿。

（2）高铁血红蛋白血症：氮氧化物和硝酸通过各种途径进入体内，可使机体的血红蛋白变成高铁血红蛋白，形成高铁血红蛋白血症。当体内高铁血红蛋白含量达到 15% 以上时，即可出现发绀，影响红细胞携氧功能，进一步加重机体的缺氧，诱发各种内脏并发症。

（3）降低机体对病毒和细菌的防御机制：长期吸入氮氧化物，可使支气管和细支气管上皮纤毛脱落，黏液分泌减少，肺泡吞噬细胞功能降低，由此使机体对病毒和细菌的抵抗力下降，呼吸道感染发生率明显增加。文献报道某种鼠科动物暴露到 NO_2 4~30ppm 4 小时，发现巨噬细胞和多形核中性粒细胞的吞噬反应均被抑制。人类的流行病学研究也表明，呼吸道感染发生率较高与室内外 NO_2 水平有关。

4. 其他损伤机制[38]　氮氧化物（如 NO_2）作为一种自由基，可攻击细胞膜的不饱和脂肪酸（RH），形成以碳为中心的碳中心自由基（arbon-centred radicms，R·）和以氧为中心的氧中心自由基（xygen-centred radicals，RO·），由此造成组织损伤[39]。有的作者报道 NO_2 及其产物是通过调节肺泡内皮细胞膜 PLA_1 配体结合，进而产生二酰甘油和激活蛋白激酶 C 在信号转导中发挥作用的。也有作者报道人支气管上皮细胞暴露到 NO_2，培养基中可见粒细胞 / 巨噬细胞集落刺激因子，TNF 和 IL-8 升高，从而在 NO_2 所致的继发性损害中起作用。

五、批量复合伤初期急救处置原则[40-41]

批量复合伤的伤员初期的现场急救十分重要，医护人员迅速赶到现场进行有效的基础复合伤生命支持（BTLS）并把患者及时转运到技术条件相对较强的医院，这样可提高抢救成功率。因此要加强现场急救工作，广泛普及 CPR 现场抢救技术，提高全社会人民自救、互救的知识和能力。而通信、运输、医疗是院前的三大要素，必须充分发挥各个因素的功能与作用。重视伤后白金 10 分钟与 1 小时的黄金抢救时间[42]，使伤员在尽可能短的时间内获得最确切的救治。应坚持科学的救治原则，特重症批量复合伤患者需对两种以上致伤因素造成的多重损伤进行兼顾和并治[43-46]。

1. 救治必须遵循快抢快救、及时有效的原则[47-48]　在救治措施上必须前后继承、互相衔接，防止遗漏和避免不必要的重复。现场抢救是救治的起点，要充分运用战救五大技术（通气、止血、包扎、固定、搬运）和其他急救技术。优先抢救有生命危险的伤员，积极防治休克、解除窒息。紧急手术是抢救危重伤员生命、减少残疾的重要措施，各级救治机构应完成救治范围规定的手术。尽早清创、防治感染，是促进伤口愈合、减少并发症的重要手段[49]。一切开放性创伤都是污染的，要及时给予抗感染药物，清创，注射破伤风类毒素或抗毒血清。防治创伤并发症是救治的重要环节。应密切观察，及时采取防治措施。

2. 心搏和呼吸骤停时，立即行心肺复苏术[50-53]。

3. 对连枷胸患者，立即予以加压包扎　放性气胸应用大块敷料密封胸壁创口，张力性气胸用针排气[54]。

4. 准确判断伤情　不但应迅速明确损伤累及部位，还应确定其损伤是否直接危及患者的生命，需优先处理。其救治顺序一般为心胸部外伤 – 腹部外伤 – 颅脑损伤 – 四肢、脊柱损伤等。妥善应用有效的诊断技术，如行心包穿刺可明确诊断心脏压塞；行胸腔穿刺引流术可确诊血胸、气胸；腹腔穿刺或腹腔灌洗对腹内脏器损伤者诊断的准确率可高达 95%。

5. 控制外出血　遇有因肢体大血管撕裂要上止血带，但要定时放松。

6. 开放骨折用无菌敷料包扎　闭合骨折用夹板或就地取材进行制动。

7. 适量给予止痛、镇静剂　有颅脑伤或呼吸功能不良者，禁用吗啡、哌替啶（度冷丁）。

8. 要了解伤因和暴力情况　要了解受伤时间，受伤时伤员的体位、姿势，神志等，为今后的医疗提供第一手资料。

9. 迅速抗休克抗中毒治疗及纠正脑疝，抗休克的重要措施为迅速建立两条以上静脉通道，进行扩容、输血及足够的氧气吸入，应在积极抗休克的同时果断手术，剖胸或剖腹探查以紧急控制来势凶猛的部位伤。早期降颅压纠正脑疝的主要措施仍为 20% 甘露醇快速静脉滴注，同时加用利尿剂。早期大剂量的地塞米松及人体白蛋白应用可减轻脑水肿，但需积极术前准备尽快手术清除颅内血肿、挫裂伤灶或施行各种减压手术才是抢救重型颅脑损伤、脑疝的根本措施[55]。但在颅脑损伤合并出血性休克时就会出现治疗上的矛盾，应遵循：先抗休克治疗，后用脱水剂；使用全血、血浆、低分子右旋糖酐等胶体溶液，既可扩容纠正休克，又不至于加重脑水肿。

10. 迅速而安全地使伤员离开现场　搬运过程中，要保持呼吸道通畅和确当的体位，昏迷患者转运时，采伤侧卧位，对吸氧、输液、人工控制呼吸和体外心脏按压等要保续性。避免再度受伤和继发性损伤。

六、现场伤情、伤员分类和设立救护区标志[56-58]

1. 重视伤员分类及伤票的填写[59-60]　这样可以减少抢救的盲目性，节省时间，较准确地按伤情分别进行有组织的救治，快速进入"绿色生命安全通道"，有利于最大限度地发挥有限医护人员的作用，把救护力量投入到最需要救治的伤员身上。

2. 伤员分类的等级和处理原则

（1）Ⅰ类：危重伤，需立即抢救，伤票下缘用红色标示；包括严重头部伤，大出血，昏迷，各类休克，开放性或哆开性骨折，严重挤压伤，内脏损伤，大面积烧伤（30% 以上），窒息性气胸、颈、上颌和面部伤，严重烟雾吸入（窒息）等。实践经验证明，休克、窒息、大出血和重要脏器损伤是伤员早期死亡的主要原因。要尽一切努力确保Ⅰ类伤得到优先抢救，待伤情稳定后优先由救护车送至相应医院。

（2）Ⅱ类：中重伤，允许暂缓抢救，伤票下缘用黄色表示；包括非窒息性胸腔创伤、长骨闭合性骨折、小面积烧伤（30% 以下）、无昏迷或休克的头颅和软组织伤等。

（3）Ⅲ类：轻伤，伤票下缘用绿色标示。

（4）0 类：致命伤（死亡），伤票下缘用黑色表示，按规定程序对死者进行处理。在空难中幸存而又未受伤的人员中，他们已经受到瞬间生与死的考验，通常还有一部分人员精神受刺激，对这些人可不加标记，但也要注意监护，给予妥当安置。

3. 救护区标志的设置　用彩旗显示救护区的位置在混乱的现场意义及价值十分重要。其目的是便于担架从分类组抬出的伤员准确的送到相应的救护组，也便于转运伤员。

（1）Ⅰ类伤救护区插红色彩旗显示。

（2）Ⅱ类伤救护区插黄色彩旗显示。

（3）Ⅲ类伤救护区插绿色彩旗显示。

（4）0 类伤救护区插黑色旗显示。

4. 简单分类

（1）一级优先：①首先判断通气如何，通畅呼吸道后若有呼吸。②若有呼吸，呼吸频率 > 30 次 / 分。③若呼吸频率 < 30 次 / 分，则看末梢循环灌注情况，毛细血管灌注 > 2 秒或无桡动脉搏动。④若呼吸频率 < 30 次 / 分，则看末梢循环灌注情况，毛细血管灌注 < 2 秒或有桡动脉搏动，则看伤员的意识状况，若不能完成简单的指令，均分类为紧急救治组，为一级优先。

（2）二级优先：若能服从简单的指令则分类为可延迟救治组，为二级优先。

（3）三级优先：所有能走到分类区的伤员分类为轻微伤。为三级优先。

（4）四级优先：首先判断通气如何，若无，则通畅呼吸道，仍无呼吸则分类为濒死组为四级优先。

七、伤员转送

1. 后送要求　由于后送要求时间紧迫而短暂，所以伤员集中地点必须安排在急救站附近。对于医疗后送有以下要求：①在及时施行医疗救护过程中，将伤员后送到各相关医疗机构。②为提高医疗救护质量，应尽可能减少医疗转送的过程。③将伤员迅速后送到进行确定性治疗的医疗机构中去 [61]。

2. 后送工具　包括：①用担架、应急器材或救护车在现场抢救伤员后运送。②卫生运输工具，如救护车、救护用飞机、直升机、卫生列车、医疗船等后送伤员，尤其是危重伤员。③不得已时征用普通的运输工具转送伤员，尤其是轻伤员。在灾害事故中，不能单纯依赖伤员转送车辆，直升机是转送伤员最理想的运输工具之一。后送过程中，仍应积极的观察及救治伤员，并及时向后送医院通报伤员的病情等。

3. 掌握后送指征　下列情况之一的伤员应该后送：①后送途中没有生命危险者。②手术后伤情已稳定者。③应当实施的医疗处置已全部完成者。④伤病情有变化已经处置者。⑤骨折已固定确实者。⑥体温在 38.5℃以下者。

4. 下列情况之一者暂缓后送：①休克症状未纠正，病情不稳定者。②颅脑伤疑有颅内高压，有发生脑疝可能者。③颈髓损伤有呼吸功能障碍者。④胸、腹部术后病情不稳定者。⑤骨折固定不确定或未经妥善处理者。为了正确掌握后送指征，送出单位和后送医疗队均要把关，对不符合后送条件者不后送。

八、批量复合员入院后的抢救程序 [62-65]

1. 应快速初步评定伤情，确定分类　重症患者入院后，应快速初步评定伤情，确定分类，组织专科抢救。首先保证生命安全，考虑减少伤残，并注意防治并发症；

2. 迅速抗休克抗中毒治疗及纠正脑疝　严重批量复合伤患者早期死亡的主要原因为休克、脑疝、重度烧伤、中毒、创伤后心脏停搏等，早期积极地抗休克抗中毒及纠正脑疝治疗是抢救成功的关键。抗休克的重要措施为迅速建立两条以上静脉通道，进行扩容、输血及足够的氧气吸入，应在积极抗休克的同时果断手术，剖胸或剖腹探查以紧急控制来势凶猛的部位伤。早期降颅压纠正脑疝的主要措施仍为 20% 甘露醇快速静脉滴注，同时加用利尿剂。早期大剂量的地塞米松及人体白蛋白应用可减轻脑水肿，但需积极术前准备尽快手术清除颅内血肿、挫裂伤灶或施行各种减压手术才是抢救重型颅脑损伤、脑疝的根本措施。但在颅脑损伤合并出血性休克时就会出现治疗上的矛盾，应遵循：先抗休克治疗，后用脱水剂；使用全血、血浆、低分子右旋糖酐等胶体溶液，既可扩容纠正休克，又不至于加重脑水肿。

3. 诊断要迅速、准确、全面　通常是边抢救，边检查和问病史，然后再抢救、再检查以减漏诊。诊断有疑问者在病情平稳时可借助一定的辅助检查（B 超、X 线、CT 等）获得全面诊断。特别应注意：①重型颅脑损伤患者是否合并休克、颈椎损伤；②严重腹部挤压伤是否合并膈肌破裂；③骨盆骨折注意有无盆腔或腹腔内脏器损伤；④严重胸部外伤是否合并心脏伤；⑤下胸部损伤注意有无肝脾破裂等；⑥特别在烧冲复合伤或机械性创伤复合冲击伤时，机体冲击伤是最易被人们所忽略的；⑦有无石棉、烟尘等及爆炸产生大量的氮氧化物的吸入中毒。

4. 合理选用麻醉　合理的麻醉是批量复合伤患者紧急手术救治中的重要环节。在实际抢救过程中要根据具体情况、个体差异掌握。如：①颈椎损伤和术后需长期置管者可采用清醒经鼻插管，耐受性好且能有效防止反流发生；②如选用静脉复合麻醉，需作好术中的监测，保证血流动力学及其他生理指标的稳定，同时注意早期防治可能发生的并发症；③对合并颅脑伤者为避免挣扎引起颅内压升高宜行快速气管插管，但对估计插管困难者不合适，对此类患者经口插管失败者行喉镜明视、弯钳帮助下经鼻插管都很快完成。

5. 手术治疗的顺序　应遵循首先控制对生命威胁最大的创伤的原则来决定手术的先后。一般是按照紧急手术（心脏及大血管破裂）、急性手术（腹内脏器破裂、腹膜外血肿、开放骨折）和择期手术（四肢闭合骨折）的顺序，但如果同时都属急性时，先是颅脑手术，然后是胸腹盆腔脏器手术，最为四肢、脊柱手术等。提倡急诊室内手术。对于严重批量复合伤患者来说时间就是生命，如心脏大血管损伤，手术越快越好，如再转送到病房手术室，许多患者将死在运送过程中。手术要求迅速有效，首先抢救生命，其次是保护功能。

6. 搞好各有关科室的组织协调工作　严重批量复合伤的救治需要各有关科室，各专业组，麻醉科、放射科等的大力配合，因此要搞好组织协作，树立抢救中的整体观念。另外，医院还应成立由外科各专业组、麻醉科等各相关科室组成的批量复合伤抢救组，以随时支援突发的大型紧急灾难性事故。

7. 术后积极预防治疗 ARDS 及 MOF　ARDS 及 MOF 是批量复合伤患者创伤后期死亡的主要原因。因此早期防治应注意[66-67]：①迅速有效地抗休克治疗，改善组织低灌注状态，注意扩容中的晶胶比例，快速输液时注意肺功能检测，复合伤患者伴肺挫伤者尤为重要应尽快输入新鲜血。②早期进行呼吸械通气，改善氧供给，防止肺部感染。采取呼气末正压通气（PEEP）是治疗 ARDS 的有效方法。③注意尿量检测、保护肾脏功能，慎用对肾功能有损害的药物。④注意胃肠功能监测，早期行胃肠内营养。⑤在病情危重的特定情况下，联合采用短程大剂量山莨菪碱与地塞米松为主的冲击疗法，使复合伤患者安全渡过手术关，去除致死性的病因，使病情得到逆转。⑥及时手术治疗，手术力求简洁有效，既减少遗漏又要减少手术创伤。⑦合理应用抗生素。⑧积极促进机体的修复和愈合。⑨作好后续治疗和康复治疗等。

九、批量复合伤成批伤员的现场急救新技术新疗法应用

1. "信息化、网络化、整体化现场救治"新模式　信息化、网络化、整体化，相扣、无缝隙连接的现场救治新模式，能整体提高批量复合伤的医学救援能力，缩短患者获得确定性治疗的时间，确保批量复合伤群体伤员的安全。例如：对于批量复合伤成批伤患者现场急救来讲，创建安全有效的绿色抢救通道十分重要；广泛利用先进交通工具，使救治过程信息化、网络化以达到迅速救援；流动便携式 ICU 病房[68]能将救命性处理延伸到事故现场，降低危重症患者的死亡率及伤残率，为复合员现场救治提供新模式和新理论；ZX120 急救信息预告急诊室无线联网终端系统，可以覆盖农村基层，真正实现院前院内急救的无缝衔接，使得急诊绿色通道更加畅通，患者得到更加快速、有效地救治，做到了信息化、网络化救治。在院内采用急诊医学系统、损伤控制外科治疗和整体监护治疗等对危重病伤员进行整体化治疗，该整体化治疗模式将急救、手术、ICU 融合为一体，从接诊危重症患者即开始急救，同时予以监护和术前准备，快速进行有效复苏和检查，立即进行确定性手术，全程进行 ICU 监护治疗。特重症伤员的全部救治过程均在急救部完成，这是一种快速、高效、新颖的现场急救模式。

2. "流动便携式 ICU"急救车[69]　在"流动便携式 ICU"急救车上增加了救命性的手术功能及可移动的自动心肺复苏系统功能，将救命性的处理等延伸到事故现场，即使在城市交通阻塞的情况下，批量复合伤危重症伤员也能在车上得到有效的救治。可明显降低批量复合伤成批伤患者的死亡率及伤残率。

3. 便携式乡村医师急救包、急救箱[70]　根据农村可能出现的各种危及生命的意外伤害，为其现场急救研制的"便携式乡村医师急救包"采用防水拉链和防水迷彩布制作，重 4kg，内部有多个分袋；分别装有急救器材和药品。药品用药盒固定，有标签。背带质量承受能力可靠，接口牢固。水中漂浮 30 分钟，内部无明显渗漏水。包内配备了 50 类药品及 20 套器材，基本能满足急救应急的需要。本包有机动性强、速度快等优点，在草原、沙漠、复杂地形条件下都可实施救护。这对批量复合员实施快速医疗救护十分有利。

4. 便携式瞬锋急救切割器　其应用价值在"4·20"雅安大地震大批伤员检伤验伤救

治中得到了实际验证，并获国家实用专利（ZL 2011 2 0198164·1）和国家医疗器械注册证，在救治批量复合伤成批伤患者时可发挥重要作用 [71-72]。

5. 柴黄参祛毒固本新药　临床研究证实 [73-75]，该专利中药组合方剂（ZL 2011 1 067186·8）有表里双解、气血同治、清热解毒、扶正固本的双向调节作用，具有较强的抗菌、抗病毒等作用，还具有较好的脏器保护作用，能够缩短批量复合伤成批伤患者的抗生素使用时间及痊愈病程。

6. 维生素 B_6 联用丰诺安新疗法 [76-78]　在综合治疗基础上采用该新疗法救治批量复合伤成批伤患者效果明显，是一种简便、实用、经济、有效的国内外具有独创性及唯一性的治疗方案 [79-80]，并已获国家授权发明专利（ZL 2010 1 0248451·9）。其具体实施方案 [81]：

（1）重症批量复合伤患者：丰诺安 500ml，静脉滴注，1 次 / 天；0.9% 氯化钠注射液 250ml + 维生素 B_6 5g + 维生素 C 2g，静脉滴注，2 次 / 天；连续使用直至病情控制。

（2）中度批量复合伤患者：丰诺安 500ml，静脉滴注，1 次 / 天；0.9% 氯化钠注射液 250ml + 维生素 B_6 5g + 维生素 C 2g，静脉滴注，1 次 / 天；连续使用直至病情控制。

（3）轻度批量复合伤患者：丰诺安 500ml，静脉滴注，1 次 / 天；0.9% 氯化钠注射液 250ml + 维生素 B_6 3g + 维生素 C 2g，静脉滴注，1 次 / 天；连续使用直至病情控制。

轻中重度在急诊室以损伤严重程度评分（injury severity score，ISS）进行评估：9~15 分为轻度患者，16~25 分为中度患者，> 26 分为重度患者。入院后进行 APACHE 评分。

十、大力开展批量复合伤急救策略的科学研究

深入探索批量复合伤的致伤因素、发生规律和损伤特点 [82]，从基础开始对此问题进行科学、系统的研究，进一步对爆炸损伤进行追踪研究，建立有关伤型的动物模型，研讨致伤机制，研究特效药物，提出急救措施和方案，并加强有关伤病的救治技术的训练，研究确立并熟练掌握各类损伤及损伤并发症的分类、诊断标准、急救方案，科学安排各类伤员的急救次序，以便及时正确地采用有效的救治措施，不断提高批量复合伤的急救水平 [83-87]。

十一、综合治疗是至关重要

批量复合伤在临床上病情发展迅猛，救治极为困难，死亡率极高，所以综合治疗是至关重要的，包括心肺复苏、抗泡剂应用、超声雾化吸入、抗过敏或碱性中和剂的应用、消除高铁血红蛋白血症、适当的体位、高流量吸氧、保证组织细胞供氧、维护重要脏器功能、纠正电解质紊乱、酸碱失衡等，积极促进机体的修复和愈合等 [88-89]。

十二、结语

本专家共识的制定是基于目前对"批量复合伤初期急救处置原则与抢救程序专家共识"的理解并参考与现有的循证医学证据及国内外有关文献完成的。而批量复合员的临床救治十分复杂，遵循专家共识能够改善批量复合员的救治效果，但需要注意的是，本专家共识不能完全覆盖患者所有的临床情况，在具体临床实践中需因病施治和因地（环境条件）施治，根据医生经验进行诊断和治疗。

审阅专家组成员名单（按姓氏汉语拼音排序）：

白俊清，卞晓星，崔　彦，曹　佳，曹广文，常李荣，陈　东，陈　力，陈建荣，陈　彦，陈浩波，楚　鹰，都定元，董谢平，付　研，付守芝，顾建文，关永东，何春来，何　梅，何　东，何忠杰，黄　毅，黄彤舸，黄琴梅，黄文杰，胡培阳，何清源，花海明，姜成华，菅向东，景怀琦，贾群林，蒋龙元，刘明华，刘　宁，刘保池，刘国栋，刘　斌，刘志礼，李奇林，李　静，李　瑛，李国民，李小兵，林绍彬，林涌超，廖皓磊，路晓光，梁华平，黎清成，米玉红，秦国良，芮庆林，史　红，申　捷，孙志辉，司少艳，谭杜勋，武巧元，卫俊才，王立祥，王　彬，王祉武，王福利，王　醒，许　铁，徐春生，徐燕杰，夏锡仪，肖烈辉，岳茂兴，阴赪宏，尹志勇，杨晓峰，杨晓兰，姚元章，岳　健，燕重远，周培根，周飞虎，周　宁，张海涛，张　谦，张成岗，张文武，张　红，张　泓，张超先，张劲松，张福林，张思森，张在其，赵朝阳，赵　枫，赵自更，赵容顺，邹小明，郑道新，朱晓燚

执笔人：岳茂兴（100101 北京，解放军第三〇六医院特种医学中心；230002 江苏常州，江苏大学附属武进医院急诊医学科）；梁华平（400042 重庆，第三军医大学大坪医院野战外科研究所，创伤、烧伤与复合伤国家重点实验室）；李奇林（510282 广州，南方医科大学珠江医院急诊科）；都定元（400014 重庆市急救医疗中心、重庆市急救医学研究所）；董谢平（330006　江西南昌，江西省人民医院骨二科）

参考文献

1. 任继勤，穆咏雪．危化品事故的统计分析与管理启示 [J]．化工管理，2015(16): 28–31.
2. 岳茂兴．危险化学品事故急救 [M]．北京：化学工业出版社，2005: 251–323.
3. 岳茂兴．反化学恐怖医疗手册 [M]．北京：清华大学出版社，2004: 3–23.
4. 岳茂兴．灾害医学的定义及其主要研究方向 [J]．世界急危重病医学杂志，2006, 3(5): 1476–1479.
5. 蒋俭．火箭推进剂突发事故与应急处理 [J]．卫生毒理学杂志，1997, 11(1): 11–13.
6. 岳茂兴．反化学恐怖医疗手册 [M]．北京：清华大学出版社，2004: 123–238.
7. 岳茂兴．危险化学品事故急救 [M]．北京：化学工业出版社，2005: 167–256.
8. 袁庆华．危险化学品安全卫生基础知识 [M]．北京：中国工人出版社，2003: 217.
9. 邱泽武，彭晓波，王永安．危险化学品事故与中毒救治 [J/CD]．中华卫生应急电子杂志，2015, 1(6): 5–8.
10. 沈亚萍，李瑛，岳茂兴．急性双光气中毒 58 例临床分析 [J]．岭南急诊医学杂志，2010, 15(6): 479–480.
11. 岳茂兴，夏锡仪，李瑛，等．1336 例突发性群体性氯气中毒患者的临床救治 [M/CD]．中华卫生应急，2012: 15–18.
12. 岳茂兴．氯气中毒医疗卫生救援院前急救 [J]．中华急诊医学杂志，2008, 17(2): 224.
13. 黄洁夫．现代外科学 [M]．北京：人民军医出版社，2003: 286–298.
14. 岳茂兴．危险化学品事故的特点及紧急救治对策研究 [J]．解放军医学杂志，2005, 30(2): 171–172.
15. 岳茂兴．爆炸致冲烧毒复合伤的特点及其紧急救治 [J]．中华急诊医学杂志，2007, 16(6): 670–672.
16. 中华医学会．临床技术操作规范．急诊医学分册 [M]．北京：人民军医出版社，2010: 1–174.
17. 张连春，岳茂兴，李学彪．严重多发伤合并消化道破裂伤 48 例的救治体会 [J]．人民军医，1997; 40(1)24–25.

18. 岳茂兴 . 冲击伤复合液体火箭推进剂染毒大鼠的远期效应研究 [J]. 航天医学与医学工程杂志 , 2004, 6(5): 364–36.

19. 马玉娜 . 二硫化碳对大鼠 F2 代的致畸作用及远期效应 [J]. 江苏预防医学 , 1998(4): 13–15.

20. Sarangi S, Zaidi T, Pal RK, et al. Effects of exposure of parents totoxic gases in Bhopal on the offspring[J]. Am J Ind Med, 2010, 53(8): 836–841.

21. 岳茂兴 , 张坚 , 刘志国 , 等 . 化学物质爆炸致化学和冲击复合伤的损伤特点及紧急救治 [J]. 中华急诊医学杂志 , 2004, 13(8): 515–517.

22. 王一镗 , 岳茂兴 . 复合伤 . 实用临床急诊医学 [M]. 南京 : 南京科技出版社 , 1999: 1169–1325.

23. 岳茂兴 . 导弹和火箭推进剂爆炸致复合伤的致伤特点和紧急救治研究 [J]. 解放军医学杂志 [J].2002, D72(急救医学专刊): 233.

24. 岳茂兴 , 彭瑞云 , 王德文 , 等 . 冲击复合伤大鼠对血气变化及病理形态学的影响和 c–fos 蛋白基因表达的研究 [J]. 中华急诊医学杂志 , 2003, 12(9): 591–593.

25. 岳茂兴 . 中西医结合治疗导弹和火箭推进剂爆炸致冲毒复合伤的基础和临床救治研究 [J]. 解放军医学杂志 , 2002, H7(急救医学专刊): 236.

26. 岳茂兴 , 彭瑞云 , 杨志焕 , 等 . 冲击伤复合液体火箭推进剂染毒大鼠的远期效应研究 [J]. 创伤外科杂志 , 2004, 6(5): 364–366.

27. 蔡芸 . 动物芥子气全身吸收中毒防治药物及综合治疗方案研究 [D]. 上海 : 第二军医大学 , 2005.

28. 史志澄 . 急性窒息性气体中毒 [J]. 工业卫生与职业病 , 2001, 27(4): 243–247.

29. 夏锡仪 , 岳茂兴 , 李瑛 . 严重急性化学性肺水肿 37 例临床救治分析 [J]. 中国全科医学 , 2010, 13(29): 3343–3345

30. 夏锡仪 , 郑琦涵 , 岳茂兴 . 大剂量地塞米松联合山莨菪碱治疗急性氯气中毒伴化学性肺损伤 526 例 [J]. 中华危重病急救医学 , 2012, 24(11): 689.

31. 岳茂兴 , 彭瑞云 , 王正国 , 等 . 飞船推进剂四氧化二氮中毒损伤的研究 [J]. 航天医学与医学工程 , 2004, 17(2): 117–120.

32. 岳茂兴 , 蔺宏伟 , 李建忠 , 等 . 人参二醇对四氧化二氮染毒鼠 1– 抗胰蛋白酶水平的影响 [J]. 中国急救医学杂志 , 2003, 23(9): 598–600.

33. 岳茂兴 , 杨鹤鸣 , 张建中 , 等 . 四氧化二氮爆炸致冲毒复合伤对家兔血流动力学及病理形态学的影响 [J]. 中华急诊医学杂志 , 2001, 10(2): 104–107.

34. 岳茂兴 , 李建忠 , 陈英 , 等 . 四氧化二氮对小鼠骨髓细胞姐妹染色单体互换频率变化的影响 [J]. 中华航空航天医学杂志 , 2005, 16(3): 168–170.

35. 罗红敏 . 一氧化碳中毒患者远期痴呆风险增加 [J]. 中华危重病急救医学 , 2016, 28(10): 869–869.

36. 岳茂兴 , 夏亚东 , 黄韶清 , 等 . 氮氧化物急性中毒致严重迟发性急性化学性肺水肿的特点和救治对策 [J]. 中华危重病急救医学杂志 , 2002, 14(12): 757–758.

37. Mowry JB, Spyker DA, Cantilena LR Jr, et al.2013 Annual Report of the American Association of Poison Control Centers' National Poison Data System(NPDS): 31st Annual Report[J]. Clin Toxicol(Phila), 2014, 52(10): 1032–1283.

38. 岳茂兴 , 夏亚东 , 黄韶清 , 等 . 氮氧化物致急性化学中毒性肺水肿的临床救治研究 [J]. 中国急救医学杂志 , 2001, 21(3): 142.

39. 岳茂兴 . 氮氧化物中毒损伤的临床救治研究与进展 [J]. 中华急诊医学杂志 , 2001, 10(4): 222–223.

40. 李奇林 , 蔡学全 , 岳茂兴 , 等 . 现代灾害伤院外急救进展 [M]. 北京 : 军事医学科学院出版社 , 2004: 23–60.

41. 中国红十字总会 . 中国红十字总会救护师资培训教材 . [M]. 北京 : 社会科技文献出版社 , 2003: 130–141.

42. 何忠杰 . 创伤急救的新概念——白金 10 分钟 [J]. 解放军医学杂志 , 2004, 29(11): 1009–1010.

43. 岳茂兴 . 灾害事故伤情评估及救护 [M]. 北京 : 化学工业出版社 , 2009: 38–78.

44. 岳茂兴 . 危险化学品爆炸致冲烧毒复合伤急救 [J]. 中华灾害救援医学 , 2015, 3(11): 601–606.

45. 岳茂兴 . 特种燃料爆炸致复合伤的急救 [J]. 中华急诊医学杂志 , 2000, 9(2): 126–128.

46. 陈冀胜 . 反化学恐怖对策与技术 [M]. 北京 : 科学出版社 , 2005: 164–199.

47. 吴敏 . 严重多发创伤患者急救护理 [J]. 医学信息 , 2014, 27(4): 249.

48. 岳茂兴 . 灾害事故现场急救 [M]. 2 版 . 北京 : 化学工业出版社 , 2013: 5–8.

49. 徐荣祥 . 烧伤治疗大全 [M]. 北京 : 中国科学技术出版社 , 2009: 68–89.

50. 冯庚 . 心肺复苏时的电击除颤要点 (上)[J/CD]. 中华卫生应急电子杂志 , 2015, 1(3): 226–227.

51. 冯庚 . 心肺复苏时的电击除颤要点 (下)[J/CD]. 中华卫生应急电子杂志 , 2015, 1(4): 298–300.

52. 中国研究型医院学会心肺复苏学专业委员会 .2016 中国心肺复苏专家共识 [J/CD]. 中华卫生应急电子杂志 , 2017, 3(1): 12–36.

53. 汪宏伟 , 沙鑫 , 张思森 , 等 . 院前心肺复苏人工循环和通气方法的研究进展 [J/CD]. 中华卫生应急电子杂志 , 2017, 3(2): 113–117.

54. 岳茂兴 , 魏荣贵 , 马华松 , 等 . 爆炸伤 101 例的救治 [J]. 中华急诊医学杂志 , 2003, 12(3): 194–195.

55. 岳茂兴 , 杨鹤鸣 . 山莨菪碱联用地塞米松对四氧化二氮爆炸致冲毒复合伤大鼠血气的影响 [J]. 中华航空航天医学杂志 , 2001, 12(1): 35–39.

56. 中国研究型医院学会卫生应急学专业委员会 . 危险化学品爆炸伤现场卫生应急处置专家共识 (2016)[J/CD]. 中华卫生应急电子杂志 , 2016, 2(3): 148–156.

57. 岳茂兴 , 周培根 , 李奇林 , 等 . 灾害伤与成批伤伤员的现场救治策略、原则以及关键新技术、新方法应用 [J/CD]. 中华损伤与修复杂志电子版 , 2014, 9(3): 7–10.

58. 赵炜 . 急救医疗服务体系在突发灾害中的紧急救援作用 [J]. 中国急救医学 , 2003, 23(5): 314–315.

59. Sasser SM, Hunt RC, Faul M, et al. Guidelines for field triage of injured patients: recommendations of the National Expert Panel on Field Triage, 2011 [J]. MMWR Recomm Rep, 2012, 61(RP–1): 1–20.

60. Newgard CD, Rudser K, Hedges JR, et al. A critical assessment of the out– of– hospital trauma triage guidelines for physiologic abnormality[J]. J Trauma, 2010, 68(2): 452–462.

61. 姚元章 , 丁茂乾 . 灾难应急救援转运新策略 [J/CD]. 中华卫生应急电子杂志 , 2016, 2(1): 10–13.

62. 岳茂兴 , 刘志国 , 蔺宏伟 , 等 . 灾害事故现场医学应急救援的主要特点及救护原则 [J]. 中国全科医学 , 2004, 7(18): 1327–1329.

63. 岳茂兴 . 爆炸复合伤的基本特点和初期急救原则及抢救程序 [J]. 中国急救医学 , 2002, 22(3): 186–187.

64. Harold PD, De Souza AS, Louchart P, et al. Development of a risk–based prioritisation methodology to inform public health emergency planning and preparedness in case of accidental spill at sea of hazardous and noxious substances(HNS)[J]. Environ Int, 2014, 72: 157–163.

65. Rebera AP, Rafalowski C. On the spot ethical decision–making in CBRN(chemical, biological, radiological or nuclear event)response : approaches to on the spot ethical decision–making for first responders to large–scale chemical incidents[J]. Sci Eng Ethics, 2014, 20(3): 735–752.

66. 张丽娜 , 陆娟 , 王英 , 等 . 窒息性混合气体中毒合并重症吸入性肺炎患者的急救与护理 [J]. 解放军护理杂志 , 2014, 31(14): 40–41.

67. 岳茂兴 , 魏荣贵 , 马华松 , 等 . 氮氧化物致急性化学中毒性肺水肿 19 例的临床救治 [J]. 中华航空航天医学杂志 , 2001, 12(2): 115–116.

68. 岳茂兴 , 夏锡仪 , 何东 , 等 . 流动便携式重症监护病房急救车的研制及其在灾害事故急救中的应用 [J]. 中华危重病急救医学 , 2009, 21(10): 624–625.

69. 岳茂兴 , 邹德威 , 张坚 , 等 . 流动便携式重症监护治疗病房的创建 [J]. 中华危重病急救医学 , 2004, 16(10): 589–591.

70. 岳茂兴, 夏锡仪, 李瑛, 等. "便携式乡村医师急救包"的研制及应用 [M/CD]. 中华卫生应急, 2012: 54–55.

71. 岳茂兴, 李瑛, 卞晓星, 等. 在突发事故及创伤急救中应用便携式"瞬锋急救切割器"的经验体会 [J/CD]. 中华卫生应急电子杂志, 2015, 1(1): 38.

72. 岳茂兴, 李瑛, 卞晓星, 等. 便携式"瞬锋急救切割器"在突发事故及创伤急救中的临床应用 [M/CD]. 中华卫生应急, 2013: 13–14.

73. 岳茂兴, 姜玉峰, 周培根, 等. 柴黄参祛毒固本冲剂治疗腹部外科脓毒症的临床研究 [J/CD]. 中华卫生应急电子杂志, 2015, 1(3): 45–47.

74. 岳茂兴, 李瑛, 卞晓星, 等. 柴黄参祛毒固本冲剂治疗严重化学性肺损伤 89 例临床研究 [J]. 中国中西医结合急救杂志, 2013, 20(3): 159–161.

75. 姜玉峰, 岳茂兴. 解毒固本冲剂对大鼠肿瘤坏死因子 –α 和白介素 –2 及病理形态学改变的影响 [J]. 中国中西医结合急救杂志, 2000, 7(1): 51–53.

76. 楚鹰, 刘政, 郑旭文, 等. 20AA 复方氨基酸联用大剂量维生素 B_6 新疗法治疗创伤凝血障碍的实验研究 [J]. 中华卫生应急电子杂志, 2015, 1(2): 88–89.

77. 万红贵, 岳茂兴, 夏锡仪, 等. L– 鸟氨酸复方氨基酸制剂联用大剂量维生素 B_6 抢救大出血濒死伤员的机制研究 [M/CD]. 中华卫生应急电子杂志, 2013, 1(3): 9–11.

78. 岳茂兴, 李建中, 李瑛, 等. 复合氨基酸联用维生素 B_6 救治四氧化二氮吸入中毒小鼠的实验研究 [J]. 中华卫生应急电子杂志, 2015, 1(1): 23–25.

79. 岳茂兴, 周培根, 梁华平, 等. 创伤性凝血功能障碍的早期诊断和 20AA 复方氨基酸联用大剂量维生素 B_6 新疗法应用 [J]. 中华卫生应急电子杂志, 2015, 1(1): 4–7.

80. 岳茂兴, 夏锡仪, 李瑛, 等. 丰诺安联用大剂量维生素 B_6 新疗法救治严重创伤后凝血病大出血患者的临床研究 [J]. 中华危重病急救医学杂志, 2013, 25(5): 310.

81. 中国研究型医院学会卫生应急学专业委员会, 中国中西医结合学会灾害医学专业委员会. 急性创伤性凝血功能障碍与凝血病诊断和卫生应急处理专家共识 (2016)[J/CD]. 中华卫生应急电子杂志, 2016, 2(4): 197–203.

82. 刘久成, 施巍, 邱泽武, 等. 化学性事故医学应急救援探讨 [J]. 中国急救复苏与灾害医学杂志, 2014, 9(12): 1079–1082.

83. 郑静晨, 彭碧波. 灾害救援医学 [M]. 北京: 中国科学技术出版社, 2014: 474–478.

84. 秦银河. 关于建立我国灾难医疗系统的设想 [J]. 中华危重病急救医学, 2003, 15(5): 259–261.

85. 武秀昆. 有关突发公共事件的预警问题 [J]. 中国医院管理, 2010, 30(2): 9–10.

86. 黄志强. 应重视医院对灾难和突发事件应对机制的研究 [J]. 中华危重病急救医学, 2003, 15(6): 324–325.

87. 岳茂兴. 应加强对未来灾难现场抢救的方法研究 [J]. 中华危重病急救医学, 2004, 16(10): 577–578.

88. 陈冀胜. 突发性化学毒性灾害的处理 [J/CD]. 中华卫生应急电子杂志, 2015, 1(2): 86–88.

89. 祁国明. 灾害事故医疗卫生救援指南 [M]. 北京: 华夏出版社, 2003: 167–256